老鱼头的麻醉随笔

于布为 著

U0294859

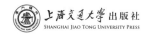

上海交通大学出版社
SHANGHAI JIAO TONG UNIVERSITY PRESS

内容提要

本书是于布为教授职业生涯的记录,全书分为上、中、下三篇及附录四部分,上篇为麻醉的理论,包括于布为教授提出的相关麻醉理论,以及参与制定的中国相关麻醉学指南;中篇为麻醉的实践,包括对国内麻醉学学科的建设、麻醉医师的培养,以及专题讨论与学会报告等;下篇为辑录,包括于布为教授在丁香园对广大麻醉医师所提问题的讨论与回应,还包括一些麻醉相关的科普,以及于布为教授全国讲学的相关课件。附录收录了于布为教授在丁香园麻醉版就"麻醉真的无禁忌吗""麻醉理念误区 TOP10"两大主题与广大麻醉科医生的精彩讨论,另外还收录了一些媒体对于布为教授的专访等。

本书可供广大麻醉科医师阅读参考。

图书在版编目(C I P)数据

老鱼头的麻醉随笔 / 于布为著. —上海:上海交通大学
出版社,2018(2021重印)
　ISBN 978 - 7 - 313 - 20311 - 3

　Ⅰ.①老…　Ⅱ.①于…　Ⅲ.①麻醉学-文集
Ⅳ.①R614-53

　中国版本图书馆 CIP 数据核字(2018) 第 230793 号

老鱼头的麻醉随笔

著　　者:于布为
出版发行:上海交通大学出版社　　　　　地　　址:上海市番禺路 951 号
邮政编码:200030　　　　　　　　　　　电　　话:021 - 64071208
印　　刷:苏州市越洋印刷有限公司　　　经　　销:全国新华书店
开　　本:787mm×1092mm　1/16　　　印　　张:27.5
字　　数:663 千字
版　　次:2018 年 10 月第 1 版　　　　　印　　次:2021 年 4 月第 2 次印刷
书　　号:ISBN 978 - 7 - 313 - 20311 - 3
定　　价:98.00 元

序

麻醉学需要这样的领军人物

于布为教授是驰名中外的麻醉学家,他既是一位思想超前,经常发表标新立异、语惊四座观点的思想家,又是一位从卫生兵成长为全国闻名的麻醉学教授——中华医学会麻醉学分会第十届委员会主任委员、中国医师协会麻醉分会候任会长、上海瑞金医院麻醉科主任和瑞金医院卢湾分院院长的传奇人物。

于布为教授出生于干部家庭,青少年时期加入中国人民解放军,在革命大家庭中接受了教育、锻炼和培养,这对他的人生影响重大,使他具备了坚韧不拔、刻苦学习、顽强拼搏、积极向上的精神。他从部队卫生员一举考入第二军医大学麻醉学研究生,这绝非是偶然,而是他长期刻苦学习的结果,也是他步入人生的新里程碑。研究生毕业后他东渡日本继续深造,回国后在上海长海医院主持建立了国内首个集临床麻醉、术后恢复和 ICU 于一体的完全现代化的麻醉手术中心,这对中国麻醉学科的发展起了示范和推动作用。

回顾于教授工作以来发表的一系列研究,无一不是站在历史发展潮流的前沿。进入 21 世纪,于布为教授提出了"全身麻醉本质的探讨""理想麻醉状态""精确麻醉管理""舒适化医疗""麻醉无禁忌""麻醉应同时是一个治疗过程"等一系列麻醉新理念,这既反映了他对专业的执着情怀、无畏敬业、仁心仁术、高度责任感,也有力地推动了中国麻醉学科的发展。

于布为教授学习认真、阅读面广而杂,又善于思考、勇于实践、勇于创新,他在担任中华医学会麻醉学分会主任委员期间,提出了麻醉学科发展的"五项愿景",即麻醉学科应当成为:第一,推动"舒适化医疗"发展的主导学科;第二,保障医疗安全的关键学科;第三,提高医院工作效率的枢纽学科;第四,协调各科关系的中心学科;第五,为社会所熟知和认可的重点学科。并为此做了大量工作,对外积极开展交流活动以提升中国麻醉学科的影响力,对内大量举办学术活动,特别是对基层医院麻醉科主任进行培训,这对提高中国麻醉整体水平起了极大的促进作用。

自乙醚麻醉问世以来,现代麻醉学已走过 170 多年的历程,麻醉学科发展迅猛,已发展为集急救复苏、疼痛诊疗、危重医学与围术期医学为一体的临床重要学科,同时也成为医院进一步发展的瓶颈口。在这关键时刻,2018 年 8 月 17 日国务院七部委即国家卫生健康委员会、国家发展改革委员会、教育部、财政部、人力资源社会保障部、国家中医药管理局、国家医疗保障局联合发布《关于印发加强和完善麻醉医疗服务意见的通知》及《政策解读》。这既是对麻醉学科多年奋斗所取得的成绩的肯定,也是政府给予麻醉学科进一步腾飞的历史机遇,更是对习近平总书记对麻醉学科现状的调查报告重要批示的最好落实。中国麻醉人欢呼雀跃,感谢党、政府和社会对麻醉事业的支持,同时也感谢包括于布为教授在内的所有专家为此所做出的努力。

《老鱼头的麻醉随笔》全面收录了于布为教授近 50 年麻醉生涯在各杂志和网站上发表的述评、综述、专访、与麻醉医师的互动等,涵盖了麻醉理念、麻醉实践、学科建设、医生培训等。随笔集的形式是便于整体性、系统性梳理于教授思路的脉络。这是于布为教授付出艰辛劳动、耐心求实积累的结果。我愿欣然为本书作序,并推荐给广大医学同道阅读参考和提供进一步讨论。

上海市医学会麻醉学分会第五届主任委员

上海市首任麻醉质控中心主任

庄心良

2018 年 9 月 25 日

前　言

　　《老鱼头的麻醉随笔集》终于要付梓出版了。首先要感谢为此书出版付出了艰辛努力的王小燕女士和上海交通大学出版社的王华祖主任，从策划、组稿、查阅资料、核对内容直至文字校订，每一步都要付出大量的时间和精力，甚至很多内容我早已遗忘，也被他们不知从哪里找了出来，令我非常感动。我也要谢谢我的学生顾卫东、罗艳、薛庆生等，他们陪我一路走来，收集和记录了很多我之前的文字，为本书的编写提供了很多素材，也提供了很多思路，付出了很多劳动。

　　这本书原名《于布为教授麻醉随笔集》，是个中规中矩的书名。但王华祖主任提出建议，认为书的内容多为随笔，又有相当部分是和网友的论战，嬉笑怒骂，尽在其中，不妨以你的微信名"老鱼头"为书名，以为如何？我不假思索，便随口答应，遂有了这么一个不太规矩的书名。之所以随口答应，是因为这个"老鱼头"是我在读小学时的昵称，源自北京的一首儿歌：鱼头，鱼头，你被猫叼走喽？鱼头，鱼头，你被猫叼走喽！大概是唤起了儿时的回忆吧，就用了"老鱼头"这一网名。所以，读者阅读时也不妨以游戏之心情看待：觉得有趣，就看下去，觉得无趣，就随手一丢。

　　本书内容主要还是从比较严肃的学术思考和一些专业期刊的述评、专家笔谈、主编致辞等开始，大体反映了笔者对一些学术问题的看法或思考。然后是一些与专业相关或不相干的评论，内容反映了我的成长过程，也反映了我的学术思想形成的一些内外因素，包括我在第二军医大学求学的历程和离开部队的内心经历。坦白地讲，我的学术思想的形成是我到了瑞金医院工作以后的事，这是因为一方面是有了比较多的学术积累和经验积累，另外一方面也是一个新的工作环境所带来的各方面压力使然。这个过程也是一个理论和实践相辅相成的过程：求学的过程让我积累了初步的理论基础，长海医院的工作实践让这些理论有了实践的检验，离开长海医院到瑞金医院的过渡期让我有了时间去进一步思考并补充新的理论知识，瑞金医院的工作实践让我把新的思考进行了进一步实践检验，并在此基础上逐步完善自己对麻醉的认识，于是有了对于麻醉的"全麻本质的探讨"，也有了关于"理想麻醉状态"的讨论，从而形成了我全部麻醉学术思想的基础。接下来的部分是我的一些PPT，内容不过是当年在全国范围内推广自己学术思想的材料。这些内容，对于推动中国麻醉学科的发展，无疑起到了极为重要的作用。甚至可以大言不惭地说，中国麻醉学科的进步，很大程度上是得益于这些PPT所带来的全国范围内的学术思想的大讨论的结果。然后就是在"丁香园"上，关于我的学术思想的大讨论内容。其实,我在"丁香园"上和众多网友的论战,并非源于我的"好战",而是"丁香园"版主们为了活跃一下学术气氛,拉我进园参与讨论,却没想到进去后就引发了一场大论战。本书收录了其中两次论战的内容,还有一次涉及循证医学的,可能内容和语言更加激烈一些,就没有收录。现在回顾这些讨论的内容,也觉得很有意义,它一方面活跃了"丁香园"麻醉版的学术氛围,另一方面无疑也促使参与讨论的广大麻醉医师开始深层次地思考麻醉背后的规律和理论基础,帮助他们完成从"匠"到"师"的蜕变,同时还对基层麻醉医师拓宽视野、提高技能和扩展思路起到了促进作用。这些讨论甚至可能是本书之精华所在,也未必可知。正如10年前我提出的"理想麻醉状态"现在已被学界广泛认可一样,相信我在这些讨论中提出的一些学术观点会经受住时间的验证。本书最后收录了一些真正的随笔,当然还有我就任上海市医师协会麻醉科医师分会会长后所做的一些工作的记录。

拉拉杂杂的写下这些,就此作为本书的前言吧。过去常有作者最后写下:谨以此书献给某某。我想我还是算了。等将来真出了一本严肃的学术著作,再献不迟!

老鱼头于布为

草于沪上

2018 年 10 月 23 日

目　录

上篇　麻醉的理念

附　录

上篇 麻醉的理念

第一章 基础理论

1 "理想麻醉状态"
——从医学到科学

"经验"作为临床医学的一个重要特征,使其不能完全纳入科学的范畴。现代麻醉学虽然拥有 170 多年的发展历史,但是同样被经验医学所束缚。在临床实践中,年轻麻醉医师经常会遇到这样的困惑:同样的麻醉,有的医师可以非常漂亮地完成,而有些医师却会遇到诸多困难,甚至手忙脚乱忙于应付,麻醉记录单上的血压、心率更是大起大落、让人心惊,这些多是源于经验欠缺。经验不同的医师对于临床麻醉有着各自不同的管理方法。因此临床麻醉学成为一门"艺术",那些经验丰富、预判准确的麻醉科医师拥有高超的"艺术",受到患者和同道的尊重;而更多的麻醉科医师为了获得这些经验而埋头苦练,因而无形中增加了手术麻醉的潜在风险。这种不科学的经验医学阻碍了当代麻醉学的发展。所以,对临床麻醉学进行科学诠释才能冲破麻醉学发展的瓶颈,推动先进理念广泛传播,提高麻醉质量,促使每一个麻醉医师都能够提供安全舒适的麻醉技术服务。理想麻醉状态正是基于这些认识而产生并逐渐发展完善的。

传统的麻醉概念是可逆性的意识消失,而现代麻醉概念则已经细化,目前已区分出了镇静、催眠、镇痛、肌松、抑制有害刺激反应等多种成分。而针对不同手术操作,区别不同成分来实施麻醉,就能够使临床麻醉在安全有效的前提下,最小限度地降低对患者生理功能的干扰,使患者在自然舒适的环境中接受麻醉手术,这是理想麻醉状态追求的目标。因此,通过集中体现当代科学技术的多种监测方法和指标,分别考察评价麻醉中的不同成分,不仅有利于临床药物的合理使用,更能够提高麻醉质量,揭去临床麻醉神秘的"艺术"面纱,使其成为可以重复再现的科学。通过对各种量化指标的监测评价,定量实施麻醉,已成为当代麻醉学对临床麻醉科医师的基本要求。

我们根据"理想麻醉状态"理念,通过各种临床监测技术手段,逐步完善了该理论内容,在麻醉、镇痛、肌松和抗伤害感受,以及循环、呼吸、血液、内分泌和神经系统功能监测等方面进行了深入细致的考察。通过评价各种监测指标在临床麻醉中的应用价值,在循环容量监测治疗方面开展了大量的研究,建立了"术前急性血液填充"的理论。同时也重点监测伤害性感受传递,寻找并建立简单有效的监测手段,以消除疼痛产生的各种应激和神经内分泌系统功能异常,在保证提供安全舒适的麻醉同时,最大限度地纠正患者的病理生理改变,从而达到麻醉治疗的目的。

我非常高兴就"理想麻醉状态""急性超容量诱导期填充"等麻醉学新理念,以及围术期监测指标的科学评价等内容和各位同道一起交流。

1.1 理想麻醉状态与麻醉深度监测

麻醉深度监测一直是临床麻醉科医师关注的问题。然而要理解麻醉深度,必须首先明确麻醉及麻醉状态的含义,这些含义是随着麻醉学的不断发展而变化的。因此,麻醉深度的监测也是随着麻醉学发展而不断丰富和深入的。

1.1.1 麻醉及麻醉状态的定义

1846 年,Oliver Wendel Holmes 首先创用麻醉一词,并定义为患者对外科手术创伤不能感知的状态。1957 年,Woodbridge 将麻醉分为 4 种成分:感觉阻滞、运动阻滞、心血管、呼吸和消化系统的反射阻滞,以及精神阻滞(意识消失),可用不同药物分别达到不同效应。1986 年,Pinsker 将麻醉分为 3 种成分:瘫痪、无意识和应激反应降低,凡能可逆地满足 3 种成分的药物或方法均可用于麻醉。1987 年,Prys.Roberts 对麻醉的概念提出了独特的见解,认为麻醉应包含两方面的内容,即对意识和伤害性刺激反应的抑制。对意识的抑制使患者对手术刺激无感知,即 1846 年 Holmes 定义麻醉的内容。1990 年,Stanski 认为麻醉是对伤害性刺激的无反应和无回忆,不包括麻痹和意识存在下的无痛。可见麻醉定义的完善是随着所用药物而不断演化的。现代麻醉已不可能有简单一致的麻醉定义,因此,我们引入了麻醉状态的概念,包含两个层面的含义,即哲学意义上的麻醉状态与实际意义上的麻醉状态。

1.1.2 麻醉深度

1847 年,Plomley 首先提出麻醉深度的概念,并将麻醉深度分为 3 期:陶醉、兴奋(有或无意识)和较深的麻醉。同年,Snow 将乙醚麻醉分为 5 级。1954 年,Artusio 将经典乙醚分期的第一期扩展为 3 级:第一级,无记忆缺失和镇痛;第二级,完全记忆缺失、部分镇痛;第三级,完全无记忆和无痛,但对语言刺激有反应,基本无反射抑制。Prys.Roberts 认为麻醉是药物诱导的无意识状态,意识一旦消失,患者对伤害性刺激既不能感知也不能回忆,也就没有疼痛,而意识消失是全或无的现象,故不存在深度。存在的问题是需要一种可靠的指标来判断麻醉是否合适。可逆性意识消失是合适麻醉的基础,在这一基础上,抑制伤害性刺激引起的血压、心率变化、体动反应以及内分泌反应,这就是所谓临床适宜的麻醉。在没有伤害性刺激存在的前提下,绝大多数麻醉状态都是过深的,也即表现为血压下降、心率减慢、呼吸抑制等,这里既有药理性因素,如药物本身对中枢、心血管、呼吸系统的抑制作用;也有生理性因素,即交感神经被抑制后心血管系统整体功能的降低。但一旦有伤害性刺激存在,则大多数麻醉又显太浅。一些学者认为麻醉深度是一临床名词,决定于不同的药物效应和临床需求。

1.1.3 麻醉深度监测及临床意义

1.1.3.1 麻醉深度的临床判断

尽管近年来麻醉深度监测仪发展迅速,但临床体征的观察仍是判断麻醉深度的基本方法。判断麻醉深度的临床体征是机体对外科手术伤害性刺激的反应和麻醉药物对反应抑制效应的综合结果。临床体征除了血压和心率可准确测量外,其他大多数体征不易定量;手术与麻醉的相互作用使临床体征变得更复杂,从而增加了以此来判断麻醉深度的难度。常用于麻醉深度判断的体征主要包括:

（1）心血管系统：血压和心率。

（2）眼征：瞳孔对光反应、眼球运动及流泪。

（3）呼吸系统：呼吸量、呼吸形式和节律。

（4）骨骼肌反应：体动反应。

（5）皮肤体征：颜色、温度和出汗。

（6）消化道体征：吞咽运动、唾液分泌、肠鸣音和食道运动。

此外，抗胆碱能药、环境温度和湿度等均可影响出汗。

1.1.3.2　麻醉深度的仪器监测及临床意义

麻醉深度的仪器监测经历了广泛的研究和尝试，如容积描记图、额肌电、皮肤电阻、食管下段收缩性、心率变异性、原始脑电图和诱发电位等。脑电双频谱指数（bispectral index，BIS）及听觉诱发电位指数（auditory evoked potential index，AEPindex）成为监测麻醉深度的较有希望的应用指标，在临床上逐渐得到广泛应用。BIS 主要反映大脑皮质的兴奋或抑制状态，BIS 值的大小与镇静、意识、记忆有高度相关性，不仅与正常生理睡眠密切相关，还能很好地监测麻醉深度中的镇静成分，同时减少麻醉药的用量，确保患者术中无知晓、术后无记忆；提供快速清醒和拔管的指征，提高术后苏醒质量，缩短复苏室停留时间；使术后意识恢复更完全；使术后恶心、呕吐发生率更低；用于指导 ICU 患者镇静药用量，使患者维持于更加平稳的镇静水平；可使麻醉维持更为平稳，但对镇痛成分监测不敏感。很多研究表明，BIS 与主要抑制大脑皮质的麻醉药如硫喷妥钠、丙泊酚、依托咪酯、咪唑安定和挥发性吸入麻醉药等的镇静或麻醉深度有非常好的相关性，而与氯胺酮、吗啡类镇痛药及 N_2O 无相关性。为确保术中无知晓，术后无记忆，麻醉深度宜维持于 BIS<50。AEPindex 不仅可反映皮质兴奋或抑制状态，用于监测麻醉的镇静成分，而且反映皮质下脑电活动，可监测手术伤害性刺激、镇痛和体动等成分。在七氟醚麻醉的患者中，当 BIS 值高于 45 时，50%的患者发生体动；当 BIS 值低于 33 时，发生体动的可能性小于 5%。BIS 值反映的是皮质电活动，是自发脑电位，而 AEPindex 监测的是诱发脑电位。麻醉熵（entropy）有 2 个参数——快反应熵（fast-reacting entropy，RE）和状态熵（state entropy，SE）。反应熵（RE）测定频率 $0<f<47Hz$，熵范围 0～100；状态熵（SE）测定频率 $0<f<32Hz$，熵范围 0～91，但熵的临床价值仍需进一步观察。

1.1.3.3　理想麻醉状态的概念

麻醉深度的监测问题，还可以从另一个角度来讨论，那就是到目前为止，麻醉学家和麻醉科医师并没有一个定义严格的、麻醉应该达到的标准。所谓"无意识""无痛"有赖于患者苏醒后的回忆。而"生命体征平稳"究竟是一个什么概念，恐怕也很难界定。当麻醉科医师自己都不知道要监测什么的时候，自然也就不能出现符合要求的麻醉深度监测指标和设备了。因此，首先要建立麻醉的内在标准，可能会对麻醉深度的监测研究有所帮助。根据这一思路，笔者在 1999 年提出了"理想麻醉状态"的概念，以及与之相关的"麻醉诱导期急性液体填充"（当时称"急性超容量血液稀释"）的概念。通过近几年的临床实践和基础研究，证明这一思路具有一定的合理性，已在一定范围内被临床麻醉科医师接受。

1）麻醉状态的内涵

所谓理想麻醉状态是指满足以下条件的全身麻醉状态：

（1）无意识、无知晓、无术后回忆：如 BIS<50，或 AEP<30。

（2）抗伤害反应抑制适度：包括血压、心率的标准，BP（90～110）/（50～80）mmHg，HR 55～80 次/分；心脏应激反应的标准，S-T＜0.2mV；组织灌注的标准，Pleth（灌注指数）目前还未确定具体的数值标准，只能定性描述为指脉波波幅宽大、波幅高，尿量＞2ml/（kg·h）或＞100ml/h，血气分析示无酸中毒；应激激素水平为抗逃避反射抑制适度，即肌肉松弛良好。

2）理想麻醉状态的外延

所谓理想麻醉状态的外延即理想的麻醉全过程，包括 4 个构成要素：

（1）患者是否满意：是否全程无痛（包括术后恢复阶段）？是否全程舒适（包括精神心理方面是否消除了恐惧感和紧张、焦虑？生理方面是否无酸中毒、浑身酸痛、恶心呕吐、瘙痒、便秘、尿潴留等）。

（2）手术医师是否满意：麻醉是否平稳？肌肉松弛是否满意？是否及时补充失血？是否能依据手术进程及时调整体位、灯光、麻醉深度和肌肉松弛程度？手术后能否及时苏醒等。

（3）麻醉科医师自己是否满意：通过麻醉前访视，是否已消除了患者的焦虑？对患者的病情、手术方式、麻醉的特殊要求是否已了解清楚？麻醉计划是否完善？准备工作是否充分？麻醉诱导是否平稳？麻醉过程中是否达到理想麻醉状态？苏醒是否平稳？拔除气管导管是否顺利？有无麻醉并发症等。

（4）社会方面是否满意：是否是以最小的代价取得最佳的麻醉效果等。

3）实现理想麻醉的途径

（1）完善麻醉方法：如采用复合麻醉，将心血管活性药作为麻醉药物的组成成分。

（2）制订麻醉指标的控制标准：即理想麻醉状态之各项。

（3）发展麻醉深度监测指标和设备。

（4）通过质量控制的方法，对麻醉过程进行不断的完善和改进。

1.1.3.4 麻醉深度监测的前景

麻醉深度是对镇静水平、镇痛水平、刺激反应程度等指标的综合反映，而这些指标反映的中枢部位不尽相同，所以麻醉深度监测应该是多指标、多方法综合监测的结果。或许可以将目前已有的监测指标进行加权平均，得出一个能真正反映临床麻醉深度的指数。深度监测的标准应满足如下条件：能显示知晓前的浅麻醉阶段；能准确反映麻醉药在体内的浓度；对不同刺激模式，尤其是外科手术刺激敏感；能即时显示结果；能在统一标准下反映所有麻醉药的麻醉深度；要经济、使用方便。BIS、AEPindex 和熵越来越受到关注，它们都是临床麻醉深度监测较理想的新指标，但目前理想的麻醉深度监测仪显然没有达到理想标准，但上述这些标准可作为麻醉深度监测今后发展的目标。

1.2 麻醉深度及其监测——如何改进我们的麻醉？

有关麻醉深度及其监测，随着近年研究的日益深入，新的监测设备和技术层出不穷，使人们对这个问题有了新的认识。本文根据这些新的认识，重点讨论我们面临的困惑和解决问题的思路。

1.2.1 关于麻醉深度

笔者在数年前曾提出麻醉深度可从哲学层面和临床麻醉层面两个层面去认识的观点。

从哲学层面上说,只要是通过使用药物,使意识达到可逆性的消失程度,即已进入麻醉状态。虽然近年来的研究表明,人的记忆分为内隐记忆和外显记忆,在意识消失和内隐记忆消失之间仍然有一段距离(即仍有麻醉深度的变化),但从哲学抽象的角度来说,意识消失和外显记忆、内隐记忆消失是两个概念,前者是哲学概念,而后者是科学概念。就意识而言,外显记忆的消失表明意识已丧失,即患者苏醒后已无法清晰回忆在麻醉期间所感受的刺激。他(她)们的大脑无法对所受到的刺激进行加工和储存,也无法在事后对这些刺激进行提取和复述。内隐记忆所反映的是大脑皮质下加工的感受和记忆,事后所能重现的也以躯体和自主神经系统反应为主,仍然可以认为是无意识的产物。从这个角度出发,我们可以认为,意识消失是全身麻醉的开始,意识恢复就是全身麻醉的结束,因而无所谓深浅与否。

但是,哲学层面的麻醉不代表可以完成手术。因为手术所带来的强烈刺激,使得患者产生:

(1)逃避反射:表现为体动、挣扎。

(2)以交感神经兴奋为主要表现的倔强状态:出汗、流泪、血压升高、心跳加快。

(3)以神经-内分泌轴为主的长时程反应:包括各种应激激素的释放和血管活性因子的释放。

这些表现从根本上说反映患者感受到了"疼痛"。但是,如果患者已无意识存在,则这些在别人眼里所看到的"痛苦",并不代表患者本人主观感受到了"痛苦",而只是患者的身体感受到了"疼痛",只是患者身体的反应而已。这些反应从根本上说对患者是有害的,必须加以适当的抑制。由此带来了临床上的麻醉深度问题。以吸入麻醉药的经典理论 MAC 为例:1MAC 表示 50% 的患者对切皮刺激发生体动反应时的肺泡气麻醉药物的浓度;而只要0.6MAC,患者意识就已经消失;但要使 95% 的患者对切皮刺激无反应,则需要 1.2～1.3MAC;要完全抑制气管插管时的心血管反应,则需要 1.7MAC。从这个例子可以得到几个结论:

(1)所谓"麻醉深度",主要是指麻醉后抑制伤害性刺激所需要的麻醉深度,在意识已经消失后,再度增加的吸入麻醉的浓度也好,静脉麻醉药物的剂量也好,都是为了抑制伤害性刺激引起的机体过度反应而已,与意识的进一步抑制并无大的关系。也就是说,从意识消失到达到临床满意的麻醉深度间所使用的麻醉药物,主要不是为了"麻醉",而是为了控制交感-内分泌反应和血流动力学的波动。

(2)如果有新的用药组合出现,并在临床麻醉中得到应用,只要它能满足患者麻醉中无意识、手术中无过度应激、苏醒后无记忆,就可以认为是达到了基本的麻醉要求。由此可能带来某些完全不同于传统麻醉方法的麻醉方式。

(3)如果能以外周神经阻滞或脊髓神经阻滞(临床麻醉中的腰麻和硬膜外麻醉)来阻断伤害性刺激的上传,则只要 0.6MAC 的吸入麻醉浓度即可使患者进入麻醉状态(可参考岳云教授所做的工作)。

根据上面的讨论,可以认为,过去所讨论的麻醉深度,由于没有能很好区分意识消失和伤害感受抑制这两个既紧密关联又各自独立的概念,因此在实践中常把两者混为一谈。带来诸如把全身麻醉中的血压升高和心动过速称为镇痛不全的说法。这里可以引一下英语文献中的说法:英语中 pain 这个词指疼痛,但仅限于意识存在的清醒患者,如 I feel pain,I got pain on my leg,但如果是全身麻醉下的手术患者,则从来不会使用 pain 这个词。这种文化上的科学传统(可能对英语国家的人来说也不一定能意识到),已经告诉西方人,疼痛是以感觉存在（即意识存在）为基础的。如果意识丧失，则体动等逃避反射已转变为对伤害性刺激的感受所产生的反应了。因此，你所看到的患者的痛苦表现，患者自己并不知道。由此我们可以明确，当意识消失时，患者即已进入麻醉状态；以后所谓的临床麻醉深度调控，只是对伤害性刺激和机体应激反应两者间的平衡而已。

有了上面的认识，我们对麻醉深度监测所面临的困惑——对应激反应（姑且按大家的习惯称之为疼痛）的监测迟迟未能取得如 BIS、AEP、麻醉熵那样的进展就不奇怪了。因为手术对机体所造成的伤害性刺激是不断变化的，而麻醉是随着机体接受刺激后所产生的不同程度和不同性质的反应来调节的，这种反应既可以是受到切皮刺激后的瞬时交感神经反射，也可以是一段时间的手术后所引发的交感-内分泌反应；因此，当手术因某种原因暂停时，由于失去了伤害性刺激，机体必定表现为麻醉过深。通过减浅麻醉使机体生命体征平稳后，如再开始手术，则麻醉必定过浅。这种对反应的追随，使得对麻醉深度的监测自然地转为对血压、心率的监测。而血压和心率受手术、失血等影响则是众所周知的。显然，我们有必要从另外的角度来考虑如何解决这一问题。

1.2.2 关于麻醉深度监测

如果我们把麻醉的组成要素拆开来，那么可粗略地分为意识、疼痛、肌松以及交感-内分泌 4 个方面，或更简明地分为意识、肌松、抑制应激（抗伤害感受，包括镇痛、抑制交感-内分泌反应），这有助于我们了解目前有关麻醉深度监测的进展。

1.2.2.1 意识的监测

意识曾是麻醉监测研究的焦点。如何保证麻醉患者无意识，避免术中知晓，这个问题困扰了麻醉科医师很多年。由于意识的产生源于大脑，人们很自然地想到用脑电图来反映麻醉深度。但原始脑电的复杂，不用说麻醉科医师，就是神经专科医师也为之头痛。随着计算机技术的进步，通过对原始脑电的快速计算和加工，逐步产生了一系列源于脑电的、用于监测意识深度的技术，如 qEEG、边缘频率、中位频率、BIS、AEP index、麻醉熵、CSI、Narcotrend 等。其中大多数已商品化，在临床麻醉中得到了广泛的应用。BIS 是目前使用最广泛的技术，其他则在不同国家和地区得到一定程度的推广。对这些技术所展开的研究，已初步解决了判断麻醉患者意识存在与否的问题。对于各种技术所对应的意识消失与否的 95% 和 99% 把握度的具体数值，也有了大概的了解。比如 BIS，其所对应的 95% 和 99% 把握度的数值分别是 63 和 53，因而小于 BIS 50 时即可认为意识已经消失。这与临床麻醉中观察到的静吸复合麻醉中达到稳定麻醉状态时 BIS 多在 40～50 之间是一致的。美国为加快周转所提倡的快通道技术，将 BIS 设定在 60 左右，虽然可以快速苏醒，但发生术中知晓的可能性也大大增加。而为了追求内隐记忆的消失，将麻醉加深到 BIS<40，也因其潜在的危险而受到质疑。目前对于意识深度的监测，还有很多问题需要解决，比如：意识是否有一消失与否的临界点？如果有，那么男女老少之间是否一致？意识与记忆的关系，是否麻醉必须使内隐记忆消失？如果必须使内隐记忆消失才是完全的麻醉，那么目前所使用的麻醉技术和药物是否有潜在的危害？这些危害是什么？对麻醉后中远期的记忆是否有影响？与麻醉后认知功能障碍是否有关系，等等。显然，目前我们还只是刚刚跨进了一个新的门槛，仅仅能够判断患者意识存在或消失与否，仅此而已。此外，意识监测的成本依然较高，目前尚无可能为每一位手术患者都进行意识监测，也限制了人们对麻醉后的意识变化的深入了解。

需要补充的一点是,BIS问世时曾被称为麻醉深度监测,目前已改为镇静深度监测,这个改变是值得玩味的。

1.2.2.2 肌松的监测

肌松监测是目前除血压、心电监测外最为成熟的技术。由于缺乏新的需求的刺激,因此目前进展不及麻醉其他要素的监测研究活跃。可能是因为目前所具有的技术已基本满足临床需要;也可能是肌松监测本身就不及意识和抗伤害感受监测重要(单向性,只要加大肌松药剂量就可得到满意的肌松),仅在麻醉恢复期作用明显。

1.2.2.3 伤害感受的监测

随着意识监测的初步解决,人们逐步认识到,意识的消失只是麻醉的基础,只是镇静程度的监测,与临床麻醉所要求的深度并非一回事,因此近年来的研究重点逐步转移到抗伤害感受的监测上。由于以往麻醉科医师均以血压和心率的高低来判断临床麻醉的深浅,所以在BIS问世后,人们首先将血压、心率的变化与BIS数值联系起来。当血压、心率增高而BIS也高时,便认为是麻醉过浅,此时有知晓的危险,应当加深麻醉。而当血压、心率增高,BIS在适当范围时,便认为是"镇痛"不全,应当给予阿片类药。这种结合BIS变化观察血压、心率的方法,较之没有BIS监测无疑是一个进步,但从临床麻醉的角度来看,进步也确实有限。此后,曾有公司根据心率变异性的原理,将心率变异性数据经计算机处理后得到心率变异性指数(HRVI),并将其称为镇痛监测仪(analgesic monitor)。它的原理是心率变异性(HRV)受自主神经系统控制,当交感-副交感神经的关系趋于平衡时,HRV变小;而当其趋于失衡时,HRV加大。在强应激下,HRV加大。而HRVI是模仿BIS设计的0~100的无量纲,通过临床观察,得到0~20为"镇痛"过度,20~40为"镇痛"适当,40~60为"轻度镇痛不全",>60为"镇痛不全"的结果。这项监测技术迄今为止尚未得到认可,其原因可能是:①早期文献均为德文,流传范围有限;②过于敏感(其实可能真实反映了机体对刺激的反应),使麻醉科医师有无所适从的感觉;③对阿片类药物反应过度。今后其命运如何,不得而知。但这个思路还是很不错的。

其他监测麻醉深度的技术中,有AEP和麻醉熵中的反应熵均声称能有效监测抗伤害感受的变化。我们也做了一些临床观察,目前的结果并不理想。

我们在开始接触这个问题时,首先想到机体的反应及其表现形式。机体对伤害性刺激的第一反应是逃避、交感兴奋和倔强状态。逃避反射表现为躁动,但在广泛使用肌松药的今天,它的意义已不像乙醚麻醉时代那样重要。于是我们从交感兴奋入手。我们注意到,当气管插管和切皮时,由于交感神经的兴奋,脉搏血氧饱和度的指脉波波形有非常明显的变化,波形明显变小,表明存在血管收缩。随着刺激的结束,波形逐渐恢复。随后我们开展了一系列的工作。我们首先提出将指脉波波形变化列为"理想麻醉状态"的组成要素之一。然后我们比较了该波形变化与肾血流量变化的关系,证明外周血管收缩与肾血管收缩是同步的。最近我们与华翔公司合作,将该波形进行量化处理,提出"灌注指数"和"伤害性刺激指数"的概念,希望能对麻醉深度监测中的抗伤害感受的监测提供帮助。从目前结果看,这些参数对提高麻醉内在质量、改善麻醉期间的组织灌注有肯定的意义,但最终能否成为麻醉深度监测中抗伤害感受监测的成熟参数,还有待进一步的研究。

有关麻醉深度监测今后的发展方向,我个人倾向于仿真技术,即模仿麻醉科医师的判断处理过程,将现有的各项参数组合在一起进行综合判断,并通过给出各自的权数进行加权平均或运用模糊计算技术,给出麻醉的实时状态以及下一步的给药方案,实现麻醉的最优化控制和自动控制。

1.2.3 如何改进我们的麻醉

通过以上部分的讨论,我们已经明了,那种追随机体对伤害性刺激的反应的做法,其效果是值得怀疑的。即使有了成熟可靠的抗伤害感受监测,麻醉科医师也没有可能随时根据手术刺激的强弱、患者反应的高低来调节麻醉深度。而且临床上可以观察到,凡是以这种思路来进行麻醉管理的医师,其麻醉效果多半要打折扣。显然,我们有必要反思我们现有的麻醉理念和麻醉方法。

1.2.3.1 如何减少麻醉手术中血流动力学的波动

从前面的讨论可知,在确保意识消失后,所谓麻醉深度就是麻醉对反应的抑制和与刺激所引起的反应之间的平衡关系。具体表现在血压、心率的波动上。因此,如何减少血流动力学的波动,成为麻醉管理的重要内容。很多麻醉科医师以牺牲组织灌注为代价,将血压、心率维持在正常高限,这种做法显然是不可取的。尤其在大失血休克的情况下,通过减浅麻醉甚至停止麻醉的做法来使血压恢复到"满意"的水平,更是完全错误的。也有人受所谓"循证医学"的理论影响,在麻醉中严格限制液体的输入,整个手术主要靠小剂量升压药物来维持血压,其结果与使用浅麻醉是一样的。这些人对麻醉的理解停留在比较表面的阶段,没有认真思考手术前后与麻醉各个阶段体液的需求,把麻醉后交感失张力(在无应激下)与手术后交感高张力状态等同起来,把麻醉中需要一定量的容量填充与手术后需要控制水钠潴留等同起来,显然失于偏颇与教条。

我们在多年实践的基础上,提出了以"诱导期急性超容量填充"(即原超容量血液稀释)概念为基础的麻醉管理模式。

其根据是:

(1)择期手术患者,经午夜禁食、水后,由于正常代谢和不感蒸发,通常处于轻度脱水状态。

(2)目前所使用的麻醉诱导药物异丙酚,较硫贲托钠和乙咪酯等,有更强的扩血管作用,即诱导后通常出现有效循环血量相对不足。

(3)清醒状态下,人体可根据各个部位、组织的代谢状态来自主调节、分配血流量;而麻醉状态下这种能力则丧失或部分丧失,导致组织灌注不足,需要通过增加总体灌注流量,来满足各部位的组织灌流。

其具体做法是:在诱导阶段,通过输注晶体液 $8\sim10\text{ml/kg}$ 补充组织脱水,输注人工胶体液 $8\sim10\text{ml/kg}$ 填充麻醉后血管扩张引起的有效循环血容量不足,使血管床有效充盈,从而使整个手术过程均可维持比较满意的血流动力状态。

这种做法的好处是:

(1)血流动力学平稳,因为液体有很好的缓冲性。

(2)可保证组织的充分灌注。

(3)可维持较深的麻醉,有效避免术中知晓。

(4)应激反应轻,炎性因子释放少,有助于术后恢复。

(5)有效降低手术后的恶心、呕吐的发生率。

对于外科医师顾虑的手术后液体正平衡,可通过手术中后期开始利尿(襻利尿剂、高渗利尿剂)加以解决。

1.2.3.2 心血管抑制性药物能否成为麻醉的组成部分

我们在 1999 年开始思考"全麻本质"的时候,就提出过这样的思路:既然麻醉的底线(本质)是无意识,那么当我们能够保证患者无意识时,我们是否可用心血管活性药物来控制血流动力学的波动?或至少可以减少麻醉药物的使用量?当时我们举了肌肉松弛药作为例证。在现代全身麻醉中,肌肉松弛药是必要的组成成分,但它既不能阻断伤害性刺激向中枢神经的传递,也不能阻断中枢神经发出逃避反射的指令,它只是在指令到达效应器前阻断了指令的传递。对于肌肉松弛药在麻醉中的使用,没有任何人提出质疑。那么,我们是否可模仿肌肉松弛药的应用,通过使用心血管活性药来抑制麻醉手术中的应激反应呢?我曾就这个问题征询过很多权威教授的意见,迄今为止尚无一人给予正面的肯定。我可以理解他们的难处。首先,这个问题过于敏感,它首先是个医学伦理问题。你明知不用麻醉药或镇痛药物患者会"疼",你为什么还要这样做?其次,我们已经有这么多、这么好的麻醉药和镇痛药,你为什么还要标新立异?第三,我猜他们可能从未认真思考过这个问题。而我本人则认为,这个问题是有其合理性的:

(1)我们已知意识消失仅需 0.6MAC 的吸入麻醉药浓度,从 0.6MAC 到能完成手术的 1.4MAC 的麻醉,主要是为了抑制伤害性刺激引起的有害反应。

(2)我们已初步解决了判断患者意识存在与否的问题,而且可以比较有把握地说,在肯定患者意识已消失后,患者本人主观上并未感受到外人所看到的"疼痛"表现。

(3)在此基础上,如果我们使用小剂量心血管活性药物来抑制伤害性刺激引起的反应,至少可以降低患者血流动力学波动的幅度,使麻醉更为平稳。

我们最近在腹腔镜手术患者中做了一组试验,对照组患者需要用 7.3% 吸入浓度的地氟醚才能完成手术,而 BIS 则低于 40;接受小剂量拉贝洛尔或尼卡地平的患者,则 5% 左右的地氟醚即可完成手术,BIS 在 40～50;而将这两种药合用,则地氟醚浓度更低至 3.9%,BIS 也在 50 左右。所有患者手术后均无知晓。此外,接受尼卡地平的患者,手术后镇痛药的使用量也小于其他患者(有关钙离子和钙通道阻滞剂在疼痛中的作用,想来大家并不陌生)。

这个工作的意义不在此赘述。我想比较的是它和目前美国流行的在麻醉中使用 β 受体阻滞剂来预防心、脑血管并发症。这种做法近年来在美国近乎时髦,但他们不敢挑战传统,而使用了预防围术期心、脑血管并发症这个可以为大家所接受的概念。我想经过认真思考的人,是可以看出这两个概念间的差距的。

1.2.3.3 我们敢于接受改变现状的挑战吗

最后,我想用这样一个提问来结束我的讨论。在考虑回答这个问题前,我们每个人最好都想一想,我们所学到的麻醉理论、麻醉技术、麻醉方法,是百分之百正确的绝对真理吗?我们一定要跟着国外专家的意见走而不能有自己的理论、观念和创新吗?从实践中来的宝贵经验,特别是那些患者用自己的生命、伤残所留给我们的所谓"麻醉意外"事件,难道真是可以忽略不计的"专家意见,是最低等级的证据(按循证医学的理论)"吗?

让我们一起来迎接麻醉学的变革吧。让我们一起来接受这些变革所带来的挑战吧。

(本文原载于新青年麻醉论坛,2015.1.28)

2 关于循证医学之浅见

2.1 循证医学中的共性与个性或称合理性

很多网友质疑我能否胜任中华医学会麻醉学分会的主任委员之职,主要依据之一就是循证医学以及相关指南已是世界潮流,这个家伙居然不信!? 这样的人怎么能够带领中国麻醉学科走向世界? 走向现代化? 走向辉煌? 甚至言之凿凿,中国麻醉学科难言发展! 我也时时反省,是否是我的脑袋真的进水了? 毕竟"世界潮流,浩浩荡荡,顺之则昌,逆之者亡",中山先生之遗言尚犹在耳,你竟想"反潮流"? 敢乎? 当然不敢。但我闲下来又时时犯嘀咕,人有千奇百态,病有万种风情(表现),岂是几条指南所能覆盖? 如果就凭记牢几条指南便可成为名医,那还要医科大学和医学院干吗? 还要教授、名医干吗?

言及循证医学以及相关指南,我想先谈谈我个人的看法。我好吃,喜欢用餐饮来做比喻(虽然有网友讥讽我满篇吃喝,毫无学术;但谁让我有幸是个中国人呢? 老祖宗给我们留下了那么丰富的遗产,又兼改革开放多年的成果,使我这个曾经经历过食不果腹年代的人,对吃有特殊的嗜好,不及时享用,岂不浪费生命?)。打个不那么恰当的比喻,指南和规范犹如西方洋快餐。全世界餐饮业的质量控制,恐怕都不如洋快餐来得好。你走在世界各地,除了文字和价格不同外,店面、招牌、东西基本上都是一样的。这恰如用指南看病,可以按图索骥,简单了,规范了,但个性也就没有了。我曾参加过一个国际排名三甲的某著名大药厂组织的培训,授课的教授来自欧洲。他给我们讲的主要内容就是一张流程图。然后要你熟悉该病的诊疗程序,并告知你只有两个药有效(其中一个最新的是那个药厂生产的),疗效可以达到80%以上。我问,如果无效怎么办? 他答,看指南。一个箭头,指向手术(go to surgery),请。那没有其他办法了吗? 你不尝试一下用其他药物吗? 他觉得很奇怪,我不是已经讲过了吗,其他药物疗效只有40%~60%呀,你怎么还会去用呢? 参会的其他国家的代表一片哄笑,大概都觉得我是个白痴了。我就讲,你比较的是几种药物之间的疗效,你的新药疗效总体上也确实比那些老药好;可是你能肯定你那个80%的疗效就覆盖了那些老药治疗的所有患者了吗? 有没有可能用你的新药治疗无效而老药可能有效的情况呢? 你做过这样的观察和统计吗? 这下轮到他无语了,其他人也笑不出来了。我再问(恕我小心眼儿,得理不饶人,看过我的帖的人都知道我有这个毛病),您平时看病就是这么看的吗? 他说是呀,我们要严格按指南来看病,用指南来规范我们的日常工作。你觉得有什么不对吗? 我说如果您是刚毕业没有几年的住院医师,我不觉得您有什么不对;但您作为一个该领域的著名教授也这么看病,您自己不觉得有什么地方不对吗? 一阵沉寂,主持人赶紧宣布时间已到,会议结束。

谈完洋快餐,可以讲讲中餐、法餐、意大利餐、日餐等诸多能够在国际上列为美食的东西了。这些餐饮,代表了东西方不同的文化底蕴,但它们都有一个共同的特征,就是即使菜名都是一样的,你也很难吃到同样味道的东西。因为即便是同一个厨师,他所做出来的东西,也会每餐不同,也就是说相比于洋快餐,它们的规范性、质量控制都不那么好(这大概也是中餐的快餐业始终没有成功的原因所在吧?)。因为每个厨师(尤其是名厨)追求的都是如何做到与众不同,虽然他们都有各自的基本味道和操作程序(也属指南一类?)。也正是因为这个原因(这些个餐饮文化的每个从业人员的潜意识里都有这个情结,除非是那些不思进取的人),才使得这些餐饮有别于洋快餐而自立于世界餐饮文化之林,而被冠之以"美食"。有谁会说洋快餐是美食呢? 当然也是有的,就是那些还没长大的小朋友们(我们很多网友是否也有点儿像这些小朋友? 嘻嘻,开个小玩笑,别当真)。这个全世界普遍存在的现象,是否与我们日常看病的情况类似? 如果我们的医院,今后大家都背诵着一样的指南,使用同一家药厂生产的药物,来治疗全国各地的患者,现实吗? 真如此,那倒真是 ** 主义、世界大同了。大家也不用每年都忙着写论文、评职称了。只要时时紧跟最新发布的指南就可以了。教授们也好回家了。因为讲到背诵指南,老先生们可硬是比不过新同学的[DXY 麻醉与疼痛版上不是也有网友提出是否可以让老人们(包括俺们这些主委、副主委们)和年轻人一起参加住院医师规范化培训的考试吗? 呵呵]! 可广大的患者会买你的账吗? 他们会去一家标榜自己是严格按照最新发布的国际指南或国家指南治病的医院看病吗? 他们会去一家自称"你在我这里看病可以得到绝对的公民待遇,因为每一个给你看病的医师水平都是绝对一样的"的医院看病吗? 不会的。肯定不会的。(如果真有人去选这样的医院看病,正常人会不会想他脑子是否不好?)。他们会先去打听,我这个病全国(有钱人全世界)哪个医院比较有名? 哪个教授比较有经验? 或该领域哪几个人有可能治好我的病? 然后再杀将过去。这也就是为何大医院始终人满为患的道理所在。这些名医、名教授如果是和小住院医师一样,也是按指南诊断、看病,那他们凭什么要顶着名医的头衔? 让患者多付出 N 倍的挂号费?

2.2　形成循证医学证据的临床随机对照研究中隐含的医学伦理问题

谈到循证医学,本来我想起个头发起讨论,然后再去讨论 RCT,尤其是大样本多中心实验中隐含的伦理问题,循证会否成为大药厂的摇钱树问题,等等。可惜不论我说什么,总有些人杀将过来,我也总感寡不敌众,遂兴致全无,未完待续也就只好不了了之。前两个月不知在哪里看到,说英国 BJM,不列颠医学杂志的资深评委,写了一篇编者按,大意是质疑循证医学,说循证医学大行其道的 10 年,全球药费增长了 60% 多,而实际疗效的增长则远远不及,直言循证医学不过是大药厂出钱,大牌教授组织搞出来的东西,我又心中暗暗窃喜,为自己那点儿小聪明预言得到应验而感到自豪。

写到这里,我又想起以往大肆争论的几个话题,比如美国麻醉科医师和麻醉护士的问题,宾夕法尼亚大学的老外在今年年会上告诉我,他那里无痛胃肠镜的麻醉连麻醉护士都嫌成本高,已经下放给麻醉技术员来干了。我又暗暗窃喜,感觉老美真是直截了当,什么麻醉科医师的地位不地位的,怎么赚钱怎么来呗。

我记得当年论战正酣时,我曾写道,丁香园的好处就是,帖子都摆在那里,有些争论不休的事,不妨先放放,过几年后再看也不迟。现在回头去看,有些东西自然就明白了。

有些体会,愿与大家分享。一是热点问题,之所以成为热点,在于触及了一些根本矛盾,所以不能简单地就事论事,而应从矛盾冲突的背景出发,看看今后的发展趋势。二是要看争论双方的观点,是否符合基本的常识,是否符合基本的逻辑关系。三是要破除殖民地思维,不要一听是美国人说的,自己先自膝关节弯了。

(本文原载于丁香园,2010.12.7)

3 高频喷射通气研究的某些进展 *

近年来,高频通气(HFV)技术引起了广泛的注意。虽然其确切机理还有待阐明,但一系列实验结果和临床初步应用已使人们对这一新的通气技术有了进一步的认识。目前研究较多的有 3 种主要类型,即高频正压通气(HFPPV)、高频喷射通气(HFJV)和高频振荡(HFO)。本文主要复习 HFJV 研究的某些进展。

3.1 关于 HFJV 的命名

HFJV 是在喷射通气和 HFPPV 的基础上发展起来的。Sanders 曾报告用高压氧间断喷射,在支气管镜检查中维持了正常通气。以后 Sanders 等发表了一系列有关 HFPPV 的报告,认为这种技术具有气道压低、循环干扰轻、自发呼吸反射性抑制等优点,Klain 和 Smith 吸取这两种技术的特点,发展了 HFJV 技术。

HFV 的分类和命名迄今尚无公认合适的定义,HFJV 和 HFPPV 尤易混为一谈。有人按通气频率将 1~1.8Hz(60~110 次/分)称为 HFJV;而将 6.7~40Hz(400~2400 次/分)称为 HFO。这样划分显然比较机械,也无足够的理由。目前虽仍有人将 HFJV 称为 HFPPV,但多数人认为,这两种技术还是有很大差别的,生理效应也可能有所不同(尽管在临床应用方面两者并无很大差别),只有具备高频(>60 次/分)、使用压缩气体经小孔导管喷射(Jet)、有 Venturi 效应、产生气体卷吸现象等特征的机械通气,才能称为 HFJV。至于 HFPPV 则是特指 Sjostrand 所使用的气动阀原理、容量控制、低内部顺应的呼吸机所进行的高频通气。

3.2 实验研究

3.2.1 HFJV 的影响因素

早期曾推测 HFJV 不受顺应性影响。近年的实验结果提示,HFJV 的通气效果(通常以 $PaCO_2$ 水平为指标)与潮气量大小有密切关系,而潮气量大小受驱动压、频率、吸气时间、气管导管阻力、肺胸顺应性、功能残气量、吸气末正压(PEEP)效应等因素的综合影响。Carlon 证明,潮气量随驱动压的加大而呈线性增加。Davey 等用模拟肺研究证实,频率加快使分钟通气量加大,而潮气量减少;如顺应性降低,潮气量也减少。Rouby 等在 100 次/分频率下比较了不同呼吸比(0.25,0.47,0.63),当驱动压(30 磅/平方吋)不变时,吸气时间越长,喷射气量越大,$PaCO_2$ 越低。Banner 等将频率增至 200 次/分以上,吸气时间≥30% 时,则有呼气时间短造成的气体陷闭、肺泡气量降低和 PEEP 效应,气道压和胸膜腔内压升高以及心输出量降低等不良作用。根据上述结果,有人认为,HFJV 时间和 CO_2 的排出仍取决于对流机制。其通气效果仍可用传统呼吸理论来解释。是否如此,还有待深入探讨。

3.2.2 HFJV 对呼吸系统组织结构的影响

长期使用 HFJV 是否会造成肺泡、气管黏膜上皮的损伤,是人们所关注的问题,也是能

---

* 本文作者为于布为,王景阳。

否安全应用于临床的前提。Keszler 等用双腔管法于一侧狗肺进行常规机械通气(CV),同时于另侧肺行 HFJV,持续 24h,然后观察狗肺组织学改变。研究结果显示,除有轻度肺泡扩张和白细胞浸润外,两侧肺均无明显实质性损害,HFJV 的肺泡扩张程度较 CV 轻。Frey 以犬连续机械通气长达 4d 之久,平均存活时间 HFJV 组长于 CV 组,肺的病理改变也较轻。上述结果提示,HFJV 对呼吸系统组织结构的影响不大。进一步的证据还有待电镜观察超微结构改变的报告。

吸入气体的湿化是机械通气的重要环节,Klain 和 Ramanathan 等对 HFJV 时的湿化问题进行了研究。他们用气管内摄影观察气管黏膜纤毛对心绿染料的转运,研究结果显示,如不加湿化,仅数分钟纤毛转运功能便即停止,2h 后黏膜明显干燥;当喷射气体和卷吸气体都经湿化并且水量适中,纤毛转运功能才不受影响。气道黏膜脱落细胞涂片,按计分法检查细胞完整性,研究结果显示,不论低频、高频,如不加湿化通气 2h,计分均显著下降;而湿化组则均无明显下降。提示吸入气有无良好气湿化比喷射气流的冲击(想象中 HFJV 的危险)更有实际意义。

3.2.3 HFJV 对血流动力学的影响

机械正压通气对血流动力学的影响主要是气道压的直接作用和 $PaCO_2$ 水平高低的间接作用。高气道压使胸腔内压升高,静脉血回流受阻,心输出量下降,加用 PEEP 时更为明显。虽然 HFJV 的气道峰压显著低于 CV,但平均压和呼气末压与 CV 比较并不低。Klain 等以肺动脉压示波的改变为基础,注意到每次喷射通气都使回到左心的血液增多,产生肺反搏效应,当通气频率>160 次/分时,心指数显著增加。并认为当通气与心搏同步时,有辅助循环的作用。但 Otto 等和 Muneyasu Sha 等未能证明心肺同步有何好处。Mankikar 等在动物失血条件下比较 HFJV 和间歇正压通气(IPPV)的血流动力学影响,研究结果显示,HFJV 的心输出量和血压高于 IPPV,可能由于 HFJV 的跨肺压(transpulmonary pressure)低致使静脉血回流不受影响。Otto 用附加 PEEP 的方法制成功能性低血容量的动物(犬)模型,当 PEEP 为 15cm H_2O 时,HFJV 的心指数和每搏指数比 CV 高 25%,血容量正常时则无上述差异。

Harris 在高气道压下比较了 CV 与 HFJV 的血流动力学,研究结果显示,无论是中心血流动力学还是局部血流,两种通气方法均无显著差异,高气道压均可使心输出量降低内脏血流减少。对上述这些矛盾的结果,Otto 认为是由于平均气道压不同所致。HFJV 对循环系统的任何优点都在于其平均气道压低,如果所使用的 HFJV 装置产生的平均气道压较高,则可预料 HFJV 将无优点可言。

3.3 临床应用研究

由于 HFJV 的机制尚未阐明,确切的适应证和禁忌证尚待肯定,目前临床上主要应用于以下几个方面。

(1)急性呼吸衰竭和成人呼吸窘迫综合征(ARDS)时用作呼吸支持。以往用 IPPV 治疗呼吸衰竭,PEEP 推广后,疗效有所提高。PEEP 可使功能残气量(FRC)加大,通气/血流比率改善,肺内分流降低及 PaO_2 升高。但 PEEP 也带来了一些不良反应,尤其是循环抑制和肺气压伤的发生率增高。因此,有人试用 HFV 为呼吸衰竭患者提供通气支持。在静脉注射油酸制成的动物（犬）ARDS 模型上，Gallagher 等和 Schuster 等比较了 HFJV 和 CV 的效果，研究结果表明，HFJV 改善氧合与 PEEP 水平有关，如不加 PEEP，则氧合无改善。临床研究还仅限于少数患者，Carlon 曾报告用 $110\sim130$ 次/分频率。潮气量 $120\sim140ml$ 的 HFJV 使患者氧合改善，而心输出量不变或增加。Schuster 报告 9 例急性呼吸衰竭患者，都是 CV 不满意者（有氧中毒危险或气道压过高）。在相同吸入氧分量（FiO_2）和 PEEP 下改用 HFJV，结果氧合并无明显改善。PaO_2 的改善需要提高平均或呼气末气道压，而气道压的这些改变可能需要扩容或用心脏变力性药物来抵销心血管的抑制，加上其中 1 例患者于 HFJV 中发生严重支气管痉挛，作者认为，仅在 CV 使气道峰压过高，CO_2 排出和氧合改善受限时 HFJV 才有使用价值。El-Baz 等报告 7 例濒死呼吸衰竭患者，当应用 CV 时，平均 $PaO_2 < 50mmHg$，HFJV（作者称 HFPPV）时，平均 PaO_2 增至 $80mmHg$；而用 HFO（2000 次/分），氧合明显改善，但同时有进行性的 CO_2 贮积。后将 HFJV 和 HFO 联合应用（CHFV，其中 HFJV 60 次/分，HFO 3000 次/分），研究结果显示，氧合改善，$PaCO_2$ 正常，心输出量稳定，患者清醒。故认为 CHFV 是通过 HFO 的加速弥散使氧合改善，而以 HFJV 的对流机制排 CO_2。虽然 7 例患者中，最后仅 2 例患者获救，但仍有参考价值。Rouby 最近报告 24 例术后呼吸衰竭患者应用 HFJV，结果表明，影响氧合的主要因素是平均气道压的高低，PaO_2 随平均气道压升高而增高，$PaCO_2$ 随频率加快而上升。HFJV 在肺泡水平产生 PEEP 效应，肺静顺应性越高，肺扩张越明显。从而，如不加选择地使用高呼吸比和高驱动压，将使患者正常肺发生过度扩张，并推测用于慢性阻塞性肺疾患（COPD）患者是危险的。我院曾为 3 例不同程度的 ARDS 患者用 HFJV 支持呼吸，氧合的改善在很大程度上取决于肺病理的改变，重症患者用高频率、高驱动压（产生较高的 FIO_2 和平均气道压）才可使 PaO_2 有所提高。其主要优点似在于无患者与呼吸机的对抗，故无须应用大量镇静药物，而且管理简单，从临床角度看，有一定使用价值。3 例患者最后均痊愈出院。

（2）用于治疗支气管胸膜瘘。支气管胸膜瘘在肺外科手术后患者和严重肺部感染脓胸患者中并非罕见。手术封闭瘘口常有困难。一般的机械通气，因潮气量大部分自瘘口逸失，难以维持有效和良好的气体交换。HFJV 为此类患者提供了有效的通气支持。不论动物实验还是临床病例，都获得了肯定的效果。Carlon 报告 20 例气道损伤（各种瘘）造成呼吸衰竭的患者，以 HFJV 通气 15 例获救；认为 HFJV 可有效恢复肺泡换气和维持正常血气。Derderian 报告 1 例双侧支气管胸膜瘘患者，入院后逐渐出现低氧血症和高碳酸血症，试用多种方法均无效，改用 HFJV 仅 30min，血气即明显改善，后在 HFJV 的支持下康复出院。

（3）应用于全麻患者术中通气。HFV 的出现，为上呼吸道、喉手术提供了有效的通气手段。Borg 等在喉、支气管镜检查术中应用 HFPPV 技术已逾 3000 例，效果已获肯定。将 HFJV 用于此类手术有 Babinski 报告的 57 例患者，其中 12 例为 COPD 患者，6 例显著肥胖，87 例患者中有 7 例为轻度通气不足，2 例是肥胖患者，另 5 例是由于驱动压较低。COPD 患者中仅 2 例通气不足。术中患者均有自主呼吸。与 Borg 应用 HFPPV 的结果相似。

HFJV 用于其他手术的文献还不多。Marquez 曾报告了治疗 30 例患者的经验，20 多例血气可维持正常，仅胸顺应性低的患者 $PaCO_2$ 升高，而且难以降低。国内曹勇首先报告国产 KR-II 型喷雾呼吸机在手术患者中应用，其中高频通气者 60 例，介绍了使用参数和某些特点。我院于全麻患者中同样应用高频通气机进行 HFJV 已近 300 例，以颅脑、开胸和口腔颌面手术为主，频率从 80 次/分到 300 次/分，呼吸比 1：1.5。在驱动压相对固定（成人 $1.17\pm$

0.2kgf/cm^2）下,300 次/分在成人易致通气不足;而 80 次/分有过度通气倾向,故在我院颅脑手术时所常用。开胸手术则多用 160 次/分,以减少肺活动度,利于手术的操作。为了防止 CO_2 贮积,依据目前国内外意见,临床应用 HFJV 以不超过 200 次/分为是。

（本文原载于《医师进修杂志》,1985,10:13 - 14）

4　现代监测仪的发展趋势

现代医学发展离不开高科技的支持。近年来,由于微电子技术的迅速发展,已出现了很多在 10 年前还无法想象的新技术和新设备。在临床医学领域,现代监测仪就是其中的代表。仅在数年以前,心电(ECG)监测、心输出量(CO)测定、脉搏血氧饱和度(SPO₂)监测等还都是各自分离的仪器,而现代监测仪已将这些功能集合在一台之中或做成插件,使医生可依病情需要,选择功能不同的插件,用一台监测仪监测不同的生理参数。有关各项监测技术(如 SPO₂ 和 ETCO₂)的发展,已有不少专文论述。本文仅就现代监测仪的特点和发展趋势,作一简要介绍。

4.1　插件式和组件式

监测仪可依结构的不同而分为两类:插件式和组件式。

4.1.1　插件式

插件式代表现代监测仪的发展方向,其最大特点是选择监测项目的高度灵活性。由于每项功能都被做成一个个插件,故使用时非常方便。如一位患者刚进 ICU 或 CCU 时,可能只需 ECG 和无创血压(NIBP)监测。假如病情恶化,需要进行创伤性血流动力学和 SPO₂ 的监测,那么只需在监护仪内或附带的插件盒内插入有创血压(IBP,通常需 2 道或 3 道)、CO₂、SPO₂ 的插件,即可开始上述监测。如病情进一步恶化,出现呼吸衰竭,需要用呼吸机支持呼吸,则再加入一个 ETCO₂ 插件就行了。此外,增减插件一般不影响已有参数的监测。

插件式的另一个特点是,其对所监测的参数进行智能化处理的能力强于组件式。如心律失常分析和 S-T 段分析,插件式因可设计一专用插件从事此项任务,就比组件式仅仅显示心律失常并发出声光报警的能力要强得多。一个先进的插件,既可以收集心律失常的发生频度,又可根据已有的知识对心律失常的类型进行判别,并依据其严重程度发出不同等级的报警信号,提示医生是应立即处理,还是可以继续观察。

插件式还有一个显著优点是技术更新快,任何一项新的监测(如 SVO₂),只要做出插件就可应用到临床,无须更新监测仪。插件式监测仪一般较组件式体积大、笨重,价格也高许多。但由于并非每个患者都同时需要全套监测,因此,如采购一批监测仪时(如 ICU、CCU 等处),除了 ECG 和 HR、NIBP、SPO₂、体温(T)等基本监测项目需要每台监测仪都配齐外,其他如 IBP、CO、ETCO₂、SVO₂ 等插件,则仅需选购 2~3 套,哪位患者需要,就插到哪位患者的监测仪上。这样就能大大降低采购成本,提高仪器的使用率,加快投资成本的回收。

4.1.2　组件式

组件式虽然不具备插件式的灵活性,但现代科学技术使组件式监测仪也能监测插件式监测仪所能监测的所有参数。组件式的体积、重量、价格都远低于插件式。内置电池的监测仪也可供转运患者途中监测用。

组件式监测仪往往根据使用目的的不同而有多种型号,即所测定的参数项目不同。如

CCU 的组件式监测仪,可以仅有 ECG、NIBP、心律失常分析、S-T 段分析,也可增加 CO 和 IBP 进行血流动力学计算;而为麻醉科设计的监测仪,则包括 ECG、NIBP、IBP、SPO$_2$、ETCO$_2$ 这几项麻醉最低限度监测要求。

组件式监测仪的功能更新有一定困难。虽然可以通过更新软件、线路板等来扩充功能,但远不如插件式灵活方便。目前的组件式监测仪均有标准 RS-232 接口,供连接其他监测仪或供联网使用。

4.2　彩色显示和单色显示

以往监测仪多为单色显示,近年来使用彩色显示的日趋增多,特别是高档全功能监测仪,均使用彩色显示。彩色显示易于分辨不同参数及其波形,这对于多道(如 16 道)中心站是极为有利的。通过给不同的患者以不同的颜色显示,可使医生、护士迅速判断出是哪个患者出现警报,从而缩短反应时间。彩色显示还适用于复杂手术中的监测。不同的颜色将有助于医生迅速分辨各波形所显示的是何参数、是否正常、报警的是哪项参数等。对于床旁监测仪是否需要彩色显示还有争议。赞成彩色显示者认为,彩色的使用,可使护士养成一种条件反射,看到某个颜色即可联想到某一功能,从而缩短辨别和反应的时间。反对者认为彩色的使用可造成混乱,特别是测定 2 道或 3 道压力时,以及监测仪所显示参数的色彩未作全院统一规定时。如 ICU 规定 CVP 为蓝色,而 CCU 规定 CVP 为绿色、PAP 为蓝色,那么在 ICU 工作一段时间的护士如到 CCU 工作,就很可能把 PAP 误认为是 CVP。按一般习惯,彩色显示的各参数及波形的颜色是:①ECG,绿色或黄色;②MAP 及 SAP、DAP,红色;③PAP,黄色;④CVP,蓝色;⑤SPO$_2$,绿色。

4.3　主机结构上的进展

4.3.1　全封闭设计

监测仪在使用中会产生一定热量。老式监测仪由于所用元器件的温度特性差,必须安装内置风扇散热,并开有很多散热通气孔,长时间应用后,由于空气中的尘埃不断进入机内,产生静电干扰,从而影响监测仪功能。

新一代监测仪由于选用温度特性好的大规模集成块,电源电路也做了相应的改进,使产热大为减少;加以抗静电涂膜技术的应用,监测仪无须风扇散热,从而制成了全封闭式监测仪,解决了积尘和静电干扰问题。

4.3.2　光滑平面设计

为便于清洁仪器表面,很多监测仪采用了光滑平面设计,即前面板上没有任何凸出的开关、按键,清洁消毒非常容易,且不积尘。

4.3.3　主机与插件盒分离设计

插件式监测仪由于显示多参数,一般使用较大屏幕(如 14 英寸显示器)。如果将插件与主机联为一体,势必带来两个问题:要么限制插件数量,减少监测的参数,使主机体积保持在可接受的范围内;要么不顾体积大小,一味追求监测项目齐全。显然这两种选择都是不妥的。为了兼顾两方面的需要,新一代监测仪采用主机与插件盒分离设计原则:主机固定于适合医护人员观察使用的位置,而插件盒则根据使用要求,置于患者床旁或输液架上,一般可连接 3～4 个插件盒,最多可测约 30 项参数。

4.3.4　无线传送设计

使用电缆联网时,需要穿墙破洞,施工复杂;且监测仪位置固定,需要患者移向监测仪。而新一代监测仪可用无线传送方式,整个系统无须电缆连接,监测仪可随需要放置在任意一个患者的床旁。

4.3.5　持续监测设计

新一代监测仪可持续监测患者数据,并予以保存。当从手术室转到苏醒室或 ICU 时,可以保证转运中的数据不丢失。

4.3.6　主机与插件的全隔离式连接设计

监测仪是电气设备,即使采用各种安全措施,仍难避免微量或少量的漏电电流。以往使用接口式连接设计,万一发生故障出现较大漏电电流时,仍有可能发生患者触电的危险。新一代监测仪使用光电耦合全封闭全隔离式设计,主机与插件间没有任何导线连接,从而完全避免了患者触电的危险。

4.3.7　信息存储、回放及制图制表功能设计

新一代监测仪均有上述功能,使医生对病情的发展、演变能有更全面的了解。这些功能也为临床科研和经验总结提供了方便。

4.4　人机接口(面板开关)的设计

人机接口是评价监测仪性能的一项重要指标。人机接口设计应使使用者感到方便,舒适且易于掌握。目前的人机接口设计主要有三大类:触屏式、按键式和旋钮式。

4.4.1　触屏式

触屏式是最新式的人机接口设计,其主要优点是易于使用,只要触摸(或仅接近)屏幕的某一部位,其所显示的功能就可被调出来。屏幕还可显示计算机键盘,从而能将患者姓名、性别、诊断以及处理等通过屏幕输入。

触屏式的主要缺点是屏幕很容易污染,需要经常清洁。如果使用者操作不熟练,则很容易出现误操作:即把不需要的功能启动。触屏式的另一缺点是安装位置必须接近使用高度。

触屏式有三种技术:

(1)双层膜式,这种触屏开关由双层导电塑料膜中间隔以介质膜组成。触屏的任一部位受到按压后,则该部位两层膜间的电阻产生变化或电容发生变化。这些变化经微机处理后,与程序所规定的变化值进行比较,以确定该部位的功能,并启动相应功能。这种接口需要对使用者进行训练,才能保证操作的正确。

(2)红外扫描式:这种触屏是在显示屏的水平和垂直边的一侧装有红外光发射元件,而在屏幕的另两侧边装有接收元件。当手指将光线遮住后,监测仪根据事先编好的程序确定手指所指的是何种功能,并启动该项功能。这种触屏开关实际上无须触屏,只需贴近即可,但大多数人习惯触屏。这种触屏非常灵敏,任何污物或误操作都可能使不需要的功能被启动。

(3)超声式:这种触屏在 X 和 Y 轴均有发射和接收元件。发射元件发射高频率超声波,

而对侧接收元件探测超声波能量。当软性物体如手指接触屏幕时,将吸收一定的超声能量,从而使接收元件探测到的能量发生变化,而启动某项功能。手指在屏幕上的位置是通过超声波达到各接收元件的时间不同来确定的。

4.4.2　按键式

按键式为最常用的人机接口设计,也有两种主要类型:软键和硬键。

(1)软键式:软键式通常需结合屏幕显示其功能。非常适用于菜单式驱动的设计,一个键可依屏幕显示的不同可以有多种功能,而无须像老式监测仪的按键,为了用一个键控制几个功能,必须规定某些操作规则(如按一下为 A 功能,按住并保持 2 秒为 B 功能,快速连接 4 下为 C 功能)。

(2)硬键式:每个键均标有其功能,且只有一种功能。这种键仅在非菜单驱动设计时使用,特别适用于某种常用功能,如无创血压测定的手动排气键和返回正常功能的键。

触屏式也可通过在屏幕上为某种特殊功能固定某一区域的设计来实现硬键式开关的功能。

4.4.3　旋钮式

属于较陈旧的设计,多见于 20 世纪 70 年代和 80 年代初的产品。旋钮式适于从一个功能菜单快速便捷地选择某一功能或某一量程。通常将可供选择的量程或功能呈环形绘于面板上,旋钮上的指示箭头指向哪一功能,屏幕便显示哪一功能。此种接口最常见的是用于选择 ECG 导联。人机接口目前还有更新的设计,即遥控设计,使用者仅需用一个手持遥控器,就可选择监测仪的某项功能。

4.5　联网

随着计算机技术的不断发展和普及,计算机管理网络已为很多医院所采用。作为这一网络中的一个组成部分,就是危重患者监测网络。现代监测仪有很强的联网能力,中心台或工作站可连接数十台监测仪,使全院危重患者的信息均可显示在中心台上。有些监测仪系统还可进行双向交换信息和双向控制,使每一台床边机都可作为中心台使用。新的患者专用计算机可将所有的检验结果、用药情况、监测仪的数据等都打印在特制病历上。

4.6　结语

现代电子技术的进步使监测向小型化、插件化、智能化、联网化方向发展。与此同时,很多生产厂家为照顾老客户的利益,也在对原有的产品进行更新、改造,通过更换的电路板或软件,使老产品的性能跟上发展的潮流。有关监测仪今后的发展很难预测,但小型化、插件化、智能化、联网化的方向大体不会错。鉴于临床监测今后的发展趋势是实时、连续、无创,监测仪也会适应这一要求而有更大的发展。

[本文原载于《上海生物医学工程》,1995 年第 1 期(总第 18 期):53-56]

5 高频喷射通气在临床麻醉中的应用

在高频通气的3种主要类型(高频正压通气、高频喷射通气、高频振荡通气)中,临床应用最多的是高频喷射通气。而高频喷射通气又以在麻醉中的应用最为普遍。美国匹茨堡医学中心和国内长海医院均已报告千例以上患者的经验体会,国内其他医院也有不少成功的报告。

高频喷射通气是在高频正压通气和常频喷射通气的基础上发展起来的,其主要特点是高频率、低潮气量、低气道压、循环干扰少、不影响自主呼吸、不增加颅内压、不产生因通气引起的手术区干扰。虽然目前对其通气机制还未完全了解,适用于各类患者的通气列线图也未建立,常规使用还有争议,但作为一种可供选用的有效通气方法,一种可以弥补常规呼吸机在某些方面不足的方法,其价值已为众多的临床报告所证实。尤其在配合气管内插管、喉、支气管镜检查和喉显微手术的维持通气等,更有其独到之处。在某些急救场合,高频喷射通气也能发挥一定作用。所以,现代麻醉医师理应对高频喷射通气的理论和操作技术有所了解和掌握。

5.1 适用于麻醉的范围和禁忌

根据国内外文献和笔者千余例经验,高频喷射通气应用于麻醉的适应范围可分为下列几种情况:

(1)有明确应用指征者:气管插管困难,术中更换气管导管,喉、气管、支气管检查或手术,以及支气管胸膜瘘等。

(2)可选择使用者:一般成年患者于全麻下进行颅脑、颌面、耳、鼻、喉、颈、胸、腹、脊柱、四肢等手术者及呼吸衰竭者。

(3)宜慎重使用者:术前有心律失常尚未控制者,水电解质紊乱尚未纠正者,慢性肾衰竭者,婴儿、高龄及过度肥胖者。

对下列患者,麻醉中使用高频喷射通气应列为禁忌:严重心、肾功能不全者,频发心律失常者,严重水电解质紊乱尤其是严重低钾未纠正者,重度颅脑损伤及脑干损伤者,以及胸肺顺应性明显降低和气道阻力显著增高者。

上述只是初步意见,有待于今后进一步探讨和经验积累。

5.2 麻醉中应用离频喷射通气需具备的条件

为保证患者安全,使用高频喷射通气,应当具备下列条件:

(1)对使用者的要求:凡使用高频喷射通气者,都应掌握呼吸、生理和病理生理的基础知识及高频喷射通气的有关理论和方法,有鉴别呼吸性酸碱平衡紊乱(包括判别心电图改变,解释血气分析结果,识别相应的临床体征)和进行正确处理的能力,并能熟练地实施心、肺、脑复苏。

(2)对基本监测设备的要求:必须有心电监测仪、血气分析仪、麻醉机(或简易呼吸器)、氧气、吸引器等急救器具。如无这些设备，对无自主呼吸的患者长期使用高频喷射通气是不安全的，特殊情况可允许用于短时间通气；当患者有自主呼吸时，条件可适当放宽。

5.3　使用方法和监测

高频喷射通气的使用方法有经皮气管内法，经喉镜、气管镜法，经口鼻通气道法，经鼻细导管法，以及最常用的喷射针经针座连接气管导管法等。使用时应根据不同的目的选择适当的方法。本节只讨论喷射针经针座连接气管导管法。

(1)一般成年患者全麻插管后，即可连接喷射呼吸要进行高频喷射通气。根据笔者的经验，喷射针不宜过分深入气管内，而以针口平气管导管外端开口好。此处卷吸气量大，能得到最大有效潮气量，如驱动使用氧气，其频率为 100 次/分，则吸气氧分量约在 50% 左右。可避免长时间吸入纯氧的不良作用。通气参数的选择各家报告不一，依笔者的研究结果，临床应用开始以频率 100 次/分，驱动压 $1.0kg/cm^2$，吸/呼比 1：2 为好；如吸/呼比固定为 1：1.5 或者说 1：1 时，则驱动压可降至 $0.9kg/cm^2$，待听到喷射音并有气体自喷射针口喷出后，将在针座口处有气流经过的"咻咻"声。然后根据胸廓起伏程序调节驱动压。一般胸廓略有起伏即可，起伏程度过大往往导致过度通气。麻醉者还应以听诊器听两侧肺呼吸，当一侧有呼吸音而对侧听不到，或一侧响而对侧轻时，均应予以重视。在排除气管导管插入深的因素后，应考虑是否导管口贴于气管壁所致，可采用改变头位等措施解决；还应考虑支气管内是否有分泌物潴留等。在这一过程中，麻醉者同时应密切监测患者血压、心率、心电等的改变及麻醉深浅的变化，切忌忙于调节呼吸机而放松对患者的观察。

(2)麻醉平稳、通气 30min 后，应抽取动脉血做血气分析，以了解血气是否满意，如为过度通气($PaCO_2 < 4.67kPa$)，可降低驱动压 $0.1\sim0.2kg/cm^2$(视 $PaCO_2$ 水平而定，一般不宜使参数变动过大)；如为通气不足($PaCO_2 > 5.99kPa$)，则应加大驱动压。第二次血气分析可视患者具体情况而定。对首次血气分析结果正常，患者生命体征平稳、术中无大出血、呼吸道阻塞等意外者，可少做血气分析，直至术毕。有条件者于术中多复查，当更安全。

(3)对首次血气分析中 $PaCO_2$ 偏离正常上、下限 1.3kPa 以上者，经调节通气参数 30min 后，应再次进行血气分析。直至血气正常或接近正常为止。如出现通气不足或"矫枉过正"的现象，应进一步调整通气参数并于通气 30min 后再行血气分析。

(4)当术中怀疑存在通气问题，而血气分析又无法进行或一时无法得到结果时，应立即改换麻醉机进行紧闭式纯氧控制呼吸，以保证患者的安全。

(5)对于无须肌肉松弛的手术，可不使用肌松药而保留患者自主呼吸，同时使用较低的驱动压起辅助呼吸的作用。此种情况下可免去血气分析，仅在病情需要时再做。

(6)术毕撤离呼吸机的标准与常规通气方式无异。须待患者各项反射恢复，自主呼吸有力，呼吸频率 12 次/min 以上，潮气量与每分通气量能达到要求，且病情允许改吸空气时，方可撤离。对因过度通气引起的自主呼吸抑制，可在术毕将呼吸机频率加快到 200 次/min 甚至 300 次/min，逐步降低驱动压(每次降低 $0.1\sim0.2kg/cm^2$)，使 $PaCO_2$ 逐渐升高，以刺激呼吸中驱使自主呼吸恢复。此外，高频通气时也容易鉴别自主呼吸是否已恢复及其幅度大小。要注意的是，对肌松药作用尚未消失的患者，不宜用这种方法。

5.4　湿化问题

通气过程中气道湿化问题，国内尚未很好解决。国产喷射呼吸机的湿化附件较简陋，效果也不尽如人意。临床长时间应用时仍以从针座口间断注入少量无菌生理盐水为简便实用。虽然有文献报道,在动物实验中发现,湿化与否对气道黏膜转运功能有显著影响,但临床麻醉中短时间应用,有无湿化似并不构成一严重问题。当然,在我国干燥地区及某些基层单位,若手术室内的湿度达不到要求,理应加用湿化装置,以避免分泌物在气道内形成干痂,冷空气刺激气管壁引起喉咳,以及长时间应用引起体温下降等问题。

(本文原载于《医疗卫生装备》,1999,2:48-49)

6 麻醉并发症和意外的防治

麻醉工作的危险性是不言而喻的。这是因为,麻醉状态本身就是介于生与死之间的一种中间状态。在麻醉状态下,机体对外界的反应呈过度增强或显著抑制,自主调节机制部分或全部丧失,自我保护功能严重受损,很容易因各种原因而导致死亡或伤残。加之麻醉所使用的药品多对呼吸和循环功能有抑制作用,稍有不慎,即可因药物过量而产生循环和呼吸的抑制。此外,手术造成的失血、低血压、组织低灌注、酸碱紊乱、低氧血症等,也都随时在威胁患者的生命。因此,患者能否平安度过手术,在很大程度上取决于麻醉质量的高低。而麻醉质量的前提是确保患者的安全,在此基础上达到无痛和调整机体生理功能以至充分满足手术的需要。

本文针对麻醉并发症和意外的原因,简述对其的防治措施。

6.1 麻醉并发症和意外的概念

以往对有关麻醉并发症和意外的阐述并不十分明确。通常认为,麻醉并发症是指由麻醉引起的、不希望发生的组织损伤或病态反应(广义而言也包括麻醉意外),如表6-1所示。而麻醉意外指因麻醉造成的患者死亡或严重组织损伤和致残。目前引起争论的是对"意外"的解释。在发生麻醉引起的或与麻醉有关的死亡或致残以后,在讨论原因和责任时,出于对当事麻醉医师的保护,往往以"意外"为托词而把责任推到患者身上,找出一系列的原因如术前有心脏病、患者是过敏体质、麻醉选择正确、剂量未超过药典规定等。总之,是"麻醉意外",是不可避免的事件。而实际上,麻醉意外的发生总是有原因可循的,且绝大多数是可以避免的。除了极少数急、危、重症者外,或是某些罕见病患者外,多数麻醉意外都与当事者缺乏责任心、理论知识、临床经验,科室缺乏必要的人员、设备、药品,缺少协作精神,没有或缺乏质量管理制度和质量保证体系等有关。那种把原因简单归之于"意外"的做法,虽然可以开脱责任,但它既不能使当事人从中吸取教训、增加经验、避免今后再发生类似的意外,也无助于科室改进工作。

表1 佛罗里达大学医学院麻醉科麻醉质量保证指标表

呼吸道	①牙齿松动或脱落
	②哮喘发作、支气管痉挛或/和梗阻
	③快速诱导失败
	④鼻出血或呼吸道损伤
	⑤未能按预定计划插管
	⑥食道插管
	⑦唇损伤
	⑧意外拔管

（续表）

心血管系统	①死亡
	②心搏停止
	③严重高血压(收缩压持续高于术前值 30% 以上)
	④严重低血压(舒张压持续低于术前值 30% 以下)
	⑤明显心动过缓(心率低于术前值 30% 并伴有低血压)
	⑥明显心动过速(心率高于术前值 30% 并伴有高血压)
	⑦心肌缺血/心肌梗死可疑
	⑧充血性心衰/肺水肿
	⑨心律异常并伴上述 1～2 项
与麻醉有关的入院、入室或转科	①非计划内的门诊患者入院
	②非计划内的转入 ICU
	③非计划内的返回手术室再次手术
	④苏醒室内停留时间＞3h
	⑤因需上级医生会诊而延误手术
	⑥因拍摄 X 光片而延误手术
	⑦因无空手术间而延误手术
	⑧因其他医疗方面的理由而延误手术
	⑨其他
呼吸	①非计划内的术后呼吸支持
	②显著低氧血症/高碳酸血症
	③气胸
	④不当支气管插管
	⑤误吸所致呼吸窘迫综合征
	⑥再次气管插管(非意外拔管所致)
	⑦支气管痉挛
杂症	①高热(T＞38℃)
	②低体温(T＜34℃)
	③误用药或剂量错误(应予记录)
	④药物反应(过敏/副作用)
	⑤血管内置管引起的问题
	⑥实验室报告延迟或错误
	⑦恶心呕吐
	⑧设备故障(应记录原因)
	⑨止痛药使用不当或延误
局部(包括镇痛疗法)	①阻滞无效
	②毒性反应
	③过度阻滞(高位脊麻)
	④硬膜外穿刺误入蛛网膜下腔

（续表）

神经系统	①神经肌肉阻滞延长
	②镇静时间延长
	③外周神经损伤
	④中风
	⑤术中有记忆
	⑥癫痫发作
	⑦其他损伤

6.2　麻醉并发症和意外的防治

前已述及,麻醉并发症和意外的主要原因是当事人的责任心、理论知识、临床经验欠缺及科室管理的问题,因此对麻醉并发症和意外的防治,也应从这些方面着手。通过分析具体的麻醉意外和并发症可知,麻醉的主要并发症是呼吸和循环系统的问题,特别是呼吸系统的问题。以下简要进行讨论。

6.2.1　麻醉人员的素质问题

麻醉人员的素质不高是导致发生麻醉并发症和意外的主要原因。麻醉人员的素质不高反映在责任心不强、理论水平有限和缺乏临床经验。

(1)责任心不强:国内大多数麻醉意外的原因是责任心不强。有很多麻醉意外是外科医师或手术室护士先发现的,而负责保障患者生命安全的麻醉医师直至患者心搏停止仍浑然不知,这显然不能用缺乏知识和经验来解释。麻醉工作是一项既辛苦又乏味的工作,同时还充满风险。如不能正确对待有关待遇、心理等问题,带着情绪上班,就很容易发生麻醉意外。此外,随着监测仪的普及,麻醉医师用于测血压、听心率的时间大为减少,这虽使麻醉医师的工作强度有所减轻,但也容易使麻醉医师产生完全依赖监测仪而忽略病情观察的倾向,并使麻醉医师容易疲劳。特别是长时间手术更是如此。因此,从事麻醉工作的人员应当像飞行员认真对待每一次飞行那样,认真对待每一例麻醉,才能保证麻醉的安全。

(2)理论水平不高:从事麻醉工作,既要有熟练的操作技能,也要有相应的理论基础。特别是处理危重患者时,如没有足够的理论知识,很难做到处理适当。因此,不仅没有受过高等医学教育的麻醉人员需要不断学习;就是医学院校本科毕业,也必须不断提高理论水平,更新知识。那种认为麻醉工作不过是打点儿麻药,血压低了就给一点儿麻黄素的观点,是很难保证不发生问题的。

(3)临床经验不足:临床经验包括操作技能的不断熟练和处理问题的能力不断提高两个方面。麻醉质量的好坏,在很大方面取决于操作技能是否熟练。比如气管内插管,一次插入和多次试插才插入,无论对患者的刺激强弱、术后咽喉部的反应程度以及心血管反应的剧烈与否,都有天壤之别。其他如硬膜外腔穿刺等也是如此。有时遇到危重患者抢救时,能否及时将气管导管、颈内静脉管、动脉测压管等在短时间内顺利插入,就成了抢救能否成功的前提。因此,麻醉工作人员必须不断参加临床麻醉实践,以使技术精益求精。临床经验的另一方面是处理临床问题的能力。这必须有大量临床实践的积累。如果毕业后就分配在较小的医院或专科医院工作,应争取机会到医科院校附属医院或省市级大医院进修一年,以积累临床经验。

6.2.2 科室管理方面的问题

发生麻醉并发症和意外,看似某一个人的行为,但实质是科室管理方面存在问题,包括高质量的人员不足、必要的器械和设备及药品不足、缺乏严格的管理制度、没有质量保证体系、发生意外后没有认真的讨论制度等。

(1)缺少高质量的人员。培养一位高质量的麻醉专业人员,通常需要10年时间。而由于历史的原因,国内普遍缺少中高级麻醉专业人员。近年来培养的年轻专业人员,有很多又由于种种原因而离开了麻醉专业。加以医院人员编制上的不合理,使麻醉科的工作人员在数量上也不能保证需要,更不用说高质量的人员了。这是造成麻醉并发症和意外的一个重要原因。

(2)缺乏必要的设备和药品。由于麻醉机和监测仪属大型设备,国产品质量尚不满意,进口货又价格昂贵,而且没有明显的经济效益,各医院多不愿意将资金大量投入麻醉科,以至目前国内绝大多数医院不能做到每个手术间有一台麻醉机这一最低限度要求,更不用说保证每例患者均有监测了。而没有必要的监测设备.很难早期发现缺氧、心律失常等问题,也就很难保证患者的安全。此外,由于国内使用的麻醉药品多依赖进口,有很多药物供应不足,使麻醉医师在选择用药上没有多少余地,也给安全施行麻醉带来了很多困难。

(3)缺乏严格的管理制度。如果一个科室在术前访视制度、术前讨论制度、逐级请示制度、按级实施麻醉制度、药品管理制度、仪器设备保养制度、疑难和死亡病例讨论制度等一系列管理措施中的任何一环发生问题,都有可能导致麻醉并发症和意外的发生。

(4)没有质量保证体系。所谓质量保证体系,就是对麻醉质量进行评估、监督,提出改进建议并使其付诸实施的机构和人员。麻醉质量评估项目可参见表6-1中所列各项。麻醉质量保证体系的任务就是不断提高麻醉质量,并保证同样的问题只允许发生一次。目前国内虽有不少城市建立了麻醉质量控制中心,但在各医院麻醉科中,尚无明确开展麻醉质量保证活动的报告。这也是国内麻醉并发症的发生率和死亡率均高于国外的一个重要原因。

6.2.3 具体原因的分析

麻醉并发症和意外的具体原因以呼吸、循环方面的问题居多,其中尤以呼吸方面的问题最多。国外报道中,以困难气管插管造成的呼吸道梗阻和反流误吸最多,其次是缺氧。国内多见于硬膜外阻滞或脊髓麻醉中滥用辅助药物造成的呼吸抑制。在循环方面,以心肌梗死和致死性心律失常为多。血压急剧波动造成的心衰、肺水肿、脑卒中、肾衰也不少见。此外,麻醉机故障、回路脱开、导管扭折、CO_2吸收剂失效、麻醉用药过量、麻醉器械和药品准备不足、麻醉方法选择不当或麻醉中处理失误也是常见原因。对于患者术前准备问题,应强调全面衡量手术利弊:对紧急救命手术,不宜过分强调充分的术前准备,以免延误抢救时机;而对择期手术,则应待患者术前准备充分后再手术。

6.2.4 预防麻醉并发症和意外的具体措施

(1)充分的术前准备:充分的术前准备包括对患者的准备,对麻醉器械和药品的准备及对可能发生的并发症和意外所做的理论上的准备(指麻醉医师在思想上的准备)。

(2)加强监测:应争取条件,保证每一接受手术的患者均有监测。监测应根据患者病情、手术部位、大小、是否涉及生命重要器官等来确定监测等级。对于局麻下行小手术者,应有心电、血压、脉搏、血氧饱和度的监测。而全麻意识消失者,应增加呼气末 CO_2 监测和体温、尿量监测。对于施行心脏等手术者,应根据需要增加血流动力学监测和脑功能的监测等。

(3)注意麻醉诱导期、气管插管、脊髓麻醉的平面控制、胸腹腔探查、巨大肿瘤切除、大失血、放腹水、大量输血、苏醒期、拔除气管导管、拔管后早期及转运过程的监测和管理。这些均是最容易发生问题的阶段,必须予以特别的注意。

(4)尽可能避免采用诸如硬膜外麻醉辅加氯胺酮或大剂量哌替啶、异丙嗪(杜非合剂)或芬太尼、氟哌啶(氟芬合剂)的麻醉方法。

(5)注意保持呼吸道通畅和维持循环功能的稳定。

(6)保持抢救用品(器械和药品)的齐备和随时可用。

(7)培养协作精神,养成及时请示上级医师的习惯。

(本文原载于《亚洲麻醉质量控制学术交流会汇编》,2002)

7　理想麻醉状态

本文讨论"理想麻醉状态"的概念,以及与其相关的某些问题。

7.1　麻醉状态的定义

麻醉状态的定义可以分为两个层面,即哲学意义上的麻醉状态,与实际意义上的麻醉状态(临床麻醉状态)。

7.1.1　哲学意义上的麻醉状态

麻醉是指药物引起的可逆性的意识消失状态,相对于人在清醒、意识存在、能感知伤害性刺激作用于人体所产生的痛觉及其感觉的状态,哲学意义上的麻醉状态与清醒状态的根本区别在于意识消失与否,它并不考虑患者实际是否感受到伤害性刺激引起的疼痛,而只考虑患者是否对伤害性刺激能形成痛觉记忆,并能于清醒后复述这一记忆。基于这一认识,才有"麻醉是全或无"的"开关"理论。随着近年的研究进展,特别是 BIS、AEP 的大规模应用.使人们逐步认识到,皮质的抑制是逐步发展的,意识的消失阈因人、因刺激强弱而异。是否存在如水的冰点、沸点一样的临界点,尚不能肯定。这也是临床麻醉医师不能接受哲学意义上的麻醉状态定义的主要原因。

7.1.2　临床麻醉状态

临床麻醉状态尚无一个界定严格、逻辑严密的定义。通常的解释是:临床麻醉状态包括几个方面:意识消失(无术中知晓,无术后记忆),对伤害性刺激引起的应激反应有适度的抑制,肌肉松弛以满足手术医师的需要,生命体征平稳。由于以往临床麻醉医师主要根据血压、心率变化来判断麻醉的"深浅"或适度与否,导致了在大剂量芬太尼麻醉、创伤、失血性休克患者麻醉中频频发生术中知晓和术后有记忆,从而给患者带来精神创伤,并给医师带来纠纷或诉讼。

通过分析麻醉状态的哲学定义和临床定义可以看出,麻醉状态的哲学定义可以看作麻醉的下限,或者说可以将麻醉状态作一个重新定义。它首先应该或必须确保使患者无意识,从而对术中刺激无记忆。在这个基础上,再去讨论临床的需要:维持生命体征正常(血压、心率平稳),满足手术需要(肌肉松弛)。

对于使用作用于神经肌接头的肌肉松弛药来达到肌松以满足手术需要,并没有人提出异议,而认为是理所当然的。其实不然,可以提一个问题:在刚好使患者意识消失的麻醉状态,即临床所谓的"浅麻醉"下,此时如给予一个伤害性刺激,会引起血压升高、心率加快、屏气以及肢体运动反应,如给予肌肉松弛药则不再出现体动反应。但此时,伤害性刺激的向中枢传递及其经脊髓引起的支配肢体发生体动反应的运动神经元的动作电位并没有消失。也就是说,肌松药仅仅是阻断了效应器的反应,并不考虑感受器及传入、传出以及中间神经元的电位变化,以及它是否具有其他潜在的对机体的影响。

举肌松药这个例子,是想为讨论麻醉的哲学意义上的状态做一个铺垫。假定麻醉的哲学含义是意识的消失,那么一旦意识消失后,人体将不再形成对疼痛的记忆,此时人体对伤害性刺激的反应,便表现或转化为交感神经兴奋及交感-内分泌耦联所带来的血压、心率的改变以及体动反应。对于体动反应,用肌松药加以控制已为临床普遍接受。而对于伤害性刺激引起的交感-内分泌反应,也即临床所谓"麻醉过浅""镇痛不全",临床上主要是以阿片类药来处理,也非常有效。但我们并不是要反对使用阿片类药,而是要问一个问题:如果能保证患者无意识,是否可以用传出神经系统药物,通过控制血压、心率来维持生命体征正常?此时算不算临床麻醉状态? 这个问题留待大家思考。

7.2　关于麻醉深度及麻醉深度监测

从前面的讨论可以引出这样几个概念或称之为猜想:

(1)麻醉的哲学定义是指麻醉药引起的可逆性意识消失,这可以认为是麻醉的基础。

(2)麻醉的临床定义是在哲学定义的基础上,抑制伤害性刺激引起的血压、心率变化以及体动反应。这可以认为是麻醉的应用基础。

(3)临床麻醉所谓麻醉深度适宜与否,主要是指麻醉的临床定义方面。

(4)在没有伤害性刺激存在的前提下,绝大多数麻醉状态都是过深的,也即表现为血压下降、心率减慢、呼吸抑制等,这里既有药理性因素,即药物本身对中枢、心血管、呼吸系统的抑制作用;也有生理性因素,即交感抑制后心血管系统整体功能的降低。但一旦有伤害性刺激存在,则大多数麻醉又都太浅。

(5)现有的麻醉深度监测装置,主要监测的是麻醉的哲学意义上的状态,也即提供一种判断意识存在与否的工具,而一旦确立了一个标准,如 BIS<63,可以有 95% 的把握说患者意识已消失,BIS<53,则可以有 99% 的把握;或者换一种说法,BIS<63,患者发生术中知晓的可能性<5%,而 BIS<53,则可能性<1%;则不论用何种麻醉方法、药物使 BIS<50,患者即不再发生术中知晓,监测的重要性或称价值也迅速降低。恰如 SpO_2,它对低氧血症非常敏感,在临床麻醉中具有极重要的意义,但当使用纯氧或高浓度氧时,SpO_2 达到 99% 甚至 100%,它的监测价值就大打折扣了。不论 PaO_2 是 150mmHg 还是 680mmHg,在 SpO_2 上都是 100%。因此,试图用监测麻醉的哲学状态的工具去监测麻醉的临床状态,显然是不合适的。

(6)既然临床麻醉深度谈的是在麻醉的哲学状态基础上的抑制交感-内分泌反应,则麻醉状态是否理想,主要就是看在意识消失后。交感-内分泌反应的控制是否得当。更进一步讲,就是在生命体征平稳的基础上,组织灌注是否充分。而恰在这一方面,目前尚无成熟的监测手段。心率变异指数过于敏感,且不稳定。胃黏膜 pH 计有其临床价值,但反应速度不够理想,适于做趋势观察。指脉波或称灌注指数,受各方面影响因素较多,目前尚处于早期研究阶段。血气分析、SaO_2 等也不能迅速反映麻醉状态。可以这样讲,在监测麻醉的临床状态方面,我们还有很长的路要走。

7.3　"理想麻醉状态"的概念

7.3.1　"理想麻醉状态"的内容

"理想麻醉状态":仍然从临床实用角度出发,作者提出"理想麻醉状态"这一概念。所谓

"理想麻醉状态"是结合了哲学意义上的麻醉状态和临床实际意义上的麻醉状态后提出的麻醉管理目标,可以归纳为以下各项:

(1)BIS:50 或 AEP<20,以确保术中无知晓,术后无记忆。

(2)HRVI:30~40,交感抑制适度。

(3)HR:50~80 次/分,以保证心肌负荷适度,氧供平衡。

(4)S-T 分析:<±0.2mV(有条件时)。

(5)BP:(12~15)/(8~15)kPa,脉压正常且>4kPa。

(6)Pleth:即容积脉搏图波形。反映交感神经紧张度、末梢灌注、组织器官灌注和有效循环血量。要求波形宽大、振幅高,无随机械呼吸周期出现的波动。

(7)尿量:>100ml/h(成人)。SpO_2 和 $etCO_2$ 是保证患者生命安全的必备监测指标,但不是直接的"麻醉"指标。其他尚可作为"理想麻醉状态"的指标还有:灌注指数、SaO_2、phi等。从以上指标可以看出,"理想麻醉状态"强调的是意识消失后的交感反应抑制适度与否,它的大部分指标都是反映组织灌注的。

7.3.2 "理想麻醉状态"的实现

"理想麻醉状态"是麻醉后建立的一种新的稳态,与清醒状态有本质的不同。麻醉医师的任务就是尽可能快而平稳地将患者从清醒状态转到麻醉状态。苏醒期则相反。为达到这一目的,作者推荐:

(1)尽可能快地加深麻醉:对大多数患者而言,均可用咪唑安定 2~3mg、芬太尼 0.1~0.2mg、阿托品 0.5mg、非去极化肌松药(阿曲库铵 0.6~0.8mg/kg 或维库溴铵 0.08~0.1mg/kg)、异丙酚 1.5mg/kg 进行诱导,或用芬太尼 0.1~0.2mg、非去极化肌松药、咪唑安定 0.3mg/kg 诱导。气管插管后即将异氟醚挥发器开至 2%吸入,氧流量 2L/min。

(2)早期快速扩容:异丙酚诱导后常有血管扩张、相对血容量不足表现,宜在诱导前后30min 内输入代血浆或平衡液 500~800ml,直至血压平稳,指脉波宽大。

(3)指脉图无随呼吸而出现的波动现象在机械正压通气下表示有效循环血容量不足。

(4)以 BIS 或 AEP 指导麻醉调控,将 BIS 维持于<50 或 AEP<20,以确保无知晓、无回忆,对因手术刺激而引起的 BIS 升高。可用异丙酚、芬太尼等加深或增加吸入麻醉药的吸入浓度。

(5)根据不同吸入麻醉药的药代学特性,在手术结束前 10~15min 停止吸入麻醉药,改用异丙酚维持 BIS,如术后应用 PCA,此时可开始背景输注。

(6)胸腹腔关闭后拮抗肌松药,并持续机械通气,直至呼气末麻醉气体浓度<0.2%,同时观察 $etCO_2$ 波形,有无自主呼吸引起的切迹或波形不规则,如有则表明自主呼吸恢复。

(7)停止机械呼吸。观察自主呼吸次数、幅度、潮气量、吸气后 SpO_2 变化、$etCO_2$ 波形。如呼吸<20 次/min,VT>6ml/kg,吸气后 SpO_2>95%,$etCO_2$ 波形规则,有正常肺泡平台,此时即可拔管(深麻醉下拔管)。拔管后如有舌下坠,可用口咽通气道、喉罩等处理。通常5~10min 后患者完全清醒。对诉痛者,可追加 PCA。

7.4　麻醉的目标管理与麻醉管理的几种思路

(1)麻醉的目标:安全、无意识、无痛苦、无记忆。

（2）纠正一切可能存在的内环境紊乱，也即"麻醉是一个治疗过程"。从这一点推向极端，则术前最重要的是获得充分的患者信息，而不是拖延时间的术前准备。

（3）麻醉医师在做每一例麻醉时，都应问自己一个问题：我的患者是在充分"睡眠"？还是正在无意义地跑马拉松？

（4）麻醉管理的几种思路：①调动利用患者的应激反应，可以称之为自然反应、适度控制；②设立预定的目标管理范围，如本文所讨论者，可以称之为强制控制，消除反应；③全无思路，仅根据血压、心率开关挥发罐，称之为盲目应对。

结语：对麻醉的认识是永无止境的，本文仅是从另类角度来探讨麻醉的本质与管理，期望能引起讨论而已。

（本文原载于《亚洲麻醉质量控制学术交流会汇编》，2002）

8 麻醉深度监测及临床意义 *

麻醉深度监测一直是临床麻醉医师关注的问题。然而要理解麻醉深度，必须首先明确麻醉及麻醉状态的含义，这些含义是随着麻醉学的不断发展而变化的。因此，麻醉深度的监测也是随着麻醉学发展而不断丰富和深入的。

8.1 麻醉及麻醉状态的定义

麻醉的定义随着麻醉学的发展而不断变化。1846 年 Oliver Wendell Holmes 首先创用麻醉一词，并定义为患者对外科手术创伤不能感知的状态。1957 年 Woodbridge 将麻醉分为 4 种成分：感觉阻滞，运动阻滞，心血管、呼吸和消化系统的反射阻滞，以及精神阻滞（意识消失）。可用不同药物分别达到不同效应。1986 年 Pinsker 将麻醉分为 3 种成分：瘫痪、无意识和应激反应降低。凡能可逆地满足三成分的药物或方法均可用于麻醉：①瘫痪可通过神经阻滞和肌肉松弛药来实现，是最易达到并有客观指标进行监测的成分；②无意识可通过镇静催眠等中枢神经抑制药来实现，是一个不太明确的指标，但其客观标准是无回忆，而评判这一标准无法在麻醉过程中进行，只能在手术后进行评判；③应激反应降低的标准最不明确，其中只有血压和心率是临床可定量测定的指标。

1987 年，Prys-Roberts 对麻醉的概念提出了独特的见解，认为麻醉应包含两方面的内容，即对意识和伤害性刺激反应的抑制。对意识的抑制使患者对手术刺激无感知，即 1846年 Holmes 定义麻醉的内容。而对伤害性刺激反应的抑制如镇痛、肌肉松弛和自主反应抑制等不是麻醉的本质部分，而是麻醉必需的辅助措施，可以通过不同的药物有针对性地分别进行抑制。由于手术本身就是一种伤害性刺激，对清醒患者除了引起疼痛和回忆的主观反应外，同时还可引起一些躯体运动和自主反射增强等客观反应。因此，患者基于主观反应的疼痛和回忆依赖于意识状态这一前提，只要可逆性地使患者意识消失即可达到麻醉状态。而躯体运动反应是机体的一种保护性的逃避反射，是典型的全或无的反应。抑制躯体运动反应所需麻醉药的血药浓度要远高于抑制意识的血药浓度，因此，如果不使用肌松药的话，那么躯体运动是否存在可以用来监测麻醉深度，但由于现代麻醉中肌肉松弛药的广泛应用，使患者无论在何种深浅麻醉状态下均完全消除了躯体反应，因此，目前只在异丙酚静脉麻醉中还有些监测价值。最后是自主神经反射，由伤害性刺激引起的机体自主神经系统反射，是防御反应的一部分，主要包括三个方面：①血流动力学反应，是自主神经系统反射在心血管系统的表现，最明显的是血压升高和心率增快。即使是能抑制感觉和躯体运动反射的麻醉深度也难以抑制血流动力学反应。②催汗反应：是自主神经的交感神经兴奋性增强的表现之一，低浓度吸入或静脉麻醉药即可抑制这种反应。③内分泌反应：手术伤害性刺激引起的内分泌反应涉及内分泌的各个方面。全身麻醉药难以抑制这种反应，神经阻滞或大剂量吗啡类镇痛药可部分抑制，肾上腺能阻滞药也可部分抑制。基于上述，Prys-Roberts 认为麻醉

---

* 本文作者为于布为，彭章龙。

是一种药物诱导的无意识状态,能抑制躯体和内脏的感觉成分,从而抑制痛觉。镇痛、肌松和自主反应的抑制则是麻醉必需的辅助措施,是分离的药理效应,可用不同特异的药物分别达到目的。镇痛与无意识状态下不能感知疼痛是两个不同的概念。如异丙酚无镇痛作用,但其可使患者意识消失,清醒后无痛感和回忆。吗啡类镇痛药、解热镇痛药具有镇痛作用,而使痛觉减退或消失,但基本不影响意识状态。在肌松药应用以前,手术所需的肌松与麻醉药呈剂量依赖性的效应,是麻醉状态的一个组成部分。但肌松药应用以后,肌松不再是麻醉的一个组成部分,肌松的程度自然也不能表示麻醉是否合适。

1990 年,Stanski 认为麻醉是对伤害性刺激的无反应和无回忆,不包括麻痹和意识存在下的无痛。可见麻醉定义的完善是随着所用药物而不断演化的。在乙醚麻醉时期,临床体征切合实际,麻醉深度明确;而随着静脉麻醉药、吗啡类镇痛药、强效吸入麻醉药和肌肉松弛药的应用,现代麻醉已不可能有简单一致的麻醉定义。因此,我们引入了麻醉状态的概念,包含两个层面的含义,即哲学意义上的麻醉状态与实际意义上的麻醉状态(临床麻醉状态)。

哲学意义上的麻醉状态是指药物引起的可逆性的意识消失状态,相对于人在意识存在下能感知伤害性刺激作用于人体所产生的痛觉及其感觉的状态,哲学意义上的麻醉状态与清醒状态的根本区别在于意识消失与否,其并不考虑患者实际是否感受到伤害性刺激引起的疼痛,而只考虑患者是否对伤害性刺激能形成痛觉记忆,并能于清醒后复述这一记忆。由于无意识状态是阈值性的,故麻醉是"全或无"的"开关"状态,不存在深度。

临床麻醉状态尚无一个界定严格、逻辑严密的定义,通常包括意识消失(无痛),对伤害性刺激引起的应激反应有适度的抑制,肌肉松弛以满足手术医师的需要,生命体征平稳,对术中刺激无记忆等。通过分析麻醉状态的哲学定义和临床定义可以看出,麻醉首先需确保使患者无意识,从而对术中刺激无记忆。在这个基础上,再去讨论临床的需要,如维持生命体征正常(血压、心率平稳)、满足手术需要(肌肉松弛)。

8.2　麻醉深度

1847 年 Plomley 首先提出麻醉深度的概念,并将麻醉深度分为三期:陶醉、兴奋(有或无意识)和较深的麻醉。同年 Snow 将乙醚麻醉分为五级。将近一个世纪后,于 1937 年 Guedel 发表了经典的乙醚麻醉分期。该分期以横纹肌张力为主的体征(包括躯体肌肉张力、呼吸形式和眼征)进行划分:第一期为痛觉消失期;第二期为兴奋期;第三期为外科手术期,又分为四级;第四期为延髓麻痹期。这种麻醉深度的临床体征对于乙醚、环丙烷和氯仿麻醉很实用。1942 年开始应用肌肉松弛药,使乙醚的吸入浓度显著降低,甚至在痛觉消失的第一期,就可满足手术对麻醉的需求,从而减少了麻醉药对呼吸、循环抑制的危险并缩短了苏醒期。然而肌松药的应用失去了判断麻醉深度很有价值的几项体征:呼吸频率、通气量和肌松程度,使经典的乙醚麻醉分期不再适用。1954 年,Artusio 将经典乙醚分期的第一期扩展为三级:第一级无记忆缺失和镇痛;第二级完全记忆缺失、部分镇痛;第三级完全无记忆和无痛,但对语言刺激有反应、基本无反射抑制。Prys. Roberts 认为麻醉是药物诱导的无意识状态,意识一旦消失,患者对伤害性刺激既不能感知也不能回忆,也就没有疼痛,而意识消失是全或无的现象,故不存在深度。存在的问题是需要一种可靠的指标来判断麻醉是否合适。可逆性意识消失是合适麻醉的基础,在这一基础上,抑制伤害性刺激引起的血压、心率变化、体动反应以及内分泌反应。这就是所谓临床适宜的麻醉,主要是指麻醉的临床定义方面。在没有伤害性刺激存在的前提下,绝大多数麻醉状态都是过深的,也即表现为血压下降、心率减慢、呼吸抑制等,这里既有药理性因素,如药物本身对中枢、心血管、呼吸系统的抑制作用;也有生理性因素,即交感抑制后心血管系统整体功能的降低。但一旦有伤害性刺激存在,则大多数麻醉又显太浅。一些学者认为麻醉深度是一临床名词,决定于不同的药物效应和临床需求。由于麻醉状态是多种药理效应的综合,包括意识消失、健忘、止痛、肌松、抑制躯体、心血管和内分泌对手术伤害性刺激的反应。故麻醉深度没有简单统一的定义,也难以用一种指标对麻醉深度进行量化。

8.3 麻醉深度监测及临床意义

8.3.1 麻醉深度的临床判断

尽管近年来麻醉深度监测仪发展迅速,但临床体征的观察仍是判断麻醉深度的基本方法。判断麻醉深度的临床体征是机体对外科手术伤害性刺激的反应和麻醉药物对反应抑制效应的综合结果。临床体征除了血压和心率可准确测量外,其他大多数体征不易定量;手术与麻醉的相互作用使临床体征变得更复杂,从而增加了以此来判断麻醉深度的难度。常用于麻醉深度判断的体征主要包括:

(1)心血管系统:血压和心率一般随麻醉加深而下降。麻醉手术期间血压和心率变化是麻醉药、手术刺激、肌松药、原有疾病、其他用药、失血、输血输液等多因素综合作用的结果。尽管影响因素众多,血压和心率仍是临床麻醉最基本的安全体征。

(2)眼征:麻醉深度适宜时瞳孔中等偏小,麻醉过浅或过深均使瞳孔扩大。吸入麻醉药过量使瞳孔不规则,吗啡类镇痛药使瞳孔缩小。抗胆碱能药和拟肾上腺素药使瞳孔扩大。麻醉浅时对光反应存在,可有眼球运动,可因伤害刺激而引起流泪。深麻醉时瞳孔光反应消失、眼球固定、无眼泪。由于眼征受肌松药、其他用药、眼病等因素影响,判断时需综合考虑。

(3)呼吸系统:呼吸量、呼吸形式和节律变化在未用肌松药时能反映麻醉深度。但当用肌松药后,已不能作为麻醉深度的判断体征。

(4)骨骼肌反应:患者对手术伤害性刺激是否有体动反应是麻醉是否合适的重要体征。MAC即是根据它来测定的。然而当用肌松药后骨骼肌反应不能作为麻醉深度的判断体征。

(5)皮肤体征:皮肤颜色和温度反映心血管功能和氧合情况。浅麻醉时交感神经兴奋,出汗增多,并多见于氧化亚氮+麻醉性镇痛药麻醉,因麻醉性镇痛药有发汗作用。此外,抗胆碱能药、环境温度和湿度等均可影响出汗。

(6)消化道体征:浅麻醉时吞咽运动存在。唾液分泌和肠鸣音随麻醉加深而进行性抑制。食管运动也随着麻醉的加深而渐抑制。

8.3.2 麻醉深度的仪器监测及临床意义

麻醉深度的仪器监测经历了广泛的研究和尝试,如容积描记图、额肌电、皮肤电阻、食管下段收缩性、心率变异性、原始脑电图和诱发电位等。由于尚无一种方法能很好地反映麻醉深度,而且干扰因素多等,上述大多数方法被淘汰或需进一步完善。只有根据脑电图的衍化指标脑电双频指数,以及听觉诱发电位成为监测麻醉深度较有希望的应用指标,在临床上逐渐得到广泛应用。

8.3.2.1　脑电双频指数

1)BIS 的概念和原理

BIS 是包括了频率、振幅、位相三种特性的脑电图定量分析指标,主要反映脑电图信号中频率间相位耦联,是一种复合指数。它主要以 0～100 来定量不同脑电信号频率的联系程度。如果低频和高频在同相,则高的 BIS 值反映良好的大脑皮质的完整性,这一般发生在清醒状态;随着麻醉深度的增加,低频和高频成分相异,导致皮质功能的完整性下降和 BIS 数值降低。

催眠药对脑电图电极下的大脑皮质产生作用,其通过 3 种可能的机制影响脑电图:①麻醉药影响意识和记忆是通过直接作用于大脑皮质,从而直接影响脑电图;②麻醉药通过皮质下作用而影响意识和记忆;③麻醉药影响大脑皮质的神经生理,从而影响脑电图,对意识和记忆的影响是大脑其他结构作用的结果。

BIS 的算法主要评价脑电图的 3 个特征:极高 β 波活动与高 α 波＋低 β 波活动的比例(相对 β 波比率);极高 α 波位相关系;爆发性抑制现象。通过定量任何两个频率和第三频率(谐波)间在总或相位的耦联,双频指数提供一个可以定量相位相互关系的方法。在两个频率间耦联的程度可以从 0%(如果无谐波产生)～100%(如果谐波产生于分析时期内),BIS 产生一个比功率谱更全面的来自 Fourier 转换得来的信息分析,这样,可允许更好地表现在各种临床情况发生的脑电图变化的全貌。一般脑电图信号被分成 2～4s 一段的资料用来计算双频谱和功率谱,并产生 1～3Hz 频率带间的二维双频基础资料进行统计分析,双频变量用多变量 Logistic 回归法进行分析产生一个单变量概率函数 BIS。

2)BIS 的临床意义

BIS 主要反映大脑皮质的兴奋或抑制状态,BIS 值的大小与镇静、意识、记忆有高度相关性,不仅与正常生理睡眠密切相关,还能很好地监测麻醉深度中的镇静成分,而对镇痛成分监测不敏感。很多研究表明,BIS 与主要抑制大脑皮质的麻醉药如硫喷妥钠、异丙酚、依托咪酯、咪唑安定和挥发性吸入麻醉药等的镇静或麻醉深度有非常好的相关性,而与氯胺酮、吗啡类镇痛药及 N_2O 无相关性。因此,BIS 用于麻醉深度监测的临床价值与麻醉方法和麻醉用药密切相关,最适合监测以前述与 BIS 有很好相关性麻醉药为主而进行的麻醉方式。BIS 值与睡眠、镇静及麻醉深度的关系如表 1 所示。有研究表明,麻醉中使 95% 患者不发生术中知晓的 BIS 平均值为 63,使 99% 患者不发生术中知晓的 BIS 值需小于 53。因此,为确保术中无知晓,术后无记忆,麻醉深度宜维持于 BIS<50。

3)BIS 的优点

(1)可更精确地使用麻醉药,可使麻醉维持更为平稳,同时减少麻醉药的用量。

(2)确保患者术中无知晓、术后无记忆。

(3)提供快速清醒和拔管的指征,提高术后苏醒质量,缩短复苏室停留时间。

(4)使术后意识恢复更完全。

(5)使术后恶心、呕吐发生率更低。

(6)用于指导 ICU 患者镇静药用量,使患者维持于更加平稳的镇静水平。

(7)用于门诊手术麻醉时,可缩短术后留院观察时间。

表 1　BIS 值与睡眠、镇静及麻醉深度的关系

BIS	患者状态	睡眠阶段	EEG 表
100	清醒		
90	轻中度镇静	浅睡眠阶段	高频低幅的 EEG 信号，α 波和 β 波
80		（快眼运动）	
70	深度镇静	中睡眠阶段	高幅低频的 EEG 信号，δ 波和 θ 波
60			
50	全麻状态		
40			
30	深麻醉状态	深睡眠阶段	平坦的脑电波
20			
10			
0			

4）应用 BIS 时存在的问题

（1）用 BIS 监测意识水平时，尚无一个意识消失和恢复的绝对值。

（2）研究显示意识恢复即刻，EEG 呈"高频高振幅"波，但 BIS 无相应变化，说明 BIS 监测意识水平存在滞后现象。

（3）虽然 BIS 能提示意识消失和恢复的两种状态，但个体差异较大，意识消失和恢复时，BIS 分别为 64～89 及 77～98，说明 BIS 判断意识水平缺乏敏感性。

8.3.2.2　听觉诱发电位

1）AEP 的概念与原理

听觉是麻醉时最后消失的一个感觉，也是清醒时恢复的第一个感觉。视觉和体觉很易被麻醉药所阻滞，而听觉被麻醉药抑制是一渐变过程而非突然消失。听觉诱发电位（auditory evoked potential，AEP）是指听觉系统在接受声音刺激后，从耳蜗毛细胞至各级中枢产生的相应电活动，共 11 个波形，分 3 个部分：①脑干听觉诱发电位（BAEP），为声音刺激后 0～10ms 出现的电位变化，主要反映刺激传至脑干及脑干的处理过程；②中潜伏期听觉诱发电位（MLAEP），为声音刺激后 10～100ms 内出现的电位变化，主要反映中间膝状体和颞叶原始皮质的电活动；③长潜伏期听觉诱发电位（LLAEP），在刺激 100ms 后产生，主要反映前额皮质的神经活动。其中 BAEP 虽与吸入麻醉药的作用有一定程度的相应变化，但在临床剂量静脉麻醉作用下无明显变化；LLAEP 则过于敏感，在小剂量麻醉药作用下即可完全消失；只有 MLAEP 与麻醉深度有较好的相关性，与大多数麻醉作用呈剂量依赖性变化，且波形形态变化在个体间及个体本身差异很少，适于麻醉深度的监测。但 MLAEP 原始波形变化在临床监测中不易观察，且易受干扰。因此，Mantzaridis 等提出了听觉诱发电位指数（AEPindex）的概念，以使 AEP 形态数量化，由 MLAEP 波形每两个连续 0.56ms 节段之间的绝对差平方根的和计算而来。

经典的 AEPindex 采用 MTA（moving time average）模式提取诱发电位，处理时间长，

对预测术中知晓和体动将发生延迟。现临床使的 Danmeter 公司研制的 A.LineAEP 监测仪,采用先进的 ARX(autoregressive model with exogenous input)模式提取诱发电位,分析时间仅需 2~6s。结果更直观、简便,并且能迅速、实时地反映麻醉深度的变化。

2)AEPindex 的临床意义

AEPindex 不仅可反映皮质兴奋或抑制状态用于监测麻醉的镇静成分,而且反映皮质下脑电活动,可监测手术伤害性刺激、镇痛和体动等成分。AEPindex 数值为 0~100,60~100 为清醒状态,40~60 为睡眠状态,30~40 为浅麻醉状态,30 以下为临床麻醉状态。在七氟醚麻醉的患者,50%患者发生体动的 AEPindex 值为 45.5,当低于 33 时,发生体动的可能性小于 5%。

有研究结果显示,在意识消失状态下,AEPindex 的阈值为 37 时,特异性为 100%,灵敏度为 52%;BIS 值为 55 时,特异性为 100%,灵敏度仅 15%。在意识存在状态下,AEPindex 阈值为 56 时,可达 100%特异性和 60%灵敏度;BIS 值为 95 时,特异性 100%,灵敏度仅为 14%。研究还显示意识存在时 AEPindex 的最低值高于无意识值,无意识时最高值低于意识存在值。因此,AEPindex 较 BIS 能更加可靠地反映意识的存在与消失。

麻醉诱导期 AEPindex 和 BIS 反映患者麻醉深度的变化趋势是一致的,而麻醉诱导、气管插管、切皮时,AEPindex 反应比 BIS 快。术中 AEPindex 和 BIS 的改变与临床反应一致。苏醒期 BIS 的变化稍缓慢,数值逐渐升高,而 AEPindex 则是瞬时反应。因此,BIS 可预测麻醉苏醒过程中意识的恢复;AEPindex 则是测定麻醉清醒的可靠指标。

Prys.Roberts 认为意识的消失和恢复是有阈值性的。因此,Gajriaj 认为 AEPindex 突然升高可能预示着意识的恢复,并推测在脑干网状结构有一个唤醒中枢,它决定意识是否存在。当有意识时唤醒中枢处于"开启"状态,无意识时处于"关闭"状态。BIS 反映皮质 EEG,与稳态下脑内代谢的麻醉药量相关,麻醉结束后,随着脑内麻醉药的代谢清除,BIS 逐渐升高,此时虽然 EEG 活动逐渐增多,但直到意识恢复前唤醒中枢仍处于"关闭"状态。因此 BIS 只能显示恢复期麻醉深度的渐进变化。恢复期 AEPindex 的突然升高表明其能监测唤醒中枢活动,能预测意识的恢复。BIS 反映的是皮质电活动,不能预测伤害性刺激的体动反应。BIS 监测的是自发脑电位,而 AEPindex 监测的是诱发脑电位。自发脑电的波幅较高为 5~100μV,无须信号刺激,波形是连续的,无时相关系,记录采用直接放大,其波形仅有生理意义。而诱发脑电强度弱,仅 0.3~20μV,须有信号刺激,波形是限时性的,与刺激有关,记录采用同步叠加,其波形不仅有生理意义,还具有特定的解剖定位和心理方面的意义。

3)AEPindex 的优点

(1)具有与 BIS 类似使麻醉维持更平稳,以及减少麻醉药的用量,确保患者术中无知晓、术后无记忆等的优点。

(2)可更准确地判断意识的有或无。

(3)可监测手术伤害性刺激的反应、镇痛等成分,预测患者体动。

(4)更全面地反映麻醉深度。

(5)可瞬时监测麻醉深度变化。

4)应用 AEPindex 存在的问题

(1)AEPindex 监测仪对使用环境要求较高。

(2)由于诱发电位弱,易受干扰,尤其是其他电器的电波干扰,造成临床使用的不便和限制。

（3）AEPindex 监测需给予听觉刺激，因此对于听力障碍的患者并不适用。

8.3.2.3 麻醉熵

1）熵的概念以及在麻醉监测中的应用

熵首先由德国物理学家克劳修斯（Rudolf Clausius）于 1850 年提出，指物理系统不能用于做功的能量的度量，是一种广延量。现已成为模糊数学方法的内容之一，在自然科学、社会科学、艺术等领域已广泛应用。在医学上又称为平均信息量，常用于脑电等生物电的采集和处理。Datex.Ohmeda 公司从 1999 年开始研究用熵的方法采集和处理原始脑电图（EEG）和额肌电图（FEMG）的电信号用于监测麻醉深度。并于 2002 年研制出用于 Datex-OhmedaS/S™ 监测系统的熵模块，可以反映全身麻醉期间中枢神经系统的状态，从而在临床上用于麻醉深度监测。

2）麻醉熵的临床意义

当全麻加深时，EEG 的变化由不规则到规则，同样，当脑的较深部分被麻醉药逐渐饱和时额肌电图（FEMG）也平息下来。熵测定的就是 EEG 和 FEMG 的不规则性。熵值与患者的麻醉状态相关。熵值高则提示采集的 EEG 和 FEMG 的电信号呈高度不规则性，患者处于清醒状态。电信号越规则，麻醉熵越低，有意识的可能性越低。麻醉熵有 2 个参数：快反应熵（fast-reacting entropy，RE）和状态熵（state entropy，SE）。不同熵的测定频率和数值范围如表 2 所示。

表 2　不同熵的测定频率和范围

参数	测定频率	范围
反应熵（RE）	$0 < f < 47\text{Hz}$	$0 \sim 100$
状态熵（SE）	$0 < f < 32\text{Hz}$	$0 \sim 91$

RE 对面肌的活动敏感，即 FEMG，它反应时间快（<2s），清醒时 FEMG 尤其活跃，但在手术期间 RE 也可激活，常是镇痛不足的信号；当 RE 快速升高时，表明麻醉恢复。SE 值总是低于或等于 RE，反映麻醉药的镇静效应。由于 SE 是根据 EEG 的信号经熵的方法计算而来，故其不受面肌突然反应的影响。熵值为 100 表示患者完全清醒，反应灵敏；60 为临床意义麻醉深度；40 则有意识的概率很小；0 表示皮质脑电抑制。不同患者个体间会有差异。频繁的眼运动、咳嗽和体动会引起熵的假象和干扰测定，癫痫也可以引起干扰。当患者有神经功能异常、神经肿瘤等情况时，进行监测时可出现熵与患者实际情况不符的现象。具有神经、精神作用的药物也可引起与熵值不符的现象。

麻醉熵的本质是监测 EEG 和 FEMG，只是对电信号的采集和处理方法不同。因此，它在麻醉深度监测中的应用价值与 BIS、AEP 等类似。可用于指导麻醉药用量，使麻醉用量能根据患者需要达到个体化；还可预测患者的麻醉恢复；预防术中患者知晓。合适的麻醉是不同麻醉成分平衡的结果，通过一个指标难以评定麻醉是否合适。Detex-ohmeda S/S™ 麻醉熵监测模块的最大优点是同时监测 EEG 和 FEMG，并将其整合到整个监测系统，在一个屏幕上显示麻醉熵与其他监测参数如血流动力学、NMT、MAC 等，从而更方便地得到较完整的患者麻醉状态的信息，综合判断麻醉浓度。由于麻醉熵监测的临床资料有限，其应用前景还有待进一步观察。

8.4　麻醉深度监测的前景

（1）迄今为止临床体征仍是监测临床麻醉深度的基本方法。

（2）BIS 和 AEPindex 将越来越受到关注，是临床麻醉深度监测较理想的新指标，但仍存在很多局限，需进一步研究，不断完善。而熵的临床价值仍需进一步观察。

（3）期望一种监测仪来解决麻醉深度，防止术中觉醒的问题并不现实。

（4）麻醉深度是对镇静水平、镇痛水平、刺激反应程度等指标的综合反映，而这些指标反映的中枢部位不尽相同，所以麻醉深度监测必须是多指标、多方法综合监测的结果。

（5）理想的麻醉深度监测的标准应满足如下条件：显示知晓前浅麻醉阶段；准确反映麻醉药体内不同浓度；对不同刺激模式，尤其是外科手术刺激敏感；即时显示结果；在统一标准下反映所有麻醉药的麻醉深度；经济、使用方便。

（6）目前所有麻醉深度监测仪虽均没有达到理想标准，但这些标准可作为麻醉深度监测发展的目标。

（本文原载于《2004 年中华医学会全国麻醉学术年会汇编》，2004）

9　有效循环血容量的概念及其临床监测

　　临床工作中,经常会遇到这样一些情况:患者为老年人,或伴有心脏疾患,或因创伤、休克、大手术后并发成人呼吸窘迫综合征(ARDS),同时出现低血压、心率加快、CVP 或 PCWP 增高,此时应如何对患者进行处理? 心脏内科医师会认为,这是心功能不全的典型表现,应当强心、增强心肌收缩力,同时使用升压药维持血压。而呼吸内科或 ICU 医师则认为,除了心功能不全的问题外,还有肺泡间质水肿的存在,应严格限制补液。毫无疑问,按照传统教科书和我们通常的想法,这些观点都是正确的,且有大量患者的生命得以挽救。但是,仍有少数患者,在这种处理原则指导下,却未能挽回生命。随着血压逐渐降低,心率逐渐加快,升压药的剂量也越来越大,患者各项生理参数逐步恶化,最终走上不归的道路。显然,在这种"限水、强心、升压"的思路中,存在某种缺陷。那么,这个缺陷是什么呢? 这个缺陷就是对维持正常生命活动极为重要的"有效循环血容量",我们还缺乏快速、准确、连续的监测手段,因此在诊断和确定治疗方案时,难免会出现偏差。明明是有效循环血容量不足,在治疗上如仍一味强调限水、强心、升压,其结果只能是使血压越来越低,升压药剂量越来越大,心肌负担越来越重,最终导致全身衰竭而死亡。有鉴于此,本文重点讨论有效循环血容量的概念及其监测。

9.1　有效循环血容量的概念

　　有效循环血容量与全血容量的概念不同。有效循环血容量是指在维持血压正常的前提下,为维持全身各脏器、组织有效灌注所需的血容量。因此,在某些特殊情况下,有效循环血容量可以高于正常全血容量。

　　有效循环血容量不足的原因包括以下几个方面。

　　(1)失血性全血容量减少所致的有效循环血容量不足:这是临床上最为常见也易于理解的原因。

　　(2)隐性失水性全血容量减少所致的有效循环血容量不足:见于严重感染性休克患者,由于毛细血管通透性改变,导致血浆内水分大量渗入组织间隙。此类患者由于没有明显失血,又多有 ARDS,加以缺乏有效的临床监测手段,往往影响对病情的正确判断和选择正确的治疗方向。

　　(3)分布性或称相对性有效循环血容量不足:其原因在于血管失张力。此种血容量不足,全血容量并未减少,仅是由于阻力血管和容量血管过度扩张,导致血液重新分布,使血压显著低于正常生理水平及某些重要脏器的有效灌注压水平。临床上多见于麻醉状态、神经性休克及严重感染性休克。对此种相对血容量不足,很多人容易发生误解,认为患者既无失血,也无脱水,不应该也不需要补充血容量,只需要用升压药即可。但实际情况往往是影响血管张力的因素持续存在,而血管活性药又多有加快心率的不良反应,或是对不同的血管有不同的效应,因此难以保证在血压达到"正常"水平时,各脏器、组织的有效灌注。

9.2　有效循环血容量的监测

在讨论有效循环血容量的监测前,有必要讨论全血容量的测定。

9.2.1　全血容量的测定

测定全血容量的大多数方法是将一些对机体无毒性的标记物质注入血液中,并连续采血样分析该标记物的浓度变化。标记物质可以标记红细胞或血浆,从而可分别测得细胞容量或血浆量,然后根据红细胞比积来计算全血容量。

9.2.2　标准的循环血容量(CBV)测定法

1)染料稀释法

(1)放射性同位素法:将^{131}I标记的人体血浆蛋白(例如$4 \sim 8$mCi)注入肘前静脉,在注射后一定间隔时间(例如10、15、20min)采血样,采用闪烁计数仪,得到衰减曲线,经计算机分析得到CBV。

(2)Evans Blue染料稀释法:与上述方法相似。通常在平卧静息、胃肠吸收后测定,以避免高脂血症和溶血影响光密度法测定血浆染料的浓度。

(3)引哚氰绿法(indo cyanine green,ICG):ICG无毒性,对心血管系统无不良反应,可快速与血浆蛋白结合,迅速分布到各循环器官,再经肝细胞自循环排出至胆汁。注射后20min仅留有3%在循环中,故能重复使用。通常静脉注射10mgICG,在注射前以及注射后3、6、9min各采血4ml,分离血浆后,4℃离心3000次/分$\times 10$min),采用分光光度计测得ICG浓度。由于ICG在血液中主要分布于血浆,根据ICG血浆浓度便能推算出全血浓度$ICG_{WB} = (100 - 血细胞压积)/100 \times ICG_{PL}$。

上述方法由于所需设备昂贵,操作复杂,不能实时、连续监测,临床应用并不普及。临床上通常采用中心静脉压、肺小动脉压来估计全血容量和左、右室前负荷,但这些压力参数并非直接的容量参数,且受胸膜腔内压、心脏功能、静脉顺应性、体位等因素的影响,并不能准确反映有效循环血容量的变化。

2)阻抗法监测循环血容量

阻抗法是根据心动周期胸部电阻抗的变化,通过微处理器计算出CO、每搏量、心率、胸腔液体指数、心室射血时间、射血速率指数等参数,并以诺模图的形式反映血容量正常与否。除了可以判断心脏功能和计算血流动力学指标外,还可用来指导输血、补液和心血管治疗。

9.2.3　收缩压波形随呼吸的变化及用其监测有效循环血容量

对于行控制性机械通气的患者,其动脉收缩压变化的dDown成分能灵敏地反映低血容量的存在与否,以及预测容量负荷时左心室的反应。此法是将动脉的收缩压变化(systolic pressure vairation,SPV)部分,即一次机械通气时收缩压最大值与最小值的差值,作为反映前负荷变化的敏感指标。机械通气时胸膜腔内压的增加可使左心室舒张末容积暂时增加、后负荷减小、右室容积减小,使早期的每搏量增加、动脉压升高。随后,由于右室充盈减少,又出现心脏每搏量和动脉压的减小。以呼气末$7 \sim 12$s呼吸暂停时动脉收缩压为标准,根据上述理论,机械通气时可将SPV分为dUp(delta up)和dDown(delta down)。

(1)dUp是收缩压最高值与呼气末收缩压之差。在正压呼气末、吸气开始时,胸膜腔内压和左室舒张末容积增加,动脉压上升,使左室前负荷增加,导致心脏输出提高,可供测定呼气时的左心室排血量。

（2）dDown 是呼气末收缩压与收缩压最低值之差，正压吸气时，右心室充盈减少，动脉压也相应降低，可供测定机械通气引起的静脉回流减少量。

普通麻醉深度下，dUp 的正常值为 $2 \sim 4$ mmHg，dDown 的正常值为 $8 \sim 10$ mmHg。低血容量时，机械通气可明显降低前负荷，使 SPV 和 dDown 变大，dDown 可达 20mmHg。动物和相对健康人群的试验证实，SPV 和 dDowm 是低血容量时的敏感指标，并且 dDown 较 SPV 更为敏感。补充血容量后，dDown 减小；高血容量或充血性心力衰竭，上述改变不再出现。因此，也可据此区分循环衰竭源于前负荷不足还是心脏功能减退。

对于怀疑存在有效循环血容量不足的患者，可在测定 CO 的条件下，以每一容量负荷步骤（volume-loading step，VLS）（30min 内注入 6% 经乙基淀粉 500ml）平衡 $5 \sim 10$min 后心脏每搏指数（stroke volume index，SVI）增加 15% 者作为阳性反应，反复进行容量负荷，直至 SVI 不再增加，此时即为该患者的最佳前负荷，也即容量已补足。

9.2.4　脉氧波随呼吸的变化及用其监测有效循环血容量

如上所述，在正压通气时，SPV 和 dDown 部分能有效地估测心脏前负荷的变化。但由于动脉穿刺是有创操作，有血栓形成、动脉栓塞、动脉空气栓塞、渗血、动静脉瘘、假性动脉瘤、局部或全身感染，血肿和出血等并发症可能，因此仍不够理想。

脉搏血氧饱和度仪的指脉波（脉氧波）是无创监测，其与动脉波形类似，也可根据呼吸暂停时的信号高度，将脉氧波波形变化（SPV_{plet}）分成上升幅度 dUp_{plet}（delta up_{plet}）和下降幅度 $dDown_{plet}$ 两部分，其大小用呼吸暂停时的信号高度的百分比来表示。研究结果显示，脉氧波与动脉波波形变化直接相关，表明 SPV_{plet} 和 $dDown_{plet}$ 也是估测血容量及前负荷改变的敏感指标。脉氧波除能更有效、敏感地估计血容量和前负荷变化外，由于脉氧波的 $dDown_{plet}$ 与动脉波的 dDown 的变化密切相关，因此，在正压通气时，脉氧波监测也能有效地估测急性血容量减少。

在临床实际工作中，正确判断有效循环血容量多寡是正确治疗的前提。对于使用机械通气的患者来说，最简单实用的方法，就是观察脉搏血氧饱和度的指脉波波形是否有随呼吸周期变化而出现的波动。有波动即意味着有效循环血容量不足，应及时予以补充。

[本书原载于《中华医学信息导报》，2004，19（10）：19]

10　麻醉的质量控制

麻醉工作是所有医疗行为中最具危险性的工作。这是因为,麻醉药物本身具有很强的心血管和呼吸的抑制作用,稍有不慎,即可因药物过量而导致患者呼吸、心搏停止。另一方面,麻醉药物在使患者失去意识、知觉的时候,也剥夺了患者自身的防御反射和生理调控能力,使维持患者生命的控制权也随之转移到了麻醉医师的手里。如果麻醉医师缺乏对患者极端负责的精神和高度的职业责任感,则很容易因其失误或失职而导致患者的伤残或死亡。再者,麻醉工作的绝大多数操作都是侵入性和伤害性的,且多为盲探操作,如果操作者的技术不精、经验不足和心理素质不稳定,也会给患者带来伤害。因此,在麻醉科开展质量控制活动,对提高麻醉质量和安全性.改善患者的就医质量,均具有重要意义。

10.1　质量控制与质量保证的概念

10.1.1　QC 的起源

质量控制(quality control,QC)源于工业化生产过程中对产品质量的控制。在生产过程中,既有产品质量随原材料本身质量好坏、加工机械本身精度的变化、加工人员的技能、经验、以及精神、情绪、心理活动等因素造成的误差波动(有些在允许误差范围内,即合格品;也有些偏离较大,形成次品、废品);也有严重质量事故等偶发事件所造成的广泛、大面积的影响。如何控制小的波动,避免大的事故,就成为 QC 的重要内容。经过多年发展,特别是 20世纪 60 年代日本公司广泛开展的 QC 小组活动,使 QC 的很多工作逐步制度化,也形成了很多 QC 的基本概念。以早期普遍设立的质检员制度,对产品的抽检、批检、定期全检制度,以及 QC 小组每天下班前的讨论会制度为例,这些活动极大地改善了日本产品的品质,使“日本制造”一度成为精品的代名词。在开展 QC 的活动中,也逐渐明确了下面一些重要的概念:强调完善组织结构的重要性,强调过程管理,强调持续改进,强调同类错误只允许犯一次,在改善质量的过程中更强调改善系统本身而不是出错的个人,等等。

10.1.2　QC 工作的重要概念

(1)开展 QC 工作的第一步是完善组织结构。QC 工作的基础是系统,而系统的完整性对保证系统发挥最大的功能具有重要意义。根据系统理论,系统是由不同层次的子系统所组成的。系统的完整度越高,则系统的稳定性就越强,抗干扰的能力也就越强。同时,系统的自组织和自适应能力也就越明显。反映在麻醉科上,就表现为科室越大,部门越完善,设备越先进,则处理危重患者和突发抢救患者的能力就越强。比如,一个具有麻醉科门诊、准备室、诱导室、麻醉后恢复室、ICU 的科室,其麻醉并发症和意外的发生率就明显低于一个部门不全的科室,而效率则要高出很多。

(2)开展 QC 工作的另一重点是对过程的管理。产品的生产过程是由很多步骤组成的,一个成功的麻醉也是由很多步骤的组合所完成的。这些步骤的形成就是一个经验积累和反复纠错的过程。忽视或遗忘了任何一个必备的步骤,都有可能造成事故。实践证明,很多事故都是由一个或几个疏忽的集合所造成的。因此,重视对过程的管理,通过不断的强化训练,使每一步骤相对固化,是提高质量的重要一环。

(3)强调持续改进。质量改进工作在早期效果最明显。此时,只要找出系统存在的结构问题并加以完善,强化对员工的训练,就会使质量有非常明显的改善,直至达到一个相对稳定的结果。此时的质量就会在一定范围内波动。这时最重要的就是坚持强调持续改进的理念,并逐年制定改进目标,使麻醉质量不断提高。

(4)强调同类错误只允许发生一次。任何单位、任何个人,永远都不犯错误是不可能的。但在质量控制的概念里,同样的错误只允许发生一次。也就是说,错误或事故(事件)发生后,系统必须从中找出原因,提出改进措施并加以实施,彻底消除再次发生同类事故的环境条件,以保证今后不再发生类似事故。

(5)强调改善系统本身,而不是仅仅惩罚出错的个人。应当明白,系统经常出现事故或意外,不单纯是系统中的某个个体的孤立行为,与系统本身存在结构缺陷,系统本身不稳定、不成熟,组成系统的子系统比较脆弱等的关系更大。通过不良事件,逐步完善系统本身,减少系统的不稳定性,提高系统的抗干扰能力,要比单纯惩罚出事的个人,效果更为明显。

10.1.3 医疗行为中的 QA 活动

医疗行为中,率先开展质量控制活动的是美国哈佛大学医学院。他们在 1905 年即提出目标:通过合理的组织和管理,使每一位到哈佛就医的患者,不论其接诊医师是住院医师或主治医师,还是教授,都能得到与哈佛最高水平的教授一样水平的诊疗。这当然是一个理想的目标。但也正因为有这样一个目标,才促使他们对医疗质量不断提出新的标准,对医疗过程不断进行改进,使哈佛始终保持全美以至全世界的领先地位。在多年的发展过程中,医疗行为的质量控制逐步演变为质量保证(quality assurance,QA)。两者的主要区别在于,QC强调的是管理者进行的管理;而 QA 强调的是每个从业人员的主观愿望。目前国内多称麻醉QC,这客观地反映了从医疗管理者到麻醉从业人员对这一问题的认识程度。

10.2 如何开展麻醉 QC 工作

就总体而言,可以将麻醉的 QC 工作分为外在和内在质量两大块。外在的 QC 工作,主要涉及过程管理,包括建立和完善制度,规范操作流程,完善组织结构,确立标准、指南和选项的适用范围。内在的 QC 则涉及每一具体麻醉方式的内控标准,建立在"理想麻醉状态"基础上的麻醉三满意原则等。

10.2.1 建立和完善制度

除了常规的制度如术前访视、谈话、签字、术后随访外,各科室可根据自身状况,建立一些小的、行之有效的制度或规定,如瑞金医院麻醉科的一些科室常规:

(1)每例麻醉前均须抽好麻黄素、阿托品和利多卡因,随时备用。

(2)麻醉前均须建立无创心电、血压、脉搏血氧饱和度监测,记录基础值。建立静脉输液通路。

(3)全身麻醉诱导期必须每分钟测量一次血压。手术开始或刺激较强时及麻醉苏醒期至少须每 3min 测量一次血压。

(4)所有行气管内全身麻醉者,成年男性一律用 7.5♯ 静导管,备 7.0♯ 导管;女性用

7.0♯导管,备 6.5♯导管,以减少术后声音嘶哑的发生率(目前多为男性 7.0♯,女性 6.5♯)。

(5)除非有特殊禁忌,一般患者均行麻醉诱导期急性高容量液体灌注(急性高容量血液稀释),按晶:胶比 1:1 输注,直至血压稳定,心率正常,指脉波宽大。

(6)肥胖者诱导前,必须准备口咽通气道和喉罩。

(7)所有麻醉操作同一人不得超过 3 次,3 次未成功必须换人。原则上改由上一级医师操作。

(8)所有使用肌肉松弛药的患者均须拮抗。对呼吸恢复不良者,必须行肌松监测,以指导进一步治疗。

(9)在转运患者的过程中必须全程监护,并以客观指标交接班。

(10)明确各级人员职责,建立金字塔样的结构。

在建立制度方面。最重要的还是建立麻醉 QC 的管理制度,包括明确责任,完善以下流程:

(1)谁对麻醉 QC 负总责? 是科主任。

(2)谁实际负责麻醉 QC 工作? 是负责临床麻醉工作的副主任。

(3)谁负责日常麻醉质量缺陷的发现和报告? 住院总医师? 主治医师以上人员? 专职管理人员如科秘书?

(4)建立缺陷和事件报告制度,强调自我报告。

(5)通过死亡和纠纷病例的讨论,找出系统存在的问题,提出改进措施,以保证不再重犯类似的错误。

(6)建立长时间离岗人员再上岗前的培训和认证制度。

(7)完善住院医师培养制度。

(8)通过失败病例,找出改善和创新技术的途径。

10.2.2　完善组织和系统结构

改善麻醉质量的最初和最容易取得成效的工作,就是找出麻醉科在组织和系统方面的缺陷并加以弥补和完善。

(1)设备方面的缺陷:如缺少 $PaCO_2$ 监测,就无法保证全身麻醉患者通气正常;缺少体温监测,就难以及时发现恶性高热或低体温;没有伴随患者回病房的监测设备,就不能及时发现转运过程中的危象等。

(2)人员方面的缺陷:一个科室的实际水平,通常并不取决于水平最高的那个人,而是取决于水平最低的那个人。这就是所谓的"木桶理论"。决定一个木桶盛水量多少的并不是最长的那两片木片(做提梁用),而是最短的(断裂的)那片木片。尽快提高经验最少、技术最不熟练人员的水平,是提高整体水平的有效途径。

(3)管理方面的缺陷:如制度不完善、不落实,管理不严格,纪律松懈等。

(4)系统内部是否形成了自我完善的机制:即系统内的每个个体都有自我完善、自我发展的内在动力,且每个个体的自我发展目标与科室中长期发展目标相一致和相适应。

10.2.3　确定标准、指南及选项的适用度

(1)标准:标准是由国内外权威机构制订的、具有法律效力并必须强制执行的文件。标准的制订既是必要的,又必须是慎重的。这是因为,标准是每一位从业人员必须执行的,同

时又是发生医疗纠纷后判定医方有无责任、是否属于医疗事故的参照物,所以标准不宜订得过细。比如阿托品作为术前药使用,困难气道应用清醒气管插管等,均不宜作为标准。还应明白,标准既有规范医疗行为、改善麻醉质量的一面,又有阻碍医疗技术发展的一面,所以标准不是绝对或终极真理,只是发展过程中某个阶段的总结或相对真理而已。因此,标准必须随医疗技术的发展而定期更新。

(2)指南:指南是非强制性执行的条款,是建议、推荐以至强烈推荐参照执行的举措,并不具备标准那样的法律效力。麻醉 QC 的大多数内容都可用指南的形式来加以规范。

(3)选项:完全不具强制性,是提供给麻醉医师参考的条款。

10.2.4　确定每一具体的麻醉方法、生理指标、不良以至意外事件的内控指标

这是麻醉 QC 工作要解决的重要或称根本问题。可参照美国佛罗里达大学的麻醉 QC 表选出入选指标,再根据国内外文献、科室历年记录,制订出每项指标的内控标准。

10.2.5　麻醉质量如何入手

从"理想麻醉状态"和手术后患者、手术医师、麻醉者本人对麻醉是否满意以及是否达到最佳效价比 3 个方面入手,深入探讨如何用最小的代价,换取最安全、最满意的麻醉质量。

10.2.6　抓事故高发期的人员管理

轮转医师刚进入科室时,是事故的高发期,必须安排工作负责的医师严格带教。此外,实习医师、进修医师刚进入科室或临结束前,长假期前后,晋升职称前后,科室岗位竞聘前后,外出学习、进修、医疗队结束后,以及结婚、离婚前后,都是医疗事件的高发期,必须加强管理。

10.2.7　定期开展全科性的质量反馈和讨论

通过定期开展全科性的质量反馈和讨论活动,使全体员工都能树立年度间 QC 指标变化的概念,科室与世界先进水平的实际差距,以及科室近、中、远期 QC 目标的实现情况,确立全体员工的愿景。

麻醉 QC 工作在我国还处于发展的早期阶段,很多开展工作较早的省市,主要还是集中于麻醉 QC 的组织和过程的管理。如何从宏观的角度探讨国家医疗体制改革和医疗保险制度的改革对麻醉质量的影响;从微观的角度深入到麻醉的内在 QC,都还有大量的问题需要研究。希望通过本文,起到抛砖引玉的作用。

[本文原载于《全国临床麻醉知识更新学习班暨学术研讨会》,2006]

11　麻醉深度监测的进展与远景 *

　　随着外科技术的不断发展,以及患者对医疗服务要求的逐渐提高,特别是近年来日间手术的不断增长,使麻醉技术在各个领域得到了飞速发展。但由于新型肌松药和镇痛剂等药物的联合应用,使得全身麻醉的麻醉深度、意识状态常被掩盖以致难以被识别、判断并控制。因此,如何判断合适的麻醉深度成为临床迫切需要解决的问题,由此诞生了麻醉深度监测。

　　对临床医师有价值的麻醉深度监测仪,它必须满足两个条件:首先,仪器通过分析所得到的数值必须能够明确区分麻醉与清醒状态(即存在 1 个域值能够区分清醒或无意识),同时这两个区域不应明显重叠。监测仪必须有近似100%的特异性和敏感性。其次,监测仪所获得的域值不受外在各种因素的影响,包括选用的不同麻醉剂、患者所患的疾病以及患者的服药史等,应为一个常数。上述理想状态的麻醉深度监测仪可帮助临床医师针对不同患者,个性化地进行术中管理,即用最少的麻醉药物达到最佳的麻醉效果,同时缩短复苏过程,避免术中知晓导致的患者心理和行为伤害及医疗纠纷等不良后果,并降低医疗成本。同时,电子技术的不断发展使得麻醉深度监测仪的研究不断得到突破,特别是基于脑电图信号分析的麻醉深度监测方法,如双频指数(BIS)和麻醉趋势等。目前的麻醉深度监测仪大多是以无量纲指数来代表麻醉深度,典型的指数为0～100。但随着麻醉深度监测仪的不断发展,也有人对于麻醉深度监测仪的实用性提出质疑。

11.1　临床是否需要麻醉深度监测仪

　　术中知晓对于手术患者是一个巨大的心理创伤,报道最多的术后症状有睡眠障碍、噩梦和白天焦虑。有些患者则可能出现创伤后应激障碍,表现为反复噩梦、焦虑、失去理智、过于关注死亡等。相关研究推动了麻醉深度监测仪的发展,使其在临床上的应用逐渐增多。因此,术中知晓、麻醉深度监测仪和患者预后的关系等关键问题值得探讨。

11.1.1　麻醉状态下术中知晓的发生率

　　Sebel 等观察了 19575 例病例,术中知晓的发生率是 0.13%,且发生率随着美国麻醉医师协会(American society of Anesthesiologists,ASA)分级的增加而升高,而与年龄、性别无关。其他研究中,术中知晓的发生率分别是 0.18% 和 0.11%,而在儿科手术中更为严重,研究调查了 1250 例 5～12 岁儿童,发现术中知晓的发生率高达 0.8%。儿童中发生率的增高是否暗示了术中知晓与生理学上的差异以及麻醉药物选择的不同有关,目前尚不清楚。这些研究成果提示有大量的患者会经历术中知晓,而提出质疑的研究者则认为这些数据被夸大,大部分"术中知晓"者只是在苏醒阶段产生的记忆以及被反复询问后产生的假性记忆。

11.1.2　麻醉深度监测仪是否能监测到术中知晓

　　目前常用的诱导全身麻醉的方法是吸入诱导以及静脉诱导,无论采用哪种方法,目前的

---

　　* 　本文作者为、于布为,王坚伟。于布为、王坚伟同为第一作者。

仪器都不能完全准确地判断患者意识是否彻底消失。但在手术期间,麻醉深度监测仪可以提示患者所处的麻醉深度,从而来指导临床用药,减浅或加深麻醉。然而关于使用麻醉深度监测仪来预测术中是否发生知晓还鲜见报道。

11.1.3　麻醉深度监测仪是否能够降低成本

手术期间使用麻醉深度监测仪可减少麻醉药品的使用,从而缩短苏醒时间。但是这不能被简单地理解为减少住院天数和改善预后。此外,减少麻醉药品的使用是不是会发生术中知晓,目前的研究也还不是很充分。而且,麻醉深度监测仪是否能够降低成本,还与各个医院具体的麻醉方法和设备的使用有关。

11.1.4　麻醉深度监测仪是否能够判断手术的预后

虽然术中知晓发生率较低,但与其他并发症相比,它仍是麻醉医师和患者最关心的问题。因此,麻醉医师往往会不自觉地加大麻醉药物的剂量,希望以此来避免术中知晓。但这种给药方式会带来许多危险,如发生低血压、延长苏醒时间以及引发其他并发症。术中知晓不仅对患者产生影响,同时也影响麻醉医师术中的管理方法。Monk 等的研究中,明确了 3 个可变的能够判断预后的独立因素:患者共同患病率、深麻醉时间(BIS<45)和术中低收缩压。术后第一年病死率主要与病程长短有关,而深麻醉时间和低收缩压也是病死率升高的独立因素。这些相关性提示术中的麻醉管理会影响预后。

11.2　麻醉深度监测技术的基础

自发性脑电图仪和听觉诱发电位都能够提供有关患者镇静深度的信息,从而可以监测麻醉深度(镇静深度)。由于原始的波形难以被人理解,所以各种监测仪都会把波形转换成数字。目前受到人们较多关注的是脑电双频指数监测仪、Narcotrend 监测仪以及状态熵和反应熵。

11.2.1　麻醉深度监测仪的工作原理

不同监测仪的数学原理和算法是完全不一样的。虽然目前各个公司都没有公布其算法的细节,但其基本的原则已为人所知。

1)脑电 BIS

BIS 是包含了时域、频域和高阶谱变量(双谱分析)3 种特性的脑电图(EEG)定量分析指标。其通过 1 个特定的非线性算法,将 4 个不同的 EEG 参数即爆发抑制率(burst suppression ratio,BSR)、"QUAZI"、β 比率和快慢波的相对同步性综合成 1 个 0~100 的无量纲数字,用于表示大脑的受抑制程度。

2)Narcotrend 指数

Narcotrend 指数(NT)是一种新的用于测量麻醉深度的 EEG 方法,利用 Kugler 多参数统计和微机处理,将脑电信号形成 6 个阶段 14 个级别的量化指标,即 A、B0~2、C0~2、D0~2、E0~1、F0~1,并同时显示 α、β、γ、δ 波的功率谱变化情况和趋势。阶段 A 表示清醒状态;B 是镇静状态(0 级、1 级、2 级);C 是浅麻醉状态(0 级、1 级、2 级);D 是常规普通麻醉状态(0 级、1 级、2 级);E 是深麻醉状态(0 级、1 级、2 级);F 是脑电活动的消失(0 级、1 级)。

3)熵指数

熵指数是利用非线性分析学中的混沌与分形理论等非线性动力学原理和方法来研究和

分析围术期患者的脑功能变化状态。熵指数模块有两个指标:状态熵(state entroopy,SE),数值0～91;反应熵(response entropy,RE),数值0～100。SE 主要测量较低频率的脑电图信号(最大频率到32Hz),而 RE 测量较低频率的脑电图信号加上较高频率的前额肌电图信号(最大到47Hz)。由于 SE 单纯监测脑电图,而 RE 监测脑电图加上肌电图的活动,因此 RE 的最大值要比 SE 的最大值高。有研究指出,SE 是通过熵的理论量化大脑神经元对空间和时间的整合能力,从而评估麻醉深度。在较深的肌肉松弛状态下,RE 反应较迟钝,使得 RE 与 SE 的绝对数值相等或接近,但在外科水平的肌肉松弛条件下,RE 持续存在。

11.2.2 麻醉深度监测仪中的特殊算法——克服干扰

使用麻醉深度监测仪时,经常会遇到干扰问题,人们尝试使用许多方法来克服干扰。常见的干扰有两种:一种为外在的,如电刀、心脏起搏器、心脏和肌肉的电活动、眼球的活动,这些"电活动"影响了脑电图信号采集过程,最终形成干扰。另一种是内在的,即由于脑电图本身的不平稳、非线性所造成的。在早期使用实时脑电图技术监测术中麻醉深度的尝试中,使用最多的是一个简单的脑电图参数——边缘频谱。但边缘频谱的实用性却受到很大的限制,由于它存在两个无法处理的问题:在浅麻醉中出现β活动增多和深麻醉中出现爆发抑制时,指数会增高。同时,它受外界干扰较大。为克服这些早期出现的问题,新型麻醉深度监测仪均使用一些特殊的算法来防止外在的电活动、β活动和突发抑制对监测的干扰。

1)自动纠错

在脑电双频指数中,如果仪器获得的一段原始脑电图数据与之前最近片段有显著差异,这个"新"的片段则被认为是干扰,而不被进一步地处理。但如果这个"新"片段持续不断地出现,那么仪器就会逐渐地接受它,把它计算入平均值中。这种自我更新的计算方法同样也被应用于 Narcotrend 中。这种计算方法是有效的,但是也带来了一个严重的问题,即仪器需要一个适应过程来接受"新"片段,因此不可能即时地反映从清醒到全麻状态这一过程的转变。

2)克服β活动的干扰

大多数麻醉药品或镇静剂都会产生特征性的β活动性的增高(在脑电图中频率是13～30Hz),为防止仪器误认为这些β活动是患者清醒的表现,生产商使用了特殊的算法。在脑电双频指数中,通过计算β比率来避免干扰,计算方法是经验性地从脑电频率库中提取两类频率,通过公式:$\log[(P30～47Hz)/(P11～20Hz)]$,计算得到数值。在 Narcotrend 中,仪器把β活动性增高的脑电图片段分类至 Narcotrend 分期的 B0～2,相应的 Narcotrend 指数是80～94。在熵模块中,对于β活动性的增高没有特殊的算法,因为它假设熵频谱是随着麻醉药物浓度的升高而单调升高,所以不受β活动性增高的影响。

3)克服突发抑制的干扰

通常人们认为爆发抑制是健康大脑深麻醉状态下的典型模式,它在原始脑电图中由两个部分组成,其电活动包括静止期的片段(抑制片段)和高频、高振幅的电活动期片段(爆发片段)。麻醉药物浓度升高会延长静止期片段的持续时间,由此产生爆发抑制率,它可以计算抑制片段持续时间占爆发抑制持续时间的百分比。即计算脑电双频时,BSR 为 5%～40%时,BIS 不变;BSR>40%时,BIS 值的计算公式为 $BIS=50-(BSR/2)$。在 Narcotrend 的计算公式中,把一段非常平坦的脑电图活动片段分类至 F 期,相对应的 Narcotrend 指数为 1~12。Narcotrend 指数与 BSR 有很好的相关性。在熵模块中，SE 和 RE 处理爆发抑制的原则为：抑制片段认为是 0，爆发片段按普通片段处理。SE 与爆发片段的关系可以通过线性方程计算：$SE=29-(BSR/3.25)(R2=0.88)$。

11.3 麻醉深度监测仪的实用性

全身麻醉可认为是由镇静、遗忘、镇痛和抑制应激反应 4 个成分组成。可逆性意识消失是麻醉的基础，在此基础上，抑制伤害性刺激引起的血压和心率变化、体动反应以及内分泌反应，即是所谓临床适宜的麻醉。目前的问题是，需要一种可靠的指标来判断麻醉是否合适。大脑是意识活动的部位，是全身麻醉药物作用的靶器官，用于反映脑生理参数的指标监测镇静程度和意识状态更为合理和有效。伤害性刺激引起的应激反应是发生在皮质下中枢（包括脊髓）的一系列躯体性和自主性神经反射，常表现为体动和血流动力学反应。目前还没有一种方法或参数能全面正确地反映麻醉状态中每种成分的变化程度，所以麻醉深度监测应针对不同成分而行多指标、多方法的综合监测。但全面监测麻醉状态非常困难，因此监测全身麻醉的基础——可逆性的意识消失成为目前麻醉深度监测仪的目标。在临床工作中，评估一个麻醉深度监测仪的有效性往往包括相关性研究、苏醒质量的改善、预防术中知晓和术中记忆的形成。

11.3.1 相关性研究

目前临床上还没有判断麻醉深度的金标准，所以只能使用间接参数来评估麻醉深度监测仪的实用性。这些间接参数包括麻醉药物浓度和镇静的水平。若证实麻醉深度指数与麻醉药物浓度之间存在强相关性，或者伴随镇静水平的加深麻醉深度指数出现单调性的改变，那么就可以认为此麻醉深度监测仪具有实用性。Leslie 等研究在健康志愿者体内血浆异丙酚浓度与 BIS 值以及 95% 边缘频谱之间的关系。BIS 值的降低伴随着血浆异丙酚浓度的线性升高（$r=-0.69$），但边缘频谱与血浆异丙酚浓度之间无显著相关性。Doi 等比较了在 10 位全身麻醉患者中 BIS、95% 边缘频谱、中位频率和听觉诱发电位指数与麻醉状态的相关性，结果为 BIS，$r=0.74$；95% 边缘频谱，$r=0.69$；中位频率，$r=0.65$；听觉诱发电位指数，$r<0.3$。但在其后的研究中反而是相关性最差的听觉诱发电位指数能够分辨手术末期患者意识是否恢复。

11.3.2 苏醒时间

现阶段的临床试验大多肯定了麻醉深度监测仪的实用性。目前评估麻醉深度监测仪实用性的临床试验多是通过使用麻醉深度监测仪联合传统的术中监测（心率、血压等）方法与既往的常规监测作比较，以此来判断其在临床上的实用性。如 Gan 等的研究，登记了 302 个病例，给予异丙酚联合阿芬太尼和一氧化二氮麻醉，分为传统对照组（对照组）和 BIS 监测组（BIS 组）。与对照组相比，BIS 组异丙酚的用量显著降低，且苏醒时间缩短。许多学者在对 Narcotrend 的试验中也得出了类似的研究成果。一项荟萃分析调查了 1383 例接受日间手术的患者，发现采用 BIS 监测的试验组麻醉药品的使用量显著降低（降低 19%），术后恶心、呕吐的发生率也显著降低（降低 23%），苏醒室的停留时间亦显著缩短（平均缩短 4min）。这些临床试验中存在值得关注的问题：

（1）苏醒时间出现了显著降低，其根本原因是麻醉深度监测仪的使用降低了术中麻醉药品的使用。

（2）麻醉药用量降低会不会导致术中知晓率的升高？

（3）这些临床试验中使用的都是短效的麻醉药品如地氟醚、异丙酚，这些药物的苏醒时间原本就很短，是否能够支持麻醉深度监测仪的使用缩短苏醒时间的观念？

11.3.3 预防术中知晓

Ekman 等研究证实，麻醉深度监测仪能够显著降低术中知晓的发生率。其前后对照试验，分为接受 BIS 监测的试验组（4945 例）及传统监测组（7826 例），结果显示，接受传统监测组的术中知晓发生率是 BIS 监测组的 4 倍。Myles 等选取 2643 例具有发生术中知晓高风险的成年病例，随机分为 BIS 监测组和传统监测组。然后在术后 2～6d、24～36d 及术后 30d 评估是否发生术中知晓。若判定患者发生术中知晓，则由独立的委员会进一步审查该病例，最终确定是否发生术中知晓。结果为 BIS 组出现 2 例，而传统监测组出现 11 例，BIS 组术中知晓发生率降低了 82%（可信区间为 95%）。

11.3.4 各类麻醉深度监测仪间的比较

由于人口多样性和试验条件不同，很难通过测定麻醉药物浓度与麻醉深度监测仪数值间的相关性来判断和比较各类麻醉深度监测仪间的准确性。但可以使用统计学方法来进行比较，如预测概率、Logistic 回归和敏感性、特异性分析等。通过统计学方法尽可能地充分描述试验中的变量，比较各类麻醉深度监测仪。Nishiyama 等比较了 3 种基于脑电图的麻醉深度监测仪的临床试验——BIS、Alaris 听觉诱发电位（alaris auditory evoked potentials，A-AEP）、多导脑电图（processed electro encephalo gram，pEEG），试验收集 90 例接受乳房切除手术的女性病例。试验中使用异丙酚联合芬太尼诱导后，插入喉罩，术中使用一氧化二氮维持麻醉。结果显示，获得满意的脑电信号时间依次是 BIS≤A-AEP<pEEG；受到电刀干扰后，恢复满意的脑电信号时间依次是 pEEG<A-AEP<BIS；A-AEP 对手术中刺激的敏感性最高。Vanluchene 等则比较了 BIS 和状态熵、反应熵的临床应用。试验中给予患者 50ms/min 的异丙酚直到出现爆发抑制率大于 80% 或平均动脉压低于 50mmHg（1mmHg＝0.133kPa）。与状态熵、反应熵相比，BIS 能够较准确地预测异丙酚的有效浓度，但状态熵、反应熵的基线变异较小。再使用麻醉药异丙酚和（或）瑞芬太尼，进行同样分组，测定用 BIS 和状态熵、反应熵以预测失去伤害性反应和失去对命令的反应。结果显示，BIS 和熵能够精确预测何时患者会失去命令性语言反应的时候，此时 BIS 的敏感性是 100%。但是当使用了瑞芬太尼之后，BIS 和熵的预测会受到干扰，两者都不能预测患者何时会失去对于伤害性刺激的反应。

11.3.5 新型麻醉深度监测仪的展望

随着脑电图分析技术、计算机技术的不断发展，麻醉深度监测仪正在逐步地完善。现阶段，麻醉深度监测仪能够预防术中知晓，减少麻醉药物的使用，缩短苏醒时间，有很大的实用性，但它还存在许多问题：首先亟待解决的就是抗干扰能力，如手术中使用电刀；其次是与伤害性刺激的相关性，目前的麻醉深度监测仪与伤害性刺激相关性较差，而在使用阿片类镇痛药物后对其数值也有影响；此外，通过术中使用麻醉深度监测仪还不能够分辨有无意识状态，也不能完全避免术中知晓等。

全身麻醉的麻醉深度包括遗忘、血流动力学的稳定、避免术中知晓、抑制伤害性刺激。

目前的麻醉深度监测仪多是通过对原始脑电图分析后得出的意识水平的分级,包括本文中所阐述的几种麻醉深度监测仪,都只是对镇静程度进行监测。但是在全身麻醉的组成中,抑制伤害刺激引起的反应是另一个重要的组成部分。目前麻醉深度监测仪已经能够对患者的意识水平做出评估。其后更为重要的问题就是对伤害刺激及其反应的监测。然后再对意识水平和伤害刺激及其反应结果进行加权平均,以期能得出一个真正反映临床麻醉深度的麻醉深度指数。

由于人体具有巨大的内在个体化差异,这使得相同剂量的麻醉药品对于不同个体产生不同效应,造成临床上用药的困难。靶控输注模式的诞生使得在使用异丙酚静脉麻醉时得心应手。同样,通过测定呼气末吸入药浓度计算得到最低肺泡有效浓度(MAC 值),可以方便在术中应用吸入麻醉药。因为用药后得到了个体的反馈——药物的靶浓度与机体的反应,根据反馈调整用药,帮助术中管理,可以最终提升麻醉质量。若新型麻醉深度监测仪能够真实地反映使用麻醉药品后患者的意识水平及对伤害性刺激的反应,那么就可以对临床麻醉进行更精确的控制,从而有助于改善麻醉质量。从这个意义上讲,麻醉深度监测的普及还是非常必要的。

当麻醉深度监测仪能够满足以上所有要求后,其将来的远景是什么?利用麻醉深度监测仪来探测中枢神经系统缺氧也许会成为下一个研究热点。此外,使用新型麻醉深度监测仪来准确地反映麻醉药品对大脑的效应,即通过直观的数值来反映麻醉药品对于人体内各类受体的微观作用,那么它也可能成为麻醉药理学研究的重要组成部分,而不仅仅用于术中的监测。因此,麻醉学可能会迎来一个新纪元。通过使用各种特殊的麻醉深度监测仪,麻醉医师就可以区别和监测到各类镇静剂、镇痛剂对患者的效果。抛去复杂的药物代谢计算公式,针对人种的多样性,个体化地直接计算出药物的靶效应,这是可以期待的。

[本文原载于《中华生物医学工程杂志》,2009,15(2):83-87]

12　手术期间液体治疗(容量管理)的争议与进展

　　手术期间如何进行液体治疗,是麻醉医师和手术医师都非常关心的问题,也是争议的焦点所在。过去一个世纪以来,液体治疗经历了几次较大的观念转换,迄今为止仍谈不上达成共识,只是随着科学的进步,人们对人体本身的生理功能的认识逐步深入,对手术期间影响人体功能的各种因素日益明了,因而治疗效果也越发明显。进入新世纪以来,随着麻醉监测设备的进步,麻醉学科理论和经验的积累,以及麻醉从业人员素质的提高和训练的规范,麻醉操作流程的更加合理,麻醉学科的组织架构如麻醉前门诊、手术室、麻醉恢复室(PACU)、重症监护病房(ICU)等的日益完善,使得手术已无生理极限年龄的障碍。举凡新生儿连体分离手术,百岁以上高龄患者的手术,均已有众多成功的报道。麻醉、手术在发达地区已无明显"禁忌"之说。这些成绩的取得,应当说液体治疗理念的进步居功至伟。

　　在两次世界大战和朝鲜战争中,大量战伤休克伤员需要救治,当时囿于认识水平,主要依赖肾上腺素类药物和输血来抗休克。虽然取得了一定的效果,但也导致大量伤员获救后遗留肾功能不全,成为一个严重的社会问题。20 世纪 50 年代后期,随着血气分析技术的进步,以及对微循环系统的研究,人们开始认识到,休克的基本病理生理变化是微循环障碍,严重者甚至可引发弥散性血管内凝血(DIC)。于是在 20 世纪 60 年代,出现了一句很有煽动性的口号,叫"变沼泽为溪流",强调使用大量晶体液(乳酸林格液)进行复苏,以改善微循环障碍。这一理论首先大规模应用于越南战争伤员的救治,其后遗影响迄今仍然随处可见。但随着时间的推移,人们发现,虽然肾功能不全的发生率明显下降,但肺功能障碍者急剧增加,以至出现了一组新的医学术语,"成人呼吸窘迫综合征"或"急性呼吸窘迫综合征"(ARDS)。虽然目前的研究已深入到分子层面,其发生原因也不再简单归咎于输液过多,但液体过负荷仍然是很多 ICU 医师所顾虑的重要因素。

　　进入 20 世纪 90 年代以后,随着人工胶体液的推广使用,有关手术期间的液体治疗再起波澜。除了所谓的"晶胶之争"外,"干湿之争"也随国外专家到中国的交流而浮出水面。有些手术医师和 ICU 医师更直截了当地要求麻醉医师采用限制输液的策略。部分中国麻醉医师也以欧美等国的部分论文为依据,强调限制输液的好处。以至于"小容量液体复苏"、"限制性输液策略"一时成为时髦,液体治疗似乎又回到了 20 世纪 40~50 年代。造成这一现象的原因,笔者以为有以下几点。

　　(1)有效循环血容量是一个多因素变量,并不是一个简单的容量概念。其最主要的影响因素是交感神经张力控制的血管紧张度。而这一因素在手术中又处于经常变化之中,因而很难控制。

　　(2)目前对影响有效循环血容量的因素了解有限,临床上尚缺一种能实时、准确、无创地监测患者有效循环血容量的指标或设备,因此,也就无法对有效循环血容量的状态做出准确的判断,自然正确有效的液体治疗就无从谈起。

　　(3)液体进入体内后,并非如人们所想象的那样是自由穿行于各房室间(药代学概念)的。各房室、各器官、组织、细胞之间的液体交换受很多因素的影响。即使是与人体细胞外液最接近的平衡液,输入体内后也不会马上全部转移到血管床外。这就带来两个问题:第一,当临床上比较晶体液与胶体液的扩容效果时,早期并无显著差异,除非改进实验设计,否则很难得出有意义的结果;第二,机体是否发生组织水肿,也并非由输液量单一因素所决定,而是与诸多因素相关,特别是与手术中肾脏本身的灌注和尿液生成直接相关。

(4)现代医学是建立在以解剖学为基础的魏尔啸理论和以统计学为基础的群体正态分布理论上的。其优点非常明显,即我们今天所看到的各项研究成果,现代化的诊疗设备,以及各种现代治疗药物。但其缺点也同样明显,即表现在一定时期内,纵向深入有余,横向综合不足,或者说在一段时间内的看法有片面性。反映在液体治疗方面,就是从使用升压药,到大量输注平衡液,再到提倡限制性输液这样的观念反复。虽然在反复中有所进步,但任何一个阶段的观念都具有明显的片面性。现代医学的第二个缺点是与统计学相关的,即强调各种"率"和强调大样本、多中心的结果以排除误差。但在这个过程中,过于强调了群体的同一性,忽视了个体的特殊性。循证医学本是为了弥补这些不足而提出的,但囿于原有的文化、哲学内核,它同样具有重大缺陷。不同的作者,使用几乎相同的原始论文,却可以得出近乎完全相反的荟萃结论,就是明证。此外,直接比较各论文间的有效率,本身有违反统计学基本原理之嫌。P 值的基本含义是估计一个事物正确的把握度。P 值越小,表明你估计错误的可能性越小,但绝不代表你不会估计错误。荟萃分析固然因众多多中心、大样本的论文集萃而增强说服力,但也绝不代表它不会出错,只不过出错的概率很小罢了。还有一点要强调的是,医学永远是一门处于从经验到科学不断转化过程中的科学。一定是先有个案,再上升到临床单中心研究,最后是大量单中心研究和大样本、多中心的研究,形成所谓的科学理论和临床指南。如果按循证医学的理论,专家意见只是最低级别的证据,岂不从根本上否定了医学的这一发展过程,割裂了证据的积累过程,那么剩下来的就只有大药厂主导的所谓大样本、多中心的研究结果了。这样的结果是否存在偏差,就见仁见智了。实际上,循证医学的倡导者们很快就会发现,他们掉入了一个由自己编织的怪圈之中:他们以现有的证据进行荟萃分析,然后编写指南,强调它的权威性,要大家照此执行;但与此同时,新的证据层出不穷,很快就会推翻原有的证据,或需要重新修订指南。这就形成了一个悖论:一个指南,它所依赖的证据越新,其权威性就越强;但反过来说,它的证据越新,就意味着它的更新越快,而一个时时需要更新的指南,也就谈不上什么权威性了。当然,不能全盘否定循证医学,其只是医学科学发展的一种方法论,有一定的合理成分,但断无必要搞得"言必称希腊"。有了这样的认识,再去看欧美国家的研究结果,再联系液体治疗的发展历史,就会从另外的角度来考虑问题,而不再盲从。

我们的思路是:根据患者体内实际需要量,结合考虑麻醉和手术的影响,依据已有的医学科学理论,去"设计"手术期间患者的液体需要量。其基本要点是:

(1)对于择期手术患者而言,由于手术前午夜禁食、水,以及自然代谢和不感蒸发,术前多处于轻度脱水状态。这一液体量约为 $10ml/kg$(临床经验值),应该用晶体液来补充。

(2)麻醉因素的影响。无论是全身麻醉,还是椎管内麻醉,都会引起程度不同的血管扩张,导致有效循环血容量相对不足(表现为低血压)。对这一变化过去认识不足,近来已获得认可,只是尚缺乏用数学建模的方式来预测和用适当的方法进行验证。这部分液体以人工胶体液补充为好,其临床经验值随麻醉引起的血管扩张度(麻醉深度)的不同而不同,约为 6 ~10ml/kg。

（3）麻醉诱导后,由于血管床的扩张,使液体的扩容效应增加,故可以在麻醉诱导阶段和手术早期阶段快速输入上两部分液体,使患者建立麻醉后的"正常"有效循环血容量,以维持稳定的血流动力状态。我们称之为"麻醉诱导期急性高容量填充"。

（4）在进入血流动力稳定状态后,随即转为维持性输液。对于循环血容量是否已补足,可通过脉搏血氧饱和度的指脉波形是否存在随正压人工通气频率而出现潮汐样波动来判断。若存在这样的波动,表明有一定程度的血容量不足,需要进一步补充。

（5）血管活性药物的应用。原则上不依赖血管活性药物来维持血压,仅供救急。这是基于人体正常生理状态下,血流分布是功能依赖的,局部微循环是代谢调控的。麻醉状态下的血流分布如何变化与调控,在不同的麻醉方式和深度下是各不相同的。这样的情况下,要保证机体各部位都能获得满意的灌注,就只有采用一定程度的过度灌注。

（6）由于输入的液体量是为了建立麻醉后新的平衡,因此在手术后期和术后,随着血管床张力的逐渐恢复,需要将体内多余的水分及时排除,以恢复正常状态的有效循环血量。对于肾功能正常而手术中尿量＜2ml/（kg·h）的患者来说,可在手术中静脉注射小剂量呋塞米（5～10mg）。

上述措施使生理极限年龄的患者（新生儿、超高龄者）不再是麻醉的禁区,麻醉的安全性大为提高。麻醉手术过程中始终保证组织良好的灌注,不会因灌注不足导致酸血症。更可因血流加快,阻力血管扩张,心肌负荷减轻,而使缺血性心脏病患者的心肌供血得到改善。由于酸血症的发生率低,因而手术后恶心、呕吐的发生率也大大降低,患者恢复期的舒适度相应提高。由于每一步骤的设计和建立都基于已有的理论基础,因此整个过程非常安全,也合乎逻辑和伦理。

这样的思路明显带有东方文化色彩,是概念先行的产物。要想说服别人接受,或上升为理论,仍然要用随机、双盲、大样本的分组或配对比较的方法来加以检验和完善。虽然在已知一种新疗法远远优于老疗法的情况下,为了检验新疗法正确与否而不得不使随机接受老疗法的患者受到一定程度的影响,但这也是我们不得不做的一项工作,于是就有了关于液体治疗的一系列研究。

本期《上海医学》杂志中,杜园园等结合液体动力学理论,探讨麻醉状态下输入乳酸钠林格液的药代动力学特点,并以此为平台,比较呋塞米、多巴胺对血浆扩容量和电解质、肾功能的影响,得出 3 个重要结果：

（1）全身麻醉后输注晶体液的容量效应增加,尿液减少,加之手术应激的影响,使液体倾向于潴留在体内,造成肺水增加,肾功能受损。表明如无其他相关措施,单纯大量输入晶体液是有潜在危害的。

（2）利尿剂可在不影响血浆扩容量的情况下增加尿液排泄,改善组织水肿。

（3）呋塞米的使用可影响血电解质,有低钾、低钙倾向。而所谓"肾保护剂量"的多巴胺并不具备保护肾功能的作用。

这项工作的优点是使用液体动力学理论去分析体内液体的运动、转移过程,描述了在麻醉和手术早期阶段,晶体液的分布转移趋势,以及利尿剂干预的影响。同时进一步肯定了呋塞米、多巴胺可改善组织水肿倾向,以及其各自不同的局限。特别是"肾保护剂量"的多巴胺并无肾保护作用的结果,应当能给临床上仍然在使用这一概念的医师提供一定的参考。

这项工作的不足之处也是很明显的：第一,未能同步进行对人工胶体液和晶、胶混合液的液体动力学分析,使得临床上使用人工胶体液的优点仍然无法肯定。第二,液体动力学的有关理论和公式,本身存在一定的缺陷。该研究的本意是试图在研究过程中对其加以改进,但限于水平,这项目的并没有实现。第三,实验设计上从输液开始即同步给予利尿剂干预,也与临床实际有较大差距,所以结果只能为临床提供参考。

但无论如何,这项工作的临床指导意义还是非常明显的,在这个基础上开展进一步的研究,也是很有必要的。

游玉媛等比较了不同分子质量的羟乙基淀粉行不同程度血液稀释对凝血功能的影响。作者设计的巧妙之处是使用同一患者的血样于体外进行比较,排除了患者间的各种差异。所得结果也非常有意思。血液轻度稀释时,6 羟乙基淀粉 200/0.5(商品名贺斯)、6 羟乙基淀粉 130/0.4(商品名万汶)对凝血功能均无影响;血液中度稀释时,前者抑制凝血功能,而后者活化凝血初始阶段;血液重度稀释时,两者均明显干扰凝血过程。这些结果明显超乎想象,一种液体的不同稀释度竟然会有截然相反的结果。如果我们假设能排除实验误差所带来的偏差,那么它完全颠覆了人们惯有的单向思维定式,即通常所说的剂量依赖关系,而迫使我们去检讨我们的日常工作。当然,由于这项工作完全在体外进行,与临床实际是否完全一致,还有待进一步检验,但它所具有的启示意义不容忽视。

行笔至此,不由感叹人体自身之深奥。科学技术的进步一日千里,而我们的很多认识还停留在 20 世纪甚至更遥远,是重新开始检讨这些认识的时候了。

[本文原载于《上海医学》,2009,32(1):2-3]

13　麻醉学的进步与嗜铬细胞瘤的手术治疗

嗜铬细胞瘤是一种以嗜铬细胞异常增殖、体内儿茶酚胺分泌异常增加为基本病理改变的疾病,多发于肾上腺髓质,也可见于外周神经系统各部位。该病的有效治疗手段为手术切除瘤体,虽然有复发病例,但大多数患者可获得较长时间的临床治愈。该手术的主要风险是术中因手术操作挤压瘤体,导致儿茶酚胺大量释放而引起的血流动力学的急剧波动和严重的心律失常,严重者可因急性心肌梗死、脑卒中、严重心律失常而发生心搏停止甚至死亡。在手术切除瘤体后,也可因体内突然失去儿茶酚胺的刺激,使全身血管突然扩张,发生严重低血压而导致患者死亡。麻醉也是危险因素之一。

近年来,随着对该疾病的基本病理变化的进一步了解,已明确术前的内科治疗对降低围术期病死率具有重要意义。内科治疗的主要目的是降低血管紧张度,增加体内的液体储备(主要是增加有效循环血容量),同时调整水电解质、酸碱平衡,控制心率,降低恶性心律失常的发生率。内科治疗的疗程随患者病情严重程度的不同而不同,但通常需1~2个月。虽然这一过程明显改善了患者对手术的耐受,提高了手术的安全性,但患者住院时间长,经济负担重,心理压力也较大,更严重影响患者家属的正常工作和生活,因此,尚有必要加以改进。

我们在与上海交通大学医学院附属瑞金医院内分泌科和泌尿外科等组成的学科群的合作过程中,在充分尊重学科群其他学科的理论进步和经验积累的基础上,通过将麻醉学科的进步应用到此类手术的麻醉管理上,不仅使麻醉和手术的安全性得到进一步提高,也显著缩短了术前住院时间,通常1~2周即可完成术前准备,术后恢复也更为平稳。麻醉学科的进步主要体现在以下几点:

(1)监测设备的进步。其可使麻醉科医师在围术期实时掌握患者的各项生理机能变化,包括血压、心率、心肌供血、氧供需平衡、心排血量和电解质、酸碱平衡,甚至脑氧供需平衡,这为早期预警威胁患者生命体征的变化提供了根本保证。

(2)给药系统和方式的改变。既往所采用的静脉注射给药方式,血药浓度变化很大,药效短暂而强烈,往往产生药物效应的大幅波动,不利于患者的治疗,甚至产生有害的不良反应。通过注射泵持续、缓慢、精确地从静脉途径注射药物,即所谓“滴定式给药”,使药效可以稳定在要求的水平,这使得麻醉科医师控制患者基本生命体征的能力大为增强,对血压、心率水平等已完全可以做到随心所欲地控制。

(3)由上述进步带来的快速监测-控制反馈系统及麻醉理念的进步。即上述两者结合所形成的反馈控制机制,以及其所带来的预先设定理想状态,再将患者各项指标控制在理想状态内的麻醉管理理念。

(4)麻醉理念进步所带来的一系列影响,这一点也是最关键的。第一,在麻醉诱导期严格控制血流动力学波动,同时实施“麻醉诱导期急性高容量填充”策略。通过注射泵静脉注射给药的方式,适当延长麻醉诱导的时间,使麻醉药的血药浓度和脑效应室浓度达到平衡,并及时补充有效循环血容量,从而避免了麻醉后血管扩张所导致的严重低血压和气管插管操作所造成的严重高血压带来的危害。这些措施不仅使麻醉更为平稳、安全,不再是嗜铬细胞瘤手术治疗过程中最大的危险,也使术前准备的过程明显缩短。第二,术中实施"理想麻醉状态"的目标管理。通过将每一可监测到的指标都设定出允许波动的上下限范围,并通过监测-给药反馈系统及时调节血管活性药物的给药速率和容量补充程度,使心肌收缩力、心肌氧供需平衡、血管张力、血管内容量和组织灌注等始终处于最佳状态,也使手术挤压瘤体所致儿茶酚胺大量分泌造成的血流动力急剧波动的影响减到最小,从而使麻醉手术过程更为平稳。第三,由于在麻醉和手术过程中,患者体内已有较充足的容量储备,因而在肿瘤切除后血压不会骤降,去甲肾上腺素等药物的替代治疗剂量明显减少,治疗时间也大为缩短。绝大多数患者均可在术后 1h 内停用血管活性药物并保持循环稳定,早期拔除气管导管,从而可直接返回术后病室,而无需经重症监护病房或麻醉恢复室的长时间循环、呼吸支持。这不仅大大减轻了患者的经济负担,也使术后的治疗、护理工作明显减少。患者术后的住院时间也明显缩短。显然,这些成果都是在麻醉学科进步的带动下所取得的。

最后补充一点,任何医疗行为的最终目的,都应是以最安全的手段,在最短的时间内,以最经济的代价,求得最正确的诊断和最有效的治疗效果,最终使患者及其家属获益。嗜铬细胞瘤手术治疗的进步,就体现了对这一目标的追求。相信今后随着各学科的进步,嗜铬细胞瘤的手术治疗会更为安全、有效。

[本文原载于《上海医学》,2009,32,(2):92-93]

14　全身麻醉中伤害性刺激反应的监测与干预

随着对构成全身麻醉各要素的认识不断加深,以及全身麻醉中对镇静水平监测的研究进展,很多过去比较模糊的概念逐步变得清晰起来。比如,过去认为,人的意识消失了即进入麻醉状态,再加上一些镇痛药物,就可进行手术。麻醉质量的好坏,麻醉水平的高低,主要看麻醉记录单上的血压、心率是否像几条平线,手术结束后患者能否马上苏醒。这样的麻醉标准,显然已不能满足当下的需要。究竟什么是满意的麻醉状态,即使是专业麻醉医师,也不是简单几句就能解释明白的。

对于全身麻醉及其临床麻醉深度,笔者作如下阐述。

(1)意识消失就是全身麻醉的开始,即进入麻醉状态。因此,相对于清醒状态而言,进入麻醉状态并无深度可言(哲学抽象意义上的麻醉状态)。

(2)麻醉深度是在意识消失的基础上,为对抗手术引起的伤害性刺激所导致的应激状态而需要的麻醉药量。

(3)疼痛是意识存在下人体的主观感受,既有客观上机体受到各种强烈刺激后所感受到的伤害性感受,同时又是与过往经验(包括遗传因素、既往生活体验以及对痛苦经历的记忆)进行比较后的主观判断。

(4)意识消失后的全身麻醉状态下,伤害性刺激作用于人体,就只有逃避反射、交感兴奋等生物学反应,而不存在"疼痛"(视伤害性感受能否形成记忆,严格说来,仍是患者是否存在意识的问题)。

(5)麻醉的结束,应是从患者对呼唤有睁眼反应开始,表示患者已经恢复对外界刺激的主观反应(仅有肢体运动反应还不能算主观反应)。

对于理想的全身麻醉状态的理解,笔者列举几点:

(1)完全无意识以避免术中知晓。

(2)充分抑制手术刺激所导致的伤害性感受及由此引发的应激激素和炎性因子的释放以及血流动力学的剧烈波动。

(3)手术开始前和术中暂时无应激时循环功能的稳定。

(4)麻醉手术全过程的充分组织灌注和气体交换。

(5)恢复过程的平稳,完全无痛,以及无恶心、呕吐。

(6)在较短的时间内恢复正常的心理、生理活动能力。今后的发展,应当是分阶段(诱导前后、手术开始阶段、术中平稳阶段、麻醉恢复阶段、麻醉后阶段)研究如何按上述标准组合麻醉药品的搭配,从而形成新的麻醉工作程序。一旦完成上述研究,临床麻醉的内在质量无疑将得到根本的改善。

既往由于对麻醉深度的理解仍存在很多误区,特别是误以为血压、心率的变化是仅由伤害性刺激引起的,以致在临床麻醉过程中,常可看到麻醉医师根据患者血压的高低而不断调整挥发罐的开关,而忽略了引起血压、心率变动的其他原因。有的麻醉医师仅应用血管活性药物来控制血压,而忽略了全身组织的良好灌注。显然这些都是不可取的。但我们没有理由去责备这样做的麻醉医师,因为在没有确切的监测指标来指导临床麻醉中如何调控麻醉深度以应对手术引起的伤害性刺激反应时,也只能允许他们这样做。实际上,在临床麻醉中有很多现象都与伤害性反应有关。比如,患者在手术早期即使补足血容量后仍然无尿或尿量很少;补足血容量后仍然有很多患者会在术中或术后发生严重酸血症;在人们的印象中,对抗伤害性反应的最有效的药物是阿片类药物(即所谓镇痛药物),但在临床麻醉实践中发现丙泊酚也有很好的抗伤害反应的作用,而通常认为丙泊酚不具备这种作用。因此,如何设计一个实验,去检验伤害性刺激所引起的反应,同时观察抗伤害反应的药物的干预效果,以指导临床麻醉的实践,就是一项非常迫切的任务。

本期刊登的由张琳医师等撰写的关于灌注指数与伤害性刺激的关系及与肾脏血流变化的关系的论文,就是这方面研究的一个有益尝试。该文以新西兰兔为观察对象,以指脉波形变化所构建的灌注指数和超声探测的肾脏血流为主要指标,观察给予伤害性刺激后两者的变化关系,以及给予丙泊酚(代表麻醉镇静类药)和酚妥拉明(纯 α-受体阻断药)干预后的不同影响。结果表明,灌注指数可以有效地监测伤害性刺激所引发的机体反应,其变化趋势与肾脏血流的变化趋势呈正相关,即外周血管因伤害性刺激而收缩时,肾脏血流也明显减少。这个结果表明,目前临床上应用的常规全身麻醉方法,在对抗手术引起的伤害性反应时,还不能达到令人满意的程度,两种代表性药物中,丙泊酚的抗伤害效果较酚妥拉明更为明显。这究竟是因所用药物剂量间不是等效剂量所致,还是反映丙泊酚确有良好的抗伤害效果,还有待进一步的深入研究,但这些结果仍然可以为改进临床全身麻醉的质量提供参考。该研究的不足也是比较明显的:首先,研究除了观察灌注指数和肾脏血流外,没有同时观察应激激素与炎性因子的变化,因此还不能肯定所用药物的干预效果究竟是同时抑制了炎性反应和血流动力学改变,还是仅仅抑制了血流动力学这一外在表现;其次,所选不同药物之间剂量的比较,依据也较牵强;第三,实验顺序的设计也有不合理之处。

显然,要更合理地改进麻醉管理,还有很长的路要走。

[本文原载于《上海医学》,2010,33(2):100-110]

15 神经损伤抑或神经损伤后发生的记忆改变

虽然临床已有各种治疗疼痛的方法和不同种类的药物,但从实际效果来看,对开胸手术后疼痛综合征(PTPS)的治疗效果仍然不能令人满意。很多患者长期遭受疼痛的折磨,生活和工作受到严重影响,甚至因无法忍受疼痛而自杀。这说明,我们对 PTPS 的认识还很肤浅,还需要更多、更细致的临床观察来对其加深了解。本期吴蔚宇医师等撰写的关于应用肋间神经阻滞治疗 PTPS 的回顾性分析文章,为我们探讨 PTPS 的治疗提供了很多有意义的线索。

首先,该研究证明应用肋间神经阻滞治疗 PTPS 的效果有限。治疗有效的例数不到观察总例数的 30%,说明在此类患者中,如不能更有效、更准确地确认疼痛确系肋间神经损伤引起,以及确定该神经的具体解剖关系,则在首次治疗后继续采用肋间神经阻滞进行治疗的意义不大。

其次,该研究揭示了 PTPS 与手术切口类型的关系,即胸骨正中切口者的治疗有效率高。这个现象说明,PTPS 虽与肋间神经损伤有关,但还有其他因素的参与,否则按解剖常识,采用肋间切口的患者应该都发生 PTPS,而采用胸骨正中切口的患者应该多不会发生 PTPS。

第三,在多因素分析中,性别、切口类型(手术部位)、术后是否接受胸部放疗、术后情绪及术后到治疗前的疼痛持续时间均为与 PTPS 相关度高的因素。男性发生 PTPS 的概率低于女性。而为何术后曾接受胸部放疗者发生 PTPS 的可能性大,治疗前疼痛持续时间长者的疗效不佳,以及术后情绪稳定者较少发生 PTPS,都值得深入分析和探讨。实际上,抛开胸部切口这个因素,我们可以在很多研究论文或临床观察总结中看到类似的结果,只是这些现象背后的机制如何大多尚未阐明,目前比较有把握的只能是与记忆的形成和固化以及情绪在其中的作用有一定的关系。此类治疗效果不佳者是否都存在程度不等的交感性神经炎性改变,是今后必须关注的热点问题。

这篇论文的另一个有趣的现象就是,作者总结的相关度高的诸因素,恰恰是慢性疼痛治疗过程中所表述过的各种综合治疗药物所对应的症状或靶点。这也进一步说明,对于迁延已久的慢性疼痛(包括 PTPS),不能仅凭一种方法、手段或药物进行治疗。更重要的是,在尚未找到疼痛的确切原因或机制前,我们还是应按以下步骤进行治疗:①神经阻滞,用于阻断伤害性刺激的上传(如果患者有症状,并且实验性治疗或测试有效);②非甾体类镇痛药;③抗抑郁药;④适当的麻醉性镇痛药。

最后,希望外科医师能认真研究肋间神经的局部解剖,探讨如何在术中保护好肋间神经,可为今后的治疗打下基础,而这远比麻醉医师或内科医师在事后进行补救工作容易得多。

[本文原载于《上海医学》,2011,34(2):89]

16 积极开展小儿麻醉的临床研究

16.1 儿科医学的特殊性

小儿是占人口比例很大的一个社会群体,又是对疾病、外来伤害抵抗能力很弱的一个群体,所以,从法律层面来讲,未成年人需要受到法律的特别保护;而从医学层面来讲,未成年人也应受到特别重视。相对于成年人而言,小儿处于人体的生长发育期,无论是自主神经系统对自身的调控,还是内分泌系统对生长发育、基础代谢的调节,以至体能、身心、情感、学识、社会经验等,都处于增长、积累、发育、成熟的过程中,需要家长、教师、社会的特别呵护;而在罹患疾病时,更需要医护人员的精心救治。此外,未成年阶段又是各种先天性疾病的外显高发阶段,无论是染色体病、单基因病,还是多基因遗传病,都会对患儿的生长发展、心智健康乃至家庭生活状况及其与家庭成员间的关系带来严重的影响。如果患儿未能得到及时、有效的治疗,轻则给患儿的身心成长带来巨大的负面影响,给患儿家庭造成沉重的经济、精神负担;重则导致家庭解体甚至演变为更为严重的社会问题。因此,我们应该充分认识到儿科医学所承载的社会责任,积极加强儿科医学的建设。

对于儿童先天性遗传性疾病,我们应找出有效的应对措施,除了推广分子遗传学诊断技术,在妊娠早、中期对不适宜继续妊娠的胚胎终止妊娠外,还应努力创造条件,结合婚前体格检查,筛查各种染色体病和单基因病患者或致病基因携带者,以逐步降低我国先天性疾病患儿在新生儿中的比例,促进中华民族整体素质的不断提高。

16.2 小儿麻醉的现状与展望

随着医疗技术的发展,大量先天性疾病的手术矫治为麻醉科医师提供了大量的实践机会。如何更安全、有效地为手术治疗服务,就是摆在麻醉科医师面前的重要任务。不仅对复杂先天性遗传疾病的手术患儿如此,即使是对于普通手术,也因小儿自身生理的特殊性,而对麻醉科医师提出了很多挑战。以往由于国家经济条件所限,以及国内外特殊的历史环境因素所致,我国的小儿麻醉技术曾长期停滞不前。很多专科医院甚至直至数年前仍在使用古老的 T 形管给氧、辅助或控制呼吸技术、氯胺酮麻醉诱导和全程维持麻醉技术甚至乙醚吸入麻醉技术。

近年来,随着中外交流的不断深入,在中华医学会麻醉学分会小儿麻醉学组的直接领导和组织下,我国的小儿麻醉技术有了突飞猛进的发展。伴随着麻醉基本设备的改善、国外先进技术的引入、出国留学人员的不断回归,短短数年,我国的小儿麻醉领域的面貌已焕然一新。现代麻醉技术得到有效普及,麻醉安全性有了明显改善,对各类复杂、疑难先天性疾病的手术治疗的麻醉管理,也积累了丰富的经验,有力地支撑了临床各手术科室的发展。

本期发表的小儿麻醉相关的 5 篇论文,就集中反映了我国小儿麻醉的进展。凌云志等观察了小儿心脏手术中应用右美托咪定对血流动力学和应激反应的影响,证明在原有麻醉基础上加用右美托咪定,可维持稳定的循环功能,有效抑制应激反应,代表了小儿麻醉医师在形成安全、有效的麻醉常规路径后,已开始追求更为完善的麻醉管理,并向减轻应激反应、促进术后恢复的方向发展。黄延辉等探讨了不同年龄组别的法洛四联症婴儿和幼儿,在体外循环开始时应用肝素后,年龄因素对凝血功能的影响。结果发现不同年龄组别患儿的凝血功能存在差异,年龄≤12个月患儿血小板的反应性低于年龄>12个月的患儿。谭杰等回顾总结了双向Glenn分流术治疗儿童复杂发绀型先天性心脏病的麻醉管理经验,认为术中维持循环稳定、降低肺血管阻力、积极有效的麻醉管理以及合理抗凝是关键。魏嵘等和许斌兵等分别探讨了2×95%的有效药物剂量(ED95)预注给药法对小儿顺式阿曲库铵药效动力学的影响以及3×ED95给药时性别差异的影响。结果表明,预注给药并不能加快诱导速度;而在小儿麻醉中,性别差异也不如成人明显。上述研究结果,不仅丰富了麻醉学科的知识积累,更重要的是反映了小儿麻醉专业近年来的进步,特别是新疆报道的在婴幼儿中成功实施复杂发绀型先天性心脏病的矫治手术和麻醉,显示了国内东西部差距正日益缩小,这是非常可喜的进步。

虽然小儿麻醉在近年来有了明显进步,但我们也应该清醒地看到,相对于成年人麻醉,小儿麻醉的基础还不够牢固,从事小儿麻醉的人员在学历结构、研究能力、留学经历等方面也还嫌薄弱,特别是在临床科研方面,差距更为明显,需要从事小儿麻醉专业的同仁更加努力。我们希望,通过大家的不懈努力,在不久的将来,我们的小儿麻醉专业同仁能为广大同道提供基于中国儿童所得到的相关数据、指南和临床经验,以更好地为我们的下一代做好服务。

[本文原载于《上海医学》,2012,35(2):93-94]

17　麻醉,绝不仅仅是麻醉

麻醉科医师施行麻醉,除了保证患者在手术过程中的安全和舒适,以及为手术医师提供良好的操作环境外,是否还能为改善医疗服务品质、加快患者手术后康复做些什么? 答案显然是肯定的,但现实却又很苍白,原因何在? 传统观点认为,麻醉不过是"打一针让患者睡一觉"的简单技术工作。这种观念不仅在普通百姓中很流行,即使在医院内部,从其他科室的医师、护师,到部分医院和卫生系统的主管领导,此种观念也是根深蒂固。比如过去一直将麻醉科列为医技科室,大量聘用护师从事麻醉工作等做法就是证明。虽然1989年国家卫生部12号文件已明确指出,麻醉科已发展为临床科室,业务范围涵盖临床麻醉、急救复苏、重症监测治疗与抢救,以及疼痛诊断治疗,但在实际操作中却并未得到有效落实。原因主要分为两方面:一是医院主管领导认为麻醉科既无病房,亦无门诊,从而连最基本的医疗数据(如床位使用率、周转率、门急诊人次、日出入院人次)都无法统计,所以无法称其为临床科室。二是麻醉学科"先天不足"。麻醉学学科带头人通常在临床麻醉和急救方面拥有丰富的临床经验和较高的技术水平,但在重症监测治疗和疼痛诊断治疗方面,往往很难谈得上"精通"。且随着专科化的发展,原属于麻醉科业务范畴的急救复苏已逐渐成为急诊科的主要业务,重症监测治疗和疼痛诊断治疗也经国家卫生与计划生育委员会认可而相继成立了独立科室和学会,脱离了麻醉科的业务体系。加之麻醉科一直没有解决好人员编制问题,导致25年来虽然中国麻醉学科的发展有了长足的进步,但是麻醉科的业务范围又回到原点——临床麻醉,今后中国麻醉学科该何去何从,在很多从事麻醉学专业人员的心中仍是一个问号。

近年来,中国麻醉学科的发展可谓"喜忧参半"。喜的是,如今的中国麻醉学科已日益发展壮大,其服务能力和技术水平已跻身世界先进行列,特别是麻醉已跨过了最重要的安全门槛,使得麻醉不再是令人谈虎色变的危险工作。即使是在二线城市的医院,即使是极端生理年龄的患者(如新生儿和百岁人瑞),目前也已不再是麻醉的"禁忌"。此外,麻醉学科主导的"舒适化医疗"(无痛技术)的广泛开展,也得到民众的广泛欢迎。这些进步,不仅极大地助推了手术科室的技术进步,而且进一步扩展了麻醉学科的服务领域,从而促进了麻醉学科自身的发展壮大。在此基础上,近年来以麻醉学会为主导的国际、国内频繁的学术交流,使麻醉学科不仅在临床麻醉方面卓有建树,在科研和毕业生的终身教育方面也取得了重大进展。然而,忧的是,急救复苏、疼痛诊断治疗、重症监测治疗等亚专科的相继独立,对麻醉学科的发展产生了负面影响,导致"大麻醉学科"的框架无法维系。目前,中国麻醉学科尚难以形成完全由麻醉学科主导的局面,与其继续借鉴德国、法国等仍然将麻醉、急救、重症监测治疗、疼痛诊断治疗控制在一个大麻醉学科内的模式,不如学习美国麻醉学会2014年起力推的"围术期患者之家"的模式,可能更加符合中国麻醉学科的现状。此外,中国麻醉学科今后的发展首先应该把麻醉学科工作范围内力所能及的事情做好。

17.1　全面推进麻醉科门诊建设

通过设置麻醉科门诊,将以往在患者入院后进行的术前检查、评估、访视、签署知情同意书等工作都在患者入院前完成,从而明显缩短从患者入院至施行手术的住院时间,大大加快床位的周转,提高手术科室的工作效率。这项工作的基础是医院信息化建设与门诊住院电子病历的对接。其实际内容除了签署知情同意的法律文件外,主要是完成对患者耐受麻醉、手术的安全性评估,具体可细分为以下六项内容:

(1)对患者心、肺、肝、肾、脑等重要脏器功能进行评估,以判断患者对麻醉、手术的耐受能力,同时预估给予患者的初始诱导剂量(这是麻醉诱导期是否平稳的关键因素之一)。

(2)预测手术可能带来的损害(如出血、不良反射、过度应激等)及其所引发的心、脑并发症的发生风险。

(3)预测术后恢复过程中可能发生的并发症(如恶心呕吐、疼痛、烦躁的概率)及其预防和处理措施,预测术后发生手术并发症的可能性。

(4)预测患者术后发生脑功能障碍的可能性及其预防和应对措施。

(5)判断患者是否适合进入术后快速康复(ERAS)流程。

(6)判断患者术后是否需要进入 ICU 行进一步监护治疗。

设置麻醉科门诊对于提升麻醉和手术系统的工作效率,改善对患者的服务质量和安全性均具有重要意义。从这个角度向医院和卫生系统相关主管领导解释,可能会有助于减少反对意见。当然,这一工作的实施将涉及各科室间工作流程的改变和利益的重新分配,需要在实践中不断加以完善。

17.2　麻醉过程中生命安全的维护和"麻醉同时是治疗过程"概念的推广

麻醉的目的是为患者提供安全、舒适、无痛苦、无记忆的短暂过程,以满足手术治疗或检查的需要。其前提是保证患者的安全,因为只有保证了患者的安全,麻醉医师的工作才有意义。因此,只有在麻醉全程维持患者生命体征平稳,避免出现明显的血流动力学波动(即无应激过度或抑制过度),同时保证组织的充分灌注,才能为患者的术后康复打下良好基础。

目前,患者入院后首先要经历 2～3 周的内科治疗才能施行手术。传统的观点认为,即使是如原发性高血压这样相对简单的疾病,也应由内科治疗一段时间使血压达标后才能进行麻醉和手术,这在各国的指南中均有体现。而笔者则一直主张"麻醉无禁忌""麻醉同时应当是一个治疗过程"等理念。也就是说,随着麻醉学理论、技术、设备、药物的不断更新,以及多年来麻醉正反两方面经验的不断积累,特别是麻醉学专业人员学历结构的普遍提升,住院医师规范化培训和专科医师培养制度的逐步普及,麻醉科医师已普遍具备了正确处理或纠正高血压、低血压,各种心律失常,水电解质紊乱、糖代谢异常,以及出、凝血功能紊乱的能力,并掌握相应的技术或药物治疗手段,甚至可以在麻醉的过程中,严密的生命体征和检查手段的监控下(比如通过频繁采血化验来监测肝肾功能和细胞内稳态,通过连续地对心、脑、肺、末梢循环进行无创监测来观察重要脏器的生理状态和对内科治疗的反应),快速纠正上述内科问题。这是目前内科医师都很难做到的。正是有了这样的实践基础,才使笔者敢于提出"麻醉无禁忌"和"麻醉同时应当是一个治疗过程"的观点。如果患者在进入手术室后,于麻醉开始前,麻醉科医师即已根据麻醉科门诊提供的检查评估结果和入手术室后的生命体征监测结果,有针对性地对异常结果进行治疗和干预,并在整个手术过程中始终保持患者的各项生命体征和细胞内环境都处于正常生理范围,其合乎逻辑的结果就是在麻醉和手术的过程中,患者将始终处于安全状态,且其在麻醉和手术后的康复将较由无此理念(即麻醉同时应当是一个治疗过程)的麻醉科医师施行麻醉的患者更快、更好。

17.3 麻醉后的恢复期管理

麻醉后恢复期的本质是患者由麻醉状态(即其自身生命体征的调控主要由麻醉科医师掌握)逐步恢复为清醒状态(即患者恢复其对外界的反应并逐步恢复其对自身生命体征的自我调控)的过程。在这样一个转换的过程中,由于患者的自我控制能力尚未完全恢复,而麻醉科医师的控制能力却在逐步减弱,从而导致了很多问题的发生。

17.3.1 自主呼吸的恢复

以往,麻醉医师习惯于在应用肌肉松弛药后,依赖患者的自身代谢来完成其自主呼吸的恢复过程,而未强调对肌肉松弛状态的监测和对残余肌肉松弛作用的拮抗。近年来的诸多研究结果均证实,残余肌肉松弛作用是导致术后患者早期死亡的最主要原因,因此目前各国指南均已强调应用肌肉松弛药的患者必须常规拮抗。麻醉医师下一步的工作重点应当是普及对肌肉松弛状态和恢复状态进行常规监测,或至少在苏醒室或麻醉后恢复室(PACU)将其作为日常的常规工作。

17.3.2 躁动或烦躁

躁动或烦躁是患者苏醒前因中枢神经系统尚未完全恢复对随意肌的有效控制,而机体又感受到伤害性刺激(不仅包括手术创伤引起的疼痛刺激,也包括各种导管引起的刺激)的结果。以往的处理多偏向于应用小剂量静脉麻醉药物,但这仅仅是应急处置的手段。其根本的解决办法仍然应从加强镇痛入手,并尽可能拔除所有留置于体内的各种导管。

17.3.3 恶心、呕吐

恶心、呕吐的本质是由呕吐中枢兴奋(中枢性原因如使用阿片类镇痛药、吸入麻醉药、脑酸血症、脑组织炎性反应等)和消化道激惹(如手术直接刺激消化道)所致。恶心呕吐的应对措施如下:

(1)对术前已明确为恶心呕吐高发可能者,在术前、术中或术后给予镇吐类药物治疗。

(2)建议将阿片类药与非甾体类药物联合应用于术后镇痛,以降低恶心呕吐的发生率,减轻其严重程度,同时给予镇吐药物。

(3)术前应用小剂量糖皮质激素和手术中充分灌注,可有效降低术后恶心呕吐的发生率。

(4)静脉注射小剂量丙泊酚,可供应急处置。

(5)应用"三明治"维持麻醉,即麻醉诱导期使用静脉麻醉,麻醉维持期改为吸入麻醉,手术后期再改为静脉麻醉,可有效降低恶心、呕吐发生率。

此外,还要做好手术并发症的及时发现与呼叫手术医师,患者是否可进入 ERAS 和 ICU 继续治疗,是否应通知康复科医师对患者进行康复指导,以及术后满意度调查等,这些问题中,除术后满意度调查应该由麻醉科主要负责外,其他均需相关科室协调合作。

麻醉,决不仅仅是麻醉;麻醉科医师,还可以为患者做得更好。

[本文原载于《上海医学》,2015,38(4):269 - 271]

18　关于临床麻醉一些问题的思考

去年底收到《临床麻醉学杂志》的约稿,希望笔者写一篇关于临床麻醉方面值得重视或值得大家思考和讨论的问题的文章,笔者随口答应下来,但真到要动笔的时候,才感觉殊非易事。经多日思考,决定从以下几个方面来写。如有错误或不妥之处,概由笔者负责。

18.1　全身麻醉过程中如何静脉输液?

我们过去一直是遵循培根所制订的现代科学三原则"对照、重复、随机化"来设计我们的临床研究,这已成为我们开展临床研究的所谓"金标准",并在此基础上兴起了所谓"循证医学"的高潮,似乎如果我们的临床指南没有遵循大样本、多中心的 RCT 研究结果,就不能算是一本高水平的指南。一时间,似乎不去做大样本、多中心的 RCT 研究,不去随时跟踪国际上最新发表的证据,你就彻底落后于时代了。至于所谓的专家经验,更是被贬低成"最低一级的证据",完全不值一钱了。虽然在 2007 年"循证医学"最高潮的时候,笔者就在"丁香园"麻醉论坛上对"循证医学"和"荟萃分析"提出质疑,对完全否定临床经验、完全依赖"荟萃分析"结果来指导临床麻醉提出怀疑,但那时基本上还是基于一种直觉,而非深入细致的思考。而且在当时那样一种大环境下,笔者刚刚写了一篇马上就招来一片质疑,也就没有什么心情去认真探讨这个问题了。但是近年来临床上发生的一系列不良事件,使笔者再次感觉,我们真的有必要去质疑一些所谓的"金标准",不能再让一些所谓的权威教科书、新的指南或广为流传的根深蒂固的观念继续误导年轻医生、危害患者。因此,在此笔者想谈的第一个问题就是:全身麻醉过程中如何输液?

在最近一段时间里,笔者所在的单位接连发生麻醉危象:1 例胸外科患者在行肺叶切除术中,突然发生心率骤降至 30 次/min,血压降至 60/30mmHg,经及时抢救后转危为安。另有 1 例颅内肿瘤患者,在行肿瘤切除术时,突然发生心脏停搏,经及时心肺复苏(CPR),患者复苏成功。虽然 2 例患者均未导致伤残或致死的严重不良后果,但何以会出现如此连续发生严重不良事件的问题呢? 经询问当事麻醉科医师(由麻醉科副高级职称或主治医师职称的本院医师指导的进修医师和住院医师规范化培训医师),她们的回答令笔者错愕:"这是肺叶切除术呀! 术中不是要严格限制静脉输液吗? 教科书和指南不都是这样写的吗? 加速康复外科(ERAS)不也反复强调要限制静脉输液吗?"另一位也很委屈地讲:"我这个(手术)是脑外科手术呀! 术中不是要限制静脉输液吗?"再看看各个手术间,很多手术间每天一上班就早早准备好了两个瓶子,一个是稀释的苯肾上腺素,另一个是稀释的倍他洛克。笔者更加大惑不解了:这还是我熟悉的麻醉科吗? 笔者自 1999 年提出"全身麻醉本质的探讨"和"理想麻醉状态"以来,以及以后提倡通过诱导期高容量填充来建立新的体内容量平衡;通过外周脉搏血氧饱和度波形的波幅变化来监测外周组织的灌注和内脏器官的灌注;通过心电 S-T 段的变化趋势来反映心肌的氧供-耗平衡;使麻醉过程中监测的重点,由血压、心率的变化转变为组织灌注的变化,自以为已经解决了麻醉过程中如何静脉输液的问题。同时通过全国范围内和美国、日本的巡回演讲,得到普遍好评,便以为麻醉过程中如何静脉输液的问题已经在笔者手中得到解决。但面对残酷的现实,不得不承认,笔者这一系列努力最终还是彻底失败了。

记得 1996 年底,笔者从长海医院来到瑞金医院工作不久,一位马上要结束在瑞金医院进修的医师问笔者:他昨天刚做了 1 例行根治手术的食管贲门癌患者的麻醉,术中一切顺利,可是在手术结束后将患者从手术台转移到担架车上时,患者突然心脏停搏,虽经及时抢救,但最终未能挽救患者生命,这是为什么?他甚至告诉笔者,这是他一年进修期间见到的第 2 例患者。笔者当时看了他的麻醉记录单,患者在约 3h 的手术过程中只静脉输注不到 2000ml 的液体。于是笔者对这位医师讲,你大概容量管理没有做好,液体负荷过少,导致组织灌注不足,以至手术结束后患者已处于严重酸中毒状态,在搬动时导致心脏停搏。抢救过程中的血气分析结果也证实了这一点。后来,笔者发现当时的瑞金医院麻醉科,大家做麻醉几乎都是属于严格限制液体的所谓"干派"。虽然笔者着手进行纠正,指导大家在麻醉诱导期快速补液,在从麻醉诱导开始到手术开始后早期的 1h 内,至少要静脉输注输晶体液和胶体液各 10ml/kg,以满足组织灌注,但大家并未能从学术观念上接受笔者的观点,而只是认为"主任要求这样做,我就这样做好了"。以至于当笔者出国出席学术会议或讲学期间,科室由原来的主任负责,科室人员的麻醉管理理念又集体转回到老的观念上去了。最极端的例子就是,在 1999 年,每次笔者出国期间,科室都会发生一例心脏停搏的事件。这促使笔者从理论上去寻找原因。笔者隐隐感觉,这个问题的根源在于麻醉学科的教科书和指南[当年国内都是参考的美国麻醉医师协会(ASA)指南]。此外,还与国际上对围麻醉手术期间输液的"干、湿论战"中,"干派"由于有外科系统的支持而略占上风等因素有一定关系。当整个麻醉学科都在用这种限制输液的错误观念指导临床实践时,当我们的医学生都是在这样的学术环境下被培养成为临床麻醉科医师时,要想让他(她)们不犯错误,显然是不可能的。这也是笔者日后形成自己的"超容量血液稀释/高容量填充"学术观点的客观背景。

笔者于 1999 年正式提出"全身麻醉本质的探讨"和"理想麻醉状态"的学术理念后,笔者又在随后的几年里,相继提出"诱导期高容量血液稀释""麻醉无禁忌",以及"精确麻醉"等一系列学术观点,形成了自己比较完整的学术思想,并通过在全国范围内的演讲和学术推广,极大地改善了国内的麻醉质量,并大幅降低了麻醉相关的并发症发生率和病死率。同时也为自己积累了一定的学术影响力,并于 2009 年顺利当选中华医学会麻醉学分会第十届委员会的主任委员。任职期间,通过开展基层医院麻醉科主任的培训工作,也使笔者的学术观点得到广泛的传播,为中国麻醉学科的发展做出了一定贡献。

那么,为什么经过了 20 年,笔者自己工作、领导的麻醉科又回到了原点呢?甚至为什么目前全国范围内普遍出现这种现象呢?笔者认为,主要有以下几方面原因。

(1)首要原因是笔者自己没有能把正确、先进的学术理念,通过大样本、多中心的工作转化为高质量的学术论文,发表在国际上被美国科学引文索引(SCI)收录,并有较高影响力(Q1)的杂志上,进而由我们来改写国际指南甚至是教科书。因此导致我们的学生仍然在接受着错误观点的教育。当我们这一代人逐渐退出历史舞台时,他(她)们必然要重犯历史上早已发生过多次的错误,并要为此付出惨痛的代价。

(2)在错误的学术观点没有得到有效纠正的背景下,大规模的住院医师规范化培训工作,无疑强化了错误观念的临床基础。笔者去年到美国出席 ASA 年会,顺便去波士顿看望在麻省总医院学习的几位学生。她们讲起麻省总医院麻醉科里的一位教授,因患肺癌而进行手术,手术很简单,术后却状况频出,住进 ICU,折腾了近一个月才死里逃生。什么原因呢? 原来麻省总医院麻醉科是坚定的"干派",肺部手术严格限制液体。排名全美第一的麻省总医院尚且如此,又怎么能指望中国年轻的麻醉科医师会去挑战权威呢?

(3)中国麻醉界的年轻一代,目前普遍存在一种喜欢炫技而忽视深入思考的不良学风。很多年轻医师热衷于炫耀自己发表了多少篇 SCI 论文,自己是多么熟练地掌握了 TEE、经皮超声引导下的神经阻滞、动静脉穿刺等技术,自己看了多少最新的指南,编了多少本最新的进展等。这些东西都不错,都是今后发展的必要的基础;但你听来听去,就是没有他(她)们自己的学术观点。他(她)们很少敢于直截了当地说哪些学术观点不对,哪些国际上的新版本指南不过是在以往胡扯的基础上更加让人不明就里。这才是笔者认为更可怕的一件事。这当然也包括笔者自己的学生在内。如果年轻一代不能静下心来,养成凡事经过自己头脑认真思考的习惯,而仍然延续目前这样的状态,最终麻醉学科还是很难有所突破。

18.2　笔者对目前中国麻醉界流行的几个观点的看法

18.2.1　关于肺保护

目前关于麻醉中的肺保护问题,笔者认为被不恰当地夸大了。以至于很多年轻医师在日常的麻醉工作中,也普遍使用诸如"反比呼吸""低潮气量""可容许性高碳酸血症"等所谓的肺保护策略。笔者认为这是非常危险的。这些策略是由 ICU 医师针对急性期肺损害患者提出的策略。其正确与否暂且不在此讨论。但将这些策略不分青红皂白就应用于术前生理机能基本正常的患者,就值得商榷了。因为所谓"可容许的高碳酸血症",本质上是人为造成的轻度高碳酸血症。不论其程度如何,最终结局都不过是酸中毒引起的细胞水肿。为此莫名其妙地去保护肺,而引发全身细胞水肿,合乎逻辑吗? 如果再碰上近年外科普遍开展的机器人手术、腔镜手术,都是在 CO_2 填充的气腹或气胸下进行,使酸中毒进一步加重。这样的麻醉策略难道不是非常危险的吗?

18.2.2　关于器官保护

对于麻醉药的器官保护问题,由于生产厂家的大力推动,在国内大概形成了以下几个流行观点:

(1)七氟醚的器官保护作用是所有吸入麻醉药中最好的! 事实果真如此吗?

(2)丙泊酚的器官保护作用优于所有的吸入麻醉药! 支持七氟醚的专家同意吗?

(3)麻醉学科今后学术的着力点之一就是围术期的器官保护,这是我们的优势! 那么对于天天上麻醉的医师来说,是否上全身麻醉的患者都得到了保护? 逻辑上和事实上能说得通吗?

显然,这些问题,都还需要我们去做更深入的探讨,而不是人云亦云的简单附和。

最后,重温一下笔者多年前提出的"理想麻醉状态",希望能对减少围术期的麻醉不良事件有所帮助。理想麻醉状态为:

(1)心率:控制于 50~70 次/分。

(2)血压:控制于(90~110)/(60~70)mmHg。

(3)S-T 段:控制于小于±0.2mV。

(4)麻醉深度:BIS 控制于:45~55,Narcotrend 控制于:E1~D。

（5）SpO_2波幅：宽大，幅高。

（6）尿量：$1ml/(kg \cdot h)$。

实现理想麻醉状态的前提是，在麻醉诱导期多输入一些液体吧！

［本文原载于《临床麻醉学杂志》，2017，33（1）：8-10］

19　应当重视对围术期心肌氧供耗失衡的监测与防治

心肌缺血即心肌氧供耗失衡是围术期多发而迄今为止尚未引起麻醉科医师足够重视的一个重要问题，也是影响手术患者围术期安全转归的重要因素之一。患有冠状动脉疾病，以及存在术中高度应激、相对低血容量状态、酸血症、手术失血等，均是导致围术期发生心肌氧供耗失衡的直接原因，甚至气腹和体位改变也会导致冠状动脉血流减少。目前，围术期心肌氧供耗失衡在手术患者中并不少见，尤其是随着社会人口的老龄化，术前就已诊断为缺血性冠状动脉疾病的患者逐年增多。但就麻醉管理而言，非典型、隐匿型心肌缺血者则更为危险。特别是在国内目前的质控标准和设备、装备标准（标准三导联心电图监测）下，要及时发现术中、术后的心肌氧供耗失衡，仅凭Ⅱ、Ⅲ导联心电图的监测是远远不够的。此外，国内还有相当多的麻醉科医师对患者的麻醉管理仍停留在维持血压、心率稳定和血氧饱和度、petCO$_2$正常的水平，尚未自觉地深入观察患者的全身灌注状态，特别是心肌灌注的变化，并进行有效的应对。这使得很多患者因术中未能得到对心肌氧供耗失衡的有效处理而于术中或术后发生意外，导致因心肌氧供耗极度失衡引发严重的心律失常、心室颤动甚至心脏搏动停止。虽然绝大多数患者经抢救可得以复苏，但仍有少数患者死亡。然而，很多当事麻醉科医师并不知道患者的死亡原因，甚至以麻醉记录单上患者的血压、心率一直平稳为由，拒不承认自身麻醉管理的问题，这样的情况值得麻醉科医师们认真思考并着手解决。

从麻醉学的发展历程可以清晰地看出，麻醉学是一门高度依赖科学技术和监测技术进步的学科。麻醉科医师很早就使用听诊器和血压计监测患者的生命体征，但直到扫描式心电图仪出现，才建立了对生命体征实时、定量、连续监测的概念。脉搏血氧饱和度仪问世后，麻醉相关的死亡率从几千分之一迅速下降至5万～10万分之一。随着petCO$_2$监测技术的出现，麻醉的安全性得以进一步提高。笔者甚至曾乐观地提出过"麻醉无禁忌"的观点，认为随着多功能监测设备和现代麻醉机在基层医院的普及应用，麻醉科医师们已基本解决了麻醉的安全问题，今后可进一步促进患者舒适、平稳地康复。然而，残酷的现实证明，麻醉科医师们距离真正保证患者麻醉安全这一目标，还有很长的路要走。

围术期心肌氧供耗失衡的监测与防治需要做好以下几方面的工作：

（1）在各种学术会议上，加强对年轻麻醉科医师的培训，使其能够从理论上认识发生心肌氧供耗失衡的原因和危害，并能掌握早期诊断的标准和正确的处理原则。

（2）在临床推广五导联心电图监测技术和S-T段分析技术，以便早期发现心肌氧供耗失衡，并早期纠正。

（3）推荐以"心肌氧供耗失衡"代替"心肌缺血"，以使概念更为严谨。

（4）在大型三级甲等教学医院推广TEE监测技术，包括对冠状动脉分支血流量的直接测定和对心室壁运动状态的监测。

（5）推广"理想麻醉状态"的理念，建立实现理想麻醉状态的标准化操作流程。

（6）通过组织大样本、多中心的临床研究，来建立中国的围术期心肌氧供耗失衡的监测标准、诊断标准、防治标准和抢救标准，并在全国推广。

现代医学是自然科学的一个分支,必然要遵循科学发展的一般规律。不断发现问题、提出问题,然后去解决问题,这正是科学发展的魅力所在。正视围术期心肌氧供耗失衡的客观存在,建立相关的标准和指南,是麻醉科医师近期的努力方向,也是进一步提升麻醉安全性的关键所在。

［本文原载于《上海医学》,2016,39(2):65 - 66］

20 吸入麻醉药物的研究进展 [*]

吸入麻醉药物一般分为气体麻醉药物和挥发性麻醉药物两类。气体吸入麻醉药物主要包括氧化亚氮和氙气。挥发性吸入麻醉药物又分为羟基烷、卤代羟基烷和卤羟三类。羟基烷主要是乙烷;卤代羟基烷包括甲氧氟烷、安氟烷、异氟烷、七氟烷和地氟烷;卤羟主要包括氟烷和氯仿。吸入麻醉药物均以气体形式通过呼吸道进入人体内发挥麻醉作用。虽然静脉麻醉药物异丙酚在临床已得到广泛使用,但由于吸入麻醉药物具有麻醉效能强、可控性高的特点,因而在全身麻醉中特别是在麻醉维持过程中依然占据主导地位。近年来,新型吸入麻醉药物的临床应用和机制研究都取得了很大进展,通过对这些研究成果的复习,有助于深入认识全麻原理,合理规范药物的临床适用范围,以及正确解释和处理药物的不良反应。

20.1 吸入麻醉药物的作用机制

吸入麻醉药物的作用机制主要包含两种学说,即脂质和蛋白质学说。20世纪初,Meyer和Overton发现吸入麻醉药物均具有较高脂溶性,其在橄榄油中的溶解程度与麻醉强度密切相关,据此建立了全麻原理的脂质学说,即Meyer-Overton法则。虽然它可以解释药物的脂溶性和麻醉强度高度相关,以及吸入全麻药物的相加效应,但是它并不能说明具有同分异构体的吸入麻醉药物作用强度间存在明显差异的临床现象。该法则同样不能解释非脂溶性药物也具有麻醉作用、脂溶性药物能够产生惊厥效应以及长链脂溶性化合物的麻醉截止现象等疑问。因此,吸入麻醉药物的脂质学说受到许多学者质疑。

当代神经科学研究业已发现并证实,中枢神经系统的电生理学特性变化决定了人类的意识状态,而这些电生理学特性的生物学基础是离子通道和神经递质受体系统的功能状态。全麻药物的作用机制也与这些蛋白功能密切相关。因此,1994年Franks和Lieb提出了全麻机理的蛋白质学说,认为吸入麻醉药物可以与中枢神经系统的多种细胞膜表面和膜内蛋白作用,产生催眠、遗忘、制动、肌肉松弛等效应。此后,吸入麻醉药物的蛋白质学说成为麻醉机理研究的重要领域。目前已有的研究结果认为,吸入麻醉药物通过增强中枢神经系统的抑制性神经递质受体功能,和/或抑制兴奋性神经递质受体功能,以及调节部分细胞离子通道活性而产生麻醉效应。它们对于细胞内信号转导系统的作用和蛋白表达的影响可能是其长期影响神经系统功能的主要机制。

参与吸入麻醉药物蛋白质学说的膜蛋白包括配体门控离子通道和电压门控离子通道,前者主要是兴奋性谷氨酸受体通道(NMDAR和AMPAR)、神经元烟碱受体,以及抑制性的GABAA受体通道,甘氨酸受体通道。后者包括Na^+、K^+、Ca^{2+}通道。

NMDA受体参与学习记忆、疼痛、缺血性脑损伤等多种生理病理机制,氧化亚氮和氙气是NMDA受体的拮抗剂,临床浓度的卤代类吸入麻醉药物能够抑制NMDA受体功能,这与此类药物的镇痛、脑缺血保护和影响认知功能等作用有关。临床低浓度吸入麻醉药物就

---

[*] 本文作者为于布为、薛庆生、罗艳。

可以显著抑制中枢神经元烟碱受体功能,其中异氟烷对该受体的抑制能够解释其对伤害性感受传递的双向调制作用。

GABAA 受体和甘氨酸受体是中枢主要的抑制性神经递质受体,它和 5-羟色氨酸受体同属于含半光氨酸环的受体超家族。卤代类吸入麻醉药物均能够促进这两类受体的开放,抑制它们失活,产生神经细胞超极化,从而降低神经网络的兴奋性,产生睡眠和意识消失效应。高于临床浓度范围内的吸入性麻醉药物抑制神经细胞电压敏感性 Na^+、K^+、Ca^{2+} 通道开放功能,削弱伤害性刺激信号的传递,促进细胞膜超极化,缓解胞内的 Ca^{2+} 超载,发挥镇痛、麻醉以及脑保护作用。虽然已经发现中枢多种蛋白参与了吸入麻醉药物的作用机制,但是到目前为止,还没有寻找到它们的关键靶位。因此,目前全麻机理的蛋白质学说仍然停留在"多蛋白、多部位"的理论水平。

吸入麻醉药物也作用于细胞内信号传导系统,其中研究较多的是蛋白激酶 C(PKC):该蛋白参与神经细胞的迁徙、凋亡、学习记忆、疼痛、神经递质释放等多种生理病理机制。吸入性麻醉药物对 PKC 的功能和表达均有影响。虽然早期离体实验发现氟烷抑制 PKC 活性,但是通过完整细胞以及在体研究,都证实氟烷等吸入麻醉药物能够增加 PKC 磷酸化,促进其转位。吸入麻醉药物可通过促进细胞内钙库释放,增加胞内 Ca^{2+} 浓度,从而促进 PKC 的激活和转位。但是通过融合绿色荧光蛋白的 PKC 亚单位发现氟烷激活 PKC 作用与其增加细胞内钙离子浓度没有直接关系。此外,吸入麻醉药物还能够通过 PKC 途径调节代谢性谷氨酸受体谷氨酸转运体的功能,并通过 PKC 激活途径抑制参与伤害性感受传递的 P 物质受体功能,这些都与该类药物的镇痛机制有关。吸入麻醉药物对 PKC 的作用效果与作用部位和 PKC 蛋白亚型密切相关。通过局灶性脑缺血实验发现七氟烷能够抑制脑缺血造成的纹状体神经细胞 PKC 表达下调,从而发挥脑保护作用。

吸入麻醉药物作用于中枢神经系统多个部位,产生各种不同的效应如表 1 所示。通过脑功能成像技术以及其他动物实验方法证实,脑内网状上行激动系统、丘脑、杏仁核、海马等参与认知、学习记忆、睡眠和注意力的部位也是吸入麻醉药物的中枢敏感区域。丘脑 Tubermamilla 区域为 GABA 调控区域,它与睡眠和吸入麻醉药物均存在联系。

吸入麻醉药物的 MAC 效应是通过脊髓介导的。从实验动物颈部横断脊髓并不影响其 MAC 数值。异氟烷在临床浓度时能够增强脊髓背角浅层神经细胞 GABA 能神经递质受体系统功能,抑制单突触的兴奋性神经传递。这在分子水平阐述了异氟烷的抗伤害感受作用机制。但是关于吸入麻醉药物在脊髓水平发挥抗伤害感受作用的观点目前还没有被完全接受,因为临床浓度的吸入麻醉药物并不能够完全抑制伤害刺激产生的循环波动。

表 1　常用吸入全身麻醉药物对于中枢神经系统离子通道的作用

离子通道	卤代烷和乙醚	非卤代烷	氙气和氧化亚氮
GABAA 受体	增强	无作用	无作用
甘氨酸受体	增强	无作用	无作用
神经元烟碱受体	显著抑制	显著抑制	抑制
肌型烟碱受体	抑制	抑制	—
5-羟色氨受体	轻度抑制	—	无作用

（续表）

离子通道	卤代烷和乙醚	非卤代烷	氙气和氧化亚氮
谷氨酸受体	NMDA 抑制	抑制	抑制
	AMPA 抑制	—	无作用
背景钾通道	增强或无作用	—	—
电压依赖钾通道	抑制或无作用	—	无作用
ATP 激活钾通道	增强或无作用	—	—
电压依赖钠通道	轻度抑制	轻度抑制	—
电压依赖钙通道	轻度抑制	—	—
Ryanodine 激活钙通道	增强或抑制	—	—

20.2　与吸入麻醉药物作用相关的基因

寻找与药物作用相关基因谱的研究被称之为"药物基因组学研究"。寻找与麻醉作用相关的敏感基因成为该领域内一项重要内容，它可以用来解释相同药物作用于不同人群时效果的差异。关于吸入麻醉药物敏感基因的研究，目前多是从相对简单的酵母菌、线虫、果蝇、小鼠等动物入手，这是由于它们的基因结构相对简单，并且决定麻醉作用的基因序列在生物体内相对保守，所获结果能够反映人类的全麻机制。

通过新型杆状线虫研究发现：编码细胞突触融合蛋白的基因，编码构成上皮细胞钠离子通道蛋白 Stomatin 的基因和编码构成线粒体呼吸链复合物 Ⅰ 蛋白的 Gas-1 基因可能是吸入麻醉药物的敏感基因。果蝇研究提示构成电压敏感钠通道 β 亚基的 para 基因是吸入麻醉药物的易感基因。编码小鼠 GABAA 受体 β_3 亚基的基因突变能够降低安氟烷和氟烷的麻醉效能。通过简单的一种染色体替换形成两种不同系列的小鼠，就会影响它们对氟烷、异氟烷和七氟烷全麻效应的敏感性。

考察基因突变产生不同表型的人群对于吸入麻醉药物敏感程度的差异，有助于了解与这些全麻药物作用相关的人类易感基因。Liem 等研究发现由黑皮质素 1 受体突变而表现为红发的妇女手术时对于地氟烷的需求量明显高于正常基因表型的妇女，因而该基因可能与吸入麻醉药物的麻醉效应有关。

20.3　吸入麻醉药物的药理学研究进展

吸入麻醉药物通过呼吸道经血液循环至中枢神经系统而产生麻醉效应，脑组织麻醉药物分压与这些药物的麻醉效应密切相关。决定脑组织麻醉药物分压的因素是：①吸入麻醉药物浓度；②肺通气量；③心排血量；④脑组织血流量。

吸入麻醉药物的血/气分配系数和组织/气分配系数（见表 2）决定了药物诱导和苏醒时间长短。如吸入麻醉药具有较高的溶解度，那么诱导期间停留在血液里的药物就会增加，而脑内相应减少，所以诱导需要较长时间。七氟烷和地氟烷溶解度低，血气分配系数小，所以诱导和苏醒迅速。血/气分配系数也会受外界因素影响。体温降低时数值增加，而血液稀释后溶解度降低,系数减小。吸入麻醉药物诱导时肺泡浓度与吸入浓度比值(FA/FI)随着药物溶解度降低而增加,氧化亚氮的 FA/FI 比值最高,其次为地氟烷,氟烷具有较高的脂溶性,因而 FA/FI 比值最低。

表 2　吸入麻醉药物血/气和组织/气分配系数

组织	氧化亚氮	地氟烷	七氟烷	异氟烷	氟烷
血/气	0.46	0.45	0.65	1.4	2.4
脑	1.07	1.22	1.69	1.57	1.88
心	1.02	1.22	1.69	1.57	1.70
肝		1.49	2.00	1.86	2.29
肾		0.89	1.20	1.00	1.25
肌肉	1.15	1.73	2.62	2.57	2.92
脂肪	2.39	29	52	50	57

吸入麻醉诱导时,快速增加吸入浓度容易产生药物的呼吸道刺激症状,如呛咳、屏气、喉痉挛和流涎等,尤其是没有使用术前药物的患者,其中又以地氟烷为显著。儿童发生呼吸道刺激反应的概率高于成人两倍,这容易导致儿童血氧饱和度降低,发生缺氧,因此地氟烷不适合儿童麻醉诱导。如果诱导前使用阿片类镇痛药物,则能够降低地氟烷对呼吸道的刺激作用。氟烷和七氟烷因为没有气道刺激反应,因而适合于儿童麻醉诱导,七氟醚的诱导快,对于循环的干扰较小,苏醒快,并且没有肝脏毒性顾虑,因此在儿童麻醉诱导时多被采用。但是也有研究认为氟烷能够提供比七氟烷更好的插管条件,这是由于高脂溶性的氟烷在肺泡内的浓度比较稳定。

吸入麻醉药物通过血流分布全身,根据血液灌注程度不同,麻醉药物分布也存在时相差异。药物与血流丰富组织(脑、心脏、肝脏、肾脏等)达到平衡的时间仅为 10 分钟,肌肉和皮肤组织需要 4 小时才能达到平衡,而脂肪组织需要 30 小时才能达到半量饱和。肥胖患者脂肪组织中血流相对高灌注区域,如心脏周围、肾脏周围、肠系膜和网膜脂肪等较多,它们能够储存大量高脂溶性吸入麻醉药,在麻醉苏醒期,这些部位的药物重新回到血液,从而延长苏醒时间,因此需要格外注意。对于肥胖患者使用低溶解度的吸入麻醉药物,不会影响这些患者的苏醒时间。地氟烷和七氟烷脂溶性低,并且具有较高的 MAC-Awake 值,其苏醒速度甚至快于异丙酚麻醉。

吸入麻醉药物大部分以原形通过呼吸道排出体外,少部分在体内经过代谢排泄,也有极少的一部分通过皮肤和内脏器官,手术创面排出体外。吸入麻醉药物的排出速率主要与其血液溶解度有关,低脂溶性的新型麻醉药物如七氟烷和地氟烷具有苏醒迅速的特点。

衡量吸入麻醉药物的临床麻醉效能时,通常采用 MAC 和 MAC-Awake 两个指标。MAC 是指在一个大气压下,50% 的动物对于超强疼痛或伤害刺激不产生体动反应的最低肺泡吸入麻醉药物浓度,它是药理学中 ED50 的另外一种表现形式。MAC-Awake 是指在一个大气压下,50% 的受试者不能对命令产生正确反应时的呼气末麻醉药物浓度。MAC 和MAC-Awake 分别反映吸入麻醉药物制动和意识消除(抑制学习记忆)的效能。

人类和不同种属动物(大鼠、小鼠、狗、兔、猫、猪)的 MAC 没有非常明显差异,况且这些数值差别可能是实验研究时动物的年龄和温度影响所致,这提示决定 MAC 的基因在不同动物中相对保守。脊髓是介导吸入麻醉药物制动反应的主要中枢。MAC 定义中超强刺激主要指:手术切口、夹尾、置放喉镜、电刺激等,而气管插管的刺激强度高于超强刺激,抑制这类刺激时药物浓度也高于 1MAC。临床麻醉通常采用比 1MAC 高 10%~30% 的吸入浓度来保证大多数患者都能够产生制动效应。

MAC 是年龄为 40 岁左右人群的平均数值,多数吸入麻醉药物 MAC 数值受年龄影响,小于 1 岁时 MAC 最高,以后每增加 10 岁,MAC 降低 6.7% 左右。针刺能够适度降低吸入麻醉药物的 MAC。使用阿片类镇痛药物和/或其他镇静类辅助药物也可以降低 MAC,$3\mu g/kg$ 的芬太尼就可使地氟烷的 MAC 从 0.63 降至 0.32,这与它们均作用于脊髓背角神经细胞有关。

随着体温的降低,动物的 MAC 也相应减少,体温每降低 1℃,MAC 降低 4%~5%,20℃ 时就不需要麻醉药物了。然而体温降低对于氧化亚氮的 MAC 影响微弱。

妊娠能够增加吸入麻醉药物效能,降低 MAC,这可能与妊娠期间孕激素浓度的增加有关。

MAC-Awake 和 MAC 比值可用于衡量估算吸入麻醉时患者的苏醒时间。该比值随着药物种类不同而各异,常用吸入麻醉药物异氟烷、七氟烷和地氟烷的 MAC-Awake 是其MAC 数值的 1/3。氟烷的比值超过了 50%,而氧化亚氮的比值达到 60% 以上。MAC-Awake 同样随着年龄的增长而降低,它与 MAC 的比值不随年龄变化。

阿片类镇痛药物降低七氟烷的 MAC-Awake 作用微弱,它们能够降低麻醉期间抑制体动反应的吸入药物浓度,但是不影响苏醒时吸入麻醉药物浓度,所以,阿片类药物对于吸入麻醉药物苏醒时间的影响较小。

MAC-BAR 是指抑制外科手术刺激产生自主反应时的肺泡浓度,对于复合使用 60% 的氧化亚氮的异氟烷和地氟烷,它们的 MAC-BAR 是 MAC 的 1.3,而成人七氟烷的 MAC-BAR 是 MAC 的 2.2。吸入麻醉药物存在浓度效应和第二气体效应。氧化亚氮能够增加密闭腔隙的气体容积,它不仅能够增加肠道、胸腔内气体的含量,同样也可以进入气管导管气囊、喉罩内囊、Swan-Ganz 导管末端气球,增加它们的容积,这些都可能会加重组织损伤。

采用乳化技术使吸入麻醉药物能够直接用于静脉注射。该方法的优点可能是其具有更短的诱导和苏醒时间,目前已有多种卤代类吸入麻醉药物乳化制剂用于动物实验的研究报道,但是其人体药理学研究还需要全面深入仔细的探讨。

20.4 吸入麻醉药物的毒性研究

吸入麻醉药物大多通过呼吸道以原形排出体外,部分被体内代谢,其中有些代谢产物具有肝肾毒性,从已有的氟烷性肝炎到推测中的七氟烷肾毒性都有大量的研究报道,而吸入麻醉药物作用于染色体而可能产生的致畸和致突变作用也受到广泛的关注,部分吸入麻醉药在人体的生物降解比率如表 2 所示。

氟烷、安氟烷、异氟烷、七氟烷和地氟烷的临床毒性作用主要是针对肝肾功能的损伤,这与它们在机体内代谢的程度有关。安氟烷、异氟烷等与呼吸机回路中的 CO_2 吸附剂反应生成 CO,大量 CO 与血红蛋白结合,威胁机体的组织氧供。七氟烷经过干燥的钠石灰能够产生有毒的甲醇和甲醛,它与 CO_2 吸附剂中 NaOH 和 KOH 反应生成具有肾毒性的复合物 A 物质。

吸入麻醉药物的肝脏毒性研究主要针对氟烷。吸入的氟烷大约有 1/3 被肝脏细胞色素酶 P4502EI 和 2A6 氧化代谢成氯化三氟乙酰,该代谢物能够促进肝脏蛋白尤其是细胞内质网蛋白的乙酰化,产生新的蛋白,从而激活机体免疫系统,产生肝脏的炎症反应,这是氟烷性肝炎的免疫学机制。在缺氧的条件下氟烷被细胞色素 P4502A6 和 3A4 代谢成溴离子和氟离子。安氟烷、异氟烷和地氟烷同样能够被代谢产生类似的产物,但是由于代谢率低,因而对于肝脏损伤并没有氟烷严重。

七氟烷已经在包括美国在内的全球 40 多个国家使用,但是其毒性作用使得其临床应用仍然存在疑虑。七氟烷被机体代谢的程度高于异氟烷和地氟烷,产生肾脏毒性作用的是无机氟化物。七氟烷与 CO_2 吸收剂(钠石灰或钡石灰)反应产生具有肾毒性的复合物 A。它在低流量(0.5～1L)麻醉,干燥的吸附剂以及使用钡石灰时更容易产生,目前关于复合物 A 的肾脏毒性作用均是通过动物实验获得的,目前在全球一亿多接受七氟烷麻醉的人群中,还没有一例复合物 A 引起肾脏损伤的病例报道,同时对于存在肾功能障碍的患者也未有吸入七氟烷加重肾功能损伤的报道,但是临床吸入麻醉时仍需要警惕七氟烷肾脏毒性的作用,尤其是在实施低流量紧闭麻醉和/或术前存在肾功能障碍的患者。

异氟烷和安氟烷含有一CHF_2基团,能够与 CO_2 吸附剂反应产生具有毒性的 CO,后者降低血红蛋白携氧能力,当 30%～50% 血红蛋白与 CO 结合时会出现心动过速,缺氧性心电图变化,头痛,虚弱,视物障碍等,该结合率达到 50%～80% 时就会产生昏迷、死亡。

现代吸入麻醉起始于 1956 年氟烷的临床应用,随着吸入麻醉的广泛应用,越来越多的流行病学调查发现长期暴露于这些吸入麻醉药物对于手术室或 PACU 及 ICU 的医护人员的身体健康会产生有害的作用。

关于氟烷致突变作用的研究中,部分实验获得了阳性结果,并且大多数学者认为氟烷具有致畸形和胚胎毒性作用。目前还没有研究发现安氟烷和异氟烷具有致畸形作用,关于地氟烷和七氟烷的致畸形作用研究还很少见。临床试验发现医务人员暴露于高浓度的吸入麻醉药物(170ppm 氧化亚氮和 4ppm 氟烷和异氟烷)比暴露于低浓度的吸入麻醉药物(12ppm 氧化亚氮和 <0.5ppm 异氟烷,七氟烷及地氟烷)更容易发生染色体的损伤。外周血淋巴细胞的姐妹染色体换位常被用来评价药物的基因毒性(致突变性和致癌性),离体研究发现地氟烷吸入 60～120 分钟能够增加外周血淋巴细胞姐妹染色体换位,提示该药物也存在一定的基因损伤作用。

吸入麻醉药物对于神经系统功能会产生不利的影响,麻醉医生在手术室内通过半开放系统实施吸入麻醉时,容易产生头痛、疲惫、睡眠障碍等不适反应。大样本流行病调查发现妇女暴露于吸入麻醉药物后流产的概率远远高于非暴露人群,她们的小孩患先天性疾病比例也相应较高。经常接触氧化亚氮的医务人员容易发生自发性流产和认知功能异常,当手术室内氧化亚氮最大浓度低于 25ppm 时,一般认为不会产生这些毒性作用。许多工业化国家对于手术室内吸入麻醉药物浓度做了严格的限制,美国职业安全与健康国立研究院规定手术室内氧化亚氮的浓度不能高于 25ppm,而氟烷、安氟烷、异氟烷、七氟烷和地氟烷的浓度不能超过 2ppm。有许多国家禁止怀孕的妇女参与可能接触氟烷的工作。

降低手术室内吸入麻醉药物的暴露浓度通常有赖于性能优良的麻醉设备、层流设施、能够置换新鲜气体的空调和废气排放体统，但是在个别情况下仍然会接触到高浓度的吸入麻醉药，如使用面罩技术诱导麻醉时，七氟烷的泄漏浓度达到 4ppm，患者苏醒时呼出的气体有时会使 PACU 和 ICU 内的吸入麻醉药物达到非常高的浓度。这些都不利于医务人员的身体健康。

吸入麻醉药物对环境也存在污染，主要是由于吸入性麻醉药物能够破坏臭氧层，产生温室效应，尤其是氧化亚氮，虽然它们只占到产生温室效应气体总量的 0.03%。

20.5　吸入麻醉药物对呼吸系统的影响

所有吸入麻醉药物均抑制呼吸，表现为血氧饱和度降低和 CO_2 增高。随着吸入浓度的增加，虽然呼吸频率会加快，但是肺泡无效腔量增大，总体表现为通气功能下降，$PaCO_2$ 升高。同时吸入麻醉药物能够抑制 CO_2 增高产生的通气反应。0.1MAC 的氟烷、异氟烷和七氟烷就可以减弱外周化学感受器参与的低氧血症产生的通气反应。

离体研究发现吸入麻醉药物能够舒张支气管平滑肌，地氟烷和七氟烷扩张支气管的能力和环氧化酶、NO 生成，以及抑制 $Cl^- - Ca^{2+}$ 通道的氯离子内流有关。动物实验发现氟烷、异氟烷、安氟烷和七氟烷都能够抑制由氯化甲酰胺胆碱产生的支气管张力增高现象，其中氟烷作用最强，七氟烷最弱。安氟烷、氟烷、七氟烷和异氟烷均能抑制组胺释放产生的犬支气管收缩，异氟烷和七氟烷还可以抑制抗原介导的气道阻力增加。Goff 等发现正常患者吸入 7% 地氟烷 10 分钟并不能够舒张支气管，并且会增加吸烟患者支气管收缩能力。

在接受七氟烷麻醉的正常和哮喘儿童气管插管前后气道阻力变化的研究中发现：哮喘儿童气道阻力增加 17%，而正常儿童气道阻力降低 4%。临床研究发现 76 例哮喘患者在地氟烷吸入麻醉中没有一例发生哮喘。另外一项 1767 例患者的调查发现，地氟烷麻醉维持中 10 例发生哮喘。1.1MAC 的氟烷、异氟烷和七氟烷能够抑制正常患者气管插管导致的支气管收缩反应，并且七氟烷的作用效果优于氟烷和异氟烷。

所有吸入麻醉药物在亚麻醉浓度下均不会产生气道刺激反应。高于 1MAC 的浓度可以刺激气道，其中以地氟烷最为明显，其次是异氟烷，而氟烷、氧化亚氮和七氟烷的气道刺激作用轻微。气道黏液纤毛活性增加与吸入麻醉药物的气道刺激作用有关。

地氟烷吸入诱导时产生的气道刺激反应能够被预先使用阿片类药物以及异丙酚所抑制，由低到高逐渐增加吸入浓度也可以降低气道刺激反应。

离体实验发现高浓度的吸入麻醉药物能够剂量依赖性地抑制低氧性肺血管收缩反应。但是动物实验和人体研究均没有证实该现象，常用吸入麻醉药物在临床浓度甚至是高浓度时不影响低氧性肺血管收缩，也不会降低单肺通气麻醉时的动脉血氧分压。

吸入麻醉药物是否会损伤肺，目前的研究结果尚无定论。长期接受 1.6MAC 地氟烷和异氟烷不会损伤大鼠的肺脏，和对照以及氟芬合剂麻醉比较，兔主动脉阻断再通时，如果接受 9% 地氟烷，其肺泡毛细血管膜的通透性增加，该作用与黄嘌呤氧化酶激活有关。机械通气时吸入 1.5MAC 的安氟烷、氟烷、异氟烷和七氟烷会促进大鼠肺脏的前炎性细胞因子编码基因的表达，提示机械通气时吸入麻醉药物能够在转录水平诱导炎症反应。

20.6　吸入麻醉药物对循环系统的影响

通过志愿者研究发现，地氟烷在临床麻醉浓度下不影响心率和血红蛋白的氧合，也不抑制外周刺激产生的心率增加作用。志愿者在地氟烷麻醉和苏醒期均未发生心律失常。

通过指(趾)端皮肤温度测定发现:地氟烷在 MAC-Awake 以上的吸入浓度时能够扩张外周血管,增加体温调节范围,这会促进体温降低,同时也有助于外界热量的进入和预防外周静脉血栓。由于外周血管扩张,热量丢失产生的低体温是地氟烷和异氟烷麻醉苏醒期患者肌颤的主要原因。

地氟烷、异氟烷、七氟烷和氟烷麻醉时,志愿者的平均动脉压和心排血量数值降低与吸入浓度呈线性关系。药物降低血压的作用主要是降低血管张力,而不是对心排血量的影响。异氟烷、地氟烷和氟烷能够增加中心静脉压力。地氟烷对于肺动脉收缩和舒张压力、左心室舒张末容积,肌肉血流量和氧运输均没有影响。异氟烷能够增加肌肉血流量。随着地氟烷和七氟烷麻醉时间延长,瞳孔直径会增加,这可能与它们增加交感活性有关,但此时血浆儿茶酚胺浓度和血压并没有变化。

MAC-BAR 是指抑制切皮刺激产生自主反应(心血管反应)时的肺泡麻醉气体浓度,地氟烷和异氟烷的 MAC-BAR 为 1.3MAC,而七氟醚是 2.2MAC。复合使用 $1.5\sim3.0\mu g/kg$ 芬太尼能够降低 MAC-BAR 到 0.4MAC。增加吸入麻醉药物浓度虽然能够抑制伤害性刺激产生的自主反应(血压、心率增高),但是它们也相应地增加了机体交感张力,促使血浆儿茶酚胺浓度增加。

地氟烷、异氟烷、安氟烷吸入诱导时可以暂时性增加患者或者志愿者的心率和血压,其中地氟烷作用最强,安氟烷作用最弱。七氟烷在儿童诱导麻醉中偶尔会出现心动过缓,在癫痫手术时,七氟烷也可以产生心动过缓,停止手术或者给予阿托品即可有效治疗。

除了氟烷,其他吸入麻醉药物都不会产生室性期前收缩,也不会增加心脏对肾上腺素引发心律失常的敏感性。地氟烷、七氟烷和异氟烷可以安全用于嗜铬细胞瘤患者的麻醉。吸入麻醉药物可能会延长 QT,对于长 QT 综合征的患者,七氟烷的使用要谨慎,因为它延长 QT 间期的作用明显。异氟烷可以安全用于这类患者。

氟烷、异氟烷和七氟烷等药物对心脏的负性变力作用是与心肌细胞 L 型钙通道功能的抑制有关,氟烷、异氟烷等药物对钾通道的抑制与其降低动作电位时程,延长复极化时间有关。抑制快钠通道与吸入麻醉药物增加传导,产生快速性心律失常有关。值得一提的是氙气对于心肌钙离子通道和快钠离子通道的抑制作用微弱,因此其对心脏的不良反应也相应较少。

吸入麻醉药物对心肌缺血的保护作用已经有 20 多年的研究历史。1997 年在动物实验中得到了确认。当年多位学者同时发现并报道短暂接受吸入麻醉药物能够减轻动物的心肌缺血再灌注损伤,该作用能够被 ATP 敏感的钾通道抑制剂所阻断,该实验现象和心肌缺血预处理(ischemia preconditioning,IPC)相似,因此被称为麻醉药物预处理效应(anesthetic preconditioning,APC),随后这方面的研究日益增多,并在其作用机制方面发现并形成了许多的学说。目前的研究主要是通过心肌细胞活性氧(ROC)适量生成、线粒体 ATP 敏感钾通道激活、细胞内 PKC 蛋白功能调节等角度阐述吸入麻醉药物的 APC 效应机制。

氟烷、安氟烷、异氟烷、七氟烷和地氟烷等具有脂溶性,能够弥散进入心肌细胞内,降低线粒体复合物 I 和/或 III 的功能,产生少量 ROC 和 NADH 堆积,这些活性氧(O_2^-,H_2O_2,OH^-),激活细胞内 PKC,促使 PKC 亚单位 δ 和 ε 转移到线粒体和肌纤维膜上,从而发挥 APC 作用,少量的 ROS 还能够酪氨酸激酶(PTK)、丝氨酸激酶(MA-PK)以及 ERK1/2 激酶等产生 APC 效应。心肌细胞膜上的部分 G 蛋白耦联受体（腺酐酸 A1 受体，阿片 δ1 受体等）也参与了少量 ROC 产生 APC 效应的细胞内信号传导机制。

ATP 敏感钾通道（K_{ATP}）是 APC 机制研究的新近成果。K_{ATP} 分为肌膜 K_{ATP} 和线粒体 K_{ATP} 两种。首先发现肌膜上的 K_{ATP} 能够被异氟烷激活，并且是通过 ROC 和 PKC 途径介导。异氟烷和地氟烷等药物能够促进线粒体 K_{ATP} 开放，该通道开放能够稳定心肌缺血再灌注损伤产生的线粒体膜电位变化，维持线粒体生物能量转化功能正常，降低线粒体内钙离子超载和线粒体膜通透性，从而抑制氧自由基的大量释放，而氧自由基大量释放和细胞内钙离子超载是心肌再灌注损伤的主要病理机制。关于这两种 ATP 敏感钾通道在 APC 机制中的差别，目前的研究还没有得到确定的答案。对于通过 K_{ATP} 通道开放使冠状动脉扩张的能力，异氟烷高于七氟烷和地氟烷，异氟烷对于心肌的抑制作用也低于氟烷和安氟烷，因此异氟烷的心肌保护作用更明显。

当心肌再灌注时，接受这些吸入麻醉药物同样具有保护作用，该现象称之为后处理（Postcon ditioning），其作用机制与药物激活 ERK1/2，PI3K-Akt 信号系统以及 NO 合成增加有关。APC 的时间窗有预处理后 1～2 小时以及预处理后 12～72 小时两个时相，后者称为迟发性预处理作用，吸入麻醉药物的迟发性预处理作用与一些蛋白的合成（如 NO 合成酶），以及 CO_x-2 受体功能增加有关。

1999 年两个研究小组同时首次报道了 APC 的临床研究结论：Belhomme 等发现 CPB 期间，主动脉夹闭前吸入 5 分钟的异氟烷能够降低术后肌钙蛋白 I，Penta de Peppo 等报道在心脏停搏前吸入 5 分钟安氟烷能够增强术后左心室功能。近期一个多中心双盲临床研究发现七氟烷预处理能够降低 CABG 手术患者术后反映心肌收缩功能受损的前脑钠素的含量，同时伴随 PKCδ 和 ε 向心肌细胞膜上的转移表达，随访发现接受七氟烷预处理的患者在术后 6～12 个月的心率失常和心肌坏死发生率明显降低。

虽然吸入麻醉药物的 APC 效应已被临床证实，但是由于心脏手术患者多合并有其他疾病或者是高龄，糖尿病患者多服用 KATP 抑制剂，此时的 APC 效应是否存在？同样高龄患者 IPC 和 APC 作用效应都不清楚。关于 APC 的临床效果仍然缺乏大样本、随机、安慰剂对照的研究。因此吸入麻醉药物的 APC 效应作为能够被临床接受的一种治疗方案仍然需要进一步的研究。

20.7 吸入麻醉药物对于中枢神经系统的影响

吸入麻醉药物作用于脑产生睡眠和遗忘效应，同时这些药物对于脑电活动、代谢、灌注和颅内压都有影响，其中安氟烷和七氟烷可能会产生癫痫样脑电兴奋，因此安氟烷不能用于有癫痫发作病史的患者，虽然七氟烷致癫痫作用目前还存在疑问，但是对于存在癫痫病史的患儿使用时仍需要谨慎。虽然目前大部分研究都认为吸入麻醉药物的镇痛效应是通过脊髓产生的，但是不能排除大脑在镇痛机制中的作用。吸入麻醉药物不仅能够促进血浆内阿片肽含量增加，同时对脑组织内源性阿片肽的释放也有调节作用，吸入氧化亚氮能够增加丘脑基底部和中脑导水管周围灰质的 β-内啡肽含量，氟烷能够增加垂体和脊髓 β-内啡肽的含量，但是降低嗅球、丘脑以及中脑的内源性阿片肽含量。脑组织局部微透析技术以及放免分析方法都发现多种吸入麻醉药物在不同脑区对多种内源性阿片肽释放发挥不同的调节作用，这种现象与吸入麻醉药物的抗伤害感受作用关系密切。

随着认知功能研究的深入,越来越多的实验结果发现吸入麻醉药物对于认知功能的生物学基础——学习记忆会产生复杂和长期的影响。

氟烷可产生逆行性遗忘作用,增强小鼠对回避训练记忆的巩固,安氟烷也能够促进小鼠对八臂迷宫空间学习的巩固,异氟烷单独使用或与咪唑安定、氧化亚氮联合使用会促进新生大鼠部分区域神经细胞凋亡,影响其成年后的学习记忆和认知功能。通过大鼠放射性迷宫实验发现异氟烷联合氧化亚氮麻醉能够增强青年动物对已建立空间学习记忆的巩固,抑制老年动物的空间认知功能;但对于新空间学习记忆的获得和执行,这种联合麻醉对成年和老年大鼠同样具有长期破坏作用。0.1MAC 低浓度的七氟烷就可以增强大鼠对于有害刺激的记忆功能,这提示苏醒期有害的刺激将不利于患者的康复。通过蛋白电泳发现,吸入 5.7%地氟烷 3 小时能够改变大鼠脑组织细胞内部分蛋白表达,其中一些蛋白参与了囊泡转运和代谢功能,这种变化在麻醉后 72 小时仍然存在,这为吸入麻醉药物影响神经中枢功能提供了重要的分子证据。长期暴露于氧化亚氮会促进成年大鼠扣带回脑区神经细胞死亡,这种作用与其抑制 NMDA 受体功能有关,该实验结论可以解释氧化亚氮对认知功能的影响。最近 20 来,吸入麻醉药物的脑保护作用和它们的心肌保护作用一样成为研究领域的热点,其中异氟烷的脑保护作用研究最多。通过离体、在体实验以及多种不同动物的不同缺血模型都发现异氟烷具有脑保护作用,可降低神经细胞的兴奋性毒性。吸入麻醉药物的脑保护作用不是通过降低脑组织代谢率来实现的,而是通过降低神经细胞兴奋性神经递质受体功能,抑制钙内流,减少细胞内钙离子堆积,促进 NO 合成,增强线粒体 KATP 活性等发挥脑保护作用。关于吸入麻醉药物是否通过抗凋亡机制实现脑保护作用,目前的研究还存在争论。异氟烷、地氟烷、氙气等吸入麻醉药物对于围产期脑缺血缺氧同样具有保护作用。但是近期的研究发现吸入异氟烷能够产生新生大鼠的神经退变,降低其青春期的学习记忆功能。因此围产期使用吸入麻醉药物对于新生儿生长发育的利弊作用如何,仍需要进一步研究。氙气具有围产期脑缺血缺氧的保护作用,并且它本身不具有神经毒性作用,而且可以拮抗异氟烷的神经毒性。

异氟烷对于乳突手术产生的听力损伤具有保护作用,动物实验发现吸入异氟烷能够抑制噪音损伤小鼠产生的听力丧失,并减少组织损坏。

20.8　吸入麻醉药物对神经肌肉的影响

对于正常患者接受亚麻醉浓度的吸入麻醉药物,就可以产生满足放置口咽通气道的肌松条件;当达到麻醉浓度时,可以产生满足气管插管的肌松程度。在深度吸入麻醉时,保留自主呼吸可以产生呼吸性酸中毒,而控制呼吸时低碳酸血症却能够增加肌肉的张力。和异丙酚-阿片-氧化亚氮麻醉比较,地氟烷、七氟烷、异氟烷吸入麻醉会增强肌松药的肌松效应,这些吸入麻醉药物主要通过神经肌肉接头前和/或后部位,以及脊髓产生与肌松药协同的效应。在异氟醚或七氟醚联合氧化亚氮的吸入麻醉中,维库溴胺的 ED50 是芬太尼联合氧化亚氮麻醉时的两倍。吸入麻醉药物同样会降低滕喜隆和新斯的明拮抗肌松药的效果。

重症肌无力患者对于非去极化肌松药高度敏感,接受这些药物时可能会出现手术后长时间的肌肉麻痹。这类患者在外科手术或是内镜检查时,接受吸入性麻醉药物就可以产生满足手术要求的肌松条件。七氟烷没有气道刺激作用而适合于此类患者。

目前所有的新型吸入麻醉药物都可能会引发恶性高热,产生肌肉病理改变。虽然离体实验证实地氟烷和七氟烷可以产生恶性高热,但是临床调查发现它们引发恶性高热的概率明显小于氟烷。美国一项调查发现在 365 例恶性高热患者中,接受地氟烷的只有 14 例,并且他们均未死亡。这 14 例患者中有 5 例同时使用琥珀酰胆碱,出现恶性高热的时间为 5 分钟,另外有 5 例患者没有接受琥珀酰胆碱,而且发生恶性高热的时间为 260 分钟,这说明琥珀酰胆碱能够促进地氟烷产生的恶性高热作用。和相同摩尔浓度的七氟烷、异氟烷和氟烷比较,地氟烷对裸鼠骨骼肌收缩的作用较弱。

和地氟烷相似,七氟烷引发恶性高热的作用也较弱。从 2001 年 11 月以后,很少有关于七氟烷引发恶性高热的报道。地氟烷和七氟烷的广泛使用可能是目前恶性高热发生率和病死率降低的原因之一。虽然地氟烷引发的恶性高热没有出现死亡病例,但是它还是时有发生。

20.9　吸入麻醉药物对血液系统的影响

高脂溶性吸入麻醉药物能够作用于红细胞膜,降低它的流动性,增加细胞内钙浓度,使细胞皱缩,膜稳定性降低,降低红细胞的变形能力,因而不利于组织氧供,并且变形能力差的红细胞容易被脾脏清除。吸入麻醉药物与 CO_2 吸附剂反应生成 CO,容易形成碳氧血红蛋白,使氧离曲线左移,也不利于组织氧供。氧化亚氮能够通过氧化维生素 B_{12} 抑制红细胞的生成,从而影响造血功能。

吸入麻醉药物还能够抑制中性粒细胞功能。对于中性粒细胞的呼吸爆发,氟烷呈显著抑制,而异氟烷、七氟烷、地氟烷呈轻度抑制。这些吸入麻醉药物均能够剂量和时间依赖性地抑制巨噬细胞合成 NO,而 NO 在巨噬细胞产生活化细胞因子对抗细菌和肿瘤细胞的生理机制中发挥着重要的作用。吸入麻醉后淋巴细胞减少,离体研究发现七氟烷和地氟烷能够剂量和时间依赖性地促进外周淋巴细胞凋亡。

离体实验发现临床浓度的氟烷能够抑制 ADP 和凝血酶产生的血小板聚集,部分在体研究也发现氟烷对血小板聚集功能的抑制,并维持到术后 3 小时,在所有相同 MAC 的吸入麻醉药物中,氟烷对血小板功能的抑制效应最强。因此对于麻醉手术前就存在血小板功能障碍的患者使用氟烷要格外谨慎。但是对于由于血小板功能增强产生的静脉血栓和缺血性心肌病,氟烷可能具有优势。虽然部分离体实验发现异氟烷能够抑制血小板的聚集功能,但是在体研究不能证实它对血小板聚集和凝血时间产生影响,因此异氟烷仍适合于出血性疾病患者麻醉。离体和在体实验都发现七氟烷对于血小板聚集功能具有抑制效应,并且可以维持到术后 1 小时。和其他吸入麻醉药物比较,安氟烷对于血小板聚集功能的抑制效应最小。地氟烷不影响 ADP 对血小板的激活作用。氧化亚氮对血小板的聚集功能尚无定论,氧化亚氮复合异氟烷麻醉能够抑制血小板的聚集。氧化亚氮-芬太尼联合麻醉可以延长出血时间。

20.10　吸入麻醉药物的临床应用

随着监测技术的改善和麻醉机功能的增加,低流量吸入麻醉又被临床重视。Lowe 和 Ernst 首先描述了低流量吸入麻醉的数学公式,Baker 将新鲜气流量做了分类,其中低流量是指吸入气流量在 0.5～1L/min。低流量麻醉的最显著优点是费用降低,

Szocik 和 Learned 调查显示采用低流量麻醉时能够使吸入麻醉药物的费用从 19.20 美元降到 15.16 美元。在儿童吸入麻醉时,新鲜气流量从 2.6L/min 降到 1.2L/min,能够减少

8%的异氟烷消耗量。虽然低流量麻醉存在缺氧、一氧化碳浓度增高、麻醉深度容易变浅等缺点,但是目前关于低流量麻醉的不良作用已少有报道。新型的吸入麻醉药物地氟烷和七氟烷具有较低的脂溶性,麻醉时机体摄入较少,麻醉深度容易控制,因而更适合实施低流量麻醉。

Weiskopf 和 Eger 指出采用低流量麻醉时地氟烷的麻醉费用低于异氟烷麻醉,但是如果增大新鲜气流量,许多地氟烷会被浪费。目前还没有关于七氟烷的低流量麻醉报道,这是由于美国 FDA 规定七氟烷麻醉时新鲜气流量不能低于 2L/min。

虽然七氟烷和地氟烷的价格高于临床常用的异氟烷,但是地氟烷的脂溶性低,麻醉苏醒快,对于采用地氟烷维持麻醉时间大于 3 小时的手术,患者术后苏醒迅速,减少了他们在 PACU 的停留时间,因而能够降低费用。七氟烷虽然在血中的溶解度低于异氟烷,但是对于 1.5～2 小时的手术,其恢复时间与采用异氟烷麻醉维持相似,这是由于七氟烷在肌肉组织的溶解度与异氟烷相近,两种吸入麻醉药物在该段麻醉时间内被摄入量基本相等,因此对于 1.5～2 小时的手术可不必采用七氟烷麻醉维持。传统研究认为吸入麻醉时肥胖患者的苏醒时间延长,这是由于高脂溶性的吸入麻醉药物如氟烷、甲氧氟烷和安氟烷等容易储存在肥胖患者的脂肪内,并且代谢产物在体内蓄积也较多。目前临床使用的新型吸入麻醉药七氟烷和地氟烷的脂溶性小。对于肥胖患者同样具有快速苏醒的效果。

地氟烷和七氟烷因为诱导苏醒迅速,因而适合门诊手术麻醉,和已被广泛采用以异丙酚为主的 TIVA 比较,吸入麻醉诱导平稳,即使高浓度七氟烷诱导,也能够维持循环稳定,并且它们的麻醉费用较低,但是由于麻醉后 PONV 发生率较高,因此在 PACU 停留时间长,治疗费用也会相应增加。预防性使用止吐药物能够减少与吸入麻醉相关的 PONV,而复合氧化亚氮麻醉会增加 PONV 的发生。Meta 分析发现接受七氟烷麻醉的患者术后恶心呕吐发生率明显高于异丙酚组,患者对于七氟烷的满意程度也低于异丙酚。七氟烷麻醉恢复期患者容易发生谵妄、激动,这可能与七氟烷麻醉时出现惊厥样兴奋的脑电图波形有关,因此它并不适合于癫痫患者麻醉。氟烷曾在婴幼儿吸入麻醉中占主导地位,虽然有氟烷性肝炎的报道,但是儿童的发生率还是非常低。七氟烷因为其对气道的刺激小,没有激惹作用,诱导快速而且循环稳定,因此逐步取代氟烷成为婴幼儿吸入麻醉的首选药物,但是和氟烷比较,七氟烷有苏醒期兴奋作用。地氟烷具有非常低的血/气和血/组织分配系数,苏醒迅速,适合儿童麻醉维持,但是它产生气道刺激的不良反应,使其不适合麻醉诱导。

[本文原载于《继续医学教育》,2006,20(15):26 - 36]

21　麻醉药临床研究与应用新进展 *

自 1846 年 10 月 16 日 Morton 医师在美国麻省总院公开展示乙醚全身麻醉技术以来，现代麻醉学已走过了 164 个春秋。经过不断发展，当代麻醉学科除承担临床麻醉、疼痛诊疗、重症监护、急救复苏等繁重的临床工作外，更积极参与并领导新型围术期医学的建立和发展。在当代综合性医院中，麻醉科主导着"舒适医学"的发展，在保障医疗安全、提高医院工作效率、协调各科关系方面都逐步处于中心地位，发挥着关键作用，也越来越受到社会的关注。

麻醉药作为麻醉学科的基石，在提高药物临床效应、降低不良反应、满足临床安全舒适需求等方面不断推陈出新。尤其是近 10 多年来，各种新型麻醉药已应用于临床，或正处于临床前的验证阶段，动物实验获得了令人欣喜的成果。了解这方面的发展成就，将有助于把握学科发展前沿、扩展专业视野、培养药物创新理念。本文拟结合我国医药行业的发展创新实践，介绍一些具有里程碑意义的新型麻醉药。

21.1　异丙酚及其剂型创新

异丙酚于 1977 年研发成功，并于 20 世纪 80 年代后期进入市场，目前已成为使用最为广泛的静脉麻醉药。它具有起效快、麻醉效果确切、作用消失快等多种药动学和药效学优点。但它也存在缺陷，由于异丙酚不溶于水，目前临床使用的剂型都是以脂肪乳剂作为溶剂。脂肪乳剂可滋生细菌，药物易被污染，使用后可导致术后感染。此异丙酚乳剂长期使用会造成血脂升高，增加肝脏负担，甚至诱发胰腺炎，即所谓异丙酚输注综合征。因此，目前针对异丙酚的药物创新集中在以下 3 个方面：①脂肪乳剂的比例和结构；②水溶性异丙酚的研发；③异丙酚前体药。

21.1.1　脂肪乳剂的比例和结构

这方面主要是脂肪乳剂的浓度和中、长链脂肪酸比例。浓度上有使用 10%、2%、1% 脂肪乳剂者，它们在药动学、药效学方面差异不显著。混合有中链和长链脂肪酸的新型异丙酚，虽然较传统的长链脂肪酸异丙酚在静脉注射痛方面有所改进，但是仍有较高的发生率，甚至效果还不及注射时混合少量利多卡因更为有效。

21.1.2　水溶性异丙酚

水溶性异丙酚的种类很多，部分已在一些国家用于临床。其中采用新型包裹技术研发的具有纳米性质的剂型药物也许更有临床价值。

Cleofol©，由印度研发并已用于临床。该药是为那些需要"植物性麻醉"的素食主义者提供的。虽然它被认为是一种"洁净"的水溶性药物，但是该药的制造商一直还没有公开其溶剂成分。该药已获得美国专利。然而，随着使用人群的增加，临床和科研均发现，和传统

＊　本文作者为于布为、薛庆生。

脂溶性异丙酚相比,Cleofol©具有较高的注射痛发生率(Dubey 等证实其发生率为 89%,而中链脂肪酸异丙酚仅为 40%);也有报道称,其可腐蚀给药的三通的阀芯,造成药物泄漏。

Aquafol™,由韩国研发。其溶剂为 10% 纯化泊洛沙姆 188(Poloxamer188,PP188)和 0.7% 聚乙二醇 660 羟基硬脂酸脂。泊洛沙姆是一种由中部疏水的聚氧丙烯和链侧面连接两段亲水聚氧多烯而构成的非离子型三嵌段共聚物。作为一种表面活性物质,可增加疏水性物质的水溶性。PP188 在韩国也被用于镰刀型细胞贫血病的治疗。在 2010 年发表的一项包括 288 例患者的临床研究发现,Aquafol™和得普利麻(1% 脂溶性异丙酚)的药动学和药效学相似,但在注射痛的发生频率和程度上,Aquafol™更加明显。由于 PP188 具有过敏反应和影响肾功能的不良作用,因此 Aquafol™的临床使用价值还需深入探讨。

聚合胶束异丙酚(Propofol-PM),是由亲水性的聚合物聚乙烯吡咯烷酮(PVP)和亲脂性的聚丙交脂(Polylactide,PLA)组成的两亲性聚合胶束包裹异丙酚,形成直径为 $30\sim40\,nm$ 的胶束,并制成固态的注射用灭菌粉末。该物质易溶于水,形成透明的水溶性异丙酚,具有纳米级药物的优势(见图 1)。该药目前还处于临床前的基础研究阶段,通过大鼠研究证实,Pro-pofol-PM 与得普利麻的药动学相似,并且在大鼠的意识消失、清醒、翻正反射恢复等方面二者均无差异,这方面的结果还需大动物和人类的试验进一步证实。

21.1.3 异丙酚前体药——Fospropofol

该药是一种二钠盐化合物,在异丙酚苯环结构的 C1 端加上 1 个甲基磷酸,使其具有水溶性。Fospropofol 进入人体后,被碱性磷酸酶转化为异丙酚、甲醛和磷酸,甲醛脱氢成为甲酸,后者在四氢叶酸作用下转化为水和 CO_2。当机体严重缺乏四氢叶酸时,甲酸可能破坏呼吸链,增加乳酸水平,导致细胞酸中毒。1.86mg 的 Fospropofol 在体内转化为 1mg 的异丙酚,它能够在静脉注射后数分钟转化成异丙酚。和异丙酚相比,其起效时间和消除时间都较长,对循环和呼吸系统的影响较小,且不会发生注射痛。Fospropofol 已被美国食品与药物管理局(FDA)批准用于检查和治疗的镇静催眠术,使用者必须是接受过全身麻醉培训,且不参加检查治疗操作的人员。已发表的许多文献都是将 Fospropofol 用于胃肠镜和气管纤支镜检查治疗的镇静术。

21.2 静脉注射用乳化吸入麻醉药

挥发性吸入麻醉药静脉化的研究已有 40 多年历史。这是由于研究发现这些静脉注射的吸入麻醉药同异丙酚一样具有起效快、消退快的特点,同时对循环系统影响小,安全性相似,而且它们具有明显的组织脏器保护功能。静脉注射吸入麻醉药较传统的挥发性吸入麻醉药在发挥麻醉维持和脏器保护作用时的剂量要明显减少,同时也避免了后者污染环境的缺陷。此外,吸入麻醉依靠患者肺功能发挥作用,且需专用挥发罐和浓度监测等复杂装置等。虽然有关吸入麻醉药乳化方面的进展还只停留在动物实验阶段,但是基础研究结果已经提示它们今后可能发挥的临床价值。四川大学华西医院刘进教授及其科研团队做了很多这方面的工作,在国内、外均处于领先水平。

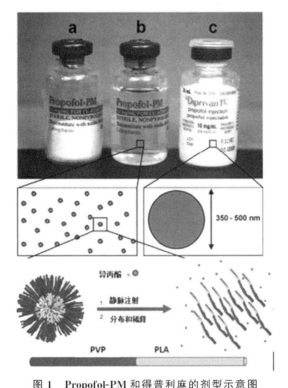

图 1　Propofol-PM 和得普利麻的剂型示意图

a. Propofol-PM 注射用灭菌粉末；b. Propofol-PM 水溶液；c.得普利麻

21.2.1　乳化异氟醚

早在 30 多年前，Biber 等就将氟烷乳化，并发现其静脉注射能够用于实验动物麻醉。随后，Eger 等将脂肪乳剂和异氟醚混匀，发现这种乳化异氟醚静脉注射对于小鼠的治疗指数（半数致死量/半数有效量）是 3.2。刘进等将 30% 的脂肪乳剂与异氟醚混匀，制成低于饱和剂量的 3.1% 和 6% 乳化异氟醚，其在大鼠的治疗指数为 3.2，与 Eger 等的研究结果相似；在随后的动物研究中进一步证实，乳化异氟醚不仅对心肌缺血有保护效应，而且对肝脏和肺组织缺血同样有保护作用。乳化异氟醚能用于局部静脉麻醉，并且通过主动脉给药，证实异氟醚的制动效应主要作用在脊髓而非大脑。乳化异氟醚还能经硬膜外腔注射，产生区域阻滞效应。随着研究的深入，这种乳化异氟醚静脉注射制剂在临床上对器官缺血保护和局部静脉麻醉等方面可能具有一定的应用前景。

21.2.2　乳化七氟醚

七氟醚同样对多种器官缺血具有保护效应，因此有学者也将其乳化。但是和过去不同的是，他们没有采用脂肪乳剂，而是用添加全氟溴烷和氟化聚合物构成的混合脂溶性物质来乳化七氟醚，得到达 20% 高溶解度的注射用七氟醚。这明显高于以往报道的挥发性吸入麻醉药在脂肪乳剂中的溶解度（异氟醚在 30% 脂肪乳剂中的饱和溶解度约为 8%），但是这种新型乳化七氟醚对大鼠的治疗指数为 2.6，和以往脂肪乳剂乳化的吸入麻醉药数值接近。这种新型乳化制剂技术对将来静脉注射挥发性吸入麻醉药的临床应用提供了新的方向。

21.3 新型吸入麻醉药——氙气

氙气（Xenon）是地球大气层中的一种惰性气体，无色、无臭、无味。其在大气中的含量非常低（0.0875×10^{-6}）。氙气在希腊语中的意思是"陌生者"，但是其在临床麻醉中并不是一个新手，当初在预防潜水病时就曾用氙气代替氦气，而发现其有麻醉效应。氙气作为麻醉气体使用已有近 60 年历史（1951 年起），但是到目前为止，临床使用氙气作为麻醉剂的只有德国和俄罗斯。这是因为氙气的制备成本非常高，作为一种稀有气体，它需要从液态的空气中分离获得。目前 1L 氙气的平均价格是 10 美元，这是笑气（N_2O）价格的 2000 倍。即便是使用低流量麻醉系统，高昂的价格也限制了氙气的广泛使用。

氙气是一种近乎理想的吸入麻醉药，其血气分配系数最低（0.12），因此麻醉诱导和恢复也最快。它不参与机体代谢，因此也没有氟烷、七氟醚等药可能产生肝、肾毒性的顾虑。氙气不影响心肌收缩，对于血压和血管张力均无影响，即便对严重的心脏疾病患者也是一样。因此其在心脏疾病患者麻醉中更是首选。和其他氟类吸入麻醉药不同的是，氙气在降低呼吸频率的同时，能够增加潮气量，因此极少影响分钟通气量。由于氙气较空气的密度高、质量大，因此气道阻力会有所增加。由于氙气麻醉时要使用低流量麻醉，此时，进行吸入气体浓度监测非常必要，但是因为氙气较空气重，传统的气体分析监测方法并不适用于氙气。

氙气也是唯一一种无温室效应的麻醉气体。氙气的麻醉机制被认为是对中枢 N-甲基-D-天冬氨酸（NMDA）受体阻滞效应所致。正因为具有这种明确的效应机制，因此氙气目前被更多地用于脏器缺血保护中，尤其是对于脑和脊髓的缺血、缺氧性损伤的保护。Luo 等发现，氙气对于新生神经细胞的缺血缺氧性损伤的保护作用非常明显；但也有研究发现，氙气和其他吸入麻醉药一样也能够促进发育期神经细胞凋亡，即具有神经毒性作用。有趣的是，当同时使用经动物实验证实具有神经毒性作用的氙气和异氟醚时，发现氙气可以降低异氟醚的神经毒性作用。这些研究提示，氙气同时具有神经毒性和神经保护作用，只是实验环境和条件的差别而已。

21.4 新型肌松药拮抗药——Sugammadex

20 世纪中叶，筒箭毒和琥珀胆碱（司可林）作为肌肉松弛药（简称"肌松药"）被用于临床，开创了现代麻醉学的新时代，从此建立并推广了平衡麻醉的概念，既保障了患者安全，又满足了手术需要。但司可林的先天性不足（过敏反应、恶性高热、二相阻滞等）和非去极化肌松药的残留肌松所导致的不良反应，使得近年来肌松药的临床使用有倒退之势。随着 Sugam-madex 这种具有里程碑意义药物的诞生，使得临床肌松药的使用更加游刃有余。更为重要的是，它直接促进了现今许多传统理念和保守习惯的更新变革。

Sugammadex 是一种 γ-环糊精，是由 8 个吡喃葡萄糖构成的环状结构，其外缘亲水而内腔疏水，结合适当的客体，形成主客体包裹物。Sugammadex 只螯合甾体类非去极化肌松药罗库溴铵和维库溴铵（见图 2）。

Sugammadex 按 1:1 的比例结合血中游离罗库溴铵，使得血中肌松药浓度迅速降低，神经肌肉接头处的罗库溴铵脱离乙酰胆碱受体，从而达到肌松恢复的效果。Sugammadex 和罗库溴铵结合后很难分离。Sugammadex 分布在细胞外液，不与血浆蛋白和红细胞结合，消除半衰期短（1.8h），分布容积小（8.9L），绝大部分（＞90%）在给药后 24h 从尿液排出体外,肾功能损伤患者的排出时间会延长,因此不推荐用于严重肾功能受损者。其临床使用剂量范围在 1～16mg/kg。目前没有资料提示 Sugammadex 能被机体代谢。Sugammadex 结合罗库溴铵的能力是维库溴铵的 2.5 倍,但是它们在结合后都同样不能分离。

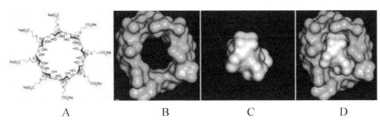

图 2　Sugammadex 结构图和其与罗库溴铵结合示意图
A.Sugammadex 拓扑结构;B.Sugammadex;C.罗库溴铵;D.Sugamma-dex 与罗库溴铵 1∶1 结合的结构

Sugammadex 能够恢复由这两种甾体类肌松药产生的各种深度的临床肌松效应。临床研究通常考察以下 3 种:

(1)中度阻滞[肌松程度维持在 4 个成串刺激(TOF)中的 T2 水平]:Sugammadex(2mg/kg)静脉注射后平均 1.3min 就可使 TOF 恢复至 0.9,而新斯的明(50μg/kg)拮抗使 TOF 恢复至 0.9 的平均时间是 17.6min。

(2)深度阻滞[强直刺激后计数(PTC)在 1～2 个]:Sugammadex(4mg/kg)静脉注射后 1.6～2.3min 就能够使 TOF 恢复到 0.9,而新斯的明(70μg/kg)拮抗使 TOF 恢复至 0.9 的时间平均是 49min。

(3)补救逆转(肌松药使用后 3min 要求肌张力立即恢复):该情况多发生在困难气道(插管困难和通气困难时),罗库溴铵使用 3min 后静脉注射 Sugammadex(16mg/kg),能在 6.2min 恢复自主呼吸,而使用 1mg/kg 司可林的自然恢复时间是 10.9min。临床单次注射 Sugammadex 时需在 10s 内快速完成。

Sugammadex 对于老人和小儿的肌松拮抗效应与成年人并无明显差别。>75 岁的老年人,Sugammadex(2mg/kg)静脉注射后 TOF 恢复至 0.9 的时间略长,为 3.6min;小儿的研究结果只是在 2 岁以上的人群中获得。目前的研究都没有发现 Sugammadex 较对照组(生理盐水或新斯的明)患者出现更为严重的不良反应。

Sugammadex 使用后 24h 内不能再次使用罗库溴铵或维库溴铵,若需再次肌松,可使用阿曲库铵等非甾体类肌松药。

Sugammadex 已在欧盟等多个国家上市并应用于临床。在美国,由于出现了疑似相关的过敏反应,因此还没有获得 FDA 批准。其在中国的注册前临床试验已部分完成。

Sugammadex 的问世,改变了过去教科书规定的必须使用司可林所遇到的临床尴尬,也消除了传统新斯的明拮抗所带来的不良反应,增加了麻醉医师在提供深度肌松满足手术需要时的信心,它更适合当代麻醉安全性与舒适化的要求,尤其是门诊手术、短小手术,以及插管困难和通气困难的麻醉诱导。

Sugammadex 也存在一些不足,由于它问世不久,临床使用人群尚有限,不良反应和对于特殊人群(如神经肌肉退行性疾病患者)的不良反应还有待观察。其对于深度肌松的逆转效应,使得临床更需要严密监测这类患者的麻醉和镇痛程度,因为深度肌松可能会掩盖麻醉和镇痛药使用的不足。此外,其价格因素也会促使临床更多地考虑其费用-效应比。

21.5 更他氯铵、新型苄异喹啉类肌松药及其拮抗药

更他氯铵(Gantacurium 或 AV430)是一种用于取代司可林的非去极化肌松药,它是一种非对称的混合盐 α-氯延胡索酸酯。志愿者试验证实,其 1 个 ED95 剂量静脉注射 2.1min 后阻滞程度达到 90%,肌松维持 4.7~10.1min,但在剂量增加后会有组胺释放的不良反应。

AV002 是一种中等时效的新型苄异喹啉衍生物,为非去极化肌松药,它是非卤代、对称、苄异喹啉延胡索酸盐二酯。目前还处于动物实验阶段。已有的研究发现,其对自主神经系统的安全性较高,尚未发现支气管收缩作用。

L-半胱氨酸是上述两种肌松药的新型逆转药,能够逆转它们的肌松效应,尤其是逆转中时效的 AV002 效应,可能是今后又一种有实用价值的肌松拮抗药。

21.6 其他药

近年来在镇静催眠药的研发方面也取得了一些进展,尤其是通过对咪唑安定、异丙酚和依托咪酯药的结构改造,对原来药物产生不良反应的侧链进行修饰,形成了一些新型药物,其作用机制更加清晰、不良反应更小。

CNS7056 是一种新型的水解酯酶苯二氮,志愿者研究证实其具有优异的镇静催眠效果。

JM1232 是一种针对 γ-氨基丁酸 A(GABAA)受体苯二氮位点的异吲哚啉衍生物,志愿者试验证实其镇静催眠的起效和失效时间都明显优于咪唑安定。

甲基甲烷硫代磺酸依托咪酯、甲氧羟基依托咪酯和 Carboetomidate 是依托咪酯结构衍生物,通过改造降低了依托咪酯对于肾上腺皮质功能抑制的不良反应。

PF0713 在结构上和异丙酚非常相似,是 GABAA 受体激动药,和异丙酚一样为脂溶性药,能产生麻醉效应,但没有注射痛。

21.7 展望

以上介绍的新型麻醉药,有些正在临床使用,有些已完成了前期基础研究,正准备进入临床。它们真正的应用价值还需接受实践的验证。以后的研究会侧重于扩大人群的不良反应观察和药物的费用效应分析。应该指出的是,随着更多的新型短效麻醉药的使用,尤其是镇静催眠类药的使用,临床麻醉更应该强调麻醉监测的重要性,这也是今后开展机器人辅助麻醉的必然趋势。

[本文原载于《中国药房》,2011(46):4321-4325]

22 心血管活性药物能否成为全身麻醉的用药组分

1842年,美国乡村医师郎施行了世界上首例乙醚麻醉,从此开辟了现代麻醉学的发展道路,并有力地推动了现代外科学和其他手术学科的快速发展。也因此,美国将3月30日郎医师施行首例乙醚麻醉的这一天定为美国"国家医师节(National Doctor's Day)",以纪念麻醉之于现代人类文明进步的贡献。170余年来,麻醉技术不断发展,新的药物层出不穷,使麻醉相关的病死率逐年降低。相比于手术科室目前仍为千分之一左右的病死率,麻醉相关的病死率已普遍达到十万分之一的水平。现代麻醉技术已突破人体生理年龄极限,从胎儿宫内手术、新生儿手术,直至逾百岁人瑞的手术,均可在麻醉下安全进行,极大地推动了手术学科的进步。但与此相对应的,则是麻醉的作用机制仍不明了。何以仅一个臂脑循环时间(20s、30s)患者就会失去知觉而进入麻醉状态,迄今仍无合理的解释。近来,全身麻醉药物作用于中枢神经系统后,瞬间导致神经网络碎片化的假说,在国际麻醉界引起广泛关注。这一假说为揭示麻醉药物的作用机制开辟了新的思路,但其具体的作用机制和靶点,仍有待进一步探讨。

笔者于1999年曾就全身麻醉的本质进行过探讨。当时国际麻醉界对麻醉药物引起的意识消失是否为全身麻醉的关键还存在不同的理解,对于麻醉中意识、镇痛、肌肉松弛的关系还不十分明确。英国麻醉学家Prys Robert在1987年就指出,全身麻醉的关键是药物引起的意识消失状态,镇痛和肌肉松弛是麻醉的辅助成分;因此麻醉就如同电灯开或关,是一种"全或无"的状态。就此意义而言,其并不存在深度问题。但这一观点在麻醉界的接受度不高。因为乙醚统治麻醉界逾百年,其兼具促使意识消失、吸入体积分数(体内为蒸汽压和血中分压梯度)依赖的麻醉逐步加深和肌肉逐步松弛以及镇痛作用,故麻醉医师普遍认为,全身麻醉中麻醉的作用是复合的。由于在临床实际工作中还要考虑手术引起的伤害性刺激所带来的交感兴奋和诱导后手术开始前麻醉药物本身对机体的抑制作用,因此,如何在这样的情况下保证患者的生命安全,即临床意义上的麻醉深度调控,已成为临床麻醉医师更为关注的问题。

笔者在借鉴国内外观点的基础上,提出下列观点:

(1)意识消失是全身麻醉的关键,意识消失与恢复是判断患者进入或离开麻醉状态的主要依据。

(2)意识消失仅仅是抽象意义(哲学意义)上的进入麻醉状态,并不能有效对抗手术引起的伤害性刺激作用于人体后出现的不良反应,因而需要有临床意义上的麻醉状态,即有效阻断伤害性刺激向中枢的传递(外周神经阻滞、椎管内阻滞等)。

(3)痛觉是一种意识存在下的生理和心理感受,在意识消失后,不存在疼痛的感觉和判断,而转化为机体对伤害性刺激的反应(血压升高、心率加快等)。因此,在全身麻醉时镇痛药的使用并非必需,可用心血管活性药物来抑制血压的升高和心率的加快。

(4)肌肉松弛药物是用于全身麻醉的经典药物,也是全身麻醉传统理论中的三要素之一。但其既不会阻断伤害性刺激的上传,也不会产生镇痛或催眠作用,而仅仅是在传出神经与效应器(肌肉)间阻断了冲动的传导,即其与全身麻醉本身并无直接联系,只是在临床上用来控制患者的呼吸以及为手术医师创造良好工作条件的手段。

基于上述分析后的逻辑关系,上海交通大学医学院附属瑞金医院麻醉科于1999年提出了心血管活性药物是否可以替代镇痛药物作为全身麻醉用药组分的假设。这个假设从逻辑上是讲得通的,从伦理角度能否通过审查,其关键在于,是否有一种工具能确保患者麻醉全程处于意识消失状态。幸运的是,自1986年脑电双频指数(BIS)用于监测患者的意识状态后,已明确BIS维持于40~60(吸入麻醉下)就可以有较大的把握(95%把握度)保证患者处于无意识状态;若将BIS维持于50以下,则可以有更大的把握(99%把握度)保证患者处于无意识状态。因此,课题组在临床麻醉中设计了尼卡地平和拉贝洛尔作为麻醉用药组分的可行性研究。结果表明,在全身麻醉中适量使用心血管活性药物,可以有效抑制手术应激引起的血压升高、心动过速等,同时可明显减少吸入麻醉药的用量,并降低术后恶心呕吐的发生率,还可减轻疼痛。术中BIS监测和术后随访结果表明,患者术中无知晓。这项工作的意义在于,在用现代科学手段确保患者术中无知晓和无意识的状态下,可以将抑制性心血管活性药物作为全身麻醉药物的组成部分,达到与镇痛药相同的临床结果。由于种种原因,这项工作尚存在明显不足。例如,在比较吸入麻醉药时,由于技术条件所限,仅比较了各组吸入体积分数的差别,而未精确计量所用剂量;样本量也较少,对于术中知晓这类小概率事件而言是远远不够的;此外,用BIS来确保患者术中无知晓,目前也存有争议。今后应通过开展大样本多中心的临床研究,来进一步验证本研究的结果。

[本文原载于《上海医学》,2013,36(2):81-82]

23　神经源性痛的中枢高敏机制及治疗的研究进展 [*]

根据国际疼痛研究学会（IASP）的定义，神经源性痛（Neuropathic pain 或 Neurogenic pain）是指神经系统原发性损害或功能障碍所触发或引起的疼痛。临床上常见的有糖尿病性神经痛、三叉神经痛、带状疱疹神经痛和脊髓损伤后神经痛。此外，越来越多中枢神经系统肿瘤或退化性疾病引起的疼痛也可归属于神经源性痛。目前神经源性痛的发病率尚缺乏流行病学资料，在美国据估计约为 1.5%，英国在 1% 以上。神经源性痛的临床症状以自发性疼痛（spontaneous pain）、痛觉过敏（hyperalgesia）、痛觉超敏（allodynia）和牵涉痛为特征。自发痛表现为自发性、随机性和持久性的烧灼痛、绞痛、抽搐痛等感觉异常；痛觉过敏是指伤害性刺激引起的增强或延长的疼痛；痛觉超敏是指由非伤害性刺激引起的疼痛；牵涉痛是指非损伤部位或远隔区域的疼痛。神经源性痛的发病机制有外周机制和中枢机制。外周机制包括损伤的外周传入神经纤维的异常放电、神经元的交互混传现象和交感神经的芽生和对损伤神经元的兴奋作用。但是外周机制不能解释痛觉超敏和牵涉痛现象，而且各种神经源性痛的外周机制各不相同。因此，尽管临床上针对神经源性痛的治疗方法有许多，但是对痛觉超敏和牵涉痛的治疗效果都不理想，尤其是有些痛觉超敏症状在外周传导通路被阻断后仍然存在，而针对中枢神经系统的治疗方法如抗抑郁药和抗惊厥药等却能显著削弱症状。研究证实，痛觉超敏和牵涉痛是由于长期高强度的外周兴奋作用，引起中枢神经系统的可塑性改变，导致中枢神经元高敏，出现神经元对低强度的非伤害性刺激产生冲动。其具体的发病机制非常复杂。概括为以下几个方面：①脊髓背角感觉神经元敏化；②脊髓后角抑制性神经元的活性降低；③传入神经元的重构和 AB 纤维的长芽；④上脊髓神经元的敏化和下行调制系统活性的改变。本文拟就神经源性痛的中枢机制以及针对中枢机制的治疗研究进展作一综述。

23.1　脊髓背角神经元的敏化

目前认为，中枢神经元的敏化是各种神经源性痛的共同机制。脊髓中枢敏化的表现为对伤害性刺激的反应增强（痛觉过敏），反映阈值降低，非伤害性刺激也能诱导疼痛反应（痛觉超敏），感受野增大（牵涉痛），自发性冲动发放增加（自发痛），其本质上是中枢神经系统反应的增强和神经元过度兴奋（hypersensitivity）。这种神经元的过度兴奋在电生理学上表现为"上扬（wind up）"和长时程增强效应 LTP（Long term potentiation），反映了神经突触兴奋效应和传导效应的增强。前者可能是高强度的 C 纤维（或 $A_δ$ 纤维）传入快速诱导的脊髓敏化，而后者则是疼痛信号分子转录和表达改变后导致长期的高敏作用。目前认为，脊髓敏化早期的快速激活作用主要通过 N - 甲基 - D - 天门冬氨酸（NMDA）受体介导；而后期长时程敏化主要由 NMDA 受体和神经激肽 1（NK1）受体共同参与。因此，NMDA 受体和 NK1 受体及其介导的信号传导机制在脊髓神经元敏化的形成和维持上具有关键的地位。此外，

＊　本文作者为于布为，尤圣武。

其他兴奋性神经递质及其受体也可能参与了脊髓的敏化。

23.1.1 兴奋性神经递质及其受体

1）兴奋性氨基酸（EAAs）/NMDA 受体介导的脊髓敏化

外周神经损伤可引起 EAAs 在脊髓背角释放增多，激活脊髓 NMDA 受体。EAAs/NMDA 受体主要通过以下机制介导脊髓敏化形成：

（1）通过激活脊髓神经元突触后膜上的 NMDA 受体，移开静息时阻塞 Ca^{2+} 通道的 Mg^{2+} 离子，开放 Ca^{2+} 通道，促进 Ca^{2+} 离子内流，增加细胞内 Ca^{2+} 浓度，后者通过激活 PKC 蛋白，促使 PKC 移位到细胞膜表面，引起 NR 的磷酸化，从而抑制 Mg^{2+} 的通道结合能力，使 NMDA 受体可以在超极化状态下也能发挥作用，也就是促使受体功能的上调。

（2）EAAs 也可以激活突触前膜上的 NMDA 受体，进一步促进 EAAs 的释放，或者通过 NMDA 受体/NO 介导的兴奋效应提高突触前 NMDA 受体的兴奋性。

突触后和突触前的协同兴奋作用使神经元的兴奋作用放大，导致神经元的敏化。NMDA 受体的激活还可诱导对 γ-氨基丁酸（GABA）受体的磷酸化，尤其是脊髓背角浅层感觉神经元上的 GABA 受体，或者通过诱导脊髓抑制性中间神经元的凋亡（apoptosis），引起 GABA 受体介导的兴奋抑制减弱。尽管神经损伤后，脊髓背角神经元上的 NMDA 受体的数量的增加或减少仍然没有明确的证据，但是临床实验显示非选择性的 NMDA 受体拮抗剂氯氨酮可以明显削弱神经源性痛觉超敏，选择性 NMDA 受体拮抗剂 MK-801 能够拮抗痛觉过敏和痛觉超敏，抑制脊髓神经元的凋亡；而 NMDA 受体亚基因敲除小鼠则不能诱发痛觉超敏。因此，NMDA 受体的激活在神经源性痛的形成和发展中已经被确认为是起关键作用的部分。NMDA 受体由不同的亚基组成，其中 NR2B 亚基较局限于脊髓背角，选择性的 NR2B 亚基拮抗剂能减轻神经源性痛，而对正常的运动功能没有损害。因此，进一步研究 NMDA 受体的亚基在脊髓的分布以及神经损伤后各种亚基组合和功能的变化，设计特异性亚基的拮抗剂，将有助于神经源性痛中枢敏化机制和治疗研究的深入。

2）SP/NK1 受体

外周神经损伤可导致传入神经突触大量释放 P 物质（SP），通过激活 NK1 受体和增加神经元细胞膜的 NK1 受体密度来诱导脊髓背角神经元的敏化。这方面的证据包括使用 NK1 受体拮抗剂或者采用神经毒素损伤 NK1 受体神经元可以减轻神经源性痛。SP/NK1 主要通过以下机制介导敏化：

（1）SP 的大量释放可以正反馈增加传入神经突触末梢释放 SP 和谷氨酸，增加脊髓后角神经元突触前、后 NK1 受体密度，特别是在外周神经损伤伴有炎症时。

（2）NK1 受体激活后，能激活磷脂酶 C（PLC），使细胞内的三磷酸肌醇（IP3）和二酰基甘油（DAG）浓度增加。前者通过动员内质网内 Ca^{2+} 的释放增加细胞内游离 ca^{2+} 的浓度；后者通过与 Ca^{2+} 离子协同激活蛋白激酶 C（PKC），促使 NMDA 受体磷酸化，提高 NMDA 受体的功能。

（3）通过正协同作用增强 EAAs/NMDA 受体作用，联合使用 NK1 受体拮抗剂和 NMDA 受体拮抗剂可以协同抑制脊髓后角神经元敏化导致的持续疼痛状态，因此，SP/NK1 受体机制在脊髓背角神经元敏化的形成和维持中起重要作用。然而与 EAAs/NMDA 受体机制相比，前者似乎只是协同作用，间接增强 NMDA 受体介导的敏化作用。

Basbaum 等发现无论是将缓激肽原(PPTA)基因敲除还是将 NK1 受体基因敲除的小鼠,在神经损伤后的神经源性痛的发展与正常小鼠并无明显区别。而且临床实验证实,使用 NK1 受体拮抗剂并不能有效减轻神经源性痛。因此,SP/NK1 受体与神经源性痛脊髓敏化的关系还需要更多的研究证据。

3)其他受体介导的敏化作用

AMPA 受体介导的快速激活以及各种 MGLu 受体亚型的功能改变在脊髓敏化形成和维持中可能具有重要的作用,目前还没有明确的定论,需要更为深入的研究。

23.1.2　细胞内 Ca^{2+} 和蛋白激酶(PKs)在背角神经元敏化中的作用

1)细胞内 Ca^{2+} 的作用

神经损伤后,外周传入突触的异常放电和突触间隙多种兴奋性神经递质浓度的增加,导致细胞内 Ca^{2+} 的过度增高。其作用主要通过增加电压门控离子通道的开放和 NMDA 受体介导的离子通道开放作用,以及增加内质网内 Ca^{2+} 库的动员(NK1 受体介导或 Ca^{2+} 本身的正反馈作用)来共同提高细胞内 Ca^{2+} 离子浓度。胞内 Ca^{2+} 浓度升高主要产生以下几种生理效应:激活多种蛋白激酶(PKA、PKC、PKG、钙调素依赖的 PK II);激活 NOS(NO 合成酶),诱导 NO 的合成;调节即刻早期基因(mG)的表达和基因转录,合成新的蛋白质,参与 LTP 的形成和维持。此外,胞内 Ca^{2+} 浓度升高可能引起细胞的凋亡或再生、纤维的重构,为脊髓敏化提供病理性结构基础。

2)PKs 的作用

细胞内钙浓度的增加,必然激活各种钙依赖的蛋白激酶。在各种蛋白激酶中,PKC 的激活和移位与中枢敏化的关系比较明确。PKC 的激活能增加顺行刺激脊髓背根诱发的脊髓背角神经元兴奋性突触后电位的时程和幅度,PKC 的激活剂佛波脂能增加脊髓背角脊丘束神经元的自发性电活动和刺激所诱发的电活动。神经源性痛大鼠脊髓背角 PKC 的合成显著增加,移位增加;而采用神经节苷脂抑制 PKC 的移位,能减轻神经源性疼痛。PKC 参与中枢敏化的机制包括以下方面:

(1)调节即刻早期基因(IEG)的活动,控制其基因表达。

(2)引起兴奋性的 NMDA 受体和抑制性的 GABA 受体磷酸化,导致 NMDA 受体的功能上调和抑制性中间神经元的传递效应下降。

PKC 有多种异构体(PKCa、PKCb1、PKCb2、PKCg、PKCY),其在脊髓的分布不同。最近的研究表明,PKCg 局限地分布于脊髓板层的内侧部,PKCg 敲除的小鼠,对急性痛的反映正常,但坐骨神经部分损伤的小鼠发生机械性痛觉超敏和热痛觉过敏的程度明显降低,说明其在神经源性痛中可能起着重要作用。另外,分布于脊髓板层 II 中间抑制神经元上的 PKCY 能够抑制 C 纤维的传入冲动。Khasar 等的研究证实,PKCY 基因突变的小鼠,基础性伤害性感受阈值正常,但肾上腺素诱发的机械性和热痛觉过敏明显减轻。目前,PKC 其他异构体的分布特性和作用有待进一步研究。PKA、PKG、钙调素依赖的 PK II 等 PKs 与 PKc 一样都是促进脊髓背角神经元敏化的物质,但目前尚不清楚其具体的作用途径,可能与 GABA 受体的磷酸化有关。

3)即刻早期基因(mG)的作用

正常情况下,长时间高强度的刺激可以引起脊髓浅层神经元 IEG 的表达,动物研究证实,神经源性痛尤其是伴有痛觉超敏时,脊髓板层所有层次内的 C-fos 表达都增强,而且,即使是在没有外周刺激存在情况下,C-fos 表达也明显高于正常动物或无痛觉超敏的动物,提示 C-fos 表达与痛觉超敏存在某种联系,此外,神经源性痛动物脊髓板层 I 为 C-jun 基因和其他原癌基因的表达也增强。IEG 的过度表达可能与 NMDA 受体和 NK1 受体介导的细胞内钙离子浓度增高和各种 PK 蛋白尤其是 PKC 的激活和移位有关。PKC 可以促使转录控制蛋白 CREB 和 ATF.2 磷酸化,结合到 C-fos 和 C-jun 基因的转录启动子上,促使 IEG 表达各自的蛋白。C-fos 与 C-jun 蛋白通过二聚化形成 AP-1 蛋白,影响下游基因的表达,进一步影响受体的磷酸化和膜蛋白的功能。而 C-fos 与 C-jun 蛋白通过下游激酶的 JUNK 的作用,引起脊髓表层神经元和中间抑制性神经元的凋亡也是脊髓敏化形成的重要因素。此外,C-fos 蛋白的表达与 Aβ 纤维的长芽现象存在明显的关联,而后者为脊髓敏化的形成提供了结构基础(见图 1)。

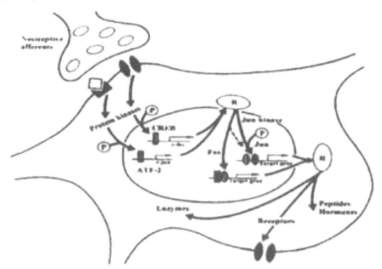

图 1　与脊髓敏化有关的信号转导途径和参与的分子

23.2　脊髓抑制性调制系统功能的抑制

23.2.1　阿片肽能抑制系统的下调

正常情况下,脊髓浅层中间神经元释放的阿片肽能抑制传入神经元末梢释放脑啡肽,从而抑制兴奋性神经递质的释放,以抑制神经元的过度兴奋。在外周神经损伤后,脊髓神经元内的阿片受体抑制系统功能下降。神经源性痛患者脑和脊髓内 β-内啡肽含量较其他类型疼痛组明显下降;大鼠外周神经损伤后传入突触前膜和后膜上的阿片受体数量明显减少,阿片受体的结合力下降;而且神经源性痛患者和动物都对阿片类药物特别容易耐受,提示神经源性痛可以引起阿片镇痛系统的长期抑制。Mao 等的研究结果显示,坐骨神经横切的大鼠对吗啡的剂量在 8d 后明显提高,而 NMDA 受体拮抗剂可以增强吗啡的镇痛作用,减少阿片类物质的用量,提示阿片受体系统的抑制与 NMDA 受体激活有关,这可能是由于 NMDA 受体介导的磷酸化作用改变了阿片受体与 G 蛋白的耦合能力或改变了阿片受体依赖的离子通道的活性。此外,细胞内 Ca^{2+} 过度增高和 PKC 蛋白的激活通过 JUNK 和 bcl-2 介导的细胞凋亡导致阿片肽能神经元的死亡也是一个重要的因素,而 IEG 蛋白 C.JUN 参与的跨突触神经元的死亡也是阿片耐受的重要原因。有关阿片能抑制系统的功能障碍和吗啡耐受与神经源性痛的形成和发展之间的相互关系,特别是阿片受体与 NMDA 受体的关系还需要更进一步的研究。

23.2.2　GABA 能抑制系统的下调

在正常情况下,抑制性中间神经元抑制 C 纤维中枢端释放神经递质,抑制脊髓 WDR 神经元和投射神经元的兴奋性,起着抑制伤害性信息传递的作用。而外周神经元损伤后,脊髓浅层神经元出现的节律性爆发性冲动,提示这一控制作用减弱或丧失。既往研究显示外周神经损伤后脊髓背角内 GABA 释放细胞数量减少。Sugimoto 报道,神经损伤后,脊髓背角浅层(Ⅰ、Ⅱ层)抑制性的中间神经元出现跨突触的兴奋毒性改变,即出现"黑色神经元"。若设法抑制黑色神经元的形成,则神经损伤后痛觉过敏的形成也受到抑制。近年来的研究结果显示,大鼠脊髓损伤后脊髓后角细胞内转运 GABA 分泌型囊泡的转运体减少,从而减少 GABA 的释放;此外受体数量的减少和受体的磷酸化也是神经源性痛形成和维持中不可忽略的因素;以上机制中以 GABA 能细胞的减少最有可能。Moore 等报道,外周神经损伤后,大鼠脊髓背角 GABA 介导的抑制性电流减少,他们认为是由于中枢内谷氨酸的过度增高导致的兴奋毒性作用引起 GABA 能细胞的死亡。此外,即刻早期基因的激活导致脊髓中间神经元的凋亡也能减少 GABA 的释放。神经损伤后,蛋白激酶被激活,引起 GABA 受体磷酸化,也导致抑制性中间神经元对伤害性信息传递的抑制作用减弱。鞘内注射受体拮抗剂,阻断脊髓的 GABA 能抑制系统,可加重神经损伤引起的痛觉过敏,小鼠缺乏 $GABA_A\beta_3$ 亚单位或 GABABl 基因将出现痛觉超敏和痛觉过敏。相反,GABA 激动剂能拮抗外周神经损伤引起的痛觉超敏,进一步证明中枢抑制性中间神经元功能下降,是引起神经源性痛的重要因素。GABA 受体分为 GABAA 和 OABAB 受体,两种受体在神经损伤后的变化并不完全相同,具体的变化原因和各自介导的功能变化还需要进一步的研究

23.3　外周传入神经元的重构和 Aβ 纤维长芽

外周神经损伤后,神经元裂解,在神经营养因子的作用下神经元再生和发生传入纤维的重构。Aβ 纤维在正常情况下传导非伤害性刺激,投射到脊髓Ⅲ、Ⅳ板层,与非伤害性感受神经元和抑制性中间神经元发生突触联系,在传递非伤害性感受和抑制伤害性感受(闸门控制作用)中起重要作用。而痛觉超敏主要表现为患者和动物对非伤害性的刺激产生疼痛感觉,有实验结果表明,这是由于大直径的 Aβ 纤维放电产生的,因此,Aβ 纤维功能异常可能导致脊髓敏化。首先,正常情况下 Aβ 纤维通过中间抑制性神经元抑制伤害性信号的传入,如前所述外周神经损伤后中间抑制性神经元功能减退,导致对伤害性信号的抑制作用减弱;其次,外周神经损伤后,Aβ 纤维通过 C-纤维残留末梢向脊髓背角浅层的(特别Ⅱ板层的内层)长芽,使其可以不受 ININ 的抑制,导致非伤害性刺激在脊髓浅层放大为伤害性刺激。然而什么因素诱导 Aβ 向背角浅层发芽目前还不清楚。Doubell Mannon 认为,位于脊髓背角浅层受损伤的 TRKA 阳性 C 纤维释放 GDNF,吸引 TRKB 阳性的 AB 神经纤维长入脊髓背角浅层。这就可以解释为何采用 TRKB 特异性抗体能够削弱神经损伤后引起的痛觉超敏。但是,最近有研究表明外周神经切断后,并没有 Aβ 纤维的长芽,因此有关 Aβ 纤维长芽是否

存在尚需要更新的证据。第三,长芽的 Aβ 纤维细胞表型发生改变,出现 C-纤维的某些特征,开始合成兴奋性神经递质 SP 和 EAAs,通过 NMDA 和 NK1 受体介导脊髓神经元敏化。除了 Aβ 纤维的长芽,C-纤维长芽进入脊髓深层神经元可能与脊髓的敏化有关,具体的机制和功能的变化还需要进一步的研究。

23.4 上脊髓神经元的敏化和下行调制系统活性的改变

23.4.1 上脊髓神经元的敏化

Guilbaud 和 Benoist 等的研究表明,坐骨神经结扎后,丘脑和大脑皮质躯体感觉 I 区神经元对机械和冷热刺激的反应都增加,并且躯体传入在躯体感觉 I 区发生重新分布,隐神经的传入增加。Tseng 等证明外周神经损伤后,皮质脊髓神经元发生功能和结构的改变。更进一步的证据是,将利多卡因微量注射于头端腹侧延脑(RVM)和中脑导水管周围灰质(PAG),能阻断 L5/L6 脊神经结扎所引起的痛觉超敏,说明脊髓上中枢 RVM 和 PAG 的敏化参与了痛觉超敏。随后 Bian 等又进一步证明,在胸髓水平将脊髓切断,能阻断痛觉超敏,减轻热痛觉过敏,进一步证明脊髓上中枢环路参与神经源性痛的形成。目前关于脊髓上中枢敏化的机制包括以下几个方面:

(1)EAAs/NMDA 受体和 I 组代谢型谷氨酸受体(group ImGluR)诱导的传入神经元的敏化,其中 NMDA 受体机制更为重要,特别是它可以诱导脊髓上中枢出现 LTP。

(2)脊髓上中枢 GABA 能神经元抑制功能的下降,特别是丘脑 GABA 能中间神经元数量的减少,引起脊髓伤害性刺激未经调制而直接上传,导致皮质感觉神经元的敏化。

(3)传入纤维投射区域的改变和上脊髓感觉神经元的重构可能也是脊髓上中枢敏化的重要原因。

23.4.2 下行调制系统活性的改变

正常情况下,脊髓神经元的上传兴奋受脊髓上中枢下性调制系统的控制,下行抑制系统可以控制脊髓神经元抑制性递质的释放和增强脊髓中间抑制性神经元的作用,而下行易化系统可以增强脊髓的兴奋性。慢性神经源性痛的发生与下行抑制系统的改变存在一定的联系,如前面所述,外周神经损伤后脊髓中枢的阿片肽能神经元的抑制和 GABA 神经元的减少,导致下行抑制系统的作用靶位减少,必然导致下行调制系统的功能抑制,至于是否还有其他机制参与抑制下行调制系统功能,目前还不是很清楚;而神经损伤后下行易化调制系统的功能增强可能参与脊髓敏化的维持:

(1)通过去甲肾上腺素激活下行纤维投射的脊髓背角神经元突触上的 α$_1$-肾上腺素受体,继而通过激活 PLC 增加细胞内 Ca^{2+} 的浓度,增加脊髓神经元的兴奋性;

(2)不同 5-HT 受体的改变导致的下行易化作用。

(3)多巴胺受体-1 和多巴胺受体-2 的改变,可能导致脊髓多巴胺能投射神经元的敏化。
目前这些机制尚缺乏足够的证据,还需更为深入的研究。

23.5 中枢敏化的治疗

尽管神经源性痛中枢机制的研究取得了可喜的进展,特别是 NMDA 受体和 GABA 受体功能研究的深入,相应的治疗药物和方法也日益增多,但是,这些治疗药物大多停留在动物实验和临床初期实验中,而其他治疗方法的效果也需要进一步的论证。针对中枢机制的主要治疗策略是抑制伤害性刺激上传引起的脊髓和脊髓上中枢敏化,恢复中间神经元的抑制功能。以下简单介绍目前有关神经源性痛中枢机制的常用治疗方法以及一些进展。

23.5.1 药物治疗

1)阿片类药物

许多临床试验表明神经源性痛对阿片类药物的不敏感,但是医师仍然会使用吗啡等 μ-阿片受体激动剂作为各种神经源性痛的治疗药物。目前研究认为合理有效的利用阿片类药物能够达到有效的镇痛。吗啡的镇痛作用与其用药方式、途径有很大的关系,大剂量的吗啡虽然能够控制中枢高敏的发展,但是可导致嗜睡、呼吸抑制、成瘾等不良反应,而且不可避免地发生耐受,这些因素限制了吗啡在神经源性痛治疗上的应用。鞘内或静脉自控镇痛可能有助于减少不良反应。

2)NMDA 受体拮抗剂

尽管动物实验都证实 NMDA 受体拮抗剂能够明显削弱中枢敏化的形成和维持,但是临床实验中各种特异性的拮抗剂的效果都比非特异性拮抗剂氯胺酮差,氯胺酮对于神经源性痛的治疗效果较好,但是它可引起幻觉、嗜睡、烦躁等不良反应,从而限制了其临床应用。目前正研究通过皮下、直肠、鼻内给药以减轻不良反应。随着对 NMDA 受体功能了解的深入,新型的非特异性拮抗剂如 memantine,可以明显减少相关不良反应,对于神经退化引起的神经源性痛的治疗效果目前已经得到确证。

3)抗惊厥药和抗癫痫药

主要通过激活 GABA 受体,调节 GABA 的释放,抑制 EAAs 的释放来抑制中枢高敏,包括卡马西平、氯硝西泮、苯妥英等,这类药对于神经源性痛的治疗效果较好,但是不良反应明显。最新的临床药物加巴喷丁(gabapentin),是一种 GABA 的类似物,该药的治疗毒性小,不良反应少,对多种神经源性痛特别是糖尿病性和带状疱疹后神经痛的治疗效果较好。它的机制比较复杂,可能是通过调节外周或脊髓突触上的钙离子通道功能或影响 GABA 在脑内的合成和释放发挥作用。

4)抗抑郁药

这类药物只能作为辅助用药。这类药物主要通过中脑下行调制系统的去甲肾上腺素能和 5-羟色胺调制系统增强下行抑制,削弱伤害性疼痛上传。对于疼痛合并精神症状者效果更为确实。其中去甲替林、阿米替林、地昔帕明对神经源性痛的效果较好,这类药的不良反应很严重,可能导致患者的自杀危险性增加,目前没有较新的进展。

23.5.2 手术治疗

通过外科手术的方法选择性的阻断疼痛信号传导途径如选择性轴突切断术,这种方法只是在其他方法不能获得满意结果的情况下才采用,但是这种方法的治疗效果并不确实,复发率很高,长期效果不佳。

23.5.3 电针治疗

经皮或外周神经电针刺激可以刺激中枢抑制性神经递质的释放,削弱脊髓敏化的维持。最近的动物研究结果表明,低频(2Hz)电针对神经源性痛的治疗作用远胜于高频(100Hz)电针,每周 2 次电针治疗,连续 10 次,其疗效可以逐渐积累而增强,使痛敏和超敏显著减弱。

23.5.4 基因治疗

20 世纪 90 年代以来开展的各种基因治疗技术包括转导外源性的阿片肽基因、神经营养因子基因、NMDA 受体反义核苷酸、外源嗜铬细胞等，尽管目前这些都还处于动物实验阶段，但是基因治疗的特异性高、不良反应小、靶控性佳，目前正成为一个新的研究热点。

23.6 总结

作为各种神经源性痛的共同机制，中枢发病机制在动物实验研究中尽管有了一定进展，但是由于其形成和维持的参与因素极其复杂，目前仍然不是很清楚。因此，任何阻断其中单一因素的治疗方法都未能在临床上取得满意的治疗效果，而且可能导致严重的不良反应。因此，针对中枢敏化、中间神经元功能抑制、Aβ 纤维的长芽等关键因素中的关键因子，设计选择性抑制和兴奋的药物，或者通过基因治疗的方法抑制中枢的敏化，可能会对神经源性痛的治疗开拓出新的局面。

（2004 年中华医学会全国麻醉学术年会知识更新讲座）

24 疼痛机制研究进展 *

2001 年,国际疼痛研究协会对疼痛进行了新的定义:疼痛是与实际或潜在的组织损伤相关联的不愉快的感觉和情绪体验,或用这类组织损伤的词汇来描述的自觉症状;对于无交流能力的个体,绝不能否认其存在痛体验、需要进行适当缓解疼痛治疗的可能性。疼痛就其生物学意义来说是一种警戒信号,表示机体已经发生组织损伤或预示即将遭受损伤,通过神经系统的调节引起一系列防御反应,保护机体避免伤害,但是如疼痛长期持续不止,便失去警戒信号的意义,反而对机体构成一种难以忍受的精神折磨,严重影响学习、工作、饮食和睡眠,降低生活质量,成为不可忽视的经济和社会问题。

24.1 疼痛的解剖生理学

疼痛与其他感觉一样,是由一定的刺激(伤害性刺激)作用于外周感受器(伤害性感受器)经换能后转变成神经冲动(伤害性信息)循相应的感觉传入通路(伤害性传入通路)进入中枢神经系统,经脊髓、脑干、间脑中继后到大脑边缘系统和大脑皮质,通过各级中枢整合后产生疼痛感觉和疼痛反应。

24.1.1 伤害性感受器

伤害性感受器为外周游离的神经末梢,广泛分布于机体的皮肤、肌肉、关节和内脏组织,直接接受伤害性刺激或者间接为致痛物质所激活。这些伤害性感受器的胞体位于脊髓背根神经节(dosal root ganglion,DRG),是感觉传入的一级神经元,发出单个轴突在节内延伸一段长度后分为两支:一支为周围神经轴突,伸向外周组织,接受感觉信息;另一支为中枢轴突,将外周传入送至脊髓背角,完成初级感觉信息的传递。内脏伤害性刺激与体表的有所不同,主要包括感染、炎症、扩张、痉挛、缺血等。

24.1.2 伤害性信息的传入和脊髓背角

一般认为传导伤害性信息的纤维是较细的 Aδ 和 C 两类纤维,并认为 Aδ 纤维传导快速的刺痛,而 C 纤维则传导缓慢持久的灼痛,内脏器官的刺激也是由 Aδ 和 C 两类传入纤维传递。伤害性传入纤维沿背根经李氏束(Lissauer 束)进入脊髓背角,与二级神经元发生突触联系,将伤害性信息传向脊髓以上的结构。脊髓背角汇聚着来自外周的不同传入神经与来自脑干和大脑皮质的下行投射神经,加上背角局部中间神经元,组成十分复杂的神经网络,并含有非常丰富的生物活性物质,不仅接受和传递伤害性传入信息,而且还对伤害性信息进行加工处理。脊髓背角包含 6 层结构,仅就与疼痛有关的结构简要叙述如下:

第 Ⅰ 层为海绵层,含有大、中、小型细胞,被粗细不同的纤维所穿过,相当于脊髓后角边缘核。

第 Ⅱ 层是胶状质(Substance of Gelatiniform,SG),由许多密集的小细胞组成,来自后索

---

* 本文作者于于布为、赵欣。

与李氏束的许多纤维终止于第Ⅱ层,是与痛觉调制有关的主要结构层。

第Ⅲ层、第Ⅳ层相当于脊髓背角固有核所在部位,有很多背角大细胞,在疼痛感知中起关键作用,被称为 T 细胞(Tract cell),它们接受从背根传来的外周伤害性刺激和 SG 细胞冲动,其轴突能把信息传递到腹角远端的脊髓节段和脑组织。特别值得注意的是它的突触联系方式,多为轴-轴突触和轴-树突触,部分神经元的树突还返回到第Ⅱ层,这些结构与疼痛控制的闸门理论有关。

第Ⅴ层除胸髓外,大部分都分成内侧部、外侧部两部分,外侧部为脊髓的网状核部位。

以上五层与躯体传入纤维的感觉有关。第Ⅵ层只存在于颈腰膨大部分,有大量来自脑的下行纤维终止在这一层。

24.1.3 痛觉的上行传导通路

1)躯干、四肢的痛觉通路

(1)脊-丘束:外周神经的细纤维由后根的外侧部进入脊髓,然后在背角换元,再发出纤维上行,在中央管前交叉到对侧的前外侧索内,沿脊髓丘脑侧束的外侧部上行,抵达丘脑的腹后外侧核(ventral posterior lateral nucleus,VPL),再投射到大脑皮质的中央后回上 2/3 处,具有精确的分析定位能力,这和刺痛(快痛)的形成有关。

(2)脊-网-丘束:由背角细胞的轴突组成,交叉后沿脊髓丘脑侧束的内侧部上行,多数纤维终止在脑干的内侧网状结构、中脑被盖和中央灰质区等处,再经中间神经元的多级转换传递达到丘脑的髓板内核群以及下丘脑、边缘系统等结构,其中的短纤维是脊髓网状束,还有少量最长的纤维直达丘脑的内侧核群。该束传递的信息主要和内侧丘脑、下丘脑及边缘系统相联系,在机能上与灼痛(慢痛)时所伴随的强烈情绪反应和内脏活动密切相关。

(3)脊-颈束:该束的神经元细胞体位于脊髓背角Ⅳ、Ⅴ层,接受来自同侧肌、皮神经的传入,其轴突沿外侧索的背内侧部分上行,投射到脊髓第 1~2 颈节的外侧颈核内,再发出纤维通过对侧的内侧丘系投射到丘脑的 VPL 及内侧膝状体大细胞区的内侧部,再由此换元向大脑皮质投射(主要在第二躯体感觉区)。

(4)后索-内侧丘系:外周神经的 A 类粗纤维由后根的内侧部进入脊髓,经薄束和楔束上行,在脑干的下部与薄束核和楔束核发生突触联系,自此发出轴突组成内侧丘系,到达对侧丘脑的 VPL,对来自躯体、四肢精细的触觉、运动觉、位置觉进行辨别。尽管此束不是痛觉的传导通路,但它可能参与痛觉的中枢整合过程。它传导迅速,能完成闸门学说中中枢控制系统的功能,对闸门控制系统起作用。

(5)脊髓固有束:C 类细纤维传导的伤害性冲动在脊髓背角换元后,沿脊髓灰质周围的固有束上行,既是多突触传递,又是反复双侧交叉,这与慢痛的情绪反应有关。

2)头面部的痛觉通路

头面部痛觉主要由三叉神经传入纤维介导,一级神经元细胞体位于三叉神经半月神经节,其轴突终止于三叉神经感觉主核和三叉神经脊束核,由此换元发出纤维越过对侧,组成三叉丘系,投射到丘脑腹后内侧核(ventral posterior medial,VPM);发自感觉主核背内侧份的一小束不交叉纤维,投射到同侧的 VPM。自 VPM 发出的纤维,经内囊枕部投射至大脑皮质的中央后回下 1/3 处。

3)内脏痛觉通路

大部分腹、盆部器官的内脏痛主要由交感神经传导,从膀胱颈、前列腺、尿道、子宫来的痛觉冲动是经过副交感神经(盆神经)传到脊髓的,在脊髓背角换元,其轴突可在同侧或对侧脊髓前外侧索上行,达丘脑 VPM,然后投射到大脑皮质。经面、舌咽、迷走神经传入的痛觉冲动,传到延髓孤束核,由孤束核发出上行纤维,可能在网状结构换元后向丘脑、丘脑下部投射。内脏痛觉传入纤维进入脊髓后也可由固有束上行,经多次中继,再经灰质后连合交叉到对侧网状结构,在网状结构换元后上行到丘脑髓板内核群和丘脑下部,然后投射到大脑皮质和边缘皮质。

4)痛觉高级中枢

丘脑与大脑皮质是痛觉高级中枢。除嗅觉冲动外,任何感觉传入信号都必须经过丘脑的整合到达大脑皮质才能进入意识领域。内侧丘脑核团,主要包括髓板内核、丘脑中央下核、腹内侧核和背内侧核,主要参与介导伤害性感受和痛感觉的情绪-激动成分;外侧丘脑核团,包括腹后核群、丘脑网状核和未定带,主要参与痛觉鉴别方面。

大脑皮质作为人类感觉整合的最高级中枢,接受各种感觉传入信息进行加工,最终上升到意识。近几年,随着正电子发射断层扫描、单光子发射断层扫描和功能核磁共振技术的发展及应用,已可以直观地观察疼痛发生发展过程中不同脑区的变化,对皮质在疼痛中的作用也有更多的认识。许多研究表明,急性疼痛和神经病理性疼痛激活的脑区范围不同,急性疼痛激活对侧的脑区,包括大脑体感区、前扣带回、脑岛和前额皮质,提示这些脑区参与急性疼痛的中枢信息加工。而下肢神经损伤患者的持续性神经病理性疼痛激活双侧的脑岛、后顶叶、前额叶外侧下部、后扣带皮质,以及右侧的前扣带回,表现为区域脑血流图增强。值得注意的是,神经病理性疼痛前扣带回皮质活动增强时,丘脑活动反而下降,提示前扣带回的痛觉信号可能不是由脊髓丘脑束传导,而是脊髓下丘脑束,这正是介导痛觉情绪成分的边缘系统,因此,神经病理性疼痛总是伴随强烈的情绪反应。总的说来,脑成像研究表明,不同的皮质区域参与不同性质的痛觉信息的加工,生理性痛觉信息主要在丘脑的特异性核团和皮质的体感区进行加工整合,而与边缘系统有密切联系的皮质区整合病理性疼痛的传入。

24.2 痛觉调制的机制

24.2.1 痛觉调制的外周机制

伤害性刺激引起外周组织释放和生成多种化学和细胞因子,参与激活和调制伤害性感受器,包括:

(1)组织损伤产物:缓激肽、前列腺素、5-羟色胺、组织胺、乙酰胆碱、腺苷三磷酸、H^+ 和 K^+ 等。

(2)感觉神经末梢释放:谷氨酸、P 物质、钙降素基因相关肽、甘丙肽、胆囊收缩素、生长抑素、一氧化氮等。

(3)交感神经释放:神经肽 υ、去甲肾上腺素、花生四烯酸代谢物等。

(4)免疫细胞产物:白细胞介素、阿片肽、激肽类等。

(5)神经营养因子。

(6)血管因子:一氧化氮、激肽类、胺类等。

创伤和炎症反应产生的这些介质直接激活伤害性感受器,使高阈值痛觉感受器转化为低阈值痛觉感受器,产生痛觉致敏。

24.2.1.1 外周致痛物质以及特异性受体和离子通道

(1)前列腺素:是一类重要的炎症因子,由环氧化物酶-1(COX-1)或 COX-2 分解花生四烯酸而成,可以直接激活伤害性感受器引起疼痛,也可以通过提高细胞内 cAMP 水平激活 PKA 途径、磷酸化河豚毒素不敏感型(TTX-R)钠通道和辣椒素受体(VR1),降低通道的激活电压,从而提高初级传入神经元末梢细胞膜的兴奋性,降低伤害性感受器的感受阈值。另外 PGs 还可以增加感觉神经末梢对缓激肽和其他炎症介质的敏感性。

(2)缓激肽:作为一种重要的炎症介质,可引起疼痛和痛觉过敏,它直接作用于初级伤害性感受神经元的受体,也可激活神经纤维周围的非神经细胞的受体,从而引起其他介质的释放,间接地作用感觉神经。

(3)组织胺:由损伤部位的肥大细胞合成和释放,可通过初级感觉神经元的轴突分支产生的"轴突反射",触发神经源性炎症。

HA 受体有 H1 和 H2 两个亚型,HA 的作用主要由 H1 介导,H1 受体的激活引起 DRG 感觉神经元胞内的 IP3 和 DAG 的增加,导致胞内钙的释放,进而导致后续反应。

(4)5-羟色胺:由组织损伤引起血小板和肥大细胞释放,可直接开放 DRG 初级感觉神经元的离子通道,并激活腺苷环化酶(AC)联结的 G 蛋白耦联的 5-HT 受体,减少胞内环腺苷酸(cAMP)的水平,引起辣椒素敏感的 DRG 细胞去极化,使迷走神经去极化。

(5)一氧化氮:组织损伤后,内皮细胞、巨噬细胞和白细胞释放 NO,可以直接作用于伤害感受器,在调制递质释放中起重要作用。外周局部使用 NO 合酶(nitric oxide syn-thase,NOS)拮抗剂,可明显减轻疼痛;相反,关节腔内注射合成 NO 的前体精氨酸,则产生痛觉过敏。

(6)谷氨酸:谷氨酸作为一种兴奋性神经递质,在组织损伤后,由受损的组织细胞、肥大细胞以及初级传入神经末梢释放到组织间隙,然后作用于感觉神经末梢细胞膜上的谷氨酸受体,通过 PLC 途径分解磷脂酰肌醇二磷酸(PIP2)为三磷酸肌醇(IP3)和二酰甘油(DAG),DAG 脂酶分解 DAG 为花生四烯酸,后者在环氧化物酶的作用下生成前列腺素,进而降低伤害性感受器的感受阈值,促进外周敏感化的形成。

(7)H^+ 离子和酸敏感性离子通道:在缺血和炎症等病理条件下,细胞外 pH 下降,引起伤害性感受器神经元产生长时程去极化,促使痛觉过敏产生。ASIC 主要表达在小直径初级传入神经末梢,它的适宜刺激是细胞外氢离子和机械刺激,在痛信号的产生和外周敏感化中起重要作用。

(8)ATP 与 ATP 门控的离子通道受体 3(P2X3 受体):充血的微血管内皮细胞、受到伤害性刺激的感觉神经传入纤维、交感和副交感神经末梢以及受损的组织细胞均可释放 ATP,一方面通过感觉神经末梢的 P2X 受体引起伤害性信号的产生,导致疼痛;另一方面通过代谢型 P2Y1 受体激活 PKC 信号转导途径磷酸化 VR1,使受体通道的开放阈值降低,同时增强 VR1 激活时的除极化电流,进而引起外周过敏。P2X3 属于 ATP 敏感的配体门控离子通道家族,主要分布在脊髓后角、背根神经节细胞、初级传入神经末梢的部位,突触前的 P2X3 受体可能调节谷氨酸从伤害性感受器的释放,从而影响痛觉的脊髓传递。

(9)神经生长因子(nerve growth factor,NGF)与酪氨酸激酶受体(TrkA):NGF 是神经元发育、分化的必需因子,在维持神经元的特异表型上发挥重要作用,并参与炎性疼痛和痛觉过敏的形成。40%～50%的 DRG 神经元中表达 TrkA 受体,NGF 与 TrkA 受体结合直接使其阈值降低;另一方面,NGF 还可促进 DRG 神经元的 SP 和降钙素基因相关肽(calcitonin gene-related peptide,CGRP)合成增加,增加 VR1、ASIC 和 TTX-R 钠通道的表达。除此以外,NGF 结合肥大细胞表面的 TrkA 受体,使其释放更多的 NGF、5-HT 等细胞因子,参与痛觉过敏的形成。

(10)辣椒素受体(VR1):VR1 是一个非选择性配体门控阳离子通道,主要分布在小直径的感觉神经元末梢,敏感的刺激主要是辣椒素、中等程度的热刺激和细胞外的氢离子,现在的研究认为 VR1 参与了伤害性热刺激在传入神经末梢的换能过程,在热痛觉过敏中发挥着重要作用,也是目前伤害性信号转导中研究比较清楚的一个离子通道,是分析"痛觉过敏"和"触诱发痛"的分子机制的一个理想的模型。

(11)肿瘤坏死因子(tumor necrosis factor-α,TNF-α)和白细胞介素(interleukin,IL):TNF-α 增强脂多糖(lipopolysaccharide,LPS)引起的炎症性痛觉过敏,其拮抗剂可完全消除这种痛觉过敏。IL-1β 和 IL-6 都参与了疼痛过敏的形成;IL-10 是一种抗细胞因子,它可减弱巨噬细胞的功能,抑制 IL-1β、IL-6 和 TNF-α 的合成,预先给予 IL-10 可抑制 BK、IL-1β、IL-6 和 TNF-α 引起的痛觉过敏。

(12)对河豚毒耐受的钠离子(TTX-R 钠)通道:TTX-R 钠通道主要分布在小直径无髓鞘对辣椒素敏感的神经元中,它并不能将伤害性刺激转变成电信号,但在维持感觉神经末梢细胞膜的兴奋性方面起重要的作用。炎症或组织损伤时,感觉神经元细胞膜上的 TTX-R 钠通道蛋白 SNS 磷酸化后使通道活化阈值降低、去极化速度提高,钠离子内流增加,结果导致伤害性感受器细胞膜的兴奋性增强,易于形成痛觉过敏。克隆成功的 TTX-R 钠通道的 α 亚单位(α-SNS,也称 PN3)被认为是感觉神经元特异通道,它仅存在于外周神经系统,在小直径 DRG 神经元有高选择性表达,辣椒素选择性损毁小 DRG 神经元后 SNS 转录也丧失,因此,α-SNS 在伤害性信息传递中起重要作用,SNS 通道阻断剂可能有望成为新型外周镇痛药。

(13)P 物质(Substance P,SP):背根神经节中有 20%左右的小神经元及少数中等大小的神经元呈 SP 免疫阳性。大量研究表明,SP 是参与伤害性信息向脊髓背角神经元传递的主要神经递质之一,外周组织损伤使正常状态下许多"睡眠"的含 SP 的"寂静伤害性感受器"激活。

(14)去甲肾上腺素(noradrenaline,NA):外周神经中约 20%的无髓鞘纤维属于交感传出纤维,NA 由外周交感神经节后末梢释放,正常条件下伤害性感受器对 NA 不反应,但组织损伤后,则使得伤害性感受器对之敏感性增加,另外,NA 作用于交感神经末梢,引起前列腺素的释放,间接地调节伤害性感受器的阈值。

24.2.1.2　外周敏感化及其机制

外周敏感化是指各种伤害性刺激(机械刺激、炎症、化学刺激)使传入神经纤维末梢上特异的受体或离子通道的感受阈值降低、数量增加,或通过对电压依赖性阳离子通道的调节使初级传入神经纤维末梢细胞膜的兴奋性增强,致使正常时不能引起疼痛的低强度刺激也能激活伤害性感受器,导致疼痛的发生。主要表现为 3 种形式:

(1)伤害性感受器的激活依赖性敏感化:激活依赖性敏感化是指感受器上特异的受体和离子通道被激活后自身特性发生改变,开放阈值降低,使伤害性感受器对后续刺激的敏感性升高。比如,VR1 在受到热或辣椒素刺激后,通道的开放阈值降低,相同程度的刺激引起受体放电幅度增加,与热刺激过敏的变化时相相一致。

(2)伤害性感受器的调制:调制是指受损的组织细胞以及浸润到损伤组织的炎细胞等释放的炎症介质,如前列腺素、缓激肽、组胺、5-羟色胺、ATP、神经生长因子等,通过细胞内信号转导的级联机制使伤害性感受器的受体、离子通道磷酸化,进一步使伤害性感受器的感受阈值降低,细胞膜的兴奋性增强。

(3)伤害性感受器的改造:改造是指初级感觉神经元的递质、受体和离子通道的数量或结构的长时间改变,并与神经元的生存有关。炎症情况下,感觉神经末梢上 ASICS、VR1 以及 TTX-R 钠通道的表达上调,增加感觉神经末梢对炎症介质和伤害性刺激的敏感性。外周敏感化的形成说明了传入神经纤维末梢对伤害性刺激并非是简单的换能作用,而是在换能过程中发生了主动性变化,深入研究外周敏感化发生机制对发现新的疼痛治疗靶点以及超前镇痛的临床应用都会起到积极的推进作用。

24.2.2 痛觉调制的中枢机制

外周痛觉感受器激活阈值的降低导致外周敏感化,中枢敏感化则在很大程度是在外周敏感化基础上形成的,不断的外周刺激导致传入纤维在脊髓背角持续释放神经递质、细胞因子、P 物质等,作用于背角神经元,导致背角神经元对外来的传入信号兴奋性增高、感受野扩宽、对伤害或非伤害刺激的反应增强。随着时间的变更,对于疼痛中枢机制的认识经历了多种学说。

24.2.2.1 闸门控制学说(20 世纪 60 年代)

受 Noordenbos 感觉交叉理论的影响,Melzack 和 Wall 于 1965 年提出闸门控制学说(或称为门控理论)。闸门控制学说认为节段性调制的神经网络由初级传入 A 和 C 纤维、背角投射神经元(T 细胞)和胶质区抑制性中间神经元(SG 细胞)组成,SG 神经元起着关键的闸门作用。A 和 C 传入均能激活 T 细胞,而对 SG 细胞的作用相反,Aβ 传入兴奋 SG 细胞,Aδ 和 C 传入抑制 SG 细胞。因此,损伤引起 Aδ 和 C 纤维活动使闸门打开,结果痛传入畅通。当诸如轻揉皮肤等刺激兴奋 Aβ 传入时,SG 细胞兴奋,闸门关闭,抑制 T 细胞活动,减少或阻碍伤害性信息向中枢传递,使疼痛得到缓解。

20 世纪 70 年代以来,生理学和行为医学的研究更加强调疼痛体验的诱发情绪和认知对疼痛的影响,并发现体内存在独立的下行疼痛抑制通路,而这些方面的调节超出了闸门部位。因此,在 Melzack 和 Casey 于 1968 年对学说作了补充后,Wall 等在 1978 年和 20 世纪 80 年代初又作了较大的二次修正,认为影响疼痛的闸门有 3 个方面:输入纤维、髓内分节段反应和下行控制,进一步强调心理因素对疼痛的影响和下行抑制通道的作用。

30 多年来,该学说得到了大量的实验和临床资料的支持,极大地推动了疼痛生理、药理和疼痛治疗学的研究和发展,理疗学中著名的 TENS、SCS 疗法、McGill 疼痛问卷(MPQ)就是根据闸门控制理论推出的。值得指出的是闸门学说的实验基础是基于生理状态下脊髓痛觉信息传递机制的研究结果,对病理性"痛觉过敏"(Hyperalgesia)、"触诱发痛"(Allodynia)和自发痛(包括幻肢痛)的解释仍面临挑战,但无论如何,这个学说在推动痛觉研究中意义重大。

24.2.2.2 内源性痛觉调制系统(20 世纪 70 年代)

在民间用阿片止痛已有很长的历史,直到 1973 年才在实验中证明了阿片受体的存在,紧接着于 1975 年便发现脑内存在有内源性阿片肽作为阿片受体的内源性配体,称为亮氨酸脑啡肽和甲硫氨酸脑啡肽,接着相继发现了不少阿片肽,归纳起来有脑啡肽、内啡肽和强啡肽三大类。

在此基础上,20 世纪 70 年代提出了"内源性痛觉调制系统"的概念,包括脑内具有镇痛作用的结构和相关的化学物质所形成的神经网络,但研究得最多、了解得较为清楚的是下行抑制系统。在下行抑制系统中,处于关键地位的是中脑中央导水管周围灰质(periaqueductal gray,PAG),实验证明,凡是激活高级中枢所产生的镇痛效应,大都要通过 PAG 才得以实现。

当然,内源性痛觉调制系统不是单一的,脑内有许多结构,包括脑干的中缝背核、蓝斑,下丘脑的室旁核、视上核和弓状核,边缘系统的海马、隔区和杏仁等都具有镇痛作用。中枢神经系统中,除了阿片肽以外,还有 5-HT、NE、Ach 和加压素等,它们都是内源性痛觉调制的基础。

24.2.2.3　可塑性改变或者中枢敏感化-痛觉调制的分子机制(20 世纪 80 年代至今)

分子生物学的大发展对疼痛医学产生了极大的推动作用,寻找疼痛靶分子的努力得到一定程度的成功,但尚未充分发挥其优势和效能,如果能够选择性阻断一些受体和离子通道,有可能发挥镇痛作用。

目前的研究进一步证实神经元可塑性变化和中枢敏感化在疼痛的产生和维持中具有关键作用,主要表现为以下几方面的机制。

1)脊髓背角神经元的敏化

目前认为,脊髓敏化早期的快速激活作用主要通过 N-甲基-D-天冬氨酸(N-methyl-D-aspartate,NMDA)受体介导;而后期长时程敏化主要由 NMDA 受体和神经激肽 1(Neurokinin-1,NK-1)受体共同参与。因此,NMDA 受体和 NK1 受体及其介导的信号传导机制在脊髓神经元敏化的形成和维持上具有关键的地位。此外,其他兴奋性神经递质及其受体也可能参与了脊髓的敏化。

(1)兴奋性神经递质及其受体:

①兴奋性氨基酸(excitatory amino acid,EAAs)/NMDA 受体介导的脊髓敏化:外周神经损伤可引起 EAAs 在脊髓背角释放增多,激活脊髓 NMDA 受体。EAAs/NMDA 受体主要通过以下机制介导脊髓敏化形成:通过激活脊髓神经元突触后膜上的 NMDA 受体,移开静息时阻塞 Ca^{2+} 通道的 Mg^{2+} 离子,开放 Ca^{2+} 通道,促进 Ca^{2+} 离子内流,增加细胞内 Ca^{2+} 浓度,后者通过激活 PKC 蛋白,促使 PKC 移位到细胞膜表面,引起 NR 的磷酸化,从而抑制 Mg^{2+} 的通道结合能力,使 NMDA 受体可以在超极化状态下也能发挥作用,也就是促使受体功能的上调。EAAs 也可以激活突触前膜上的 NMDA 受体,进一步促进 EAAs 的释放,或者通过 NMDA 受体/NO 介导的兴奋效应提高突触前 NMDA 受体的兴奋性。突触后和突触前的协同兴奋作用使神经元的兴奋作用放大,导致神经元的敏化。NMDA 受体的激活还可诱导对 γ-氨基丁酸(Gamma-aminobutyric acid,GABA)受体的磷酸化,尤其是脊髓背角浅层感觉神经元上的 GABA 受体,或者通过诱导脊髓抑制性中间神经元的凋亡,引起 GABA 受体介导的兴奋抑制作用减弱。因此,NMDA 受体的激活在神经元可塑性变化和中枢敏感化中已经被确认为是起关键作用的部分。NMDA 受体由不同的亚基组成,其中 NR2B 亚基较局限于脊髓背角,选择性的 NR2B 亚基拮抗剂能减轻神经源性疼痛,而对正常

的运动功能没有损害。因此,进一步研究 NMDA 受体的亚基在脊髓的分布以及神经损伤后各种亚基组合和功能的变化,设计特异性亚基的拮抗剂,将有助于中枢敏化机制和治疗研究的深入。

②SP/NK1 受体:外周神经损伤可导致传入神经突触大量释放 P 物质,通过激活 NK1 受体和增加神经元细胞膜的 NK1 受体密度来诱导脊髓背角神经元的敏化。SP/NK1 主要通过以下机制介导敏化:SP 的大量释放可以正反馈增加传入神经突触末梢释放 SP 和谷氨酸,增加脊髓后角神经元突触前、后 NK1 受体密度,特别是在外周神经损伤伴有炎症时尤为明显;NK1 受体激活后,能激活磷脂酶 C(PLC),使细胞内的三磷酸肌醇(IP3)和二酰基甘油(DAG)浓度增加。前者通过动员内质网内 Ca^{2+} 的释放增加细胞内游离 Ca^{2+} 的浓度;后者通过与 Ca^{2+} 离子协同激活蛋白激酶 C(PKC),促使 NMDA 受体磷酸化,提高 NMDA 受体的功能;通过正协同作用增强 EAAs/NMDA 受体作用,联合使用 NK1 受体拮抗剂和 NMDA 受体拮抗剂可以协同抑制脊髓后角神经元敏化导致的持续疼痛状态,因此 SP/NK1 受体机制在脊髓背角神经元敏化的形成和维持中起了重要的协同作用。

③其他受体介导的敏化作用:使君子酸(AMPA)受体介导的快速激活以及各种代谢型谷氨酸(mGLu)受体亚型的功能改变在脊髓敏化形成和维持中可能具有重要的作用,目前还没有明确的定论,需要更为深入的研究。

(2)细胞内 Ca^{2+} 和蛋白激酶(PKs)在背角神经元敏化中的作用:

①细胞内 Ca^{2+} 的作用:神经损伤后,外周传入突触的异常放电和突触间隙多种兴奋性神经递质浓度的增加,导致细胞内 Ca^{2+} 的过度增高。其作用主要通过增加电压门控离子通道的开放和 NMDA 受体介导的离子通道开放作用,以及增加内质网内 Ca^{2+} 库的动员(NK1 受体介导或 Ca^{2+} 本身的正反馈作用)来共同提高细胞内 Ca^{2+} 离子浓度。胞内 Ca^{2+} 浓度升高主要产生以下几种生理效应:激活多种蛋白激酶;激活 NOS,诱导 NO 的合成;调节即刻早期基因(immediate-early gene,IEG)的表达和基因转录,合成新的蛋白质,参与长时程增强(long term potential,LTP)的形成和维持。此外,胞内 Ca^{2+} 浓度升高可能引起细胞的凋亡或再生、纤维的重构,为脊髓敏化提供病理性结构基础。

②PKs 的作用:细胞内钙浓度的增加,必然激活各种钙依赖的蛋白激酶。在各种蛋白激酶中,PKC 的激活和移位与中枢敏化的关系比较明确,PKC 的激活能增加顺行刺激脊髓背根诱发的脊髓背角神经元兴奋性突触后电位的时程和幅度,PKC 的激活剂能增加脊髓背角脊丘束神经元的自发性电活动和刺激所诱发的电活动。PKC 参与中枢敏化的机制包括以下方面:调节 IEG 的活动,控制其基因表达;引起兴奋性的 NMDA 受体和抑制性的 GABA 受体磷酸化,导致 NMDA 受体的功能上调和抑制性中间神经元的传递效应下降。PKA、PKG、钙调素依赖的 PKⅡ等 PKs 与 PKC 一样都是促进脊髓背角神经元敏化的物质,但目前尚不清楚其具体的作用途径,可能与 GABA 受体的磷酸化有关。

③IEG 的作用:正常情况下,长时间高强度的刺激可以引起脊髓浅层神经元 IEG 的表达,C-fos、C-jun 表达的增强与痛觉过敏的程度具有相关性。IEG 的过度表达可能与 NMDA 受体和 NK1 受体介导的细胞内钙离子浓度增高和各种 PK 蛋白尤其是 PKC 的激活和移位有关。PKC 可以促使转录控制蛋白 CREB 和 ATF-2 磷酸化,结合到 C-fos 和 C-jun 基因的转录启动子上,促使 IEG 表达各自的蛋白。C-fos 和 C-jun 蛋白通过二聚化形成 AP-1 蛋白,影响下游基因的表达,进一步影响受体的磷酸化和膜蛋白的功能。而 C-fos 和 C-jun

蛋白通过下游激酶的 JUNK 的作用,引起脊髓表层神经元和中间抑制性神经元的凋亡也是脊髓敏化形成的重要因素。此外,C-fos 蛋白的表达与 Aβ 纤维的长芽现象存在明显的关联,而后者为脊髓敏化的形成提供了结构基础。

2)脊髓抑制性调制系统功能的抑制

(1)阿片肽能抑制系统的下调:正常情况下,脊髓浅层中间神经元释放的阿片肽能抑制兴奋性神经递质的释放,以抑制神经元的过度兴奋,外周神经损伤后,脊髓神经元内的阿片受体抑制系统功能下降,同时,阿片受体的结合力也降低;另一方面,阿片受体系统的抑制与 NMDA 受体激活有关,可能是由于 NMDA 受体介导的磷酸化作用改变了阿片受体与 G 蛋白的耦合能力或改变了阿片受体依赖的离子通道的活性。此外,细胞内 Ca^{2+} 过度增高和 PKC 蛋白的激活通过 JUNK 和 bcl-2 介导的细胞凋亡导致阿片肽能神经元的死亡也是造成中枢敏化的一个重要因素。

(2)GABA 能抑制系统的下调:外周神经元损伤后,GABA 能抑制系统可以表现出兴奋作用,从受体激活产生的超极化抑制转变成为去极化激活现象。决定 GABA 受体兴奋或是抑制性功能的主要机制是神经细胞膜上的钾-氯共转运体(KCC)和细胞内的碳酸酐酶活性变化,前者功能降低,导致细胞内氯离子浓度增加,受体激活后表现为氯离子外流,产生去极化;神经细胞内碳酸酐酶活性升高能够增加胞内 HCO_3^- 浓度,HCO_3^- 通过 GABA 受体外流,同样产生去极化效应,从而使抑制性功能减弱,中枢神经网络的兴奋性提高,表现为中枢敏化现象。

3)上脊髓神经元的敏化和下行调制系统活性的改变

(1)上脊髓神经元的敏化:研究表明脊髓以上的丘脑、大脑皮质躯体感觉区以及中脑灰质的神经元参与痛觉过敏,目前关于脊髓上中枢敏化的机制包括以下几个方面:①EAAs/NMDA 受体和 I 组 mGlu 受体诱导的传入神经元的敏化,其中 NMDA 受体机制更为重要,特别是它可以诱导脊髓上中枢出现 LTP;②脊髓上中枢 GABA 能神经元抑制功能的下降,特别是丘脑 GABA 能中间神经元数量的减少,引起脊髓伤害性刺激未经调制而直接上传,导致皮质感觉神经元的敏化;③传入纤维投射区域的改变和上脊髓感觉神经元的重构可能也是脊髓上中枢敏化的重要原因。

(2)下行调制系统活性的改变:正常情况下,伤害性刺激的上传受到下行抑制系统的调制,而神经损伤后下行易化调制系统功能的改变可能参与脊髓敏化的维持:①通过去甲肾上腺素激活下行纤维投射的脊髓背角神经元突触上的 α1-肾上腺素受体,继而通过激活 PLC 增加细胞内 Ca^{2+} 的浓度,增加脊髓神经元的兴奋性;②不同 5-HT 受体的改变导致的下行易化作用;③多巴胺受体-1 和 2 的改变,可能导致脊髓多巴胺能投射神经元的敏化。

4)胶质细胞

胶质细胞广泛分布于大脑和脊髓,占中枢神经细胞总数的 70% 以上,与神经细胞共同构成对 CNS 调控的立体网络,维持 CNS 内稳态,调节神经递质代谢和突触信息传导。传统的观念认为神经胶质细胞仅对神经元起着支持和营养作用,而不具有细胞之间的信号传递功能,然而,随着研究的深入,越来越多的证据表明胶质细胞在神经调制、神经营养和神经免疫方面起着关键作用,而且神经胶质细胞的激活与痛觉过敏的产生和疼痛持续状态有密切关系。研究表明,胶质细胞激活后能产生和释放大量细胞因子、炎性介质和神经活性物质,包括与疼痛相关的活性物质,如氧自由基、一氧化氮、ATP、花生四烯酸、白三烯、前列腺素、兴奋性氨基酸、神经生长因子、TNF 等,还可以促进神经末梢包括初级传入神经释放 P 物质和兴奋性氨基酸,触发一系列复杂的反应过程。释放神经活性因子,包括疼痛相关的活性物质,引起一系列的生化和病理反应,参与脊髓疼痛调制过程,从而导致痛觉改变或痛觉过敏。小胶质细胞已经成为新型镇痛药物的靶点。

24.3 结语

总而言之,疼痛是由体内外伤害性刺激引起的一种复杂的心理生物学过程,半个世纪以来对于疼痛机制的研究有了长足的发展,但是由于其形成和维持的参与因素极其复杂,目前仍然不是很清楚,因而还需要进一步的研究,为减轻患者痛苦、提高患者生活质量继续努力。

[本文原载于《继续医学教育》,2006,20(15):42-49]

25　上海疼痛诊疗发展之我见

自有人类诞生以来,疼痛就伴随着人类的进化及成长。相对于幸福这个难以解释其全部内涵的词语而言,其反义词痛苦却很好理解,痛主要描述机体感受,苦主要描述心灵感受。因此,剧烈的疼痛意味着苦不堪言,而苦难的生活又往往带来难以名状的痛苦。因此,疼痛在不同人的眼里,就有了不同的意义。普通人通过疼痛,知道自己身体的某一部位出现问题或受到伤害,因此及时就医。医师通过疼痛,可以判断患者机体的病变所在。从而做出正确的诊断,并给予及时的治疗。科学家通过疼痛的表象,探索其发生机制,以寻找更为有效的治疗方法。

由于疼痛的感受兼具生理性和心理性两个层面,由此带来了对疼痛性质的争论,对疼痛程度进行定量的困难,对疼痛所采取的不同的就医态度,以及对疼痛的不同诊疗手段所导致的不同效果。本文简要讨论有关疼痛及其诊疗的相关进展,并对上海市的疼痛诊疗现状做一分析。

25.1　疼痛的生理性和心理性问题

从总体上来讲,疼痛本质上是一种主观感受。疼痛的形成,一般始于机体的伤害,如外伤、疾病。任何超过一定强度的外来刺激,都可以形成伤害性刺激,再经过人脑的加工,形成疼痛的感觉。这个加工过程,实际上是一个与既往经验(包括遗传信息)相比较的过程。通过这样的比较,使人在感知疼痛的同时,也对其程度有所了解。而长期反复的刺激,则通过神经系统的可塑性改变,形成顽固的疼痛感受。由于疼痛感受受两方面因素的影响,使得个体对疼痛的判断具有相当的不确定性。一方面,几乎每个个体在受到伤害性刺激时都会产生疼痛,且疼痛程度与损伤部位的感觉末梢密度呈正比,如骨膜受到刺激时疼痛较重,而颈部皮肤受到刺激时疼痛较轻。另一方面,由于生存环境的不同,不同生活背景的人对相同强度的刺激,又会给出完全不同的解释,如常年生活在贫困山区的人,由于经常赤脚走山路,其对疼痛的敏感度远低于城市人群;而对于神经系统脆弱的人(或称心理不稳定的人),强烈的言语刺激都可导致其产生剧烈的疼痛。因此,在试图解释或描述疼痛的程度时,必须了解这两方面因素的影响。

就医学而言,以往多强调疼痛的生理性因素,强调它对于人体的预警机制,强调它作为疾病的表象所具有的诊断价值,而忽略了心理性因素在疼痛发病中的重要性。因此,很多医师对于缺乏定位体征的疼痛,往往采取否定其存在的鸵鸟政策,导致患者难以得到及时的治疗。

近年来关于疼痛的定义发生了很大的变化。国际疼痛学会将疼痛定义为"与实际或潜在的组织损伤相关联的不愉快感觉和情绪体验",并将疼痛视为与心率、血压、呼吸、体温同等重要的第5生命体征,更将慢性疼痛定义为一种疾病,而非症状。这些改变,更客观地反映了疼痛的本质,对促进疼痛患者及时就医,有效控制和治疗疼痛,无疑具有重要的意义。

25.2　疼痛治疗的难处在于如何测定疼痛的程度

当我们分析了疼痛的双重性后,就可以了解疼痛治疗的难处了。对于创伤、手术引起的急性疼痛而言,其生理性因素显然是主要因素,因此无论疼痛的表现还是对疼痛程度的描述,都具有一定的共同性。但对于慢性疼痛乃至顽固性疼痛,往往心理因素占据相当成分,此时对疼痛程度的描述及治疗结果的判定,将主要依赖于患者的主诉,其准确性和客观性都要打一定的折扣。目前通行的疼痛视觉模拟评分法(VAS 评分法)在判断疼痛程度和治疗效果方面已获得认可,成为研究人类疼痛和治疗效果的主要判定工具之一。但作为一种主观评价方法,它还不能客观地揭示疼痛的程度。如何开发能更客观地判定疼痛程度的设备、工具及方法,仍是我们必须面对的问题。

25.3　影响患者就医态度的因素

在美国,约 50%的成年人患有不同程度的慢性疼痛,且多半会到医院就医。而在中国,其比例显然低于美国。影响患者就医态度的因素主要有疼痛的严重程度、经济条件、医护人员的认识误区及缺乏有效的治疗手段 4 个方面。

(1)疼痛的严重程度:对伴有严重疼痛的患者,除非其经济上有困难,通常都会到医院就医。但对于疼痛并不严重的患者,是否就医就值得怀疑了。中国的文化背景强调忍耐,关云长刮骨疗毒被传为美谈,还有"谁还没个头疼脑热的,忍一忍就好了"之类的口头禅,对中国人的日常生活行为乃至思维方式均有很大的影响。

(2)经济条件:对于慢性疼痛患者而言,经济条件的好坏以及是否享有医疗保险是决定其是否就医的重要影响因素。目前使用进口设备和消耗品的治疗手段,价格多在数千元甚至数万元,显然非普通百姓所能承受。即便是最便宜的神经阻滞,每次也得数百元,长期治疗仍是不小的数目。

(3)医护人员的认识误区。迄今为止,很多医护人员对疼痛及其治疗仍抱有不以为然的态度,诸如"开刀哪能不疼""止疼药用多了要成瘾的"之类说法简直耳熟能详。绝大多数医护人员尚未建立"疼痛是一种疾病"的概念。对于到医院治疗疼痛的患者,也往往根据其部位而介绍到相关的科室如骨科、神经科等治疗,而不会介绍到疼痛门诊。

(4)缺乏有效的治疗手段。目前,很多疼痛门诊治疗手段单一,如果不能增加治疗手段、有效掌握微创介入技术对疼痛进行根治性治疗,显然无法有效、长期地吸引患者就诊。

25.4　上海疼痛诊疗工作现状

上海在疼痛诊疗方面起步较早,但一直未能在全国范围内居于领先地位或形成优势。特别是近年来,国外疼痛诊疗已形成专科,以微创、射频、中枢神经电刺激(脑立体定位、脊髓电刺激)为代表的新一代疼痛诊疗技术已日益成熟,正成为主流技术。上海在这方面明显落后,究其原因,大抵与以下几点有关。

(1)力量分散:上海开展疼痛诊疗工作的科室粗略估计不下十几家,如麻醉科、疼痛科、骨科、中医科、针灸科、理疗科、放射科、康复科、肿瘤科、神经科、普外科、心理科、耳鼻咽喉科和皮肤科等,每个科室都有自己传统的治疗手段,却都无法在全市范围内达成共识。

(2)缺乏有效的学术交流平台:由于上述分散化的原因,上海多年来缺少有关疼痛诊疗的学术交流平台。近年虽然在麻醉学会下成立了疼痛学组,但尚未涵盖所有从事疼痛诊疗工作的人员,其作用及影响力仍然十分有限。

(3)在疼痛诊疗学科发展的关键时期未能跟上时代潮流:前已提及,国外在疼痛诊疗方面的新技术已经成熟,而上海因种种原因未能跟上这个潮流,以至目前虽想开展这方面的工作,但整体医疗环境已较之前更为严峻,新技术的准入门槛也更高,导致技术差距进一步拉大。

25.5　改进上海诊疗工作之我见

(1)大力开展宣传活动,在广大医务人员和市民中普及现代疼痛知识,摈除保守过时的旧观念,使疼痛能够得到及时、有效的控制和治疗。

(2)积极开展流行病学调查,摸清上海市民中疼痛的实际发病情况。

(3)整合全市资源,建立全市性、多学科的学术交流平台,成立上海市医学会疼痛学分会,积极开展国内、外的学术交流。

(4)积极开展相关技术的普及和培训工作,每年选定1~2项微创介入技术,举办规范化的培训班。

(5)编写相关指南和操作规范。相信在全市广大疼痛诊疗工作者的努力下,上海的疼痛诊疗工作一定会走在全国的前列。

[本文原载于《上海医学》,2007,30(6):391-392]

26 疼痛医学发展的新模式——"3P 医学"和"转化医学"

疼痛医学作为麻醉学科的主要亚学科之一,在近十年内取得了快速的发展,尤其是 21 世纪初"脑科学时代"的到来,使学者们更多地通过疼痛这个最为普通的神经系统症状来揭开神经科学神秘的面纱。在医学实践中,疼痛已被列为五大生命体征之一;而在社会生活方面,"免于疼痛"也已被世界卫生组织界定为一种普遍的人权。疼痛医学的发展直接推动了麻醉学科的整体提升,因此,其在麻醉学科中的地位也愈显重要。

进入新世纪后,医学进入了一个崭新的"3P"时代,即预警(prediction)、预防(prevention)和个体化(personalization),代表了医学发展的终极目标和最高阶段。这种预警、预防和个体化治疗的新型模式也推动了当代疼痛医学的快速发展。

"转化医学"(translational medicine)则实现了从基础研究结果到临床实践的快速衔接,其中疼痛医学的"转化研究"(translational research)为实验室和临床架起了一座桥梁,基础研究中发现的各种治疗靶点和方法被麻醉医师应用临床实践加以检验,并且不断地校正,从而获得更为理想的临床诊疗方案。因此,"3P 医学"和"转化研究"模式成为当代疼痛医学临床和科研发展的两个助推器。疼痛医学的科研和实践应该以这两种模式为指导,不断吸收基础和相关学科的发展成就,转化为自身前进的动力。本期刊发的多篇基础和临床研究论著,正是基于上述两种疼痛医学发展新模式的结果。

在疼痛医学领域,临床麻醉医师更多关注手术后的急性疼痛,它是绝大部分患者畏惧手术的主要原因,也是术后最为常见的并发症。术后疼痛最为重要的特征是急性发作,持续短暂或很快消失,患者常合并焦虑的情绪反应。如不加以合理治疗,则会演化为慢性疼痛,使症状迁延,反复发作,其情绪反应进一步发展为抑郁和负性认知等。随着对疼痛机制的深入研究和临床治疗药物种类的不断完善,大部分术后急性疼痛都能得到良好的控制,但是也存在个别治疗效果不佳的情况,某些甚至反复发作形成慢性疼痛。通过临床经验的总结,麻醉医师注意到某些因素可能直接影响到急性疼痛的治疗效果和转归,其中性别差异是最具代表性的一类。

男性和女性对于疼痛的感受和情绪反应有着显著的差别,他们对于疼痛治疗的反应也不尽相同。激素水平和作用靶点的不同被认为是解释上述临床差异的主要机制。尽管大量证据表明,雌激素在疼痛行为学的表现和镇痛效果中的作用不容忽视,但是雌激素参与痛觉信息传递调制的确切机制至今未明。本期的两篇基础研究正是通过改变实验动物的雌激素水平,从而观察其对急性疼痛和慢性疼痛的干预作用,并试图解释其作用机制。在《雌激素对切口痛大鼠痛行为的影响》一文中,作者研究了雌激素对切口痛大鼠痛阈的调节作用,并初步探讨了雌激素对急性疼痛的作用机制,发现体内雌激素水平慢性降低的大鼠对于急性疼痛更加敏感;而对于处于急性疼痛状态的大鼠,当中枢雌激素水平增加后,能够引起短期痛阈的降低。而在另一项研究——《吗啡对卵巢切除术后神经病理性疼痛模型大鼠的镇痛作用》中,作者探讨了雌激素的干预对吗啡治疗神经病理性疼痛效果的影响。结果发现,双侧卵巢切除术后的神经病理性疼痛模型大鼠对鞘内注射吗啡的镇痛效应的敏感性增强,提示雌激素能够影响吗啡对慢性病理性疼痛的镇痛作用。再结合以往的研究,作者认为,雌激素可能是通过调控阿片类受体的活性而影响神经病理性痛大鼠对吗啡的敏感性。这些研究提示我们,要重视雌激素在痛觉调制中的作用,无论是可以将睾酮转化成雌激素的男性,还是直接由卵巢分泌雌激素的女性,都无法逃脱雌激素对疼痛感知以及镇痛药物效果的调节作用。同时,我们在对患者进行镇痛的时候还需要考虑其性别及其雌激素水平,进一步探索有针对性的治疗方案。这也是个体化治疗的体现。

在临床疼痛治疗的过程中,麻醉医师关心的另外一个重要课题是如何避免或降低阿片类药物使用不当所致的诸如呼吸抑制、恶心呕吐和胃肠道蠕动受抑制等不良反应。研发新型的镇痛方案,降低阿片类药物的使用剂量也许是避免这些不良反应、提高镇痛品质的有效途径。其中,中枢抑制性神经递质系统(γ-氨基丁酸能神经系统或甘氨酸能神经系统)、α_2肾上腺素能神经系统、环氧合酶(COX)-2 抑制剂以及特异性的钠通道阻滞剂、钙通道阻滞剂等都是被临床证实为有效且在基础研究中被重点探讨的热点,也是本期多篇临床和基础研究论著的关注重点,通过"转化研究"的方法,将能够保证上述领域内研发的新型镇痛靶点和试剂药物及时应用于临床,提升镇痛治疗的质量,从而为复杂性和难治性疼痛的治疗带来曙光。

阿片类药物所致痛觉敏化现象是新近被发现并为大量研究所证实的阿片类药物的不良反应,它在临床实践中容易被忽视,甚至与药物耐受等概念混淆。阿片类药物痛觉敏化的主要特征是痛阈随着阿片类药物的使用而降低,通常表现为疼痛范围的扩大和程度加剧,甚至疼痛性质的改变,并且可能伴有阿片类药物导致的神经系统过度兴奋的症状,临床使用的所有阿片类药物都能够产生痛觉敏化的不良反应,这些在肾功能衰竭的患者中更容易出现。本期刊发的《瑞芬太尼对术后镇痛效果的影响》一文虽没有提供直接证据证实大剂量的瑞芬太尼能够导致痛觉敏化现象,但临床观察发现其能够增加术后吗啡的消耗量。这些研究提示临床在使用瑞芬太尼时,需要更加重视患者的术后疼痛和药物治疗。

疼痛医学成为麻醉学科的重要分支已有 30 年历史,疼痛医学在临床诊疗方法和治疗药物种类方面都有了极大的丰富,疼痛学的基础研究也取得了长足的进步,疼痛学模式从传统的"生物-医学"模式发展成为现在的"生理-心理-社会学模式",其研究也从单纯的脊髓发展到大脑和外周。但是我们对于疼痛的基本原理还不清楚,这明显限制了该学科的健康发展。通过"3P 医学"和"转化医学"的模式,结合基础和临床研究成果,重视预警、预防和个体化治疗,应该成为今后疼痛医学发展并获得成功的必由之路。

[本文原载于《上海医学》,2009,32(6):471-472]

27　重视老年人的疼痛治疗工作

衰老是人生不可避免的生理过程。步入老年，除了心智更加成熟外，长年工作生活积累下来的很多疾病，也会逐步加重，并会以疼痛的形式表现出来。因此，很多老年人常年经受疼痛的折磨。并且除非忍无可忍，大多数老年人仍多会选择忍受或自我服用镇痛药的方法，而很少到医院就医。即便是到医院就医，也通常按部位来选择就诊科室，而诊疗科室更重视引起疼痛的原发疾病的治疗，往往忽略针对疼痛的治疗。诸多社会因素，导致老年人的疼痛治疗受到忽视。

随着医疗的进步，人们逐步认识到疼痛是人类的第五生命体征，疼痛既是疾病的信号，也是疾病本身，更是引发身心疾患的触发剂。因此，世界各国相继成立了疼痛治疗学会，把既往散在于内科、外科、骨科、神经科、风湿科、肿瘤科、麻醉科、心理医学科等开展的疼痛治疗工作，逐步形成新的专业。使疼痛治疗在诊断、鉴别诊断、药物治疗、介入治疗、手术治疗、心理治疗等各方面都取得了长足的进步。很多医院相继成立了疼痛专科或诊疗中心或疼痛门诊，使疼痛治疗工作逐步走上了正规化、专业化、标准化的道路。为老年疼痛患者解除疼痛困扰、改善生活质量提供了方便。虽然如此，我们也应看到疼痛治疗工作还有很长的路要走。人类仍然没有完全明了疼痛的本质和机制，使用阿片类药物治疗慢性疼痛，不仅对患者，就是对医生也还存有很大的顾虑，新的介入性治疗方法，也还存在价格过于昂贵等问题，阻碍着疼痛治疗前进的脚步。

正所谓"路漫漫其修远兮"，每一个从事治疗疼痛工作的人，都要认识到自己所肩负的历史使命，把治疗疼痛的工作做好。最后再强调一下，老年人的疼痛是影响生活质量的重要问题，切不可掉以轻心，更应积极治疗。

［本文原载于《老年医学与保健》，2005，11（3）：131－132］

第二章　指　南

1　困难气道管理指南 *

为进一步规范困难气道处理流程,降低气道处理相关发率,中华医学会麻醉学分会组织专家组于 2009 年年起草和制定了《困难气道管理专家共识》。在此共识基础上,结合近年困难气道管理的新观点与新进展,我们制订了本版《困难气道管理指南》(以下简称《指南》))。

我们在本《指南》中就以下几点做出强调或创新:

(1)强调"预充氧"的重要性。

(2)进一步改良"面罩通气分级"。

(3)将已预料的困难气道进一步分为明确的和可疑的困难气道。

(4)"诱导方式"增加保留自主呼吸浅全麻。

(5)强调"喉镜显露分级"作为建立气道方法的依据。

(6)放宽"紧急气道"定义。

(7)创新与改良《困难气道处理流程图》。

1.1　困难气道的定义与分类

1.1.1　困难气道定义

具有 5 年以上临床麻醉经验的麻醉医师在面罩通气或气管插管时遇到困难的一种临床情况。

1.1.2　困难面罩通气

(1)困难面罩通气定义:有经验的麻醉医师在无他人帮助的情况下,经过多次或超过一分钟的努力,仍不能获得有效的面罩通气。

(2)面罩通气分级:根据通气的难易程度将面罩通气分为四级,1～2 级可获得良好通气,3～4 级为困难面罩通气(见表 1)。喉罩的应用可改善大部分困难面罩通气问题。

---

　　* 　本文作者为于布为、吴新民、左明章、邓晓明、高学、田鸣。

表1　面罩通气分级[1]

分级	定义	描述
1级	通气顺畅	仰卧嗅物位,单手扣面罩即可获得良好通气[2]
2级	轻微受阻	置入口咽和/或鼻咽通气道单手扣面罩;或单人双手托下颌扣紧面罩同时打开麻醉机呼吸器,即可获得良好通气
3级	显著受阻	以上方法无法获得良好通气,需要双人加压辅助通气[3],能够维持 SpO_2≥90%
4级	通气失败	双人加压辅助通气下不能维持 SpO_2≥90%

注:(1)该分级在 Han.R 与 Kheterpal.S 的通气分级基础上修改制定,1～2级通过三项中间指标(手握气囊的阻力、胸腹起伏和 $ETCO_2$ 波形测试)确定,3～4级以 SpO_2 是否≥90%而定。(2)良好通气是指排除面罩密封不严、过度漏气等因素,三次面罩正压通气的阻力适当(气道阻力≤20cmH_2O)、胸腹起伏良好、$ETCO_2$ 波形规则。(3)双人加压辅助通气是指在嗅物位下置入口咽和/或鼻咽通气道,由双人四手,用力托下颌扣面罩并加压通气。

1.1.3　困难气管插管

(1)困难喉镜显露:直接喉镜经过3次以上努力仍不能看到声带的任何部分。

(2)困难气管插管:无论存在或不存在气管病理改变,气管插管需要3次以上努力。

1.1.4　根据有无困难面罩通气的分类

可将困难气道又分为非紧急气道和紧急气道。

(1)非紧急气道:仅有困难气管插管而无困难面罩通气的情况。患者能够维持满意的通气和氧合,能够允许有充分的时间考虑其他建立气道的方法。

(2)紧急气道:只要存在困难面罩通气,无论是否合并困难气管插管,均属紧急气道,患者极易陷入缺氧状态,必须紧急建立气道。其中少数患者"既不能插管也不能通气",可导致气管切开、脑损伤和死亡的严重后果。

1.1.5　根据麻醉前的气道评估情况的分类

可将困难气道分为已预料的困难气道和未预料的困难气道。

(1)已预料的困难气道:包括明确的困难气道和可疑的困难气道,前者包括明确困难气道史、严重烧伤瘢痕、重度阻塞性睡眠呼吸暂停综合征等,后者为仅评估存在困难危险因素者。两者的判断根据患者实际情况及操作者自身的技术水平而定,具有一定的主观性。对已预料的困难气道患者,最重要的是维持患者的自主呼吸,预防发生紧急气道。

(2)未预料的困难气道:评估未发现困难气道危险因素的患者,其中极少数于全麻诱导后有发生困难气道的可能,需常备应对措施。

1.2　困难气道的预测与评估

大约90%以上的困难气道患者可以通过术前评估发现。对于已知的困难气道患者,有准备、有步骤地处理将显著增加患者的安全性。因此,所有患者都必须在麻醉前对是否存在困难气道做出评估。

1.2.1　了解病史

详细询问气道方面的病史是气道管理的首要工作,必要时还应查阅相关的麻醉记录,了解困难气道处理的经历。

1.2.2　DMV 危险因素

年龄大于 55 岁、打鼾病史、蓄络腮胡、无牙、肥胖（BMI＞26kg/m²）是 DMV 的五项独立危险因素。另外 Mallampati 分级Ⅲ或Ⅳ级，下颌前伸能力受限、甲颏距离过短（＜6cm）等也是 DMV 的独立危险因素。当具备两项以上危险因素时，提示 DMV 的可能性较大。

1.2.3　体检评估气道的方法

推荐以下 6 种最常用的方法，多个指标综合分析价值更大。

（1）咽部结构分级：即改良的 Mallampati 分级，咽部结构分级愈高，预示喉镜显露愈困难，Ⅲ～Ⅳ级提示困难气道。

（2）张口度：即最大张口时上下门齿间距离，张口度小于 3cm 或检查者两横指时无法置入喉镜，导致困难喉镜显露。

（3）甲颏距离：是头在完全伸展位时甲状软骨切迹上缘至下颚尖端的距离，甲颏距离小于 6cm 或小于检查者三横指的宽度，提示气管插管可能困难。

（4）颞颌关节活动度：如果患者不能使上下门齿对齐，插管可能会困难。亦有研究者提出以"咬上唇试验"作为颞颌关节移动度的改良评估方法。

（5）头颈部活动度：下巴不能接触胸骨或不能伸颈提示气管插管困难。

（6）喉镜显露分级：Cormack 和 Lehane 把喉镜显露声门的难易程度分为四级。该喉镜显露分级为直接喉镜显露下的声门分级，Ⅲ～Ⅳ级提示插管困难。

其他提示困难气道的因素还包括：上门齿过长、上颚高度拱起变窄、下颚空间顺应性降低、小下颌或下颌巨大、颈短粗、病态肥胖、孕妇、烧伤、会厌炎、类风湿性关节炎、肢端肥大症以及咽喉部肿瘤等。这些方法预测困难气道都具有一定的敏感性和特异性，但单一方法还不能预测所有的困难气道，在临床上应综合应用。

1.3　建立气道的工具和方法

用于困难气道的工具和方法有百余种之多，我们推荐最常用和公认的几种。将这些工具和方法分为处理非紧急气道和紧急气道的工具和方法。处理非紧急气道的目标是无创，而处理紧急气道的目的是挽救生命。麻醉医师应遵循先无创后有创的原则建立气道。

1.3.1　非紧急无创方法

主要分为喉镜、经气管导管和声门上工具三类。

1）喉镜类

分为直接喉镜和可视喉镜。

（1）直接喉镜：包括弯型镜片（Macintosh）和直型镜片（Miller）。选择合适的尺寸类型非常重要，必要时需更换不同尺寸类型的镜片。

（2）可视喉镜：包括 GlideScope、McGrath、UE、Tosight 等，不需要口、咽、喉三轴重叠，可有效改善声门显露，但一般需借助管芯，以防显露良好却插管失败。

2）经气管导管类

包括管芯类、光棒、可视管芯、纤维支气管镜四类。

（1）管芯类：包括硬质管芯、可弯曲管芯以及插管探条（GEB）。需喉镜辅助，方法简便，可提高插管成功率。

（2）光棒：如 Lightwand 等，利用颈前软组织透光以及气管位置比食管更靠前的特性。优点是快速简便，可用于张口度小和头颈不能运动的患者。

（3）可视管芯：如视可尼（Shikani）等，优点是结合了光棒和纤维气管镜的优势，快捷可视。

（4）纤维支气管镜：此方法能适合多种困难气道的情况，尤其是清醒镇静表面麻醉下的气管插管，但一般不适合紧急气道，操作需经一定的训练。

3）声门上工具

包括引流型喉罩、插管型喉罩以及其他。

（1）引流型喉罩：常用的有 Proseal 喉罩和 Supreme 喉罩等，是应用最广泛的声门上工具。置入成功率高，既可改善通气，也可代替气管插管维持气道。

（2）插管型喉罩：常用的有 Fastrach 喉罩、Cookgas 喉罩和 Ambu 喉罩等。插管型喉罩的优点是可同时解决困难通气与困难气管插管，插管成功率高，但可受患者张口度限制。

（3）其他：包括 i-gel 和 SLIPA 等声门上工具，免充气型，置入成功率高。

4）其他方法

经鼻盲探气管插管也是临床可行的气道处理方法。优点是无须特殊设备，适用于张口困难或口咽腔手术需行经鼻气管插管者。

1.3.2 非紧急有创方法

（1）逆行气管插管：适用于普通喉镜、喉罩、纤支镜等插管失败，颈椎不稳、颌面外伤或解剖异常者可根据情况选择使用。

（2）气管切开术：气管切开术有专用工具套装，创伤虽比手术切开小，但仍大于其他建立气道的方法且并发症较多，用时较长，只用于必需的患者，如喉肿瘤、上呼吸道巨大脓肿、气管食管上段破裂或穿孔以及其他建立气道方法失败又必须手术的病例。

1.3.3 紧急无创方法

发生紧急气道时要求迅速解决通气问题，保证患者的生命安全，为进一步建立气道和后续治疗创造条件。常用的紧急无创和微创气道工具和方法包括以下几种。

（1）双人加压辅助通气：在嗅物位下置入口咽和/或鼻咽通气道，由双人四手，用力托下颌扣面罩并加压通气。

（2）再试一次气管插管：有研究报道 77 例无法通气的患者，58 例喉镜显露分级Ⅰ～Ⅱ级，采用直接喉镜 3 次以内完成气管插管，再试一次气管插管仍然是可以考虑的方法。

（3）喉罩：既可以用于非紧急气道，也可以用于紧急气道。紧急情况下，应选择操作者最容易置入的喉罩，如 Supreme 喉罩。

（4）食管-气管联合导管：是一种双套囊和双管腔的导管，无论导管插入食管还是气管均可通气。

（5）喉管：原理和方法与联合导管类似，尺码全，损伤较轻。

（6）环甲膜穿刺置管和经气管喷射通气：用于声门上途径无法建立气道的紧急情况，每次喷射通气后必须保证患者的上呼吸道开放以确保气体完全排出。

1.3.4　紧急有创方法

环甲膜切开术是紧急气道处理流程中的最终解决方案。快速切开套装如 Quick trach 套装，可快速完成环甲膜切开术。操作虽然简便，但必须事先在模型上接受过训练才能迅速完成。

1.4　困难气道处理流程

困难气道处理流程是根据麻醉前对气道评估的结果判断气道的类型，再依据气道类型选择麻醉诱导方式；根据面罩通气分级和喉镜显露分级决定通气和建立气道的方法，无创方法优先；在处理过程中判断每步的效果并决定下一步方法，直到确保患者安全。按照困难气道处理流程图有目的、有准备、有步骤地预防和处理将显著增加患者的安全性（见图1）。气道处理一般包括预充氧等 8 个步骤，详见下述。

1.4.1　预充氧

患者在麻醉诱导前自主呼吸状态下，持续吸入纯氧几分钟可使功能残气量中氧气/氮气比例增加，显著延长呼吸暂停至出现低氧血症的时间，称之为"预充氧"或"给氧去氮"。由于通气困难、插管困难常常难以预计，所以对所有的患者都应该实施最大程度的预充氧，使呼出气体氧浓度大于等于 90%，尤其是当无法对患者实施面罩通气或预计存在通气或插管困难时。同时又不可过分依赖预充氧的作用，预充氧只是辅助的方法，执行困难气道处理流程，防止高危患者发生呼吸暂停才是更为重要的。即使是对健康成年人实施预充氧，呼吸停止的时间也不应大于两分钟，随即至少行四五次有效通气后再行下一步操作。

1.4.2　气道类型

根据气道评估情况将患者分为已预料的困难气道（包括明确的和可疑的）和"正常"气道。对于是否明确的或可疑的困难气道在判断上有一定的主观性，需要根据患者实际情况及操作者自身的技术水平而定。将气道进行分类的意义在于为气道处理理清思路，针对不同气道类型选择对应的处理流程并精心准备，而进一步细分为明确的和可疑的困难气道可在保证通气的前提下排除部分困难气道假阳性病例，提高患者在气道处理过程中的舒适度。

1.4.3　诱导方式

诱导方式包括清醒镇静表面麻醉、保留自主呼吸的浅全麻和全麻诱导三种，依据气道类型而定。明确的困难气道选择清醒镇静表面麻醉，可疑的困难气道则根据操作者的技术水平与条件选择清醒镇静表面麻醉或保留自主呼吸浅全麻，"正常"气道患者选择全麻诱导。对于饱胃或存在胃内容物误吸危险的患者，评估为"正常"气道时可以采用全麻快速诱导（rapid sequence induction，RSI），评估为困难气道时采用清醒镇静表面麻醉。

清醒镇静表面麻醉包括患者准备、镇静和表面麻醉等几个环节。镇静的理想目标是使患者处于闭目安静、镇痛、降低恶心呕吐敏感性和遗忘，同时又能被随时唤醒、高度合作的状态。咪达唑仑、芬太尼、舒芬太尼和右美托咪定是常用的药物。保留自主呼吸浅全麻是介于清醒镇静表面麻醉和全麻诱导之间的一种诱导方式，在保留患者自主呼吸的前提下使患者意识消失。建议在表面麻醉的基础上实施，禁用肌松药。七氟醚和丙泊酚均可用于该诱导方式，诱导与苏醒迅速，对自主呼吸抑制较轻。诱导过程中出现呼吸抑制甚至呼吸暂停时，应及时面罩正压通气辅助呼吸，若出现通气困难按"紧急气道"处理或及时唤醒患者（见图1）。

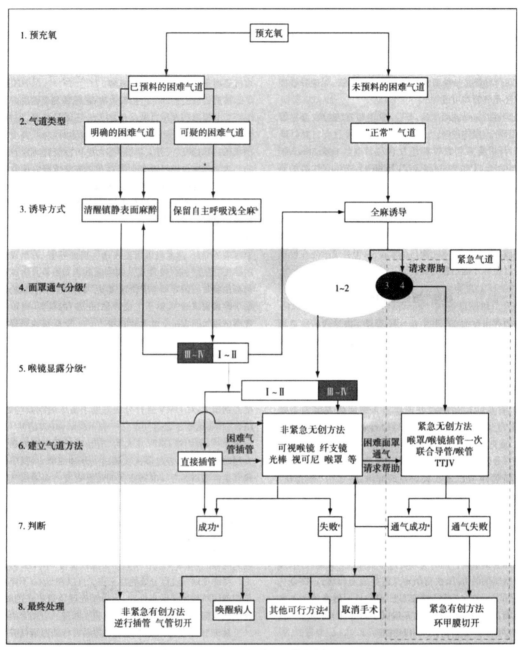

图1 困难气道处理流程图

a. 根据呼气末二氧化碳($etCO_2$)波形判断面罩通气、气管插管或喉罩通气的有效性。

b. 保留自主呼吸浅全麻推荐在表面麻醉基础上实施,若出现呼吸抑制,行面罩正压通气,通气困难者按"紧急气道"处理或及时唤醒病人。

c. 多次尝试气管插管均告失败。

d. 其他可行方法包括:面罩或喉罩通气下行麻醉手术,局麻或神经阻滞麻醉下手术等

e. 喉镜显露分级即直接喉镜下的Cormack-Lehane分级。

f. 面罩通气分为1~4级:

1级: 通气顺畅,单气扣面即可良好通气;

2级: 轻微受阻,工具辅助或双手托下颌可获良好通气;

3级: 显著受阻,需双人加压辅助通气,$SpO2 \geq 90\%$;

4级: 通气失败,需双人加压辅助通气,$SpO2 < 90\%$

全麻诱导包括全麻常规诱导和全麻快速诱导。有研究指出,肌松药有助于改善面罩通气,对

于气道评估"正常"的患者,可以不常规测试通气而直接全麻常规诱导。全麻快速诱导的主要目的是尽可能缩短从意识消失到气管插管的时间间隔。快速诱导由预充氧、快速诱导药物、环状软骨加压和避免正压通气等组成。

1.4.4 面罩通气分级

临床上每个患者面罩通气的难易程度差别很大,对 DMV 进行分级有助于临床的判断与处理。结合 ASA 困难面罩通气定义和 Kheterpal 改进的 Han's 分级,我们将 DMV 定义为"有经验的麻醉医师在无他人帮助的情况下,经过多次或超过 1min 的努力,仍不能获得有效的面罩通气",根据通气的难易程度将面罩通气分为四级,1~2 级可获得良好通气,3~4级为困难面罩通气(见表 1)。判断面罩通气分级的核心是三项中间指标(手握气囊的阻力、胸腹起伏、etCO$_2$ 波形)和脉搏氧饱和度(SpO$_2$),以单人努力能否维持良好通气(见表 1)作为区分 1~2 级与 3~4 级的关键,而 3 级与 4 级的区别在于能否维持 SpO$_2$ 在 90%以上。将面罩通气进行分级的意义在于可以在 SpO$_2$ 下降前更早明确困难程度并做出处理,为后续处理预留更多的时间,提高患者的安全性。

对于"正常"气道病例,全麻诱导后需行面罩通气并明确其分级。大部分的患者经单手扣面罩即可获得良好通气。CE 手法是临床上最常用的一种单手扣面罩的方法。对于单手扣面罩不能获得良好通气的患者,可采用口咽和/或鼻咽通气道配合单手扣面罩的方法,或采用双手托下颌扣面罩同时机械通气的方法。有研究证实,双手托下颌较单手托下颌更为有效。如果以上方法仍不能维持良好通气,需要立即请求帮助,在嗅物位下置入口咽和/或鼻咽通气道,由双人四手,用力托下颌扣面罩行双人加压辅助通气。面罩通气分级 3 级经双人加压辅助通气仍无法获得良好通气者,以及面罩通气分级 4 级者,按照紧急气道处理流程处理(见图 1)。面罩通气分级 3 级经双人加压辅助通气可获良好通气者以及面罩通气分级 1~2 级者,继续下一步喉镜显露步骤。

1.4.5 喉镜显露分级

喉镜显露分级采用 Cormack-Lehane 声门分级,分为 Ⅰ~Ⅳ级,是选择建立气道方法的依据。要做到喉镜最佳显露,包括:一位技术熟练的操作者(至少 5 年以上临床经验)、合适的头位(嗅物位、口、咽、喉三轴基本成一直线)、手法辅助声门显露(Ⅱ级以上者按压甲状软骨、环状软骨或舌骨改善显露)以及合适尺寸/类型的喉镜片(成人常用弯型镜片,直型镜片适用于会厌下垂者及患儿)。

1.4.6 建立气道方法

经清醒镇静表面麻醉的明确的困难气道和可疑的困难气道患者可直接选择一种或几种熟悉的非紧急无创方法,条件不足时可试行常规喉镜显露声门,但注意动作轻柔且不可反复尝试。部分明确的困难气道患者,如明确的困难气道处理失败史、喉肿瘤、上呼吸道巨大脓肿、气管食管上段破裂或穿孔等,可直接采用非紧急有创方法建立气道。

经保留自主呼吸浅全麻的可疑的困难气道患者和经全麻诱导的"正常"气道患者根据喉镜显露分级结果选择建立气道方法。对于保留自主呼吸浅全麻的患者,喉镜显露分级 Ⅰ~Ⅱ级者改行全麻诱导或直接气管插管,而Ⅲ~Ⅳ级者需待患者意识恢复后改行清醒镇静表面麻醉下气管插管。对于全麻诱导的患者,喉镜显露分级 Ⅰ~Ⅱ级者可直接行气管插管,而Ⅲ~Ⅳ级者选择一种或几种熟悉的非紧急无创方法。

随着喉罩等声门上工具的不断普及,越来越多的手术可直接在喉罩全麻下完成而无须气管插管。

1.4.7　判断

气道成功建立后,需尽快对气道的有效性做出判断。可以采用呼气末二氧化碳($p_{ET}CO_2$)监测鉴别气管插管或喉罩通气等是否成功,肉眼、纤维气管镜下或可视喉镜下看见气管导管进入声门也可帮助确定。单一的判断方法有时并不可靠,需要几种方法联合判断。

1.4.8　最终处理

在多次尝试气管插管均告失败之后,需要结合建立气道的急迫性、手术的急迫性以及建立气道的风险等综合考虑,做出合理的最终处理。面罩通气困难者按照紧急气道处理流程处理(见图 1),面罩通气良好按下述原则处理。无法延期的急诊手术,采用非紧急有创方法建立气道;对于常规手术,应根据自身技术水平与经验谨慎使用非紧急有创方法;已行全麻诱导的常规手术,可以待患者自主呼吸恢复后唤醒患者,在清醒镇静表面麻醉下行气管插管;部分时间较短的中小手术,亦可在面罩或喉罩通气下行麻醉手术,或在局麻或神经阻滞下手术;取消手术待总结经验、精心的准备人员与工具则是常规手术患者更为稳妥的方法。

1.5　注意事项

(1)每个麻醉科要根据本科室的人员和设备情况,按照上述困难气道处理流程的思路制定出自己简便可行的处理流程,在科室内定期宣教培训,并挂在困难气道设备车上,以便准确及时地执行。

(2)每个麻醉科都应该准备一个困难气道设备车或箱,内容包括上述紧急和非紧急气道工具,可以结合本科室的具体条件有所调整,但应当至少有一种紧急气道工具。

(3)平时要加强各种气道方法与工具的培训,使每一位麻醉医师都可以熟练掌握除直接喉镜以外的至少一种气道处理方法。

(4)气道处理尤其是已预料的困难气道处理要制定完备的计划,除了按上述的气道流程处理外,还应明确和强调以下四点:首选气道方法(最适用、最熟悉的)、备选方法(至少一种)、以上方法失败时的通气方法与其他处理方法(唤醒患者、取消手术等)、紧急气道处理方法(LMA、联合导管等)。要有所侧重,层次突出,切忌各种困难气道方法轮番尝试而毫无重点的策略。

(5)完善的人员准备对于困难气道的处理至关重要。对于已预料的困难气道,应确保至少有一位对困难气道有经验的高年资麻醉医师主持气道管理,并有一名助手参与。对于未预料的困难气道,人员和工具往往准备不足,应尽快请求帮助,呼叫上级或下级医师协助处理。

(6)麻醉医师应当熟悉各种困难气道方法的适应证与禁忌证,在处理困难气道时要选择自己最熟悉和有经验的技术。

(7)各种建立气道的方法形式不同,目的均是维持通气与氧合,气道处理过程中要密切监测患者的 SpO_2 变化,当其降至 90% 时要及时面罩辅助给氧通气,以保证患者生命安全为首要目标。患者只会死于通气失败,而不会死于插管失败。

(8)气道操作注意动作轻柔,尽量减少损伤,以免组织水肿、出血等进一步增加插管困难或演变为紧急气道。

（9）当插管失败后，要避免同一个人采用同一种方法反复操作的情况，应当及时分析，更换思路和方法或者更换人员和手法。各种气道方法特点不同，单一方法不可能解决所有的气道问题，两种甚至多种方法联合应用常可发挥最大的作用。

（10）完整的困难气道处理过程包括气道的建立、患者自主气道的恢复以及后续的随访与处理。困难气道患者的拔管可以理解为困难气道处理逻辑上的延伸，麻醉医师要制定一套方案来保证拔管时的安全。理想的拔管方法应该是待患者自主呼吸完全恢复，在可控、分步且可逆的前提下拔除气管导管。麻醉医师应评估、随访并处理经过困难气道处理后可能有潜在并发症的患者。

（11）麻醉医师应该在麻醉记录中记录患者存在困难气道，并对其特征进行描述。麻醉医师有必要将以上信息告知患者（或家属），为以后处理提供指导。

（12）气道处理不仅要求熟练掌握各种困难气道工具，亦不仅要求能冷静处理紧急气道，更重要的是要有处理气道的正确思路，对气道有计划、有准备、有步骤地预防、判断和处理，以维持通气和氧合为第一任务，积极预防紧急气道的发生，方可在处理气道时更加得心应手，使患者更加安全舒适。

［本文原载于《临床麻醉学杂志》，2013，29（1）：93－98］

2 右美托咪定临床应用指导意见 *

2.1 概述

右美托咪定是高选择性 α2 肾上腺素能受体激动剂,具有中枢性抗交感作用,能产生近似自然睡眠的镇静作用;同时具有一定的镇痛、利尿和抗焦虑作用,对呼吸无抑制,还具有对心、肾和脑等器官功能产生保护的特性。可用于气管内插管重症患者的镇静、围术期麻醉合并用药和有创检查的镇静。

2.2 药理特性

右美托咪定与其他镇静催眠药的作用机制不同,可产生自然非动眼睡眠,在一定剂量范围内机体的唤醒系统功能仍然存在。接受右美托咪定患者 Ramsay≥3 分或 OAA/S≤4 分受到刺激时可观察到觉醒反应。

右美托咪定分布半衰期($t1/2α$)6min,消除半衰期($t_{1/2}β$)约 2h,持续输注半衰期($t_{1/2}$CS)随输注时间增加显著延长。若持续输注 10min,$t_{1/2}$CS 为 4min;若持续输注 8h,$t_{1/2}$CS 为 250min。静脉泵注负荷剂量 1μg/kg(10min),右美托咪定的起效时间为 10～15min;如果没有给予负荷剂量,那么其起效时间和达峰时间均会延长。负荷剂量为 1μg/kg(10min),以 0.3μg/(kg·h)维持,Ramsay 评分达 4～5 分,约需 20～25min;以 0.2μg/(kg·h)维持,Ramsay 评分达 4～5 分,约需 25～33min。

2.3 临床应用

2.3.1 全麻诱导

如果需要,麻醉诱导前静脉持续泵注 0.5～1.0μg/kg(10～15min),可以使麻醉诱导平稳,特别是气管插管反应减少,其他全麻药剂量减少。

2.3.2 全麻维持

右美托咪定与七氟烷、异氟烷、异丙酚、咪达唑仑和阿芬太尼同用时均有协同作用。全麻维持期可持续泵注右美托咪定 0.2～0.4μg/(kg·h),适当调节吸入麻醉药和麻醉性镇痛药的剂量,可使麻醉维持期更易于管理,术中血流动力学更为稳定,苏醒期更为平稳。需要注意,长时间给予右美托咪定会使苏醒期延长。

2.3.3 全麻苏醒

手术结束前 40min 静脉泵注右美托咪定 0.8μg/kg(10min)。手术结束前约 30min,停止给予任何麻醉性镇痛药(瑞芬太尼除外)和肌松药;手术结束时停止给予吸入麻醉药,给予

---

* 本文作者为中华医学会麻醉学分会专家组:于布为、吴新民(执笔)、薛张纲、李立环、黄文起、王天龙、徐世元、王英伟。

新斯的明和阿托品以拮抗肌松药残留作用。患者神志和呼吸恢复满意后拔除气管内导管，待恢复满意(Aldrete 评分≥9)送回病房。患者麻醉苏醒可较为平稳，特别是对于高血压患者可以避免拔管时出现过高血压和过快心率。

术中持续静脉输注右美托咪定，手术结束前 40min～1h 停止给予右美托咪定，以免影响患者术终及时苏醒。

2.3.4　区域阻滞时镇静

区域阻滞时持续静脉泵注右美托咪定 0.2～0.7μg/(kg·h)，可获得满意镇静，避免患者紧张和焦虑。但必须保证阻滞效果满意，始终注意防止出现心动过缓和低血压以及上呼吸道梗阻，特别是在椎管内阻滞平面过高、过广时尤需注意。

2.3.5　有创检查镇静

静脉泵注右美托咪定 1μg/kg(10～15min)后，维持输注速度为 0.2～0.7μg/(kg·h)，开始内窥镜检查，可以减轻患者有创检查过程中的痛苦。

2.3.6　重症机械通气患者镇静

根据 ICU 中机械通气患者的反应给予右美托咪定 0.2～0.7μg/(kg·h)，通常为 0.4μg/(kg·h)，不宜超过 72h，能够缓解患者的焦虑和烦躁，使患者能够较舒适、安静地接受呼吸机治疗，还能够随时被唤醒，配合相应治疗。

2.3.7　特殊人群或手术的应用

1)困难插管和纤维支气管镜(纤支镜)检查时镇静

静脉泵注右美托咪定 1μg/kg(10～15min)后，维持输注速度为 0.2～0.7μg/(kg·h)，在完善局麻下借助相关器材进行气管内插管或纤维支气管镜检查。

2)功能神经外科手术麻醉维持期用药

功能神经外科术中需要唤醒时，全麻诱导前用 1%丁卡因气管表面麻醉，术前用 0.25%罗哌卡因(40～60ml)头皮浸润麻醉。

j 运动区手术：维持基础麻醉(肌松药限量或不用)，开颅后切开硬膜前，泵注右美托咪定 0.5μg/kg(15min)后，以 0.2～0.5μg/(kg·h)的速度持续输注。拟实施皮质运动区手术前 15min，右美托咪定输注速度调至 0.1～0.3μg/(kg·h)，同时瑞芬太尼降至 0.05～0.1μg/(kg·min)和/或丙泊酚 1～2mg/(kg·h)0.5～2.0μg/ml，使 BIS70 以上后开始唤醒，同时进行运动区肿瘤或癫痫灶切除。

k 语言区手术：置入喉罩，侧卧位手术。麻醉维持最好不用肌松药。开颅切开硬膜前，静脉泵注右美托咪定。0.5μg/kg(15min)后，以 0.2～0.5μg/(kg·h)的速度持续输注 15min，随后将右美托咪定的输注速度降至 0.1～0.2μg/(kg·h)，同时，瑞芬太尼减至 0.05～0.1μg/(kg·min)和/或丙泊酚或将其效应室浓度降至 0.5～2.0μg/ml，使 BIS 达 80 以上，呼之睁眼，自主呼吸能够维持，petCO$_2$ 30～35mmHg 后拔除喉罩，开始术中唤醒，同时进行语言区肿瘤或癫痫灶切除。完成唤醒后，增加镇静、镇痛药物剂量，重新置入喉罩维持麻醉。

l 脑深部电极(DBS)植入：术前静脉泵注右美托咪定 0.3～0.5μg/kg(15～20min)，使其 Ramsay 达 2～3 分，随后维持输注速度 0.2～0.7μg/(kg·h)，维持 Ramsay 低于 4 分，以免影响神经功能测试进行，同时应注意防止出现上呼吸道梗阻。DBS 患者多为高龄患者，右美托咪定应从低剂量开始。

3) 心血管手术麻醉中应用

心血管手术麻醉诱导时复合应用右美托咪定 0.5～1μg/kg,可减少静脉麻醉药和麻醉性镇痛药用量,依托咪酯剂量可减少 1/3～1/2,芬太尼或舒芬太尼用量减少 20%～30%;而且气管插管时血流动力学平稳,少见明显的血压升高和心率增快。

全麻维持期如持续静脉泵注右美托咪定 0.1～0.3μg/(kg·h),有助于术中心率的控制,但同时应适当调节吸入麻醉药、麻醉性镇痛药或丙泊酚的剂量。

关闭胸骨时开始给予右美托咪定 0.1～0.3μg/(kg·h),视手术进程逐渐减少其他麻醉药物的用量,有助于快通道麻醉的实施和术毕气管拔管时血压和心率的平稳。

患者术毕送 ICU,完全清醒、气管拔管前用右美托咪定镇静,可减轻呼吸机治疗期间的血流动力学的波动,并能减少谵妄及躁动的发生率,效果优于其他镇静药物。所用剂量应视患者情况而定,一般为 0.05～0.2μg/(kg·h)。

4) 孕产妇

目前还没有充分良好相关的临床研究,只有在可能的好处大于对胎儿潜在的危险时才可用于孕妇;待产和分娩期间包括剖腹产术时不推荐使用右美托咪定。放射性同位素示踪显示,哺乳雌鼠皮下注射右美托咪定后其乳汁中有右美托咪定。因此,哺乳期妇女应当慎用本品。

5) 小儿

右美托咪定用于小儿麻醉诱导、维持和苏醒期已有大量文献报道,但仍属说明书外应用。静脉负荷量 0.3～1μg/kg(15min),维持量 0.2～0.7μg/(kg·h);ICU 的常用镇静剂量为 0.2～0.7μg/(kg·h)。全麻手术结束前 30min,15min 内缓慢静脉泵注 0.5μg/kg,可明显减少术后躁动的发生率。

6) 肝肾功能障碍患者

肝功能严重障碍患者的右美托咪定清除率显著下降,故应减低其使用剂量。

严重肾功能损害患者的右美托咪定药代动力学参数与健康受试者相比无明显差异,但长期静脉输注时应密切注意患者的反应。

7) 阿片类药物或酒精成瘾引起的撤药综合征患者

右美托咪定可用于预防与治疗长期使用阿片类药物或酒精成瘾引起的撤药综合征。治疗撤药综合征,可静脉注射右美托咪定 1.0μg/kg(10～15min)后,以 0.2～0.7μg/(kg·h)的速度持续静脉输注,根据患者病情,用药可持续 3d。预防撤药综合征应在撤药之前先静注右美托咪定 1μg/kg(10～15min)作为负荷剂量,再停用阿片类药物,维持阶段的用法与前相同。

8)8 术后谵妄的老年患者

右美托咪定可明显缩短老年患者术后谵妄的持续时间,减轻临床症状。右美托咪定的用法为:在静脉泵注 0.5～1μg/kg 的负荷剂量后,以 0.2～0.7μg/(kg·h)的速度持续静脉输注,最大用药量不超过 1.5μg/(kg·h),直至病情缓解。特别注意在大剂量用药过程中保持患者的呼吸道通畅、维持血流动力学平稳。术中持续静脉输注右美托咪定可预防老年痴呆患者术后躁动。

2.4 给药方法

(1)无论是否给予负荷剂量,给药前本品 2ml 必须用 0.9%氯化钠溶液或 5%葡萄糖溶液稀释至 50ml,即 $4\mu g/ml$。

(2)应用微量输液泵给予右美托咪定,根据临床疗效个体化地调整输注剂量。

(3)本品不应与血液或血浆通过同一管路同时给予。本品与两性霉素 B 和地西泮不相容。

(4)麻醉苏醒后给予右美托咪定或将其他镇静催眠药和/或麻醉性镇痛药换成右美托咪定时,无须给予负荷剂量,只需逐渐增加右美托咪定的输注剂量。右美托咪定起效之前,原来给予的镇静催眠药和/或麻醉性镇痛药应逐渐减少剂量。

2.5 注意事项

(1)右美托咪定用药后,一般起效时间是 10~15min,达峰时间 25~30min,因此 30min 内不宜频繁增加输注剂量,以免镇静过度。

(2)最常见不良反应为低血压、心动过缓及口干。迷走张力高、糖尿病、高血压、高龄、肝功能或肾功能有损伤的患者更易发生心动过缓,甚至窦性停搏,重度心脏传导阻滞和重度心室功能不全患者慎用。出现低血压或心动过缓应减量或停止给予右美托咪定,加快输液,抬高下肢,静注阿托品或麻黄素。

(3)过快给予负荷剂量可能引起一过性高血压和心动过缓,只要减慢给药速度即可缓解,无须特殊处理。

(4)给予右美托咪定镇静时需准备好维持上呼吸道通畅的相关器材。

[本文原载于《中华医学杂志》,2013,93(35):2775-2776]

中篇　麻醉的实践

第三章　麻醉学的建设与发展

1　百年上海孕育辉煌麻醉 *

上海——这座百年以上历史的中国大都市,是近代和现代中国的经济文化中心,医药卫生事业(包括医疗仪器和制药工业)非常发达。19世纪初就开始有西方医学传入,麻醉技术也从此时萌芽。1950年前后,吴珏教授和李杏芳教授从美国归来,开创了上海麻醉医学的新纪元。

1.1　追索百年麻醉轨迹

1843年11月17日,根据《南京条约》和《五口通商章程》的规定,上海正式开埠。从此,在黄浦江中来往船只变得熙熙攘攘的时候,上海开埠的同年同月,英国基督教会伦敦总部派遣传教士兼医生洛克哈脱(Weillium Lock Hart)来到黄浦江畔开创医疗慈善事业。1844年2月初(清朝道光二十四年)洛克哈脱正式创建上海第一家西医医院——仁济医院的前身"雒氏医馆",由于患者众多,几经搬迁和扩大,于1846年7月定居山东中路并定名为仁济医馆。1844—1856的13年间,仁济医院共诊治内科、外科、骨科、妇科和眼科等科室的19万患者,其中也有肿瘤患者,并开展了各类手术。有手术必须有麻醉,早在1849年,仁济医院在氯仿麻醉下开展外科手术,推测上海的麻醉从此时开始。英、法、美、日、俄等资本主义国家及国内各地商帮纷纷涌入上海,经济发展,人口骤增,医疗手术迫切。相继一些距今百年以上历史的老医院如公济医院(现上海市第一人民医院)、广慈医院(现瑞金医院等)迅速建立起来,上海具有50年及100年以上历史的医院如表1所示。随着医院外科和妇产科发展,西方麻醉技术逐渐传入,为以后尤其是解放初期(20世纪50年代)麻醉学的第一次发展打下良好基础。

表 1　上海 50 年及 100 年以上历史的医院

医院现名	医院前身	建院年份
仁济医院	仁济医院	1844
第一人民医院	公济医院	1864
同仁医院	同仁医院	1866

---

* 　本文作者为杭燕南,于布为。

（续表）

医院现名	医院前身	建院年份
瑞金医院	广慈医院	1907
第六人民医院	西人隔离院	1904
第九人民医院	伯达利医院	1920
中山医院	中山医院	1937
华山医院	沈敦和筹建医院 中国红十字会总医院暨医学堂	1907
长海医院	华东人民医学院附属医院	1949
长征医院	宝隆医院（急症外科医院）	1950
新华医院	新华医院	1958
胸科医院	宏仁医院	1958
耳鼻喉科医院		1952

19 世纪末和 20 世纪初，随着西方医学传入上海，为满足西医外科手术的需要，麻醉也逐渐开展起来，但没有麻醉专科医师，从事麻醉的医务人员，大多数是护士，她们在手术医生的指导下开展工作。由于知识缺乏和药物设备简单，麻醉意外发生率很高。麻醉方法只有局麻、脊麻和全麻。所用局麻药是普鲁卡因，少数为邦妥卡因。全麻药只有硫喷妥钠和乙醚。没有气管导管和麻醉机。

1.2 一代宗师造就几代专家

1.2.1 上海最早的两位麻醉医学大师

1947 年，李杏芳教授随同她的丈夫著名的外科专家董方中教授，放弃在美国的优越生活，从美国回到上海，并带回了配备氧化亚氮和环丙烷等麻醉气体的 Ohio 麻醉机，以及气管导管等麻醉器械。在当时英国人创办的仁济医院从事麻醉临床工作。她是上海交通大学医学院麻醉学科的创始人。1954 年开始，重点培养了四位麻醉专业骨干：孙大金、王鞠武、金熊元和王志增教授，分别成为仁济、瑞金、新华和第九人民医院的麻醉科主任，他们也是国内著名的麻醉学专家。

1950 年 10 月，吴珏教授冲破重重阻力经海道自美返回祖国。在长达 62 年的从医、执教生涯中，他十分重视学科梯队建设和人才培养，为了年轻一代能迅速成长，他甘当人梯，奖掖后进，把青年人的每一点进步视为自己最大的快乐。桃李不言，下自成蹊。吴珏教授数十年来言传身教，诲人不倦，他的良苦用心获得了丰硕的回报，一代又一代的年轻人在他的关心下健康成长，攀越医学高峰，造福广大患者。他为全国各地培训了大量的临床麻醉工作者，桃李遍布全国及海内外。其中有著名的王景阳教授、李德馨教授、刘俊杰教授、金士翱教授、陈本禄教授和徐启明教授等老一代麻醉学家。

1.2.2 上海各大医院培养全国麻醉医生数千

据上海市 12 家三级甲等医院统计（截至 2010 年年底），50 多年来为本市及全国各地培养了名麻醉进修医师(见表2)。其中许多是全国各级医院的麻醉科主任和教授,包括王景阳、刘树孝、刘俊杰、闵龙秋、况铣、谭丕森、文俊、王忠懋、陈本禄、王宗朝、李德馨、曹子恩、陈小文、杨建平、刘保江、高玉华、应诗达、李刚、吴言钧、徐启明、连庆泉、任永功、佘守章、胡振快、崔苏扬、李立环等。

表 2　上海市 12 所大医院培养进修医师情况

医院名称	建科年份	进修医师数
中山医院	1951	735
华山医院	1955	235
瑞金医院	1957(1951 麻醉组)	680
仁济医院	1954	728
新华医院	1958	602
第九人民医院	1974	600
第一人民医院	1959	180
第六人民医院	1972(1956 麻醉组)	351
长海医院	1961	1000
长征医院	1979	111
胸科医院	1958	476
东方肝胆医院	1993	30

1.3　上海麻醉的第一次发展

1.3.1　20 世纪 50—60 年代麻醉方法的演变

20 世纪 50 年代初的全身麻醉药主要是乙醚和硫喷妥钠,局部麻醉药为普鲁卡因。麻醉方法:部位麻醉为蛛网膜下腔阻滞、锁骨上臂丛阻滞;至 50 年代中、后期,开展单次硬膜外阻滞和气管内插管全身麻醉。复旦大学附属中山医院早期开展硬膜外阻滞,并自制硬膜外导管,在硬膜外阻滞下不仅可以施行下肢和下腹部手术,而且逐渐用于上腹部手术。然后在上海其他大医院如上海交通大学医学院附属仁济医院、瑞金医院、长海医院及上海市第一人民医院等相继开展起来,并由上海注射针厂生产制造连续硬膜外穿刺针及导管,供应上海和全国临床使用。另外,在上海国内首先应用支气管双腔气管导管,实施单肺通气。上海肺科医院(前上海第一结核病院)设计了左腔支气管双腔导管,后来又发展成右腔支气管双腔导管,由上海医用橡胶厂生产并供应全国。1957 年李杏芳教授领先对肌肉松弛剂导致呼吸抑制延长进行了探讨,1958 年在国内首先应用氟烷吸入全麻,应用人工冬眠在抢救钢铁工人邱财康这一国际首例大面积严重烧伤救治成功的病例发挥了麻醉保障作用。上海各大医院麻醉科积极开展了麻醉新理论、新技术、新方法的应用,并大力开展科研工作。此外,李杏芳教授还继续进行并扩大低温麻醉的应用范围,开展了麻醉方面动物(犬)实验工作,对大量输血并发症防治与人工冬眠在出血性休克的应用结合临床进行了动物(犬)实验研究,并在实验中制造了不可逆出血性休克模型。

50 年代末和 60 年代初,中山医院和仁济医院提供国外样机,由上海医疗设备厂(前陶根记医疗器械厂,后又更名为上海医疗器械四厂)生产简易麻醉机,后来改进为我国自制的 103 麻醉机,同时氧化亚氮和氟烷开始在临床应用。但是,乙醚麻醉和硫喷妥钠、普鲁卡因、琥珀胆碱静脉复合麻醉仍然是当时我国主要的全身麻醉方法。60 年代的前 5 年,是我国麻醉事业蓬勃发展的时期。1964 年在南京召开第一次全国麻醉学术会议,在吴珏和李杏芳教授带领下,王景阳、孙大金、庄心良、金熊元和邹学超教授参加,在论文汇编中,上海共有 12? 篇论文。上海较早开展连续硬膜外阻滞,临床经验报道甚多,成为当时主要的麻醉方法。

1.3.2　心血管麻醉的发展

1954 年 2 月上海首例二尖瓣闭合分离术获得成功,开创了心脏内手术麻醉的先河;1956 年 5 月、1957 年 1 月分别在国内首先开展低温下外伤性腹主动脉瘤同种主动脉移植术、先天性心脏病肺动脉瓣狭窄直视切开术的麻醉。1959 年 9 月在全市心血管协作下,采用国产人工心肺机进行房间隔缺损修补术、室间修补术的麻醉。1956 年,普鲁卡因复合麻醉在我国应用,成为以后 30 余年内中国全身麻醉的主要方法。同年,在低温麻醉下施行腹主动脉手术。1958 年始针刺麻醉研究。随着心脏手术开展,进行了低温麻醉心内直视手术,以及开展体外循环心内直视手术的动物实验。1978 年 4 月进行了国内首例心脏移植术的麻醉,为我国 60、70 年代普遍开展心脏手术麻醉打下了基础。

1.4　针刺麻醉促进疼痛机制生理、生化研究

1.4.1　针麻在上海首先开展

毛主席说:"中国医药学是一个伟大的宝库,应当努力发掘,加以提高。"1958 年起,针刺麻醉在针刺镇痛的基础上在上海开始发展起来。针刺麻醉具有安全、实用、简便、经济和对呼吸与心血管功能干扰少等优点,直至 1978 年的 20 年中,上海地区在针麻下施行手术已达 20 多万例。针麻手术在全市医院各有特色,如第一人民医院的甲状腺手术、华山医院的颅脑手术、仁济医院的心脏手术、第一肺科医院的肺手术、曙光医院的胃手术及国际妇幼保健院的子宫手术等开展较好,积累了丰富的临床经验。

1.4.2　针麻促进疼痛机制和麻醉生理的研究

复旦大学神经生理研究、上海交通大学医学院生理、药理教研室、上海市中医针灸研究所等基础研究单位与上述医院密切合作,开展了针麻临床和机制研究。主要包括以下方面:①攻三关(镇痛不全、肌松及内脏牵拉)提高针麻效果;②研究和筛选穴位(循经取穴及局部取穴)和针刺方法(电针、手捻及留针等);③针刺镇痛原理和针麻机制研究;④针麻对脏器功能和全身各系统的调节作用。

1.4.3　针药复合麻醉

在针麻临床和机制研究的基础上,为了进一步克服针麻存在的问题,上海市卫生局及中医管理局组织并鼓励开展针药复合麻醉的研究,包括辅助用药、针麻与硬膜外及针麻与全麻复合的研究。

尽管针刺麻醉有许多问题没有解决,而且还持有不同观点和争议,但是在那个特殊时期

开展的工作,在疼痛机理,麻醉和手术期间神经系统、循环和呼吸系统的功能研究,以及继承和发扬祖国医学等方面,起到了一定的促进作用。

1.5 改革开放后上海麻醉蓬勃发展

20 世纪 80 年代,我国麻醉医师开始走出国门,赴欧美和日本等发达国家学习。1981 年后安氟醚等吸入麻醉药及麻醉机、呼吸机和监护仪等药品和先进医疗设备进入中国市场,国际交流频繁,学术气氛浓厚,技术进步日新月异。上海在新药、新仪器和新技术引进方面走在全国前列。在麻醉和重症监测治疗方面,如动脉直接测压、中心静脉压和肺动脉压及心排血量测定等,逐步开展。80 年代末,麻醉期间脉搏氧饱和度和呼气末二氧化碳监测在各大医院开始启用,以静、吸复合为主的全身麻醉比率也大幅度增多,麻醉安全性也大大提高。

中国的改革开放给麻醉学的发展提供了良机。1989 年 5 月,卫生部发出 12 号文件,"关于将麻醉科改为临床科室"的通知,使麻醉科的学科建设有法可依,鼓舞了麻醉医师的工作信心,并促进了上海麻醉学的发展。

90 年代,是 20 世纪我国麻醉专业发展最快的 10 年。90 年代的学术交流十分频繁和活跃,数量之多和质量之高是前所未有的。此外,还有许多麻醉学专家参加世界或欧美的麻醉学术会议,这标志着中国的麻醉学开始走向世界,并逐渐与国际接轨。

90 年代,上海率先引进许多新药、新技术和新仪器。全麻药有异丙酚、七氟醚和地氟醚,肌松药有阿曲库铵、维库溴铵和罗库溴铵,局麻药有罗哌卡因,以及镇痛药吗啡控释片和曲马多等。麻醉方法上有静脉麻醉联合用药、全麻复合硬膜外阻滞及脊麻和硬膜外联合阻滞等临床应用。心电图、无创血压、脉搏、血氧饱和度及呼气末二氧化碳等成为常规监测项目,术后镇痛如硬膜外注药镇痛和患者自控镇痛(PCA)普遍开展。术后恢复室建立和麻醉科参与或主管 ICU 工作,进一步提高了麻醉质量和安全性。

世界著名的麻醉学专家如美国加州大学旧金山分校的 Roland Miller 教授,斯坦福大学的 Shafer Steven 教授,荷兰的肌松药专家 Ketz 教授;美籍华人犹他大学的 K.C.Huang 教授,芝加哥大学的林重远教授,加州大学洛杉矶分校的李清木教授,以及中国台湾和香港的许多麻醉学专家如台湾长庚医院的谭培炯教授等,他们被邀请来上海讲学和参加学术交流。同时许多上海麻醉医生赴美、英、法、日、荷兰等发达国家参观、进修,参加美国、欧洲和亚太地区的麻醉学术会议,促进了上海麻醉医学的迅速发展并与世界接轨。

1.6 团结奋进创造未来迈向世界

1.6.1 上海麻醉医学发展的成果

1)麻醉让患者更安全

1998 年 11 月,在上海市卫生局和医学会领导下,为了提高全市医护人员的医疗护理水平,防范诊疗过程中一切不规范的操作和活动,减免医患纠纷,需要一本比较公认的法规性文件,就要求各学科制订诊疗护理常规,编写《上海市诊疗护理常规》(下简称《常规》)。这本《常规》要求具有科学性、实用性和规范性,可供各级医疗机构医务人员在日常诊疗工作中使用,既是医护人员必须遵循的技术规范,也是各级卫生行政部门和医疗保险部门对医疗机构的医疗质量实施监督管理的依据之一。编写任务重、为期短。关于麻醉日常工作,每个医院都有一套流程,要将各医院已经形成的习惯、流程统一为常规,有一定难度。上海麻醉学会各委员勇于挑重担,分工合作,发动大家动笔,制定编写项目和内容,提出编写要求,每一章节由专人负责,写成初稿后,动员各级医院进行多次反复讨论,并进行修改。以硬膜外阻滞操作常规为例,初稿是总结 4 所医院麻醉科 3000 余例硬膜外阻滞的操作方法所得。制订麻醉常规,还要求不断提高硬膜外阻滞的成功率,降低麻醉并发症。《常规》制定后,分发至各级医院讨论学习,又汇总了不同意见,加以修正,最终定稿出版。目前已在全市各医院实施,深受欢迎。

2) 全力以赴,满足手术患者需求

上海各大中小医院麻醉科的医疗任务十分繁重,麻醉医生的工作非常辛苦。除了常规手术病例之外,许多大医院还要进行高难度的手术麻醉。如中山医院的成人心脏手术和肝脏手术麻醉 2009 年均达到 3000 余例,上海儿童医学中心的小儿心脏手术麻醉每年也有 3000 多例。上海的移植手术与广州、杭州和北京比较,起步相对较晚,但近几年迎头赶上,瑞金、市一、中山、仁济、长征、长海等医院都能开展肝移植手术,仁济医院近几年来,每年超过 200 多例。中山、胸科和肺科医院的心肺移植麻醉都做得很成功。各大医院的日间手术麻醉和无痛诊疗手术更是数不胜数。实践锻炼人,实践出真知,为各种麻醉新药和先进麻醉技术的临床应用积累了丰富经验。

3) 一贯重视麻醉医师培养,力求与世界接轨

在吴珏和李杏芳教授的领导下,上海于 1980 年 8 月举办了第一期麻醉学进修班,其中有 50 名为当年晋升的中级麻醉医师骨干和进修医师,学习为期 4 个月。学习结束后都进行了考核,并由学会老师签署发放结业证书。年复一年,每年学会都将举办各类学习和进修班,对各级麻醉医师业务水平的提高起到了很大的作用。在上海医学会的领导下,也开展了继续教育。1990 年开始,上海开始制订麻醉住院医师培养规划,确定每年的培养目标、学习课目、内容以及参考书目录,培养期限为 5 年。为了弥补有些医院条件不足,组织医院间相互学习和短期培训。全市麻醉科住院医师完成 5 年培养计划后,必须参加学会组织的晋升麻醉主治医师考试,考试科目除外文、医学伦理、医学文献检索等公共项目外,还规定麻醉生理学、临床麻醉学、监测和重症医学三门课程为麻醉科必考内容,并编写了麻醉考试题库。上海市医学会继续教育委员会制订的住院医师培养规划受到卫生部有关部门重视,并作为全国的试点,相应的"麻醉住院医师培养规划"也在全国麻醉会议上进行了交流。

上海市政府规定,从 2010 年开始,医学院校毕业的学生(包括学士、硕士和博士)必须要在有培训住院医生资格的医学院校附属医院培训,本科学士 3 年,硕士和博士 2 年,学习麻醉基础知识和基本技术,通过考试及格,才能拿到行医执照。这是良好开端,在同道们的努力下,一定会不断进步、提高。

4) 向科学进军:上海的博士导师与硕士导师,博士与硕士

截至 2010 年 8 月底,上海麻醉学专业的博士和硕士研究生培养点如表 3 所示。

表 3 上海麻醉学专业的研究生导师、博士和硕士

医院	博士导师	硕士导师	博士	硕士
复旦大学附属中山医院	蒋豪 薛张纲 姜桢	缪长虹 仓静 葛圣金	24	18
复旦大学附属华山医院	梁伟民	周守静 张军	4	27
复旦大学附属耳鼻喉科医院	陈莲华	李文献		
上海交通大学医学院附属瑞金医院	于布为	张富军 薛庆生 罗艳	9	27
上海交通大学医学院附属仁济医院	孙大金 杭燕南 王祥瑞	王珊娟 陈杰 皋源 闻大翔		
上海交通大学医学院附属第九人民医院医院	朱也森	姜虹		
上海交通大学医学院附属新华医院	王英伟	马家骏		
上海交通大学医学院附属儿童医学中心		张马忠 孙瑛		
上海交通大学附属第一人民医院	庄心良 李士通	汪正平		
上海交通大学附属第六人民医院	江伟 杜冬萍	王爱忠 王学敏 王莉 周明	11	28
同济大学医学院附属同济医院		张晓庆		12
同济大学医学院附属东方医院	王新华			
第二军医大学附属长海医院	邓小明	熊源长 朱科明 李金宝	13	17
第二军医大学附属长征医院	石学银	袁红斌 王成才		

（续表）

医院	博士导师	硕士导师	博士	硕士
第二军医大学附属东方肝胆医院	俞卫锋	杨利群	11	6

5）论文与图书

1954 年，上海医科大学中山医院吴珏教授编辑出版了我国第一本中文麻醉学专著《临床麻醉学》。1976 年，在吴珏教授和李杏芳教授领导下，编写出版了《实用麻醉学》，编审者有吴珏、李杏芳、庄心良、金熊元、梁正煊、陈雄斌、孙大金、邹学超、徐振邦。上海麻醉学会，原先计划编写《麻醉手册》，但在上海科技出版社编辑的建议下，改为编写一本麻醉学参考书，该书汇集了上海医科大学、上海第二医科大学、中国人解放军第三军区大学和上海第一人民医院等几所主要市级医院的已工作多年的主治医师以上的医师，分工合作承担编写工作。编写该书周期比较长，最后，吴珏教授自告奋勇，吃住都在出版社编辑部的一间小屋内，于 1976 年完成书稿，1978 年终于出版，发行达 5 万余册，为普及和提高全国麻醉学术水平发挥了重要的作用。1984 年 4 月，以谢荣为主编，吴珏、李杏芳、尚德延为副主编，汇集北京、上海、武汉等地的学者编写和出版了《中国医学百科全书·麻醉学分卷》。全书有 104 条，内容涉及麻醉基础理论、麻醉方法和处理以及监测和复苏，深受广大麻醉工作者的欢迎。2000 年庄心良教授主编，组织全国各地著名专家编写了《现代麻醉学》，由人民卫生出版社 2003 年出版，该书分上、下两册，近 400 万字，成为麻醉医师的主要参考书，获全国优秀图书一等奖，为提高我国麻醉水平发挥了重大作用。1995 年，仁济医院、中山医院、上海市第一人民医院和上海市第六人民医院共建上海市卫生局医学领先专业麻醉学重点学科。2000 年，杭燕南、蒋豪、庄心良、徐惠芳共同主编《当代麻醉学》，孙大金、杭燕南主编《临床实用麻醉学》，也有全国各个地著名专家参加，分别于 2002 年由上海科学技术出版社和 2001 年由北京中国医药出版社出版。此后，于布为、薛张纲、邓小明、俞卫锋、李士通、朱也森、王祥瑞、江伟教授等都主编了许多著作，在全国出版的麻醉专业书的数量和质量中名列前茅。

6）情醉浦江，国际接轨，团结奋进

上海举办过两次全国麻醉学术年会，1994 年为第六届。2009 年在位于上海市黄浦畔的国际会议中心举办的第九届全国麻醉学会成为有史以来规模最大、参加人数最多和质量最高的中华医学会全国麻醉学分会全国会议。3000 多名麻醉医生共同欢庆祖国六十华旦，庆祝中华医学会麻醉学分会成立三十周年，与海内外同道研讨麻醉学、重症医学和疼痛医学的发展，取得圆满的成功。在第九届全国会议上，上海市麻醉专业委员会主任委员于布为教授被选为全国麻醉学会主任委员，薛张纲、俞卫锋和李士通教授分别被选为副主任委员、常委和委员。在闭幕式的会议上，上海市麻醉专业委员会的女委员高歌难忘今宵（见图 1）热情欢送来自海内外的同道们，海内存知己，天涯若比邻，友谊天长地久。

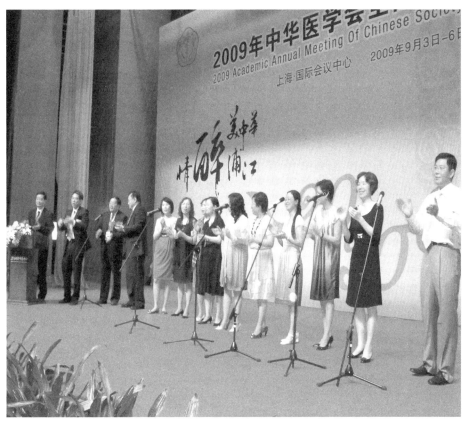

图1 第九届全国麻醉学会年会闭幕式

上海正在建设国际大都市,将为上海麻醉学发展提供有利条件,我们有信心利用大好时机,团结奋进,迎接挑战,为推动麻醉学科成为建设"舒适医疗"发展的主导学科、保障医疗安全的关键学科、提高工作效率的枢纽学科、协调各科关系的中心学科、社会熟知的重点学科而继续努力奋斗。

[本文原载于于布为、李士通主编《上海麻醉医学发展史》,世界图书出版公司,2011.]

2　麻醉科管理 ICU 的利弊 *

随着加强监测治疗(intensive care)概念的普及,加强监护病房(ICU)已成为衡量一所综合性院医疗水平的标志之一。实践证明,设立 ICU 不仅可节省人力,而且可使危重患者得到及时的救治,从而提高医院的整体水平。但是,ICU 也带来很多问题,其中最突出的便是 ICU 的归属和 ICU 与其他科室间的协调。统观国内外综合 ICU(中心 ICU)的管理,不外有下列几种:

(1)由内科医师管理。

(2)由外科医师管理。

(3)由麻醉科医师管理。

(4)由内、外科医师与麻醉科医师共同管理,而以内、外科医师为主。

笔者所在的上海医院的中心 ICU 则由麻醉科管理。本文根据笔者的临床实践经验,探讨麻醉科管理 ICU 的利弊,为今后改进 ICU 的管理提供参考。

2.1　麻醉科管理 ICU 的长处

由于长海医院除中心 ICU 外,还有心脏内科 ICU(CCU)、心脏外科 ICU、神经外科术后监护室及急诊 ICU(EICU)。中心 ICU 的收治范围主要是多发伤患者和普通外科、骨科、口腔颌面外科、耳鼻喉等手术科室行大手术或术前有内科并发症的患者,以及术后发生并发症需行循环、呼吸支持的患者。这一收治范围决定了麻醉科管理 ICU 具有很多长处。

2.1.1　可以根据病情和手术决定收治与否

患者是否进入 ICU? 由谁来决定收入 ICU 是很容易产生矛盾的敏感问题,如处理不好,常导致科室间关系紧张。麻醉科管理 ICU 后,患者收治与否的主要依据是病情和手术经过,凡符合入室条件的均予收治。由于麻醉科直接负责患者围术期的处理,对患者的术前、术中状况最为了解,一般情况下对病情的判断是比较准确的。我院中心 ICU 半年来的实践表明,收治的 140 例患者中,因手术科室医师认为无必要进入 ICU 而与麻醉科发生分歧的仅有 2 例(1.4%)。

2.1.2　可以保证治疗的连续性

麻醉科管理 ICU 后,在治疗观点上比较统一。术后治疗与术中处理衔接紧密,不会发生因治疗观点不统一而造成治疗中断或急剧变动,而这在以往是屡见不鲜的。

2.1.3　可以充分发挥麻醉科在处理呼吸循环不全方面的专业优势

由于进入 ICU 的患者多伴有呼吸循环功能不全和水电解质紊乱,需要在全面监测下进行呼吸循环支持,使麻醉科医师具有其他各科医师所不可比拟的专业优势。无论在对监测仪的使用和对监测参数的解释上,还是在对呼吸机的使用和调节,以及维持心血管功能上,

---

　*　本文作者为于布为、徐美英。

有经验的麻醉医师都可应付自如。这在危重患者的早期救治阶段更为明显。

2.1.4　可以促进麻醉学科的发展

麻醉科管理ICU,对麻醉专业人员的知识结构提出了更高的要求。尤其是在术后并发症的诊断和鉴别诊断及治疗、感染性休克的处理、抗生素的使用及其不良反应的诊断和处理、营养支持以及处理医患矛盾、决定适时终止抢救,以至在不远的将来判断患者是否处于脑死亡,甚至实施安乐死等,都是麻醉科医师面临的课题,需要认真学习和提高。

2.2　麻醉科管理ICU的不足之处

麻醉科管理ICU也有其薄弱之处,这主要是由于以往麻醉医师大多在手术室内工作,缺乏与患者及其亲属、外科医师的交流,缺乏处理临床工作的经验所致。此外,麻醉科医师不可能是医学全才,难以掌握各专科的具体知识,在处理某些专科情况时,如不能得到专科医师的配合,也往往有力不从心之感。但最主要的是难以协调与各科室间的关系,分述如下。

2.2.1　难以协调与各科室间的关系

从历史的角度来看,麻醉科的发展晚于内外科。特别在我国,麻醉学科的迅猛发展还只是近年的事。决定治疗方向的历来是内外科的医师,麻醉医师则被认为是可有可无的人。麻醉科管理ICU后,很多决定权转归麻醉科医师,这在很多内外科医师,特别是老一辈的医师看来是不能接受的。感情上的抵触情绪决定了在处理具体患者时的不合作态度,短期内似也难以从根本上得到解决。

2.2.2　难以处理具体的专科问题

遇到某些不合作的专科医师时,麻醉科医师缺乏解决问题的办法。因麻醉科与其他科室间是平行的关系,只能通过协商解决相互间的矛盾。在治疗观点不一致时,特别是涉及需要手术治疗时,如专科医师不愿手术,麻醉科医师只能采取支持的措施,导致延误对患者的抢救。究竟是通过改变ICU的人员组成来解决这一问题,还是麻醉科医生在必要时也要上台开刀,还要待今后的实践来解答。

2.2.3　麻醉医师的训练不足

前面提到的术后并发症的诊断和处理、抗生素的使用、营养支持、与患者谈话的技巧等,都是麻醉医师很少接触的领域。由此引发的问题也不少,但这个问题是可以通过不断实践,在比较短的时间里加以解决的。

综上所述,麻醉科管理ICU确实是有弊有利。但从发展的角度来看,以及笔者的个人观点来看,麻醉科管理ICU是利大于弊,应在改进的过程中完善管理,强化训练,探索出一条适合于国情的ICU发展道路。

[本文原载于《临床麻醉学杂志》,1995,11(3):160-161]

3 2009 年麻醉科的回顾与展望

2009 年是中国麻醉学科诞生 60 周年、中华医学会麻醉学分会成立 30 周年、麻醉学科成为独立临床科室 20 周年的特殊年份。为庆祝这些值得纪念的年份,中华医学会麻醉学分会在上海市召开了 2009 年年会。会议期间除了进行学术交流外,还重点表彰了 100 多位为中国麻醉学科的奠基和发展做出突出贡献的老专家、老前辈,也表彰了 10 多位为中国麻醉学科发展提供了重要帮助的国际友人与海外华人。

3.1 在学术和技术进展方面,本年度最突出的进展当属可视喉镜的普及

传统喉镜具备两项功能:一是清楚地显示声门,二是为气管导管插入气管创造一个有悖于正常解剖关系和角度的通路。但这一要求在很多情况下却是无法实现的,很多情况下即使可以看到声门,也无法顺利插入导管,更遑论无法清楚显示声门的患者了。这种违背人体正常解剖走向的操作方法,却因之为传统做法而难以改变,使得困难气道的处理成为麻醉学科保障患者安全最主要的隐患。根据相关统计,70% 的麻醉直接相关的意外是由于呼吸道管理问题所致,而其中绝大多数又是由气管插管失败引起。因此,解决好困难气道患者的气管插管问题,可使与麻醉相关的意外发生率大幅降低。

随着微电子技术和液晶显示技术的不断发展及其价格的不断降低,带有微型摄像头的可视喉镜异军突起,几乎是一夜之间,各种型号、品牌的可视喉镜遍及大江南北的各种学术会议的展厅。纵观各类可视喉镜,除极个别仍沿用传统喉镜的样式外,绝大多数都缩短了喉镜片的长度,同时弯起的角度明显加大。显然,这些改动都是经多次模拟实验和临床试用后的成果。笔者以为,这种改变有可能孕育着气管插管操作的根本性改变。

首先,喉镜不再需要担负创造插管径路的任务,只需保证能看到声门即可。因此,可视喉镜的喉镜片不需要做得很长和比较平直。甚至完全可比照人体男女老幼口咽部的气道解剖走向,设计符合人体特征的各种规格的喉镜片的形状。

其次,由于舍弃了为插管创造径路的任务,可视喉镜的显示屏与喉镜柄的关系也可重新设计,使得在喉镜片置入口腔后,既便于操作者探寻声门,又不至于因变动方向而影响实时观察显示屏。

第三,在目前气管导管尖端还无法随意变动方向的情况下(不是技术不允许,而是经济上暂时还显得成本过高),在使用可视喉镜可以保证绝大多数患者的声门都可清楚显示的前提下,接下来的工作就是如何将套有气管导管的导引管芯、纤维支气管镜的镜体、插管专用探条或导引光索等器具引入气管内,然后顺势滑入气管导管,完成气管插管的操作。

第四,使用可视喉镜技术后,将进一步证明笔者以往提倡的对麻醉前预估为困难气道的患者使用非去极化肌松药辅助插管可能更为安全的观点。

今后随着大规模工业化生产使成本下降,在可预计的 3～5 年内,可视喉镜的价格可能会跌破万元,在经济发达地区普及到每一位麻醉科医师是完全有可能的。笔者相信,当可视喉镜完全普及,且积累了相当的临床使用经验后,麻醉科医师就将彻底告别因气管插管失败

而导致的麻醉意外,从而使麻醉的安全性提高到一个新的量级。

3.2　临床麻醉的另一个重要进步是人们对于全身麻醉的意义有了更深入的理解

首先,目前已认识到,麻醉后的意识消失,仅仅是哲学意义上的麻醉概念,而不是临床实际意义上的麻醉。临床实际意义上的麻醉,应当是在意识消失的基础上,还能有效地抑制手术操作引起的伤害性应激反应。而在没有手术刺激时,又不致引起循环、呼吸的衰竭。有了这样的认识后,我们就可以检讨过去所谓的临床麻醉的常规方法是否合理、安全;我们今后的麻醉管理应当向什么方向改进。简而言之,理想的麻醉过程应当包括:

(1)充分无意识以避免术中知晓。

(2)充分抑制手术刺激所导致的伤害性感受,以及由此引发的应激激素和炎性因子的释放及血流动力学的剧烈波动。

(3)手术中暂时无应激时循环功能的稳定。

(4)麻醉手术全过程的充分组织灌注和气体交换。

(5)恢复过程的平稳与完全无痛以及无恶心、呕吐。

(6)在较短的时间内恢复正常心理、生理活动能力。

今后的发展,应当是分阶段(诱导前后、手术开始阶段、手术中平稳阶段、麻醉恢复阶段、麻醉后阶段)研究如何按上述标准,组合使用麻醉药品,从而形成新的麻醉工作程序。一旦我们完成了这些研究,临床麻醉的内在质量无疑将得到根本的改善。

3.3　麻醉学科的第三个明显特点或者说是进步,是它的社会服务功能不断显现

相比于 2005 年,上海市全年为 53 万例患者施行麻醉的数字,2009 年一跃升至 88 万例。除了日常手术数量的增加外,为各种检查、日间小手术施行麻醉成为麻醉数量增加的主要原因。现今很多进行常年例行体格检查的群体,在做胃肠镜检查时都要求在麻醉下进行,这就充分反映了社会群体对"舒适化医疗"的追求。随着社会的不断进步,人民生活水平的不断提高,人们要求在医疗全过程中实现无痛化服务的愿望也明显增强。这给麻醉学科的发展提供了一个极好的机遇。如何把握好人民群众的这种需求,将不仅是麻醉科主任和麻醉科医师的责任,更是医院管理者把握医院发展趋势、顺应时代潮流、满足社会需求的重任。可以毫不夸张地说,谁先认识到这个趋势,谁先比别人更早地加强麻醉学科的建设,谁就将在下一轮医院发展竞争中占得先机,拔得头筹。

虽然麻醉学科在发展的过程中还面临很多困难,但只要把握好时代的发展机遇,与其他科室加强合作与协调,麻醉学科就一定能不断发展壮大。坦言之,当麻醉学科作为掌握抢救生命和维持生理机能正常的特殊技能和理论的科室,在充分保证自身医疗工作的安全后,就会转化为保障全医院医疗安全的"守门员"科室。试想一下,如果很多患者可以因为麻醉科医师的积极抢救而挽回生命的话,那将不仅是给一个个家庭带来快乐的希望,也将使医院避免多少医疗纠纷!

愿各位同仁能真正认识你的麻醉同道。也祝愿各位麻醉同道在新的一年里,能与其他学科同仁一起,为广大病患排忧解难,救死扶伤。

[本文原载于《上海医学》,2010,33(1):24 - 26]

4 中国麻醉学科发展 60 年概要

西方麻醉技术传入中国，应起自 19 世纪中后期，伴随着天主教、基督教的传教士到中国传教，各地相继建立教会医院，多由嬷嬷（修女）和医学实习生施行麻醉，此后逐步转向外科助手轮流实施麻醉。中国最早有记载的乙醚麻醉是在 1847 年，即 Morton 开创乙醚现代麻醉后的第二年。20 世纪 40 年代末，尚德延教授在兰州陆军中央医院建立了中国第一个麻醉科。同时期，李杏芳教授在上海仁济医院从事麻醉工作（1957 年担任上海交通大学医学院附属瑞金医院麻醉科主任）。新中国成立初，吴珏教授建立了上海医学院附属中山医院麻醉科和国内第一个血库，谢荣教授则建立了北京医学院附属第一医院麻醉科。此后，吴珏教授通过带教进修生（其早期学生有史济湘、王景阳、李德馨等，以及南方地区学生），谢荣教授（其学生遍及北方地区）和尚德延教授（其早期学生后来多成为各军区总医院的主任）通过开办学习班，为国内麻醉学科的发展培养了第一批人才。之后，谭慧英教授从法国回国，与前述 4 位教授成为中国麻醉界在"文化大革命"前被评为正教授的 5 个人，加上天津王源旭教授和南京军区总院李德馨教授，对中国麻醉学科的早期发展做出了突出贡献。这些教授的学生遍布全国各地，使中国麻醉学科成功地迈出了第一步，并奠定了发展的基础。回顾新中国成立 60 年来中国麻醉事业的发展，可以按几个重大历史性事件，将发展历程划分为以下 4 个阶段：①初创与早期发展阶段，1949—1966 年；②"文化大革命"及此后恢复阶段，1966—1979 年；③正式发展成为独立学科阶段，1979—1989 年；④快速发展阶段，1990 年至今。

4.1 初创与早期发展阶段（1949—1966 年）

通过前述的几位前辈的努力，在 19 世纪 50 年代，中国麻醉学科完成了奠基和初创阶段，其标志是在北京、上海及全国各大省会城市的大医院都建立了麻醉科或麻醉组的组织，拥有了专职的麻醉医师，并通过办培训班、进修班的形式，进一步扩大了麻醉专科人员队伍。几位前辈的早期学生，日后都成为中国各省市大学附属医院或省市医院、解放军总医院及各大军区麻醉学科的带头人。在此期间，北京谢荣教授和上海吴珏教授分别出版了麻醉学专著，为学科发展提供了理论支持。但在这个阶段，也出现了学科发展的两种模式，一是麻醉科以医师为主，北方多循这条模式发展；另一是由少数医师负责，大量工作人员则由护士充任，南方不少医院循此模式发展。而实践证明，前一模式对学科发展是有利的。在这一阶段，中国麻醉学科出现了大发展的局面。以上海为基地，仿制生产了全麻麻醉机、硬膜外及蛛网膜下隙阻滞穿刺针及气管导管、喉镜、单双腔气管导管、支气管导管、心电图机、体外循环机等一大批麻醉专用设备、器材。同时生产了各种麻醉药品，包括乙醚、普鲁卡因、琥珀胆碱、箭毒等，基本满足了国内麻醉学科发展的需要。

在麻醉学科发展的有力支撑下，1953 年，上海开展了中国首例二尖瓣狭窄扩张术。1958 年起，北京、西安、上海相继开展了体外循环心内直视手术。1958 年，上海抢救成功 1 例大面积烧伤患者，这一成就震惊了世界。此外，20 世纪 50 年代，天津王源旭教授两次报道体外心脏按压实施复苏成功；谭慧英教授介绍人工冬眠方法；进入 60 年代，李德馨教授重点研究了脑复苏和血气分析；1958年，在上海和陕西几乎同时开展了对针刺镇痛的研究；1964年，在南京召开了首届麻醉学术会议，并对这一阶段麻醉学科的发展作了全面检阅，李德馨教授为会议取得成功做出了重要贡献。

这一阶段还开展了研究生培养工作，期间由于"文化大革命"的影响，大多数学生未能完成学业，只有吴珏教授的两位学生庄心良、蒋豪教授基本完成学业。这一阶段的麻醉论文，多发表于《中华外科杂志》，并曾集中出过一期专刊；其他散见于各地方的医学杂志和《人民军医》杂志。在《国外医学·外科学分册》中，也有一些介绍麻醉学的综述和译文。

4.2 "文化大革命"及此后恢复阶段（1966—1979年）

在"文化大革命"阶段，由于大量知识分子受到冲击，特别是一些教授受到迫害，使得蓬勃发展的中国麻醉事业受到巨大的影响。绝大多数科研工作被迫停止或转向，全国广泛开展了对针刺麻醉和中药麻醉的研究，有限的科研经费也投向了这两个领域。从正面的角度而言，对针刺麻醉的研究使得中国在神经吗啡肽及其他神经血管因子方面的研究没有落后世界太远，在某些方面还有所建树。对中药麻醉的研究也开发出了个别新药（如肌松药锡生藤碱）及催醒药物（催醒宁等），并推动了对微循环的研究。这些研究虽然取得了一些成果，但总体上看，对麻醉学科的发展还是有负面影响的。由于中断了与世界的联系，中国麻醉学科的发展错过了氟烷时代，日常麻醉逐步演变为静脉普鲁卡因全身麻醉＋少量乙醚吸入及以硬膜外阻滞为主的局面，使得中国麻醉学科的发展几乎陷于停顿。军队的麻醉与复苏专业组相对于地方没有受到太大的冲击，逐步成为当时中国麻醉界的重要力量。无论是在针刺麻醉还是中药麻醉领域，军队麻醉专业组都积极参与其中并有相当建树。

在这一阶段，氯胺酮、芬太尼和氟哌啶（氟哌啶醇）实现了国产化，使得分离麻醉、神经安定镇痛麻醉一度风行，并在日后的中越边境自卫反击战的战伤救治中发挥了重要作用。根据军事目的研制的一些药物（如二氢埃托菲、催醒宁、长托宁等）也转用于民用。

1976年"文化大革命"正式结束，在1978年召开的全国科学大会的鼓舞下，麻醉学科也在酝酿着崛起。

4.3 正式发展成为独立学科阶段（1979—1989年）

1979年，中华医学会在哈尔滨北方大厦召开了第一届全国麻醉学术会议（后改称为第二届，南京会议被追认为第一届），同时正式成立了中华医学会麻醉学分会，尚德延教授任首届委员会主任委员，谢荣、吴珏教授等担任副主任委员，标志着麻醉学科的正式建立。此后，全国各地相继建立了地方麻醉学会，并创刊发行了《国外医学·麻醉学与复苏分册》（徐州，1980年）、《中华麻醉学杂志》（石家庄，1981年）、《临床麻醉学杂志》（南京，1984年）等专科期刊，为推动中国麻醉事业的发展做出了重要贡献。此阶段的另一重要发展是以徐州医学院曾应明教授为代表的创建麻醉系（1987年）的工作，在中国麻醉学科发展史上留下了重要的一笔，并为中国麻醉学界培养了大批人才。

随着改革开放的不断深入和国民经济的不断增长，国际上先进的麻醉设备和药品器械开始进入中国。1984年，北美"德尔格"麻醉机和异氟烷、恩氟烷等现代吸入麻醉药开始进入中国市场，标志着中国麻醉学界对外界的开放。与此同时，国外专家也逐步到国内讲学。在时任中华医学会麻醉学分会主任委员的谢荣教授的领导下，中华医学会麻醉学分会和日本临床麻醉学会建立了正式的学术联系(1987年),中国麻醉学科的专家也开始逐步参与国际学术会议,极大地推动了中国麻醉学科的进步。

这一阶段,通过中国老一代麻醉学家的不懈努力,终于在1989年,由卫生部发出12号文件,明确指明了麻醉学科成为独立于外科的临床学科,业务范畴包括临床麻醉、急救复苏、疼痛治疗与重症监测治疗,为麻醉学科的进一步发展奠定了组织结构基础。

4.4 快速发展阶段(1990年至今)

对照卫生部1989年(12号)文件要求,全国在数年内普遍建立了麻醉科这一独立学科,并不断发展壮大。

进入20世纪90年代,麻醉学科进入了快速发展期。一批在国外学习的中青年麻醉医师相继回国,并在老一辈麻醉学家的指导下,逐步成长为新一代的麻醉学界的领军人物,中国麻醉学科的发展速度明显加快。

首先是建立了现代化麻醉手术系统,为保证患者的安全和各类心脏手术、移植手术的成功开展奠定了良好的基础。

其次是各种新型监测设备、麻醉设备大量进入中国,使得中国麻醉学科的装备,尤其是在大城市和沿海开放地区迅速与国际接轨。

第三是学科人才梯队建设有了长足的发展。大量本科生、研究生进入学科梯队,使麻醉学科的人才结构逐步趋于合理,梯队层次逐年提高。与此同时,原在麻醉队伍中的大量护士,逐步过渡到麻醉的各种辅助工作岗位。伴随着《医师法》的颁布和执业医师制度的执行,麻醉学科已名正言顺地进入由医师执业的临床学科行列。近几年开展的住院医师规范化培训工作,也为今后学科水平的进一步提升打下了基础。

第四是临床麻醉的安全性明显改善。随着设备的不断完善,学科人才梯队建设的长足进步,麻醉质量控制工作的逐步开展,麻醉与手术的安全有了进一步的保障。在新的给药技术如靶控概念的引入以及国内在容量治疗方面的进展的推动下,麻醉的安全界限不断提高,这为手术科室的进步打下了坚实的基础。目前世界上所能开展的各种复杂手术中国都已能熟练开展,其中麻醉学科所做的贡献是有目共睹的。

第五是麻醉科研工作已迎头赶上。国家对麻醉科研的投入力度也越来越大,麻醉学科已开始向世界麻醉学领域的研究前沿发起了冲击。反映在具体数字上就是国家自然科学基金项目逐年增多,被科学引文索引(SCI)收录的论文逐年增多,影响因子也在逐步提高。在国际研究的热门领域,几乎都有中国麻醉学者涉足其间。

第六是一大批中青年领军人才已崭露头角,在各种国际学术机构和期刊编委会中,已开始有中国学者的位置。在国内重要的学术荣誉方面,也有3人获得杰出青年学者称号,2人获得长江学者称号,距离诞生中国麻醉学科的院士已指日可待。

第七是亚专科不断发展,疼痛、重症监测治疗已成为麻醉学科的重要组成部分,一批在亚专科方面出类拔萃的专家,为这两个亚专科的发展做出了积极的贡献。

第八是学会自身的发展。在中华医学会麻醉学分会历任主任委员的辛勤努力下,特别是在罗爱伦主任委员的领导下,中华医学会麻醉学分会已发展成中华医学会各分科学会中的佼佼者。无论是在坚持开展学术工作方面,还是在组织召开全国乃至各地区学术会议方面,以及全面提升麻醉学科的学术水平和社会地位方面,麻醉学分会都走在了各分科学会的前列,受到中华医学会的多次表彰。在对外交流方面,麻醉学分会近年来也迎来了全面发展的新局面。在李树人教授任主任委员期间,中华麻醉学会正式加入世界麻醉医师协会,结束了中华麻醉学会与国际麻醉学界的隔绝状态。而在吴新民主任委员的领导下,中华医学会麻醉学分会恢复了与日本临床麻醉学会的正式学术联系,建立了与大不列颠与爱尔兰麻醉医师协会的正式学术联系,并与中国台湾、香港等地区的麻醉学会开展了有效的学术交流。

4.5　结语

中国麻醉学科 60 年的发展历程,既是国家发展的一个缩影,也是一代又一代麻醉学家努力奋斗的结果。中国麻醉专业工作者对患者生命安全负责的工作态度,对学科发展殚精竭虑的毕生追求,对年轻学子健康成长所付出的艰辛,都已成为中国麻醉学科的宝贵财富,并将继续鼓舞新一代麻醉专业工作者向新的目标大步迈进。我们有理由相信,在今后的岁月里,中国麻醉学科一定会取得更加辉煌的成就;中国广大的人民群众,也一定会从麻醉学科的发展中得到更多、更好的福音。

[本文原载于《上海医学》,2009,32(11):941-943]

5　艰苦创业六十载　继往开来谱新篇 [*]

2009 年刚刚过去,我们迎来了新世纪的第二个 10 年。回顾中国麻醉学科在 2009 年的发展,我们仍难以平息激动的心情。2009 年,是新中国成立 60 周年纪念的日子,也是中国麻醉学事业奠基 60 周年、中华医学会麻醉学分会成立 30 周年、麻醉学科从大外科独立成为真正临床学科的大喜日子。这么多值得纪念的日子汇聚在一起,使得 2009 年给中国麻醉学界工作者留下终生难忘的记忆。

回想 60 年前,以尚德延、吴珏、谢荣教授等为代表的麻醉学界前辈们,放弃美国优越的生活条件工作环境,迎着新中国成立的礼炮声和国歌声,怀着建设新中国的美好理想,毅然返回祖国,开始了艰苦创业历程。他们或则成立了中国第一个麻醉科,或则建立了中国第一所血库,或则建立了中国第一个麻醉科所属的外科重症监护病房,或则开创了中国的疼痛诊疗业务,为中国麻醉学科的发展,勾画了一个虽不十分清晰,但却非常重要的框架。此后,他们又通过举办学习班,培训进修医生,编写麻醉学教材,完成了中国麻醉学科的奠基和布局。他们的学生,日后成为遍及各省、自治区、解放军系统和新疆生产建设兵团的麻醉学科带头人,现在已经成长为麻醉学科的主力带头人,再通过他们各自的努力,培养了一批又一批麻醉学专业工作者,有力支撑了以外科为代表的手术相关科室的发展,为中国人民的医疗事业,做出了不朽的贡献。

十年浩劫,麻醉学科的发展也难逃厄运。学科的发展,偏离了正常的轨道。好在十一届三中全会拨乱反正,使中国走向改革开放。麻醉学科在全国大会的鼓舞下,也在酝酿着崛起。1979 年,经过长时间的准备,全国麻醉学术会议在哈尔滨召开。同时成立了中华医学会麻醉学分会。哈尔滨会议,不仅全面总结了中国麻醉学科 30 年的发展经验,也为麻醉学科的全面建设吹响了进军的号角。此后,全国各级医院相继成立了正规建制的麻醉科,并在解放军系统以及很多地区明确了麻醉科领导与管理手术室的建制。各地的麻醉学会也积极开展了各级学术交流活动。

麻醉学会先后创刊了《国外医学麻醉学与复苏分册》《中华麻醉学杂志》《临床麻醉学杂志》等学术刊物,为广大麻醉学专业工作者交流经验提供了有效的平台。麻醉学专业研究生培养制度的落实,使得麻醉学科的高端人才建设拉开了帷幕。当年很多的研究生,现在已经成长为麻醉学科的主力带头人。此外,为了满足全国各地对麻醉学专业人才的迫切需求,徐州医学院曾因明教授率先创办了麻醉学系,为提升全国麻醉从业人员的学历、知识和职称结构,做出了重要的贡献。随着国门的打开,对外交往也日益频繁。在张立生教授的牵线下,在时任中华医学会麻醉学分会主任委员谢荣教授和日本临床麻醉学会长小坂二度见教授的努力下,中日两国间签署了两个学会间的长期双边交流协议。在当年中华医学会麻醉学分会发展还很困难的时候,这个协议对促进中国麻醉学科的发展,起到了积极的推动作用。近年来,随着中国经济的不断增长,国家对医疗的投入不断增加,中国麻醉学科的发展也更加

---

[*]　本文作者为于布为,罗爱伦。

迅猛。在中华医学会麻醉学分会历任主任委员金清尘、罗爱伦、李树人、吴新民教授的领导下,特别是在罗爱伦教授的领导下,中华医学会麻醉学分会在中华医学会系统内率先建立了学术会议年会制度,有力地推动了学科的发展。同时,也解决了中华医学会麻醉学分会加入世界麻醉医师协会联合会(WFSA)的问题。并在中华医学会的领导下,编写了多达18项的麻醉相关的指南或专家共识,为学科今后正规化的发展奠定了扎实的基础。中华医学会麻醉学分会,已经成长为中华医学会系统内有重要影响力的学会。与之相应,中国麻醉学科也在迅速地成长。

在人员、设备还不能尽如人意的现实条件下,中国麻醉科工作者完成了大量的麻醉任务,直接保障了大量手术和检查患者的生命安全。中国麻醉学的科研水平,在近年来也取得长足的进步。除了在国内麻醉学核心期刊上大量发表的论文外,还有几个重要的标志可以反映这一点:一是中国麻醉学科获得的国家自然科学基金项目数在3年来均以每年增加30项以上的速度增长;二是重点项目获得突破;三是SCI收录论文数量不断增加,高影响因子的论文也不断增加,已经接近亚洲先进国家的水平,国际影响力逐年增强;四是国内部分专家和单位,已经摆脱国外论点、理论的纯粹追赶的状态,开始走向自主创新的方向。此外,中国麻醉学科在人才培养方面,也取得重要的成就。除了大量博士生、硕士生和本科生,以及各院校麻醉系的毕业生源源不断地进入麻醉学领域外,麻醉学科住院医师规范化培训工作也已得到国家卫生部的认可,并在全国范围内推广。这项由刘进教授倡导、首先由麻醉学科开始后并推向整个医疗系统的工作,是多年来真正由麻醉学科引领其他学科发展的工作,这是值得我们非常骄傲和自豪的工作。

正是由于全国广大麻醉学界工作者的努力,由于创业前辈和众多专家的努力,我们才有了今天的辉煌。2009年9月,中华医学会麻醉学分会在上海举办了全国麻醉学术年会,隆重纪念麻醉学科走过的60年,纪念中华医学会麻醉学分会成立30周年,纪念麻醉学科成为临床独立学科20周年。大会对为中国麻醉学科发展做出了重要贡献的100多位老专家和10多位海内外专家进行了表彰,并就中国麻醉学科发展的60年历程做了总结。整个会议,无论在学术水平方面,还是在会务安排方面,都较以往年会有质的提升,得到所有与会专家和同道的一致好评。达到了"总结历史、凝聚队伍、振奋人心、继往开来"的目的。年会期间。成立了第十届全国委员会,完成了学会领导的新老交替。如同30年前的哈尔滨会议(以及在此之前的1964年南京会议)一样,此次上海会议,也必将在中国麻醉学科的发展史上留下浓墨重彩的一笔。

2009年已成为历史,60年一甲子,斗转星移。从2010年起,中国麻醉学科发展的又一个60年开始起步。站在历史的分水岭,我们学科的发展前景究竟是更加光明,还是走向没落?这里我想起了一位伟人贯穿他一生的思想:"前途是光明的,道路曲折的"。中国麻醉学科的下一个60年,毫无疑问也必然是如此。

为什么中国麻醉学科的前途是光明的呢?这是由时代的发展需要所决定的。医疗行为,归根结底要是一种面向大众的社会服务行为。随着社会的发展,人民生活水平的普遍提高,人民群众对社会提供的服务要求也相应提高。作为社会服务的组成部分,医疗服务也必须面对这种社会压力。在解决了医疗诊断的准确性问题和医疗诊治的安全性这两个医疗服务的基本问题后,医疗服务面临另一个更主要的问题是要解决医疗诊治过程的舒适问题,也即以"舒适化医疗"为代表的、以人文关怀为内涵的新的医疗服务模式。那么什么是舒适化医疗呢？简言之，就是患者在整个就医过程中所感受到的心理和生理上的愉悦感、无痛苦感和无恐惧感。心理上的愉悦和无痛苦、无恐惧源自于医护人员的良好态度和就医环境；而生理上的愉悦和无痛苦、无恐惧则完全依赖于麻醉学专业所提供的无痛化服务。试想一想，到目前为止，我们开展了多少无痛服务项目？在现有的诊疗服务中，还有多少诊疗项目患者还在忍受着痛苦的煎熬？如果我们能为患者提供医疗全过程的无痛化服务，那么我们的业务量还要扩大多少倍？从这个角度讲，中国麻醉学科的大发展还不过是刚刚起步而已。有这么好的社会需求，难道前途光明还有什么可怀疑的吗？

在麻醉学分会新一届常委会所设想的中国麻醉学科的发展愿景中，我们提出了下列目标，希望通过广大麻醉学界工作者的努力，使麻醉学科成为：

（1）引领"舒适化医疗"发展的主导学科，其理由见上述。

（2）保障医疗安全的关键学科。麻醉科既是高风险学科，又是有独特抢救生命技能和理论的特殊学科，在解决了自身的安全性问题后，麻醉学科就会成为保障全医院医疗安全的"守门员"学科。

（3）提高医院整体效率的枢纽学科。麻醉科及其所领导的手术室系统，是支持医院提高工作效率的主要枢纽。这个系统的壮大和完善，不仅可保障医疗安全，而且也可提高整个医院手术科室系统的工作效率。相信随着时间的推移，医疗主管部门的领导和医院都会逐步意识到麻醉学科在医院中的重要地位而加以扶持。

（4）协调各科室关系的中心学科。

（5）社会各界所熟知和认可的重要学科。我们相信，有外部社会需求的推动，有内部全国麻醉学界工作者积极发展学科这一强烈愿望的促进，我们的目标是一定能够实现的。

虽然前途是光明的，但我们也要意识到道路是曲折的：

首先，由于历史遗留的包袱，我们整个学科队伍，保守地估计，仍然有近半数还是由较低学历人员所组成。如何逐步提高基层人员的学历、理论和技术水平，仍然是摆在我们面前的艰巨任务。

其次，麻醉的安全与效率，在很大程度上依赖于装备水平。没有基本的设备，麻醉的安全就无从谈起。在基层医院，这仍然是一个非常突出的问题。

第三，目前在中国发达城市和地区的麻醉科室，虽然已解决了人员学历和装备问题，但正逐步陷入靠拼体力来提高效率的境地。如何使医疗机构的管理者意识到这一点，并逐步增加麻醉科室的人员编制，也是亟待解决的重要问题。

第四，原来属于麻醉学科的亚专业——重症医学和疼痛诊疗，已经逐步发展壮大，并相继成为独立的学科，使麻醉学科整体结构发生了挫裂。从好的方面讲，这是麻醉学科发展壮大的必然结果。诚如当年麻醉学科从大外科独立一样。而从负面的影响讲，在中国目前的客观条件下，如果不顾历史（即重症医学和疼痛诊疗都是由麻醉学科发展而来），不顾客观实际情况（真正按效益来考评，认真核算 ICU 和疼痛科的投入与产出比，就会知道，目前大多数的 ICU 和疼痛科还是靠麻醉科的整体效益来补贴的），排斥麻醉学科人员继续从事这两方面的工作，显然是非常错误的，也是我们必须坚决反对的。

第五，在麻醉学科的科研工作进入良性发展的快速上升阶段，国家自然科学基金委进行了结构重组，在原生命科学部的基础上，成立了医学科学部，按系统重新划分了各处室和投标方向。而原有的麻醉学科，却在新的系统内被取消了。这对于麻醉学科来讲，显然不是什么好的消息。我们已向国家自然科学基金委反映了我们的担忧。结果如何,仍需拭目以待。

在新的一年开始之时,将麻醉学科的美好前景和发展中的隐忧一并告诉大家,是我们深信,中国麻醉学科在走过了 60 年的光辉历程后,已经是一个成熟的学科,有能力应对各种挑战。我们希望,全国麻醉学界同道能团结一心,共同努力,把我们的学科建设好,从而造福于广大的患者和他们的家庭,也造福我们自己。

最后,我们祝大家在新的一年里:身体健康,心情愉快,家庭幸福,工作顺利,事业有成,财源滚滚,朋友多多,虎虎有神。

虎年快乐!

[本文原载于《中华麻醉学杂志》,2010,30(1):1-3]

6 麻醉学科在现代医院中的作用与地位

传统观念认为,麻醉科不过是一个辅助科室,是为手术科室服务的医技科室。上述观点在以往麻醉学科没有得到重大进展的时候,是完全可以理解的。虽然卫生部早在1989年第12号文件中就已明确规定麻醉科是一个临床科室,业务范畴涉及临床麻醉、急救复苏、疼痛诊疗和重症监护,但在实际操作的层面仍然面临很多实际的问题。比如,各大医院相继成立了急诊科,先把急救复苏的工作从麻醉科剥离了出去,但全国绝大多数医院的急诊科遇到真正危重的患者,仍然是打电话叫麻醉科医师来进行气管插管等处理。这种奇怪现象的出现是有原因的。因为即使到了今天,卫生主管部门下派的专家检查组,到各个医院检查麻醉科的工作,都是到急诊室打电话到麻醉科,说患者要进行气管插管,然后就掐着手表计时,5min内赶到者,就合格,否则就是不合格。且不谈急诊科成立后,急救的主体已然改变,这个检查应当是看急诊科医师能否在接诊后立即展开对患者的有效抢救;即使是考核麻醉科工作,在现代医院多以垂直交通为主的今天,5min内赶到现场可能吗?即使赶到了,患者还有生还的机会吗?卫生部的专家检查组对麻醉科工作的认识尚且如此,那么医院各级领导们的认识呢?在日本,急诊科被称为救命救急部,这两者之间的区别是显而易见的。成立疼痛医学科,这本来是学科发展到一定阶段的产物。可是,学科一旦成立,就立刻要搞所谓的

"专科化、规范化",试图将麻醉学科的疼痛门诊从麻醉学科剥离出来。实际上,外科手术的历史要远远早于麻醉的历史。只是多少年来,外科手术都是在将患者捆绑、击晕、灌醉以致放血造成休克后进行的,直到麻醉的出现,才结束了这一切。所以,在美国医师莫顿(世界首例在新闻媒体前公开施行乙醚麻醉的第一人)的墓碑上写道:在他以前,手术是一种痛苦;从他以后,科学战胜了疼痛。这是多么高的评价啊!回到现实,全世界的临床疼痛诊疗工作,除了极个别的疼痛诊疗中心,主要是在麻醉学科的领导之下开展的。因为疼痛主要还是疾病和组织损害的表现,只有少数慢性疼痛,可以单列为某种疾病。

重症医学由麻醉科医师首创。即使至今,欧洲国家仍然是麻醉科在管理重症加强护理病房(ICU)。比如法国,从麻醉前门诊、手术室临床麻醉、手术后恢复室及ICU,全部由麻醉科管理。因为这样一个组织模式,符合医疗流程的自然规律,符合患者的最大利益,也为医院带来最大的效益。在心内科及呼吸内科都有自身的专科ICU的现实情况下,医院综合ICU或称中央ICU的收治对象,主要是手术后的危重患者。由麻醉科管理ICU,就可以将手术前对患者病情和机体生理机能的评估和准备、手术过程中患者生命体征的综合管理、手术后早期的病情判断和及时处理、手术后疼痛与恶心呕吐、谵妄等并发症的处置连为一体,真正做到高效、安全的医疗服务。那些没有麻醉科的工作基础,医学院校毕业就直接从事ICU的医师,能够很好掌握抢救技术吗?有使用麻醉药、肌肉松弛药及麻醉性镇痛药的授权和经验吗?没有上述基础,是很难将危重患者管理好的。即使今后上述几个本来隶属于麻醉学科的亚专科真正发展成为相对独立的临床学科,他们的从业人员的麻醉科工作基础也是非常必要的。也就是说,这几个学科的工作人员,应当是从经过麻醉学科基础训练1~2年后的住院医师中选拔,再经相关专业培训后,才可以胜任他们的本职工作。

从上述情况可见,中国医学界缺乏对麻醉学科重要性的充分认识和理解。在谈麻醉学科在现代医院中的作用和地位前,有必要先回顾一下麻醉学科对人类文明发展史的贡献。

首先讲一下美国的国家医师节(National Doctor's Day),就是每年的 3 月 30 日,为了纪念第一位施行乙醚麻醉的医师威廉森·朗(Crawford Williamson Long)。他在 1842 年 3 月 30 日为 1 位患者施行了第一例乙醚麻醉,只是没有报道,所以在很多麻醉教科书里,都是将莫顿在美国麻省总医院施行的乙醚麻醉作为现代麻醉学的开端。但美国还是尊重发明的,在确认 Long 是第一位乙醚麻醉的施行者后,美国为他发行了 1 枚纪念邮票。但他的家乡人并不满足,又向国会提交议案,建议将他施行乙醚麻醉的这一天定为国家医师节,经国会参众两院通过后,由美国总统布什于 1993 年签署总统令,3 月 30 日成为美国的国家医师节。有史以来,美国的名医成千上万,为什么会选 Long 做第一例乙醚麻醉的日子来做医师节呢?那就是大家都认识到,麻醉的发明,对促进人类的健康发展、人类文明社会的进步所具有的划时代的意义。

接下来谈一个在美国非常有名的故事,美国著名华裔麻醉学家李清木教授在上海讲了这个故事。美国很多人都认为,麻醉科医师的工作相对比较简单,怎么拿的薪水却是美国医疗行业的第一位呢?应该减薪。于是就有了一场非常热烈的电视辩论。绝大多数嘉宾一边倒的支持给麻醉科医师降薪。这时,出席这次辩论会的麻醉科医师说了一句名言:"其实我打这一针是免费的",全场立刻安静下来。他接着说道:我打这一针是免费的,我收的费用和我拿的薪水不过是打完针后看着患者,不要让他/她因为麻醉或手术出血而死去,并保证他们在手术结束后能安全醒过来,如果你们认为我钱拿多了,也没问题,我打完针走就是了。从此美国不再争论麻醉科医师工资是否太高的问题了。因为大家都知道了麻醉医师在维护生命安全中的重要作用了。

第三,介绍一下为全人类每个人出生时的生理状态制定评分标准(Apgar 评分)的人。每个在现代医院出生的人,在他/她出生时都有一个 Apgar 评分,满分是 10 分,是根据每个人出生时的身体状态评出的,包括皮肤颜色、心率、呼吸、肌张力、运动及反射。Apgar 评分包括出生 1min 的评分,8 分及以上为正常,7 分及以下,则医护人员会根据情况进行相应处理。5min 后还会再次进行 Apgar 评分,表示紧急救治后的结果。很多人都以为这个是哪位妇产科医师的发明,其实这是美国一位麻醉科女医师 Apgar 的杰作。因为她对人类社会文明发展做出的杰出贡献,美国也为她专门发行了 1 枚纪念邮票。这个评分有什么意义呢?这个意义就在于,有了这个评分后,围产期的医护标准相应提高,新生儿出生质量不断提高,使得人类整体素质不断提高。这是多么伟大和意义深远的贡献啊!

第四,谈一下人类社会对死亡方式的选择和进步,以及麻醉学科在其中的贡献。人类对死亡的恐惧与生俱来。理想的情况下,死亡应该是一个自然的过程,或按中国传统的说法,应该是寿终正寝。但现实中,除了寿终正寝外,还有因灾、因病及因伤等死亡原因,以及因犯重罪而被处死。更激进的,还有人选择安乐死。因病死亡的患者,很多在临终时需要麻醉科医师进行抢救,是大家都理解的,不再赘述。这里重点介绍一下对犯人处死方式的进步。执行方式有文明与野蛮之分。随着社会文明的进步,注射死刑越来越普遍,而注射死刑的基础,仍然离不开麻醉,也即在死因犯人麻醉后,再注射使心跳停止的药物完成死刑。再谈一下安乐死。虽然目前安乐死在世界绝大多数国家还未被大众接受和获得合法地位,但它代表的是未来的发展方向,表明人类能够有尊严地选择死亡方式,是人类文明进步的另一标志。安乐死的过程,仍然是一个以麻醉为基础的过程。

上述内容主要想表达一个什么意思呢?就是麻醉学科是推动人类文明社会进步的一个最重要的学科;是保证人们生命安全和健康的最重要的学科。接下来,来谈谈麻醉科在现代医院中的作用和地位。这里重点讲一下麻醉学科的定位,也就是未来的发展愿景。我们希望通过3～5年的建设,使麻醉学科成为医院中推动"舒适化医疗"的主导学科,保障医疗安全的关键学科,提高医院工作效率的枢纽学科,协调各科关系的中心学科,以及为社会所熟知和认可的重点学科。

首先,谈一下推动"舒适化医疗"的主导学科的概念。过去麻醉学科不受重视,是因为中国经济不发达,中国没有充足的经费来满足医疗的需要。它只能为人们提供最低限度的或者说是最基本的医疗服务。比如小儿的扁桃体挤切术及年轻女性的人工流产术,基本上是从人体活生生地挖出块肉来,非常痛苦。再比如胃肠镜检查等,都是在没有麻醉、镇痛或镇静的情况下进行的。随着国民经济的不断发展,人们对医疗服务的要求也在不断提高。在基本满足了医疗服务的基本要求后,其自然会追求更高层次的服务,也就是对就医过程有尊严、舒适化的需求。医疗服务的舒适化,在心理层面,就是患者感受到有尊严及受尊重。它主要取决于提供医疗服务的工作人员对患者的态度和服务水平,以及患者所处的就医环境。而生理层面,就是医疗服务全过程的无痛苦(低层次需求)和舒适(高层次需求)。坦率地讲,人对生理需求的忍耐力要远远低于对心理需求的忍耐力。随着国民经济的不断发展,医疗市场对舒适化的需求会越来越高,而能满足这个市场需要的,就是麻醉学科。大家可以从每天不断增加的门诊无痛胃肠镜检查和无痛人工流产的数量上就可以看到这一点。今后的医疗服务,毫无疑问会向舒适化的方向来发展,而这方面的发展,麻醉科毫无疑问是主导学科。也就是说,通过麻醉专有的技术和特殊的药品所提供的无痛服务,使患者得到生理和心理上的愉悦、舒适。显然,只有麻醉科可以做这件事。

第二,麻醉科是保障医疗安全的关键学科。麻醉学科既是一个历史上的高危学科,同时又因为它的高危,使得麻醉科医师在所有医务人员里面,是具有最全面的抢救技能、知识、经验、理论及方法的医师。讲到急危重症患者的抢救,急诊科医师、ICU 医师是不能和麻醉科医师比的。你可以讲他们发表的科学引文索引(SCI)的论文,但是真正急救的技能、知识和抢救的有效性,那是肯定比不过麻醉科医师的。2001 年亚太经济合作组织(APEC)领导人非正式会议期间,我们担任俄罗斯总统普京的保健任务。他的保健班子只有两个人,一个是麻醉科医师,一个是麻醉科护士。为什么他做出这样的决定?因为他年轻,没有什么慢性病;同时,他作为克格勃前特工,知道在遇到紧急情况的时候,哪个科的医师可以救他的命。过去麻醉科的"高危",是因为你没有给它解决基本的设备、人员及培训等方面的问题。在麻醉学科已经基本解决了自身的安全性问题以后,麻醉学科就应该主动承担起保障全院医疗安全的、最后的"守门员"这样位置的学科责任。也希望各级医院的领导,也能从这样的高度来认识、培育及发展麻醉学科。请试想一下,报纸上讲得沸沸扬扬的几个重大的医疗事件,如果麻醉科医师能及时到场进行抢救,并把患者抢救过来,那还会有这么大的社会反响吗?所以,我个人希望,麻醉学科应该追求成为全行业的安全保障学科。

第三,麻醉学科是提高医院工作效率的枢纽学科。过去的医疗改革,主要是靠"以药养医"的政策来维持的,政府的投入已经降到微不足道了。我不知道其他医院的情况,就上海而言,上海每年对瑞金医院的投入在 4000 万元人民币左右(从 2009 年起,增加到 8000 万元），而医院有 3800 多个员工，大概就是年人均 2 万块钱，还比不上大卖场收银员一年的收入。其余部分呢，无论是通过医保的形式也好、其他形式也好，主要是靠药品的批零差价来弥补，当然也包括医疗服务的盈利。但是，随着国家医保政策的调整，药品批零差价会越来越少，今后几乎就没有了。从今年开始，医药的批零差价将逐步取消，那么，医院的效益从哪里来？今后医院的效益必须从手术、检查及介入等一系列的医疗活动里来，从医务人员的劳动价值来体现。而所有这一切，都离不开麻醉学科的工作。所以，麻醉学科会逐步成为提高医院工作效率的枢纽学科。我在麻醉学科 2010 年的新年献词里写过：下一轮的医院竞争，前提是效益的竞争。所以，今后医疗的发展趋势必然会推动麻醉学科成为医院提高工作效率的枢纽学科，至少是大半个医院的枢纽学科。同时也是为医院赢得社会和经济效益的主要科室。

第四，麻醉科是协调各科关系的中心学科。过去很多院长大都是从大外科或者大内科里出来的，这种权力的集中和人性的弱点使得他一定会偏向自己的学科。只有麻醉学科可以有效协调各科关系，因为麻醉学科本身是一个公共服务平台。其可以更公平的分配手术资源就可以证明这一点。我在某地曾参观过一个医院，该院有 1 个院士，有专门的手术间，非常现代化。可是院士会议很多，院士一去开会，这个手术间就关着，其他几个科室的医师都挤在拥挤不堪、破烂不堪的手术间里工作。这是很奇怪的现象，可是这个奇怪现象还不是在很偏僻落后的地方。这个现象我相信今后会改变，是因为今后社会压力会逐渐增大，那么在这方面，麻醉学科可以发挥很好的协调关系的作用。

麻醉学科到目前为止在中国社会还不是一个为人熟知的学科。国家基金委原来有生命科学部，由于医学的分量越来越多，遂划出一个医学科学部。在生命科学部的时候，麻醉还有一个学科存在，在临床八处。划归了医学科学部以后，按系统重新划分，麻醉学科没有了。所以今后的基金申请，将是对麻醉学科科研水平的实际考验。如果麻醉学科能够拿到比往年更多的基金，国家基金委就不再改了，他觉得你们有能力，因为你在和内科和搞基础的去竞争。你搞神经及搞认知，你就要跟神经科学及精神学科去竞争，跟搞基础的生理所及脑研究所去竞争；你搞心肌的保护，你就要去跟循环系统和心内科去竞争。就是看麻醉学科有没有能力去竞争得过他们。结果说不好，总之都是百分之五十的可能性。所以，希望大家对麻醉学科有一个全新的认识，真正想到把麻醉科作为管理全人类的生死的学科来爱护和培育。或很现实地说，为了您所在医院的正常工作秩序、高效而和谐的工作效率、良好的社会口碑及丰厚的经济效益，去更积极主动地扶植、发展麻醉学科吧！

［本文原载于《现代实用医学》，2011，23（3）：241-244］

7 建立患者术前评估中心（麻醉科门诊）势在必行

为缓解老百姓"看病贵、看病难"的问题，政府已出台多项举措，并取得了一定的效果。作为直接为广大患者服务的医疗机构，在这方面也做了很多努力。但据笔者观察，现有的改革举措，多数还是医院外部（即上级主管部门）施加于医疗机构的行政指令，而非医院内部出于提高效率的自发举措。也就是说，很多医院仍然囿于传统的医疗流程，没有认识到医院内部医疗流程的不合理对提高工作效率所造成的阻碍。仅以手术科室患者的入院前流程为例：当患者因某首发症状（如腹痛、便血、干咳等）来院就诊时，门诊手术科室的医师往往会根据患者的主诉和症状，提出一个初步诊断，再据此开列一系列检查项目，如针对疾病的影像学检查项目［CT、MR、正电子发射计算机断层显像（PET）、超声等］、特异性肿瘤标志物等项目，以及为评估患者手术前能否安全耐受麻醉、手术的各项生理机能检查项目。然后再根据检查结果，将患者收入相应治疗科室。如果床位紧张，患者则要待床数周乃至数月。患者入院后，因距门诊检查时间过久，病区经治医师会将上述检查再重复一遍，待 2～3d 检查结果报回科室后，再决定是否手术，而此时距患者入院已近 1 周。手术后至拆除手术缝合线的时间是 1 周。如此一来，患者住院时间几近 2 周。虽然医院在这一过程中因两次重复检查而获得一定的经济效益，但导致住院时间、平均住院天数、病房床位周转率等方面的指标远远落后于发达国家水平。相比国外普外科手术 3～4d、神经外科和心脏外科手术 6～8d 的平均住院天数，我们的差距是非常明显的。如果我们能通过改变医疗流程，将我们的平均住院天数显著缩短，那就等于无形中增加了大量的医疗床位，就可以在不增加投资或仅增加少量投资的情况下，有效缓解"看病难"的问题。

既然有些事发达国家可以做到，我们就应该分析一下他们是如何做到的，我们是否可以借鉴他们的成熟经验。笔者试列举其要点如下。

（1）设立患者术前评估中心：当患者得到相关疾病的初步诊断后，将其转往术前评估中心，由麻醉科医师对患者的术前状态进行评估，并进一步补充相关的检查项目，同时完成麻醉前谈话及患者或家属签署知情同意书等必需的医疗流程，并详细介绍患者术前应做的准备。由于将所有的术前准备工作在门诊完成，患者可于手术当日入院，并于入院后即刻或入院次日进行手术。

（2）禁食、禁饮的时间：将以往手术前晚即开始禁食、禁饮的做法，改为术前午夜禁食（midnight fasting）、术前禁食 4h、禁饮 2h，以改善患者术前的舒适度，增加体内液体总量，从而提高对麻醉和手术的耐受性。

（3）精细化麻醉和手术的操作，可以提高麻醉的安全性，减轻手术对机体的侵袭，减少术后出血、感染、吻合口瘘等手术并发症，这主要是通过建立新的麻醉标准和逐步推广微创手术以及不断扩大微创手术的适用范围来实现的。

（4）改变传统观念：手术结束至患者苏醒前，尽可能拔除导尿管、胃管等各种导管，以减少患者苏醒期的各种并发症，有利于患者早期（术后 2h 后）下床活动和早期饮水（肠道手术）。

(5)完善术后镇痛和抗呕吐措施,积极预防术后认知功能障碍。

(6)患者生命体征稳定后,即可让其出院回家或转往康复医院或病区,加上使用手术切缘免拆线缝合技术,亦大大缩短了住院时间。

(7)最关键的一点是麻醉、手术、护理各团队间的通力合作。

通过分析发达国家的上述各项措施,再对照我们的现状就会发现,这些措施中的大部分我们都是可以做到的,但唯一的显著不同是,我们还没有建立患者术前评估中心。因此,我们的主要问题不是具体技术层面的问题,而是理念和实现改变的决心问题。

那么,要开设术前评估中心,我们需要解决哪些问题呢?

首先,是改变观念的问题。多年以来,由门诊首诊医师负责开列各项检查的医嘱已成常规。因此,他们不禁要问:怎么现在要由麻醉科医师主持的术前评估中心来决定患者要做哪些检查或补充新的检查呢?我们做好检查你们看结果不就完了吗?实际上,这完全是个观念问题。麻醉学科在中国的基础一直很薄弱,既往也没有"患者术前评估中心"的概念,所以有上述疑问并不奇怪。目前麻醉科医师所进行的术前评估工作,通常是手术科室医师开出手术通知单后,再到相应的病房对患者进行术前访视时完成的。这样的模式有几个弊端:一是时间不充分,术前评估往往流于形式;二是在访视过程中,麻醉科医师经常会遇到一些检查不全面或术前准备不充分的情况,此时再提出新的或特殊的检查项目,势必会打乱手术科室的工作计划,延长患者的住院时间,甚至引发麻醉科与手术科室间的矛盾。但如果不去做进一步检查或准备,则势必影响麻醉的安全性,增加患者发生意外的风险,也给麻醉科医师带来很大的精神压力。虽然笔者一直倡导"麻醉无禁忌"的理念,但我们也必须承认,并非所有的麻醉科医师都受过良好训练,或在设备完善的大医院里工作。在众多基层医院,充分的术前评估和准备仍然是保证麻醉医疗安全的重要前提。所以,如果我们将术前访视工作向前延伸,在门诊评估中心完成,则将从根本上解决这个问题。

其次,是目前医疗保险体系的双轨制所带来的问题。目前我国实行的医保体系,是由门诊支付系统和住院支付系统两大板块组成。门诊支付系统的医保支付比例低,预存经费少,患者支付比例高。所以很多患者希望住院后再做大型检查,医师也往往会满足患者的这个要求,但在无形中增加了患者的术前住院天数,延长了总的住院时间。如果说这样的双轨支付系统在设计之初具有其合理性的话,那么随着国家对卫生事业的投入逐年增加,改为门诊、住院一体化支付,也应是水到渠成的事了。

第三,开设患者术前评估中心的技术基础是数字化医疗系统。以往患者在门诊看病,拿的是门诊小病历,入院后再由年轻医师撰写住院大病历。这是培训年轻住院医师的必要环节之一,但从效率的角度看,还有待改进和提高。如果我们围绕数字化医疗系统所提供的技术基础,将门诊病历内容纳入住院病史,实现门诊、住院病房的医疗记录互通,则可减少很多中间环节,极大地提高工作效率。

第四,科室间的成本效益核算问题。目前各医院都在实行以科室为单位的成本效益核算,而门诊医师所开列的检查项目是各科室收入来源中的大部分。开设患者术前评估中心,势必带来资源重新分配的问题,并可能产生一定的(甚至是非常激烈的)矛盾。但如果大家都能认识到开设术前评估中心将有利于提高整体效率,同时建立一定的补偿机制,那么这个问题也是可以解决的。

总之,设立患者术前评估中心,对于提高医疗工作的安全性,降低医疗事故和纠纷的发生率,提高医院的工作效率,缩短患者的住院时间,减少患者的住院经费,避免医院内部各科室间的摩擦,都是非常有帮助的。在此过程中所涉及的一些问题,也是可以在实践中逐步加以解决的。因此,设立患者术前评估中心(麻醉科门诊)势在必行。让我们共同努力,让患者术前评估中心早日成为各医院的常规工作部门。

［本文原载于《上海医学》,2012,35(4):261-262］

8　60年攀登路，一甲子铸辉煌
——贺上海交通大学医学院附属瑞金医院麻醉科成立60周年

　　1952年，上海交通大学医学院附属瑞金医院（以下简称瑞金医院）之前身上海广慈医院，为应对原来从事麻醉工作的法国修女集体回国留下的空缺，遂选派外科主治医师史济湘先生到上海中山医院麻醉科学习麻醉技术，师从中国麻醉鼻祖吴珏教授。史济湘先生回院后即从医院优秀护士中选调数人成立麻醉组（麻醉科之前身），拉开了瑞金医院麻醉科60年发展之帷幕。此后于1957年，借院系调整之机，中国麻醉学科创始人之一李杏芳教授由上海仁济医院调入上海广慈医院麻醉科担任科主任，史济湘教授任副主任（后调任灼伤科副主任、主任，主持世界首例大面积烧伤——钢铁工人邱财康的抢救并获成功，奠定了史教授在中国烧伤学科的权威地位），由此掀起了瑞金医院麻醉科发展的第一个高潮。在短短数年间，就以上海广慈医院麻醉科的名义发表了十余篇国内首次报道的论文，诸如新霉素与肌肉松弛药的关系、严重灼伤的麻醉、氧化亚氮的应用、二尖瓣分离术的麻醉、新生儿麻醉、氟烷的肝脏毒性以及肝移植与心脏移植麻醉等，成为代表当时中国临床麻醉最高水平的单位之一。

　　进入20世纪80年代后期，由于老一辈麻醉专家和护士逐渐退休，而新一代麻醉医师又未成长起来，使瑞金医院麻醉科陷入青黄不接的尴尬境地，学科地位日渐下滑。医院遂于1994年聘请中国著名麻醉学家孙大金教授担任顾问，使瑞金医院麻醉科的传统得以延续，并培养了一批业务骨干。孙大金教授为瑞金医院麻醉科的建设与发展做出了重要的贡献。

　　自1997年笔者受聘担任瑞金医院麻醉科主任后，在医院各级领导和兄弟科室的大力支持下，在全科同道的共同努力下，瑞金医院麻醉科在学科建设的道路上，开始了新的征程。2012年底，完成科室人员的结构调整，各级人员的比例趋于合理，科室80%以上人员具有研究生学历和硕士、博士学位，70%以上人员具有国外留学、进修经历。主治医师群体成为科室中坚力量，有一批医师进入全国及上海市麻醉学会担任学组委员以上的学术职务。

　　在医疗方面，瑞金医院麻醉科的年麻醉例数已由过去的年均万例左右猛增到2012年的40000余例；麻醉相关意外和并发症的发生率也逐年降低，总体麻醉质量和安全性已达到国际先进标准；并形成了具有自己鲜明特色的麻醉流程和技术。在教学方面，瑞金医院麻醉科除了为上海交通大学医学院医疗系本科班、七年制硕士班、八年制博士班、英7班、法7班等完成教学任务外，还是徐州、温州、潍坊3所医学院麻醉系的临床教学基地，同时是上海市规范化住院医师培训基地麻醉学科组长单位，每年还接受约30名进修医师在本科室进修，科室多次获校、院教学先进团体和个人奖励。在科研方面，瑞金医院麻醉科已累计获得10项国家自然科学基金资助项目，上海市科学技术委员会、卫生局等多项基金项目，以及卫生部重点基金和中华医学会、中华医学会麻醉学分会的各项基金项目，在被科学引文索引（SCI）收录的期刊上发表论文数十篇，其中刊于2008年第11期《美国麻醉学杂志》的任瑜博士的论文，被选为该期的封面文章，并配发编者按予以高度评价。此外，还在中文核心期刊发表了近200篇论文，并获得数项国家发明专利和省市级科研奖励。

以上所述的各项努力,使得瑞金医院麻醉科一步步走向国内学科前沿。在近几年发布的中国医院和专科排行榜上,瑞金医院麻醉科均处于上海第一、全国第三的位置。这样的学科位置,使瑞金医院麻醉科有了引领中国麻醉学科发展的底气。近15年来,瑞金医院麻醉科先后提出了关于"全身麻醉本质的探讨""理想麻醉状态""全身麻醉诱导期急性高容量液体填充""麻醉无禁忌""精确麻醉"等引起全国麻醉界轰动的全新麻醉理念,初步形成了一套较为完整的理论体系,有力地推动了中国麻醉学科的发展和临床麻醉安全性和内在质量的提高,也有力地支持了各手术科室的业务发展和进步。在这些理念中,有关"全身麻醉本质的探讨",在世界上首次提出了麻醉的哲学概念与麻醉的临床概念的区别,指出全身麻醉中意识消失(脑皮质及下级脑功能的抑制,哲学抽象意义上的麻醉状态)仅仅是临床麻醉的基础,同时还需要抑制手术造成的伤害性刺激作用于人体所引发的对人体的不良反应(外周传入刺激的阻断和脊髓水平的抑制);创造性地提出了将传出神经阻断药用于临床麻醉的创新性思维,尝试开展用非传统麻醉药物(心血管活性药物)作为麻醉组分的工作,并取得了满意的临床效果。"理想麻醉状态"则为全身麻醉提出了内在的质量控制标准。而"全身麻醉诱导期急性高容量液体填充"则是实现"理想麻醉状态"和"麻醉无禁忌"的基本手段。"精确麻醉"则是将以往完全凭经验实施的麻醉,带入到以监测各生理指标和麻醉深度为基础,将各项指标始终控制在要求的范围内,目标导向精确实施麻醉的新阶段。这些新理念在全国范围的推广,使麻醉涵盖了从胎儿宫内手术到百岁以上人瑞全生理年龄范围,打破了以往观念上的所谓禁区,有力地指导和推动了中国麻醉学科的发展。在这些工作的基础上,瑞金医院麻醉科负责起草了卫生部《吸入麻醉操作标准》、中华医学会麻醉学分会23部快捷指南中的3部,真正成为输出技术、输出管理、输出理念的国内领先学科。

在笔者担任中华医学会麻醉学分会第十届委员会主任委员期间,结合瑞金医院麻醉科多年的实践总结和全国同道的集体智慧,提出了中国麻醉学科的发展愿景,即麻醉学科应成为推动"舒适化医疗"发展的主导学科,保证医疗安全的关键学科,提高医院工作效率的枢纽学科,协调各科关系的中心学科,为社会所熟知和认可的重点学科。所谓推动"舒适化医疗"发展的主导学科,即对麻醉学科的工作内涵和所肩负的历史使命所做的说明及其有别于医学所有其他学科的特征所在。保证医疗安全的重点学科,则点明了麻醉学科在保证医疗安全中的重要作用和地位。卫生部医政司领导在2011年麻醉学会年会上指出,"医学要发展,麻醉要先行",为麻醉学科在医学界的地位做了很好的阐述。今后各学科的深入发展,都离不开麻醉学科为患者所提供的安全、舒适的基础。而要进一步提升医院的整体工作效率,也离不开麻醉学科所发挥的枢纽作用和协调作用。一个发展良好的麻醉科是其所在医院走向全国前列的基础和保证。而全国麻醉学科的发展壮大,则是国家整体医疗水平和服务能力提升的基础和保证。

在经历了60年的发展历程后,瑞金医院麻醉科也逐渐形成了自己的科室文化。科训——医德高尚、医术高明、医风清廉、医态儒雅,代表了瑞金医院麻醉科同仁对一种境界的追求,愿以此与全国同道共勉。

最后,再次感谢各级领导、各地同仁,特别是上海交通大学医学院领导、瑞金医院领导、各职能处室领导和各兄弟科室领导以及全院职工对瑞金医院麻醉科的成长所给予的长期指导、支持和呵护;特别感谢瑞金医院手术室姐妹兄弟们与麻醉科的全面合作,共同并肩战斗,团结协作,走过了风风雨雨60年。此外,还要感谢曾经救治过的所有患者及其家属,是你们的信任,才使我们有了今天的成就。

在新的 60 年开始之际,瑞金医院麻醉科全体同仁会继续努力,不断改善对患者、各科室同道的服务,不断攀登麻醉科学之高峰,并不断创造新的辉煌。

［本文原载于《上海医学》,2013,36(2):88 - 89］

9 中国麻醉学科的成绩与隐忧

自 1949 年尚德延教授在兰州创建中国第一个麻醉科以来,中国麻醉学科已走过了 65 个年头。回首往事,几代麻醉人含辛茹苦,在极为简陋的条件下,兢兢业业,顽强奋斗,不仅完成了无数患者的麻醉工作,保证了患者的生命安全,保证了手术科室以至医学各科的顺利发展;也在这一过程中发展壮大了自己,并衍生出了 ICU、疼痛诊疗等新兴科室。

改革开放以来,随着国民经济的不断进步,人民生活水平的不断提高,中国医疗事业也不断发展,麻醉学科自不例外。在老一代麻醉学家的不懈努力下,1979 年在哈尔滨召开了首届(以后认定为第二届,1964 年南京麻醉会议被认定为第一届)中国麻醉学术会议,并同时成立了中华医学会麻醉学分会,标志着麻醉学科开始崛起。1989 年原卫生部 12 号文件,正式宣布麻醉学科为独立于外科的临床二级学科,工作范畴包括临床麻醉、急救复苏、重症监护治疗和疼痛诊疗四大部分,为麻醉学科的发展和建设奠定了良好的基础。无奈麻醉学科在中国的根基太浅,麻醉学科未能把握千载难逢的历史机遇,以至于错失良机,使麻醉学科的发展止于临床麻醉。

虽然很多麻醉人投身于 ICU 和疼痛诊疗工作,但他们既未能从麻醉学科内部得到肯定和呵护,也未能在疼痛和 ICU 学科建设和发展中成为主导角色,使中国麻醉学科渐渐失去了在这两个领域的话语权。虽然有这些曲折和反复,但麻醉学科在新一代领军人才和广大同道的共同努力下,服务水准不断提升,业务范围也在不断扩大,时至今日,中国麻醉学科已快速迈进到接近世界先进水平的行列。麻醉与监护设备迅速普及,全国性的基层医院麻醉科主任培训已初见成效,麻醉科住院医师的规范化培训和专科医师培训也已逐步开展,特别重要的是,麻醉直接相关的病死率已明显下降。从整体上来说,中国麻醉学科已基本跨过了安全门槛,正在朝着改善预后和远期疗效的目标迈进。

在充分肯定麻醉学科已取得的成绩的同时,我们也要清醒地看到,中国麻醉学科的发展已到了关键的十字路口,原来就已存在的某些问题已日益凸显,需要引起我们的高度重视。

(1)麻醉业务量的急速膨胀与麻醉科人员编制的严重不足的矛盾日益突出。近年来,在现行医保政策和医学本身快速发展环境的双重刺激下,专科划分越来越细,甚至某一种疾病都可以成为设立一个手术或治疗科室的理由,导致治疗医师(含内科介入治疗医师)的数量剧增,而麻醉科医师的编制却增长缓慢,加上舒适医疗带来的检查麻醉激增,麻醉科医师加班加点已成为全国性常态,仅去年一年,就有 8 位年轻的麻醉科医师因过度疲劳而猝死,这理应引起我们的高度重视,并提出相应的解决之道。

(2)麻醉科是一个高度依赖装备的科室。随着现代麻醉设备和监测设备的普及,麻醉理论的进步和临床经验的积累,特别是可视化设备的大量引入,使得麻醉的安全性越来越高,而麻醉科的入门门槛却越来越低,导致麻醉科的核心技术如困难气管插管不断弱化为一般技术,以致美国某些著名医学院的附属医院,为了降低人力成本,甚至将无痛胃肠镜的麻醉下放给护工去做。一旦这一做法引入中国,对麻醉学科今后发展的影响将是灾难性和毁灭性的。

（3）ICU、疼痛这些由麻醉亚专科发展起来的新兴学科，与麻醉科已渐行渐远。如何与他们建立新型的科室间关系，是我们今后要认真思考和探讨的话题。

（4）在医院向第五代医院发展（指将临床科室按功能分群、弱化内外科界限以及虚拟病床管理等）即整合医学的大趋势下，麻醉科今后的定位如何？是进一步弱化分散到各科，还是进一步加强，成为以内科及影像、检验、信息科为主组建的诊断群；以手术科室和内科介入科室为主组建的治疗群；以及由麻醉科为主，联合术前门诊、疼痛服务中心、门诊日间手术中心、内镜诊疗中心、住院手术室、PACU、ICU、手术后康复指导中心等组建的安全舒适保障群这样三极中的一极，也需要我们认真探索。

"路漫漫其修远兮，吾将上下而求索"。面临信息化革命给世界带来的巨大冲击，在医学领域，麻醉科首当其冲。或则分散弱化，或则浴火重生，且看今后几年我们的把握。简言之：

（1）人力资源问题：是继续大力培养麻醉科医师，还是开放麻醉操作给护士甚至护工？又或是大力发展麻醉机器人？

（2）核心技术问题：失去了传统的核心技术后，麻醉学科能否建立新的核心技术体系？能否开辟新的治疗领域？比如在长时间麻醉状态下的化疗或热化疗，或重点放在开展麻醉治疗学方面？

（3）我们有无能力在医院新的发展浪潮中担任安全舒适保障群的领导者？（不要忘记，ICU或疼痛诊疗都可以竞争这一角色。）

（本文原载于丁香园，2014.12.24）

10 是重视麻醉学科建设的时候了

——写在昌克勤医师去世的日子

昨天下午 2 时,在工作中猝然倒下的北京阜外医院麻醉科昌克勤医师,带着对生命的无限眷恋,和对家人、朋友无限的爱,默默地离我们远去。一路走好,是全国同道对昌医师的最后祝愿。在沉痛悼念我们的战友和同道的悲痛时刻,我们更应该深刻反思,我们这个学科究竟怎么了? 为什么是我们麻醉学科,在短短的两年时间里,就有十几位年轻的生命离我们远去?

我曾听不止一位麻醉前辈回忆自己的麻醉生涯,鲜有光荣、自豪和骄傲的,反而是唏嘘不已、感慨万千甚至凄然泪下的占了多数。那种心酸、无奈,那种付出了一生的心血却得不到社会、患者、医院领导、外科同道甚至朝夕相处的手术室护士的认可和赞誉的委屈,即使退休多年,仍然难以释怀。

在日常工作中,各种刺耳的称谓、绰号,什么"麻醉师""老麻""麻大师",天天不绝于耳,时时在刺激着你的神经。同是一个学校毕业的,都是博士、硕士,为什么开刀的医生,很快成家立业,买房购车;而麻醉科医生却要晚好几年才能得到同样的东西? 还基本上要靠加班加点挣来的血汗钱? 在手术室内,麻醉科医生是直接从事保护患者生命安全的工作和职责的人,为什么却无人尊重,甚至连刚毕业的小护士都敢对麻醉科医生、主任甚至全国著名教授吆五喝六?

在各医院的发展规划中,什么打造国际级学科、创建国家级品牌学科的提法屡见不鲜,可是这些称谓从来就没有包括过麻醉学科,即使是国内知名的麻醉学科,其所在医院的学科发展规划,也往往是对麻醉科一笔带过。1989 年国家卫生部 12 号文件,就已明确麻醉学科是临床二级学科,业务范畴涵盖临床麻醉、急救复苏、重症监测治疗和疼痛诊疗;可时至今日,又有几家医院,真正把麻醉科当作临床二级学科来发展? 真正承认麻醉学科是一个临床学科呢? 绝大多数还是把它当成医技科室,少数大医院改称医院发展的平台科室,与检验、影像并列,但和医技科室又有什么区别? 更不要提有多少医疗部门和医院的管理者能顺应医院今后的发展趋势,会认识到麻醉科将成为医院实行舒适化医疗的主导学科这一事实?

回到现实中来,当各家医院都因为现实需要和利益驱动在拼命发展手术科室、介入治疗科室时,当舒适化医疗日益普及、无痛医院成为百姓的真正需求时,当麻醉的社会需求已成倍增长、麻醉科的工作已渗透到医院的各个部门时,我们的麻醉科却没有跟上时代发展,我们没有因为业务量的急剧增加去增加我们的编制,而是通过加班劳动来得到那不多的奖金。我们不是没有争取过,可是很多麻醉科主任都会听出那冷冰冰的回答里的潜台词,想当麻醉科主任的人很多,你如果完成不了,那……甚至更有甚者,我就曾听到有一家医院的领导私下讲,麻醉科主任有什么了不起? 我看谁都能当。在这样的社会背景下,麻醉科医生走到今天,发生猝死难道不是必然的了吗?

在多年的医学发展长河中,麻醉的出现,极大地推动了医学各科的发展。除了直接为患者解除开刀的痛苦外,麻醉学科还为医学贡献了人工呼吸机、血气分析、脉搏血氧饱和度、呼气末二氧化碳监测、脑电监测、脑氧饱和度等极大改善预后和手术安全的技术和 ICU、疼痛等提高医疗质量和患者生存状况的专科，可是麻醉学科自己，却沦为无人知晓的"小三子"，这到底是为什么？当各种灾难来临时，如地震、SARS、埃博拉，麻醉科医生都是第一时间冲在最前线，抢救了多少伤员，挽救了多少生命？可是在我们的新闻报道中，却从来没有麻醉科医生的功劳出现，都是某领导视察某医院，在 ICU 亲切慰问伤员的场面。直接的影响就是国家卫计委要求各医院大力发展重症医学科。那麻醉科呢？继续这样下去吗？

是时候了，是到了真正重视麻醉学科的时候了。我们不是简单操作的流水线上的工人，而是真正推动医学发展的麻醉专科医师。我们也不是什么幕后英雄，而是和外科医生共同战斗的战友，是手术成功的合作者。我们更是顺应时代发展和人民群众对医疗舒适化需求的主导学科，是保障患者生命安全的关键学科，是提高医院工作效率的枢纽学科，是协调各科关系的中心学科，更应该成为社会和同道认可的重点学科。我们的前辈尚德延、谢荣教授，曾一直在中南海轮流值班，担任老一辈国家领导人的保健医生。中国台湾地区的同道王学仕教授，在蒋介石去世前，守候数月，以致蒋经国亲笔致函，称赞即使如家属，也没有麻醉科王医生之照护有加。我希望社会大众、我们的领导和同道，不要等到你们的亲人有难时才想到我们麻醉科医师。我更希望，不要再有年轻的麻醉科医生，在不该离开我们的时候离我们远去。

斯人已逝，岁月如常。让昌医师的死能唤醒我们麻木的神经吧。

（本文原载于丁香园，2014.12.14）

11　医学百年，麻醉先行

19世纪，伴随着外国传教士传教活动的展开，现代医学开始进入中国。自19世纪40年代上海开埠以来，传教士开始在上海开办诊所、医院，随着仁济（现上海交通大学医学院附属仁济医院）、公济（现上海市第一人民医院）、广慈（现上海交通大学医学院附属瑞金医院）等医院的建立，西医占据主导地位的局面逐步形成。进入20世纪后，一批利用"庚子赔款"而赴美欧留学的中国医师陆续学成回国，逐渐形成了一个中国医师群体。

1915年，中华医学会在上海成立。1917年，中国第一个地方医学会——上海市医学会也在上海成立。从而奠定了上海作为中国现代医学发展领航之地的学术地位，并推动上海的医学发展逐步加速。

11.1　医学的发展，离不开麻醉技术的不断进步

现代医学的发展，在很大程度上依赖于手术治疗技术的进步；而麻醉技术的发展，则是手术技术开展的前提。不幸的是，在西医的发展过程中，麻醉技术的发展曾长期滞后于手术。在外科手术已开展数百年后，麻醉仍然不为人所知。直至19世纪40年代，手术仍然是一种酷刑。患者在没有麻醉的情况下，被缚于手术床上接受手术，其痛苦可想而知；而手术医师则需要凭借极快的刀法，在数分钟内完成手术。直到1846年10月16日，在众多新闻媒体面前，美国医师莫顿在麻省总医院的乙醚教室里成功表演了乙醚麻醉，使患者在无知觉和无痛苦的情况下接受了颈部肿瘤切除手术，由此乙醚麻醉迅速传遍全世界。1847年，中国第一例乙醚麻醉由广州的Peter Parker医师在自己的眼科诊所内施行。至于上海何时开始施行乙醚麻醉，目前无从考证，但在1935年于南京召开的中华医学会成立20周年的学术年会上，报道了乙醚吸入麻醉，硫苯妥钠静脉麻醉，采用地卡因（丁卡因）、普鲁卡因施行局部麻醉和神经阻滞麻醉，以及蛛网膜下腔阻滞麻醉在上海的应用。这些技术的开展，有力地保证了上海医学尤其是外科学的发展。时至今日，麻醉学科的发展是临床各科发展的基础和安全保障的事实也日益彰显。

11.2　上海是中国麻醉学科发展的摇篮

在麻醉学科发展的早期，上海各医院的麻醉多由教会医院的修女（即护师，又称嬷嬷）和实习医师实施，麻醉安全难以得到保证。1947年，李杏芳医师带着一批麻醉设备，随其丈夫、著名外科专家董方中先生自美国回国，从此在仁济医院开始了她的麻醉生涯，并成为中国心血管麻醉的开拓者之一。此后，李杏芳教授的学生孙大金、王志增、金熊元、王鞠武，分别成为仁济、广慈、新华、上海市第九人民医院等上海第二医科大学（现上海交通大学医学院）附属医院的麻醉科主任，李杏芳教授也因此成为上海第二医科大学的麻醉学科奠基人。

1951年，吴珏先生从美国回到上海，随后进入中山医院（现复旦大学附属中山医院）工作。他不仅组建了新中国的第一个麻醉科，而且还建立了血库和相关的工作制度，有效保证了手术安全。一时间，吴珏先生声誉鹊起，成为南方麻醉的领军人物，与北京的谢荣先生并

称中国麻醉的"南吴北谢"。长江以南各省医师纷纷赶往上海向吴珏先生学习麻醉技术,中国麻醉学因此得以迅速普及和发展。除了在人才培养方面所做的贡献外,上海作为中国工商业最为发达的城市,也为中国麻醉学科的发展提供了重要的物质基础。早在 20 世纪 50 年代初,上海的陶根记厂(后更名为上海医疗器械四厂)即对前辈们带回的美国麻醉机进行了仿制,满足了各地麻醉发展的需要。后上海各厂家又相继仿制成功了体外循环机、血气分析仪、心电监护仪等设备,保证了心脏大血管手术的开展。此后,依据王景阳教授的发明而生产的不依赖氧气和电源的野战空气麻醉机,成为部队的制式装备,在历次边境自卫反击作战中发挥了重要作用。除设备以外,上海还生产了麻醉所需的咽喉镜、气管导管,硬脊膜外腔阻滞麻醉和蛛网膜下腔阻滞麻醉的穿刺针,以及各类麻醉药品,满足了全国各地开展麻醉技术的需要。这一局面一直延续至 20 世纪 90 年代初,才被各种进口产品和其他地方产品所打破。

11.3　上海一直是引领中国麻醉发展的城市

上海麻醉学科的发展可以追溯到 20 世纪 50 年代。1954 年 2 月,上海首例二尖瓣闭合分离术获得成功,仁济医院的李杏芳教授开创了中国心脏内手术麻醉的先河。1958 年,上海市第一人民医院的五官科医师首先在扁桃体摘除术中开展了针刺麻醉研究。1959 年 9 月,在全市心血管外科的协作下,上海医师率先使用国产人工心肺机进行了房间隔缺损修补术、室间隔修补术的麻醉。以吴珏先生为核心的上海市医学会外科分会麻醉小组,自 1956 年起开展组织学术讲座、疑难危重病例讨论、知识更新等学术活动,对于普及新技术、新知识和交流麻醉处理经验起到了很好的作用。此类活动规模日渐扩大,吸引了江苏、浙江、江西、安徽等省医师前来参加,此种盛况一直延续到"十年动乱"开始。在那个特殊的历史阶段,虽然正常的学术活动受到很大影响,但符合当时政治要求的针刺麻醉(镇痛)、中药麻醉却得以发掘,以孙大金医师为代表的针刺麻醉下施行心内直视手术和以王鞠武医师为组长的上海中药麻醉协作组开展的中药麻醉,均处于当时国内领先地位。

1979 年,第一届全国麻醉学术会议暨中华医学会麻醉学分会成立大会在黑龙江省哈尔滨市召开,会议选举北京阜外医院尚德延教授为主任委员,吴珏教授和北京谢荣教授为副主任委员,可见全国同道对上海麻醉学术地位的肯定。1980 年,上海市医学会麻醉学分会成立,由吴珏教授任主任委员,李杏芳、王景阳教授任副主任委员。此后,上海恢复了"十年动乱"前已有的麻醉学术讨论制度,并由孙大金教授接任主任委员。在孙大金教授的组织下,麻醉学术活动蓬勃开展,一度再现了周边省份医师专程坐火车赶到上海参加学术活动的盛况。在这一阶段,上海继续引领中国麻醉学的学术进步,其中,孙大金教授开展的采用阻抗法测定心排血量的工作,庄心良教授开展的大动物硬脊膜外腔阻滞麻醉下观察内脏血流变化的工作,王景阳教授开展的高频喷射通气在动物实验和临床麻醉中应用的工作,均处于当时国内领先地位。

在学术出版方面,上海一直执全国各地之牛耳。继 20 世纪 50 年代吴珏教授出版了《临床麻醉学》专著后,又有王景阳教授编著的《临床麻醉问题的处理》、上海专家集体编撰的《实用麻醉学》相继出版。2003 年,庄心良教授等主编的《现代麻醉学》(第 3 版)出版;2014 年,邓小明、于布为等教授主编的《现代麻醉学》(第 4 版)出版,刘进教授与邓小明教授共同负责的中国第一部《中国麻醉学指南与专家共识(2014 年版)》出版,于布为教授负责的《中国麻醉快捷指南》随后出版；2016 年，邓小明等教授主译的《米勒麻醉学》(第 8 版)出版。

20 世纪 90 年代初，于布为教授自日本留学回国后，在上海长海医院主持建立了国内首个集临床麻醉、术后恢复和 ICU 于一体的完全现代化的麻醉手术中心，拉开了全国麻醉手术系统现代化的序幕。在此期间，上海率先引进了许多新药、新技术和新仪器，在国内率先将心电图、无创血压、脉搏血氧饱和度和呼气末二氧化碳等设为常规监测项目，并领先应用漂浮导管、静脉血氧饱和度监测、脑氧饱和度监测、脑电双频指数(BIS)等进行麻醉深度监测。进入 21 世纪，于布为教授提出了"全身麻醉本质的探讨""理想麻醉状态""精确麻醉管理""舒适化医疗""麻醉无禁忌""麻醉应同时是一个治疗过程"等系列麻醉新理念，有力推动了中国麻醉学科的发展，使中国麻醉迅速实现了自身的安全，并迅速成为其他学科的安全支撑和保障。由此而建立的"日间手术麻醉""麻醉门诊"等实践也被国内广泛接受，这些创新的理论和实践不仅提升了麻醉学科的服务能力和水平，也使患者、兄弟科室乃至社会受益。

上海麻醉学科的进步，不仅保证了患者的麻醉安全，也有力促进了外科手术的发展。近几年来，仁济医院肝移植手术每年达 500 例以上，其中小儿肝移植 200 余例。中山医院、上海市胸科医院和上海市肺科医院的心肺移植麻醉都取得了满意结果。2002 年，中山医院麻醉科完成上海市首例"成人-成人"和首例"成人-儿童"的亲属活体供肝肝移植术麻醉，以及亚洲首例"心-肝"联合移植术麻醉。2003 年，瑞金医院麻醉科完成了上海市首例腹腔内多脏器移植麻醉。中山医院分别于 2009 年和 2010 年完成上海首例"达芬奇 S"机器人辅助腹腔镜肾脏手术麻醉和全国首例经皮支架主动脉瓣置换手术麻醉。此外，麻醉学科开展的舒适化医疗中的无痛胃肠镜检查、无痛分娩等工作早已造福了千家万户。

在老一辈奠定的基础上，上海麻醉学科近年来的学术地位又有了新的提升。继吴珏、孙大金、庄心良教授相继担任中华医学会麻醉学分会副主任委员后，于布为教授先后当选中华医学会麻醉学分会首位中青年委员(1994 年)、中华医学会麻醉学分会第九届委员会副主任委员(2006—2009 年)、中华医学会麻醉学分会第十届委员会主任委员(2009—2012 年)，以及中国医师协会麻醉学医师分会副会长(2014—2020 年)和候任会长(将于 2020—2023 年担任会长)。俞卫锋教授先后当选中华医学会麻醉学分会第十二届委员会副主任委员(2015 年)和中国医师协会麻醉学医师分会会长(2014—2017 年)。薛张纲、邓小明教授先后于 2003—2015 年和 2015 年当选中华医学会麻醉学分会副主任委员。此外，孙大金、庄心良、王景阳、杭燕南教授分别获得中国医师协会麻醉学医师分会"中国麻醉医师终身成就奖"，于布为、俞卫锋教授分别获得第一和第三届中国医师协会麻醉学医师分会"中国杰出麻醉医师奖"，于布为、邓小明、徐美英教授于 2016 年获"仁心医者·上海市杰出专科医师奖"，石学银、邓小明教授获"上海市麻醉学科领军人才"称号，俞卫锋、王英伟、缪长虹、姜虹、袁红斌教授分别获得"上海市优秀学科(或技术)带头人"称号。更多的年轻麻醉医师崭露头角，活跃在麻醉的医教研各个领域，多人获得上海市银蛇奖、上海市科技启明星、上海市浦江人才、上海市卫生和计划生育委员会优秀青年等人才计划的奖励或支持。展望未来，年轻一代的麻醉医师必将续写上海麻醉更加灿烂的明天。

11.4　麻醉学科将成为未来医院的支柱学科

2000 年，在海南省海口市召开的中华医学会麻醉学年会上，世界著名麻醉学家、美国的米勒教授曾在关于麻醉学科未来的演讲中断言：在未来的 20 年内，医院将只剩下麻醉学科、手术科室和其他诊断科室,而内科将不再拥有住院病房。当时绝大多数人都认为那不过是教授的空想甚至是胡言乱语罢了。但事实上,笔者于 2014 年受邀至日本做巡回演讲期间就发现,在日本岛根医科大学附属医院,米勒教授的预言已成为现实。原因就是在现有的医疗保险偿付制度下,在取消了药品加成以后,内科的大部分科室已成为医院的亏损部门,因而内科的住院病房被关闭。笔者在担任上海交通大学医学院附属瑞金医院卢湾分院院长伊始,就意识到国家医改的政策将向取消药品加成的方向转变,并通过加快床位周转、增加手术量、缩短平均住院天数等措施,试图抵消政策的突然变动所带来的巨大冲击。如今,狼真的来了,中国医改政策已彻底取消了药品加成,内科、药剂科已由原来的盈利部门变成了医院的纯亏损部门,医院今后将何去何从,这是医院管理者、医疗主管部门和政府相应主管部门必须认真思考的问题。而受此影响,今后医学的发展方向又将如何? 笔者认为,今后医学发展的方向,应该是内科的介入化和微创化,以及外科手术的微创化和介入化,即今后内外科的界限将愈加模糊,最终将走向趋同。

笔者仅在此提出这样的设想:由内科结合诊断学科(包括计算机学科)组成快速诊断群,以保证患者就诊当天即能得到明确诊断;由外科结合介入学科组成确切治疗群;而由麻醉科结合 ICU、康复科和麻醉门诊等组成围术期安全舒适保障群。在这样的框架下,内科只要能够给出正确的诊断,或者对无法采用手术、微创、介入等手段治疗的患者确定最佳的治疗药物及其剂量即可,而无须长时间的住院治疗。一旦诊断成立,就应当在最短的时间内施行确定性的治疗,它可以是一个支架、一个栓塞或者是一次手术。麻醉科所在群则在保障患者安全、舒适的基础上,尽最大的努力去促进患者的快速康复。这样的设计能否成为现实,还需要实践的检验。但面对医改的挑战,笔者希望广大医学同道能够认真去思考、去应对,认识到麻醉在临床工作中的重要性。如果中国的医疗保险制度没有根本的改变,也许有一天,医院就真的只剩下麻醉科和一些有操作的科室了。

［本文原载于《上海医学》,2017,40(8):449－452］

第四章 麻醉科医师的培养

1 上海交通大学医学院 2010 年毕业典礼上的讲话稿 *

尊敬的学校各级领导：
尊敬的各位教师同仁们：
亲爱的同学们：
大家好！

非常感谢领导和同道们的大力支持和鼓励，让我作为教师代表，出席今天的上海交通大学医学院 2010 年毕业生的毕业典礼。对此我深感荣幸之至。在此，谨向出席典礼的各级领导、各位同仁、全体毕业生和你们的父母、亲人，表示最衷心的感谢；向全体毕业同学以及你们的父母和亲友，表示最热烈的祝贺。

大学毕业，是人生道路上的分水岭。明天，你们就要告别多年的学习生涯，离开朝夕与共的同学和学习、生活多年的母校，这将是怎样的一个激动人心的时刻呀。想一想吧，毕业前，无论你们是多么的成熟，你们总归是在校的学生，父母心中的宝贝，是对社会贡献较小而依赖较大的一个群体。一旦毕业，你们就将成为社会的主人，就将面临人生重大的选择。你们要寻找工作，要接受进一步的培训，要承担起为患者服务的责任；还要成家立业，结婚生子，赡养父母，等等等等。总之，你们将要完成从对社会贡献较小的群体向对社会做出较大贡献的群体这样一个转变。如何成为对社会有益的人，对患者有爱有助的人，对亲人有情有义的人，是你们每个人都要面对的重大考验。这里，我想以一个过来人，你们的师长、朋友和兄弟，谈谈我们对你们的期望和忠告。

首先，做事先做人。进入社会，最主要的是要先做一个好人。好人的标准有很多，但不做奸伪狡诈、蓄意害人、危害社会之徒，却是做一个好人的最实实在在的标准。如果能够胸怀坦荡，乐于助人，为患者解危救难，那就又上了一层楼。再高的境界，就是要成为能汲取中华民族的传统美德、遵循现代文明社会的行为规范，有为祖国、民族、社会的长远发展做出贡献的远大理想的人。虽然现实社会是很残酷的，做好人也是经常要吃亏的，但我还是希望同学们今后在社会上都是一个个实实在在的好人。

第二，以仁爱之心，去争取做一个好的医生。医者，仁术也。做好医生的前提，是做一个

---

　　* 本讲话稿因故未发言。

好人。在这个基础上,常怀仁爱之心,就会慢慢成为一个受患者欢迎的好医生。期望你们每个人都成为医学专家、学术泰斗,都成为院士、拿诺贝尔奖,是既不现实也无可能的。但通过你们自身的努力,逐渐成长为一个受患者欢迎和热爱的好医生,却是你们每个人都可以做到的。当你为患者治好疾病后,患者和他们的家人,是不会吝啬给你们的感谢和回报的。千万不要受社会上一些不好的东西的影响,颠倒了做事的本来顺序,还未服务,就先想索取。

第三,养成谦逊和学习的良好习惯。每日读书不辍,每日观察别人的优点不辍,每日三省吾身不辍,自然会很快超越身边的人而成为出类拔萃的人。

第四,希望大家要有强烈的责任感和荣誉感。责任感是人生立世之本,而荣誉感是人生进取之源。我希望同学们今后能认真做事,勇于承担;也希望大家能积极进取,创造辉煌。一个学校,它的名气、排位、社会影响力,是通过它对社会的贡献而不断积累的。我们每一个在上海交通大学医学院工作过的人,还在工作的人,以至你们这些即将毕业的人,都应该有强烈的集体荣誉感,为她(也包括它的前身老二医,以致更为久远的历史)的发展壮大而努力,也为它的声誉鹊起而骄傲。

最后,请同学们永远记住你们的母校吧,是她,为你们今后的飞翔插上了勇敢的翅膀,使你们能飞越千山万水。也请你们永远祝福你们的母校吧,无论你们今后身在何处,她都将因为你们的杰出而更加辉煌。

谢谢各位!

2 如何成为一名优秀的麻醉科医师

每年都有大量年轻的医学毕业生加入到麻醉学科的队伍中来。如何在较短的时间内成长为一名优秀的麻醉科医师？如何能在高手如云的学术界崭露头角？是很多年轻的麻醉科医师经常问我的几个问题。这里，尝试谈谈我的一些看法。

2.1 什么样的医师可以算是一个优秀的麻醉科医师

优秀的麻醉科医师本无固定的标准，所以这个问题其实是个见仁见智的问题。医师本是一个职业称谓，指从事为患者诊疗疾病的一个群体。而麻醉科医师是这个群体中从事麻醉及其相关工作的一群人的称谓。所以，一个所谓的"优秀"麻醉科医师，理应包括以下几个条件：①首先应该是一个"优秀"的人；②其次是一个"优秀"的医师；③然后才是一个"优秀"的"麻醉科医师"。

2.2 何谓"优秀"的"人"

所谓"优秀"的"人"，是指在其生存、工作的环境中，能满足该环境所要求的各层面的标准（甚至高于常规标准）的人。虽然在不同的社会环境、不同社会制度的国度、不同宗教信仰的群体中，都会有不同的标准；但在具体每个个体的生存和工作环境中，仍然有很多共同的标准。比如精神层面的对自由、民主、博爱的追求，对科学探索的执着，对人类世界的爱心，对团队精神的尊重，以至到尊老爱幼、忠孝仁义礼智信等中国的传统，最后到个人的言谈举止、待人接物、学识涵养甚至穿衣打扮，都可以构成评价一个具体的人是否优秀的标准。甚至可以比较极端的说，一个人优秀与否，完全是他（她）与所在群体的其他人比较后而得出的概念。而在物质社会里，这又通常转化为那些为群体或他人愿意做出牺牲或付出较多的人。

所以，一个优秀的人，既可以是在关键时刻挺身而出，敢于或愿意为群体做出牺牲的人，如战争年代的英雄那样；也可以是在日常工作中逐渐为大家所认可的人，如劳模或先进等。至于文体明星，虽然他们能吸引众多的眼球，却多数难以被认可为"优秀"的人。这是因为，社会层面或精神层面以至道德层面对他们的期望值（标准）远远超过他们所能承载的能力，而他们所在的生存和工作环境，又充满了巨大的诱惑，常人是很难抵挡这些诱惑的。

2.3 "优秀医师"的标准

所谓"优秀的医师"，理想上自然应该是在"优秀的人"的基础上，加上优秀医师的标准。但现实中很难做到。所以，一个在"优秀的人"的标准上比较均衡达标，而又具备"优秀医师"的某些特征，就可以被认可为"优秀的医师"了。这同样是个相比较而言的概念。

（1）具备高度的爱心和责任心：这是做一个优秀医师的前提，也是一个可以通过某个人在日常工作的表现很容易比较出来的一个选项。虽然每个医学生都会背诵希波克拉底的誓言，但在漫长的执业生涯中时时处处都能坚持做到这一点的却并不多。

（2）具备良好的职业道德：这个选项其实可以和上一选项并为一项。之所以单列出来，是因为很多人在实际工作中,往往基于所受教育、国家社会制度、周围的环境压力等因素的影响,而背离了这一点。这在战争、动乱、社会动荡时期尤为明显。

(3)精湛的医术:如果空有崇高的精神层面的表现,而缺乏精湛的医术,则也谈不上什么"优秀的医师"。只是现实中,很多人却表现为另一个极端:仅有精湛的医术,却缺乏精神层面的优秀表现。这样的人只能被称为"名医",却未必是"优秀的医师"。要掌握精湛的医术,不外乎:①扎实的基础理论(在校和毕业后的持续努力);②良好的操作技能(充分的训练和不断的练习);③良好的沟通交流能力(随时随地有意识地培养);④良好的外语和获得新知识的能力(包括对最新版指南的了解);⑤丰富的临床经验积累和从中产生直觉的能力(这是良医区别于庸医的关键,虽然现在都在强调循证医学)。

2.4　如何成为一名"优秀的麻醉科医师"

谈完"优秀的人"和"优秀的医师"的标准后,再来谈"优秀的麻醉科医师"就比较简单了。也就是说,在前述的优秀的人和医师的标准上,加上仅属于麻醉科医师的特质就可以了。那么,麻醉科医师有别于其他科医师有哪些重要的特质呢?

(1)更高度的爱心和责任心:麻醉是直接关乎患者生与死的医疗行为,因此,对麻醉科医师的责任心要求,理应比其他科室医师更高。

(2)更为迅速的反应能力:在麻醉和手术的过程中,麻醉科医师是直接调控患者生命体征的医师。其根据患者的变化做出反馈的速度要远远高于内科或其他科的医师。这也是笔者只能部分同意"麻醉科医师是外科系统中的内科医师"这句话的原因所在。因为在反馈速度和抢救技能的熟练程度方面,两者还是有明显区别的。

(3)更为娴熟的抢救技能:麻醉科医师的工作性质决定了这一点的重要性。在患者生命体征的变化超出正常生理范围而危及生命时,最重要的是能迅速进行抢救而不是站在一旁空谈理论。当然这一点也容易使麻醉科医师疏于理论的学习。

(4)更为自觉的团队精神:在手术室或其他场所看到过抢救过程的人,都会认可这一点。所以,那些宣扬通过规范化培训使医师具备独立工作能力而有意无意贬损中国麻醉科医师在长期实践中所形成的团队协作精神的论调,是根本不值一驳的。

(5)更为自觉地对预警能力(直觉)的培养:或曰更为自觉地重视临床经验的积累。麻醉工作中的特殊、危重、疑难病例,以及所谓的意外事件,基本上都是小概率事件。除了完善流程、制度、重视人员的培训外,在处理这些病例的过程中,所谓"优秀的麻醉科医师"与"菜鸟级的麻醉科医师"的根本区别,就在于是否具备了预警能力。当"菜鸟级的麻醉科医师"尚茫茫然于患者生命体征都正常时,能够敏锐地感受到危险的来临(直觉),从而能马上组织抢救,使患者转危为安的麻醉科医师,就可以算是一个专业层面上的"优秀的麻醉科医师"。

2.5　如何在高手云集的学界脱颖而出

也即如何在优秀的麻醉科医师的基础上,进一步发展成为知名甚至著名的麻醉科医师:

(1)坚持学习文献,至少日读一篇。

(2)坚持临床实践,注重直觉培养。

(3)必须完成研究生教育,最好是完成博士甚至是博士后。

(4)必须有出国经历,注重中西比较,但切记邯郸学步、数典忘祖。

（5）在临床、基础两方面都应有自己的重点研究方向。

（6）年均发表论文至少 2 篇，综述 1 篇，且必须是自己的研究方向的内容，才能在 5～10 年的时间里，确定自己在某一领域的权威地位。

（7）积极参加各级学术会议，并主动与其他代表交流，踊跃提问和质疑。

（8）注重社会交往与情商的培养。

（9）坚持外语的学习与训练，能够自如地与外宾交流。

（10）创造条件，遍访名师。

（11）工作在规模以上医院，最好是大学附属医院。

（12）能够在名师指导下工作一段时间。

（13）尊重你的对手（甚至是敌人），将别人的批评甚至是恶意的攻击，都看作是一剂良药。应当明白，年轻时多受些批评或委屈，并不是什么坏事，而是人生的宝贵财富。一旦你成长为名医或主任，就很少还会有人再来批评你，你的进步也就终止了。

最后总结一句，所谓成功之路，其实永远都在你自己的脚下，只是你想不想走上去而已。

衷心祝愿每一位年轻的麻醉科医师都能成为"优秀的麻醉科医师"。

［本文原载于《现代医学杂志》，2012，24（2）：121－122］

3　成功源于注意细节 *
——住院医师麻醉培训时注意细节是带教中非常重要的部分

上海交通大学医学院附属瑞金医院麻醉科承担着上海交通大学医学院瑞金临床医学院住院医师规范化培训中麻醉科轮转带教任务,在上级医师指导住院医师的临床麻醉带教工作中存在一系列细节问题,包括错误行为和潜在的可能导致错误发生的行为。麻醉过程中很多的差错或事故多源于对细节问题的认识不足、处理不妥,包括病史缮写问题,各种麻醉操作问题,围麻醉期观察、监测和处理问题,以及人文关怀问题。针对发现的问题,提出相应的解决对策,由此改进住院医师培训质量,保证围麻醉期患者的安全。

3.1　临床带教工作中发现的问题

3.1.1　缮写病史问题

1)麻醉术前访视单,缮写病史不完整

(1)采集病史不完整:对循环、呼吸、消化、泌尿、内分泌和血液等系统病史采集不完整。

(2)采集病史无重点:询问患者病情,在行不同的麻醉时(椎管内麻醉或全身麻醉),应重点了解的内容不突出。

(3)未用医学规范的语言进行书写表达。

(4)体格检查不完善:项目表达不清晰或使用不正确的简写。

(5)各项化验指标单位表达不全或不清晰。

(6)对气道评估的忽略或评估不完整。

(7)美国麻醉医师学会(ASA)分级评估不准确:部分住院医师对 ASA 分级评估的内容不完全理解,或不加思考,随意勾选完成病史的书写,上级医师也忽略检查和指导,如术前询问病史,患者否认术前有心、肺、肝、肾、脑等疾病史,否认有高血压、糖尿病史等,但术前心电图检查提示有 T 波改变,胸部 X 线摄片检查提示有两肺纹理增多、增粗,那么该患者应为 ASAⅡ级而非Ⅰ级。

(8)麻醉防范和对策:表达不准确或重点不突出。

(9)病史签名错误:住院医师缮写病史后代上级医师签署名字。

2)麻醉知情同意书上签字的对象不明确,导致签字失效

(1)麻醉知情同意书让非委托人或非法定监护人来签字,而正确做法应由患者本人或其委托人或法定监护人签字。

(2)在选择麻醉方法时,应根据患者的全身情况、患者的意愿、手术的要求而不是为图省事进行选择,各种麻醉可能发生的并发症都应告知患者或其委托人或法定监护人。

(3)麻醉谈话签字不仅仅是签字,而是应该涉及详细了解病史的过程,涉及告知患者麻

＊　本文作者为范秋维,于布为。

醉前准备(如禁食时间等),涉及与患者建立良好的医患关系的过程,涉及告知围麻醉期可能发生的并发症、有创操作的并发症等内容。

3)麻醉记录单的各项内容记录不全、不准确、不整洁

(1)麻醉记录单应记录患者麻醉前、麻醉中和麻醉后的生命体征,应在麻醉前记录。

(2)15min 基础值(包括血压、心率和脉搏血氧饱和度值),手术结束后直至患者被送至麻醉后恢复室均应记录上述指标。

(3)复苏单开始记录时间与麻醉单的结束时间应是对应的,复苏单的生命体征记录也应记录至患者离开麻醉后恢复室为止。

(4)麻醉单上任何时间用任何药物都应予以体现,包括麻醉药、抗生素、激素、抗凝血药和心血管活性药物等。

(5)麻醉单上任何时间做任何有创操作都应予以体现,包括颈内静脉、股静脉、桡动脉和足背动脉等穿刺置管,所置导管的型号、大小和置管深度等。

(6)特定的手术操作:上止血带和松止血带时间,体外循环时记录主动脉、上腔静脉、下腔静脉阻断和开放时间,心跳停止和恢复时间,腹腔大手术时阻断大血管时间和开放时间等均应体现出来。

(7)手术结束应总结术中总输液量及其成分、总用药量及其成分。

(8)应将患者送回病房后实时测量血压、心率、呼吸,而不是在手术室或麻醉后恢复室就填好;签署的名字应该是亲自护送患者的麻醉科医师或麻醉后恢复室工作人员,而非上级医师的名字。

4)麻醉后访视单未经访视即填写

(1)麻醉后访视应在患者回病房后 24h 内完成,而非在手术结束时和麻醉后恢复室内完成。

(2)访视单上的血压、心率、呼吸应是实时测得的数值,而非提前在手术室填好;签署的名字应该是亲自访视患者的医师而非上级医师。

5)病史签名

低年资住院医师写的病史不应随意签署上级医师的名字,而应在病史缮写完成后签署本人姓名,上级医师检查病史后再亲自签署姓名。任何医学文书的正确签名格式为:上级医师签名/下级医师签名;或下级医师签名,上级医师签名。

3.1.2 各种麻醉操作问题

1)椎管内麻醉操作存在的问题

(1)忽视无菌概念:虽然课内小讲课和上级医师带教均反复强调无菌概念的重要性,但临床工作中还是存在着如消毒用过的海绵刷子放在无菌区域内,物品置于穿刺包边缘,穿刺物品放于消毒盘内而非穿刺盘内等不规范的消毒操作;消毒范围不准确,范围过小或过大,第二次消毒范围超过第一次或第三次消毒范围超过第二次,而正确的做法应该是在穿刺点周围 15～20cm,每一次的消毒范围都小于前一次;铺巾无菌操作不规范,铺无菌单时不应越过操作者双肩水平以上和低于腰部以下区域,即不应越过有菌区域。

(2)体位安置不到位:患者的背部与手术床呈倾斜角度,背部直挺,屈膝曲髋不到位等都不利于操作;应使患者的背部与手术床垂直,屈膝曲髋到位,即膝盖尽量靠近腹部,背部尽可

能往后弓起以利于穿刺成功。

（3）配药不规范：部分医师提早随意将各药瓶打开，一方面药液暴露于空气中会造成污染，另一方面也可能会造成混淆；正确的做法应该在为患者安置好体位、消毒并铺好无菌单后，再打开药瓶，抽取药液配制时应由上级医师与下级医师共同核对药名和剂型，抽好药液的药瓶应保留，以便在患者发生意外时重新核对和核查。

（4）穿刺点定位不准确：腹部手术的麻醉时有时穿刺虽然很顺利，脑脊液回流也通畅，但是由于选择的穿刺点太低而导致麻醉平面过低；应根据手术的要求来确定穿刺点，如腹部手术的阻滞穿刺点可选择 L_2 与 L_3 间隙，而臀部和四肢手术可选择 L_3 与 L_4 间隙。

（5）穿刺顺利但麻醉平面不理想。麻醉平面的高低与许多因素有关，应根据患者的身高、年龄、是否怀孕、手术要求，确定药物的容量、浓度、比重，穿刺点的选择、穿刺针斜口的方向，注射药物的速度，注射药物后体位的调节等。

（6）注射药物、持针固定手势时摇晃：右手注射药物至蛛网膜下腔时，左手手背应靠着患者的后腰背，左手拇指、食指和中指应持着针干和针尾，保持稳定，配制好的药液接上蛛网膜下腔阻滞穿刺针后，先缓缓地回抽，通畅时再注射药物。

（7）实施椎管内阻滞和神经阻滞前，一定要询问患者是否有腰腿痛病史，检查其有无周围神经异常情况，以免与麻醉前存在的疾病混淆，避免不必要的医疗纠纷和差错。

（8）实施椎管内阻滞和神经阻滞前，一定要准备好麻醉机，建立基本监测。

2）全身麻醉操作存在的问题

（1）麻醉诱导前未常规检查麻醉机：在手控转至机控时，麻醉机会出现不工作的情况，此时可能是麻醉机还处于自检状态（self-test），也可能是麻醉机使用前处于备用氧而非管道氧状态。正确做法是检查管道氧接头是否连好，重新开启麻醉机，直到检测完成。

（2）氧气压力低：原因可能为氧气接头与墙面供氧接头插座未能很好地连接，或中心供氧压力不足，此刻应立即与中心供氧室联系。

（3）监测心电图、脉搏血氧饱和度和无创血压时，导程线安置不当，导致信号不清晰，或心电图显示的波幅低，或波形显示假象等异常；导程线过于接近手术野或深静脉穿刺区域，影响操作；脉搏血氧饱和度探头光点未朝向指甲，使信号显示欠佳；无创血压袖带正确的安置位置应为上臂中下 2/3 至 1/2 处，充气导程线不可扭曲，以防反复测定或测定结果有误差。

（4）气管插管用品准备不全。气管插管前应将每一件插管物品准备齐全，包括号码适宜、大一号和小一号的气管导管，以及管芯、牙垫、咽喉镜片、利舒卡喷雾剂、胶布、口咽通气道。

（5）麻醉前未评估气道，有困难通气或困难插管时，麻醉诱导时才发现情况异常，导致忙乱。正确做法是在麻醉前很好地评估气道，麻醉前应备好光棒、帝视喉镜、视可尼喉镜或喉罩等。

（6）气管插管操作时，气管导管的管芯尖端置入气管导管时千万不能越过侧孔和前端，突出于导管的斜面和导管前端，有误伤口腔、咽喉、声带和气管壁可能；有义齿、牙缺损、牙活动且手术体位为俯卧位者，注意用纱布牙垫替代硬质牙垫，以避免进一步的牙齿损伤。

（7）实施胸外科手术麻醉需要双腔气管插管时，应根据患者的身高、年龄、体重、手术要求和胸部 X 线片来选择合适的双腔气管导管，并备好大一号或小一号的导管，除常规应备的气管插管用品,如双腔气管导管、管芯、牙垫、咽喉镜片、利舒卡喷雾剂、胶布和口咽通气道外,还要准备听诊器、夹管钳,必要时备纤维支气管镜。

(8)肥胖患者麻醉诱导前除需要备好口咽通气道防止上呼吸道梗阻外,还需备好困难插管的用品,如光棒、帝视喉镜、视可尼喉镜或喉罩等。

(9)麻醉过程中应有高度的责任心,仔细观察,任何监测指标的异常均应引起高度警惕,不应背对患者或离开手术室取物,忽视患者的麻醉管理。

(10)麻醉结束在护送患者到麻醉后恢复室的过程中,应保护好患者的气管插管、外周静脉和深静脉,护送时护送人员应在患者的头侧,并观察循环、呼吸和全身状况。

(11)全身麻醉过程中,一定要保护好患者的眼睛,使患者的眼睛合上,粘贴胶布时,双交叉折叠胶布后,中间不黏处对着睫毛,一定从上眼睑贴至下眼睑;去除胶布时,一定从上眼睑移除至下眼睑。

3)围麻醉期观察、监测和处理存在的问题

(1)麻醉维持过程中背对患者、背对麻醉机和监测仪,记录时忽视观察患者、忽视输液管理、忽视监测仪上的指标等。

(2)对监测仪上的指标异常未引起重视、缺乏分析,或有异常而未察觉。

(3)呼气末二氧化碳采样管开口始终要高于气管导管,以防采样管堵塞而影响曲线和数值的显示。

(4)麻醉机处于工作状态时,一定要随时观察呼吸活瓣工作情况、钠石灰的颜色等。

(5)监测仪上的异常指标在麻醉单上未予体现。

(6)药物标签写作不规范,如不应写为"氯化钾 1.0g 静脉滴注",而应写为"乳酸钠林格注射液 500ml+氯化钾 1.0g 静脉滴注"。

(7)没有警觉的意识,缺乏高度的责任心。

(8)通常在剖宫术胎儿娩出时使用催产素 20U 加入平衡液 500ml,而有些医师在胎儿未娩出时就误给产妇使用,造成危险。

(9)药物如氯化钾、肌肉松弛药和肝素等随意放置,为安全起见,这些特殊的用药应与常规用药分开放置。

(10)配制好的药物不写药名和浓度,或虽然写了药名,但没有标明浓度,如一位医师抽取吗啡 10mg 稀释至 5ml,只在药物标签上写了吗啡而未写浓度,另一位医师以为注射器内是抽好的吗啡 2mg 稀释至 5ml 而误将 10mg 吗啡注入硬脊膜外腔,给患者带来危害。

(11)置入静脉留置针后,应及时松开止血带,保持静脉输液通畅;有时静脉留置针第一次置管失败时,忘记松开止血带而导致患者外周肢体发生发绀。

(12)测定血气分析和血糖操作:抽取血样本时,有样本血的注射器内存有空气,影响血气分析测定结果;抽取血样本时,采血与输液在同一条通路,采样后化验结果缺乏准确性;抽取血样本后,搁置时间长,影响血气分析测定结果。

(13)深静脉穿刺时不注意无菌操作致日后感染而危及生命,正确的消毒范围应达到穿刺点周围 15~20cm;消毒用过的海绵刷应该与深静脉导管分开放置,即污染的物品与无菌物品应避免混合在一起;深静脉的导引钢丝绝对不能被周围的物品和穿刺者身体所污染,应根据患者的身高和个体情况决定深静脉导管置入深度,不可过深或过浅;深静脉导管入后在接上输液时应及时回抽血确认在其血管内。

（14）任何操作如外周静脉穿刺、深静脉穿刺、蛛网膜下腔或硬脊膜外阻滞、神经阻滞穿刺等,在连续穿刺2次失败后应及时请上级医师帮助,在上级医师也连续穿刺2次失败后应及时换另一名上级医师,如仍未成功应及时放弃,采用另一种方法替代,不可为了个人的面子而坚持,以免引起不可挽回的并发症。

（15）麻醉医师应守在麻醉机前、监护仪前,不做手术参观者。

（16）麻醉医师要时刻关注手术步骤,是否有出血、牵拉、压迫、胸腔和腹腔充气等情况发生,并结合操作分析监测指标。

（17）不使用任何不熟悉的麻醉药物或心血管药物。使用任何药物前须了解药物的性能,即用药量、配制的浓度、途径、诱导量、维持量、适应证、禁忌证和不良反应等。

4）人文关怀问题

（1）保护患者身体:不暴露身体,一方面是为了保暖,另一方面是保护患者的隐私区域,尤其在清醒操作时(椎管内穿刺时、测定麻醉平面时、颈内静脉或股静脉穿刺时、神经阻滞时)应注意,如测麻醉平面时,应将被子先盖于患者身体一侧2/3,在测试一侧平面后,再将被子盖于身体另一侧2/3,再测试对侧平面。

（2）测定麻醉平面:在注射针测试时,不应将针垂直测试患者皮肤,应与皮肤形成30°的角度来测试患者,以免引起患者的不适感。

（3）注意保温:腹部或腰部手术时,外周四肢部位和肩部应用小棉被覆盖。

（4）减少穿刺带来的痛苦:在病房已开放细小静脉通道,入手术室时不应再重复开放外周静脉,应先行麻醉诱导后再开放外周粗静脉或深静脉,手术前存在活动性出血或血流动力学波动,存在不稳定情况者除外。

（5）操作时注意保护患者:在行椎管内阻滞时,应注意让助手站在患者的旁边来保护患者。

（6）患者入手术室时处于不同程度的紧张和焦虑状态,可与患者聊一些轻松的话题分散其注意力。

（7）应用最简单的药物、最简单的方法,选择使患者痛苦最小的方法,达到最好的麻醉效果,才是麻醉科医师的追求,如果医疗费用也降到最少则更好。

（8）尊重患者的意愿,在无禁忌证的情况下,由患者选择麻醉方法。

（9）手术麻醉过程中随时与手术医师、手术护师沟通。

（10）患者术前有义齿或即将脱落的牙齿,应先用线固定,用帝视喉镜引导气管插管,用纱布牙垫固定。

（11）研究生和住院医师在医学"研究"中,在患者身上穿刺和采血,做任何有创或无创操作,f都应事先获知情同意书和相关部门伦理审查委员会通知书。

（12）在术前核对患者资料时,最好用亲切的称呼,如对老人用"阿婆""老伯"等敬语,对青少年用"妹妹""弟弟",对小儿用"宝宝"等,以消除患者对医师的恐惧感;在核对手术部位时,应尽量避免提及"癌"等字眼,"您今天身体哪个部位要做手术?"这样的表达较为合适。

（13）在手术室、麻醉后恢复室内,特别是患者清醒状态下躺在手术床或转运床上时,不要在患者面前聊与手术、麻醉无关的闲事,以免留给患者一种不重视患者生命的感觉。

（14）上级医师称呼下级医生的时候,应该用带姓的称呼医生,如"张医生""李医生"等,不要用"同学""大学生""进修医生"等,以提高患者对医师的信任度。

(15)每例患者、每例手术、每例麻醉都可能有不同程度的个体差异,注意用药个体化,麻醉方法因人而异。

3.2 讨论

细节决定成败,任何麻醉差错或事故的发生多源于对麻醉工作中细节问题的认识不足,不注意细节可导致危及生命的灾难和严重的医疗事故发生,注意细节非常重要。

国内外有许多关于医疗事故的报道,都涉及一系列细节问题,主要包括由于医疗机构病历记录不规范、操作不规范、违反诊疗常规、观察不仔细、处理不妥,从而导致医疗纠纷、医疗差错、严重的医疗事故发生,给患者和家庭带来很大的不幸,给医院和医师个人都带来非常大的影响。

在医疗纠纷中,医疗事故鉴定时,病历是重要的证据。病历记录能直接反映医疗过程,而病历的写作是否规范可以直接反映医疗机构的服务水平。在不规范的病历中,更容易发现医疗机构的医疗行为是否符合法律规范,是否存在过错,医疗行为与损害结果之间是否具有因果关系。

术前麻醉访视单的完成和麻醉知情同意书的完成均需术前与患者进行沟通,包括询问病史,探讨患者的想法、担心和期望,解释诊断和治疗,讨论选择的治疗方法和麻醉方法,解释麻醉可能发生的并发症和危险性,以及麻醉知情同意书的签署。临床沟通技巧对于医疗工作至关重要,沟通技巧欠佳是引起医疗投诉甚至诉讼的重要原因。

麻醉记录单是围麻醉期对患者的各项麻醉操作、麻醉用药、术中输血、补液和生命体征的观察的一系列内容的记录,麻醉记录单表达不清晰、不完整或书写不准确,一旦发生医疗差错,造成不可逆的危及患者生命的情况发生,导致医疗事故,此时即便麻醉医师尽力实施抢救,若麻醉记录单未如实记录抢救内容,那么鉴定的结果只能是医疗机构的医疗行为不符合法律规范,可导致医院和医师个人承担医疗事故责任。

围麻醉期的操作、观察、监测和处理不规范,涉及平时在临床工作中不注意多学习、多实践和多思考。对一系列麻醉工作中的细节问题提出如下对策。

首先,临床带教老师应提高自身的素质,从医德、医术和人文方面加强自身素质的培养,即有爱心、同情心,关心他人,关注患者的需求;有知识,善学习,有洞察力、决策力和判断力;尊重他人、善解人意等;带教老师应注重言传身教,为人师表,有带教意识,及时发现问题,及时纠正错误。日常工作中,带教老师将发生的一系列细节问题,在晨会上定期宣讲,予以警戒;并定期进行科内、院内和校内讲课,以及在麻醉学术会议上进行交流。其次,改善住院医师培训质量,创造培训环境和学习条件,制订培训细则并切实落实,对每一位入科进行规范化培训的住院医师进行上岗前作系统的培训;对入科的住院医师在入科初期相对固定一位带教老师,以后再换不同的带教老师;平时加强对住院医师的基础训练,积累临床知识和技能。平时有操作机会如疑难、危重、特殊患者的麻醉和抢救,可安排住院医师一起参与实施麻醉和抢救。

其次,科室排班人员要安排好每一例麻醉,根据患者的情况、手术的大小、可利用的条件和医师个人的特长来安排好日常麻醉工作。无论选择性手术麻醉还是急诊手术麻醉,必须由主治医师以上的医师负责主管麻醉,而主管医师也应由同行或更上一级医师考核其业务水平、医疗道德和人文素质。

最后,各级医师在平时的工作中应注重人性化服务,任何时候都应将尊重患者放在首位,保证患者的舒适和安全。研究生和住院医师在医学"研究"中,在未获知情同意书和相关部门伦理审查委员会通知书时,不可在患者身上穿刺、采血、做试验。伦理审查委员会审查包括科学审查和伦理学审查,伦理审查要求受试者有知情同意书;要平衡两方面的要求,即促进科学研究发展与约束指导研究者的行为,以保护受试者利益,强调科学的利益永远不应该凌驾于受试者的利益之上。在发展医学知识与不伤害受试者之间,只有对受试者可能造成的风险是最低的,才是在伦理学上可以接受的。

总之,细节决定成败,成功源于注意细节,麻醉工作中应处处注意细节,使之培养成一种习惯,即与患者进行良好的沟通,有针对性地采集病史和进行详细的麻醉前谈话,养成规范化的病历书写和工作习惯,规范麻醉的每一项操作,关注观察和处理过程中每一个细节和环节,即安全的管理模式、熟练的技术、警觉的意识、完善的医疗设备,以高度的责任心和精湛的医术,认真做好每例麻醉。高年资医师应注意自身素质的培养,并注重对住院医师"医风严谨、基础扎实、知识宽广"的能力培养;临床带教老师应有一种责任和使命,即必须通过自己的知识和技能的传授和努力带教来造就高质量的医师,保证围麻醉期患者的安全。

[本文原载于《上海医学》,2013,36(12):994-998]

4 论麻醉科医生的短与长

麻醉学科经过数十年的发展,特别是近十年来的快速发展,其社会影响力和学科地位都有了显著的提升,这是有目共睹的事实,但在日常工作中,我们仍然经常会感到有很多遗憾,麻醉医生在具备长处的同时也存在缺点和不足。

4.1 麻醉医生的遗憾

经过数十年的发展,虽然麻醉学科的影响力在日益提高,但在社会中一些偏见依然存在;麻醉医生作为临床科室医生,其地位尚未得到广泛的认可。一方面,在某些医院的招聘广告中,麻醉科依然与检验、放射、药剂等医技科室并列;麻醉医生仍然被某些媒体称之为"麻醉师"甚至简化为"麻师"。另一方面,麻醉医生工作压力较大,麻醉科仍是猝死最高发科室之一。造成目前状态的原因除了一些客观因素外,我们也要从自身找原因。麻醉医生具有长处和短处,我们需要了解在麻醉学发展过程中有哪些基本技能被强化,又有哪些因为我们的工作性质被弱化或遗忘。

4.2 麻醉医生的长处和短处

长期以来,麻醉医生是高度责任心、良好团队合作精神、快速反应能力、广博医学基础知识、高效抢救技能与临床效果、高效维护生命体征安全及脏器保护的代名词。但在与麻醉学密切相关、地位至关重要的重症医学与疼痛科两个亚专科中,麻醉医生所占比例逐年下降,其问题的关键在于随着麻醉设备和药物的发展和完善,麻醉医生正逐渐失去作为一名临床医生应当具备的核心技能。

针对上述问题,一方面我们要恢复我们对疾病的诊断能力,例如对影像、超声图像以及特殊专科的检验结果的分析和诊断;另一方面,我们要具备治疗疾病的能力,掌握无创或微创介入治疗技术,懂得常用药物的治疗范围。更为关键的是,麻醉医生在讨论患者术前病情,分析患者术前所用药物与麻醉药物的相互作用关系,探讨术中实施麻醉对患者的影响时,应当具有决定话语权。为此,

(1)麻醉医生要有看懂手术的能力。

(2)麻醉医生要有看出手术失误的能力。

(3)麻醉医生要有在手术医生发生手术失误、失去信心时提出解决方案的能力。

(4)麻醉医生要有能预估手术是否会发生手术后并发症的能力。

(5)麻醉医生要有在发生手术后并发症时,提出有效解决方案的能力。

总之,麻醉医生要在围术期全程为患者保驾护航。

4.3 麻醉科医生的新机遇与新挑战

纵观国内外形势,在医疗技术不断进步的今天,传统医疗格局和医院内部流程将会被打破和重构,这也将成为下一阶段医改医院内部改革的主要内容。多学科协同诊疗(MDT)、

按器官重组学科(内外科混合编组病区)、由诊断和药物治疗组成的诊断与保守治疗群、由手术和介入治疗组成的确切治疗群以及由麻醉科和重症监护病房(ICU)等组成的围术期安全与舒适保障群的概念将成为主流。麻醉学科需要成为围术期医学的主导学科,主导术前评估与准备中心、术后康复指导中心、门诊内窥镜中心、日间手术中心以至 ICU 等的日常业务工作;麻醉医生也需要做好充分准备迎接新的机遇与挑战,真正成为一名不输于任何科室的医生。

5 热点争鸣之循证医学的误区

在中华医学会第 25 次全国麻醉学术年会的热点争鸣版块中，于布为教授提出了循证医学的误区，即循证医学存在的理论缺陷。

循证医学于当日，似乎已不及当年那么风光了，但提倡循证医学者仍在大肆鼓噪，支持者也依然以美国医生不论老幼，对同一疾病都能给出同一答案，而中国医生，往往会给出四五个答案为理由，以此证明规范化培训之重要、循证医学之正确。但事实果真如此吗？于布为教授谨将认知与大家分享。

5.1 循证医学的理论缺陷

循证医学一直标榜其基于数据的正确性，但是其获取数据的过程，即所谓通过伦理审查的大样本多中心、随机对照临床研究，就真的符合伦理要求吗？就真的没有对患者造成伤害吗？结论显然是否定的。

当你使用随机对照的分组方法，把患者分入对照组和治疗组时，你已经用科研需要、随机化分组等冠冕堂皇的理由，把部分患者分入疗效不佳的组中。研究结果显示出的统计学差异越明显，那部分被分入疗效差组的患者受到的伤害就越大，部分研究中甚至半数患者接受的都是疗效不佳的治疗。

也许一种新药、新方法、新术式，在开始使用阶段还有那么一点理由去证明新疗法的有效性，但是在疗效已经明确的情况下，我们还有理由去重复开展研究吗？那些重复发表的研究结果，是否恰恰说明他们的工作已经违反了伦理原则呢？关键是：谁给了临床医生这样的权利，在科学的幌子下，剥夺了患者得到更好治疗的权利？

我们每天都理所应当地认为，我们是在为更多患者争取更好疗效的时候，我们想过我们正在给患者造成伤害吗？于布为教授认为，循证医学理论存在以下误差。

（1）**投资者误差**。几乎所有的大样本、多中心研究都由大药厂投资实施，他们怎么能保持科学研究的公平性和中立性呢？

（2）**研究者误差**。即使是研究者主导的大样本、多中心研究，其实也很难避免研究者因为希望得到符合自己需要的某种结果，而在研究设计、分组和实验实施的各个环节中，有意无意地做出符合自己需求的安排。

（3）**荟萃分析的写作者误差**。我们经常可以看到，基于近乎相同的文献基础，由不同观点的写作者撰写的荟萃分析文章，却得出了完全相反的结论，这就是一个很好的例证。

（4）**对经验近乎完全的否定**。在循证医学的理论体系中，专家经验被定义为最低一级的证据。那么请问，一个对指南了然于胸的刚刚毕业的年轻医生，是否要比虽然拥有丰富经验但对指南的了解并不多的高年资医生更会看病呢？世界上是否有哪一家医院敢说，它之所以有名，是因为它的医生都是对指南倒背如流的年轻医生？所以它是世界上最好的医院？

（5）**对医学生的误导**。按照循证医学的模式，我们的医学生将认为，只要掌握了最新的指南，就可以成为一个好医生。那么，他们如何发展他们的独立观点？如何形成自己的经验体系？

（6）**对学术流派的扼杀**。按照循证医学的逻辑，我们将看不到大师的涌现，看不到不同学术流派的争鸣，而只会看到一群由药厂培养出来的、按照一个腔调去讲话的庸医而已。

最关键的是，循证医学否定了患者的个体差异，把医生的头脑变傻了，使得众多医生只会按指南看病，这难道不是现代版的按图索骥吗？

5.2　循证医学的未来

循证医学到了应该自我反省、自我降低标准、重新定位自己的时候了。循证医学不过是一种方法学，其是否正确、是否适用于所有医学领域，还有待商榷。一篇发表于《英国医学杂志》的述评写道：循证医学的十年，我们看到了什么呢？是疗效的显著进步？还是病死率、并发症的大幅降低？都没有！只有医疗费用大幅增长了 60%，远远超过了世界经济的增长速度。这难道不应该令我们去认真思考循证医学的未来吗？

[本文原载于《麻醉·眼界》，2017.12.26]

第五章　专题研讨与学会报告

1　1993 年欧洲麻醉质量保证专题讨论会简介

1993 年 3 月在瑞士伯尔尼召开欧洲麻醉质量保证专题讨论会,会议代表 160 人,现将会议简介如下。

1.1　麻醉质量保证的历史与现状

质量保证(QA)的概念是美国麻省总医院 Codman 于 1915 年提出,当时的目的是训练该院的外科医师,以保证患者能得到相同的诊断和治疗。麻省总医院于 1917 年开始实行这一概念,并建立了一套标准和操作方法。麻醉的 QA,则是近几年的事。QA 的理论基础,来源于日本的"不断改进理论"。这一理论认为,缺点是实现改进的动力,只有通过不断努力改正缺点,才能使产品质量达到最优化。这一理论还认为:系统内的个体都具有竞争性,如果质量有问题,责任在于系统,而不在个人。麻醉的 QA 也是一个不断改进的过程。一方面要不断完善系统,另一方应通过对麻醉记录的严格检查(peer review)来发现缺点,予以改正。关于 QA 的操作方法,Papper 认为应注意标准、指南、可供选择的方案三者间的区别。标准(standard)是必须遵照执行的,故不能轻易制定;指南(guideline)属于应当执行之列,不具有约束性;而可供选择的方案(option),则在 QA 中没有意义。目前除少数国家和地区订有监测的最低标准外,大多数国家仍以指南为多。Papper 认为,QA 这一领域是新的,监测和技术已相当好了,但 QA 的方法却是老的。QA 本身处于发展的关键时期。

1.2　麻醉危险性与患者结局

法国 Desmonts 介绍,与麻醉相关的死亡率是(0.05～2.20)/10000。英国的死亡率已从 1975 年的 2/10000 降到 1986 年的 0.15/10000;澳大利亚新南威士,20 世纪 60 年代的死亡率为 1.45/10000,70 年代为 0.87/10000,80 年代为 0.4/10000。美国在 2000 例麻醉失误中(1985),34% 是由于呼吸道管理困难(包括气管插管困难、反流误吸、上呼吸道梗阻等)引起的。对于流行病学研究存在的问题,Desmonts 认为主要有 3 点:一是缺乏统一性,故各国资料间的比较有一定困难;二是缺乏客观性;三是在研究设计上存在的问题。需要在今后的调查研究中加以改进。

Blery 对术前的常规检查在预测术后特定并发症中的价值进行评价。结果表明,20 岁以下有症状患者,X 线片提示有异常可能,影响麻醉或手术结果的仅占 1%～9%,而成人占

4%～40%。60 岁以上老人则占 43%～62%；但对无症状的患者，阳性率不到 2%。X 线检查正常与否，与麻醉中呼吸系统并发症的发生率也无明显关系，故认为术前胸片的价值尚不肯定。术前心电图价值主要在于检出陈旧心肌梗死或心律失常。在无症状的 40 岁以上患者，ECG 预测术后并发症的预测值（PPV）仅 4%。老年患者 PPV 可达 15%，腹内手术和血管大手术者，PPV 则分别为 15% 和 2%。关于出血危险，认为最可靠的仍是临床体检。活化部分凝血活酶时间（APTT）和凝血酶原时间以及出血时间对预测围术期出血的价值不肯定。对临床已确认有出血危险者，APTT 有一定意义。他认为找出 APTT 异常的原因要比异常结果本身更为重要。关于凝血危险，Blery 认为，遗传性高凝状态者要多于遗传性出血倾向者。围术期血栓形成的发生率远高于出血并发症。但尚无资料评价实验室检查如 APTT、ELT、TT、AT Ⅲ、PC、PS 等的预测价值（PP）。目前认为仅对 45 岁以下发生深静脉血栓者，需要做详尽的凝血功能检查。关于血红蛋白，仅对因宗教原因拒绝输血者有重要意义。一项针对 125 例此类患者的研究结果显示，Hb＞80g/L，手术失血＜500ml 者无手术死亡。另一项研究结果表明，ASA1～2 级者无 1 例 Hb＜90g/L。轻度贫血已不构成手术危险。在分析了各项检查的 PPV 后，Blery 认为建立在体检、病史、检查结果基础上的 ASA 评级，仍是估计术后并发症和术中危险性的最佳指标。过多的检查不仅增加开支、延长住院时间，还可导致对患者精神上的刺激，甚至有可能因假阳性而使医师做出错误的治疗决定。Blery 指出，应由麻醉医师根据体检结果和预定手术来决定最需要的项目，而大部分常规检查均可免去，且并不增加麻醉的危险性。

Givsold 介绍了他们设计新的麻醉记录单的思路：尽可能简洁以便于使用，尽可能详细以提供足够的信息。他们采用将 21 种常见并发症列于麻醉单上的做法，并按 1～4 级规定了严重等级，1 表示轻微的问题，3 表示严重的问题（难于处理或使患者状态恶化），2 介于 1 与 3 之间，而 4 则表示死亡。所有麻醉单均输入计算机存储。自 1985 年起，他们已输入 120000 例。发现，麻醉中的问题与 ASA 分级和年龄有密切关系。年龄在 20 岁以下和 40 岁以上的问题发生率均为 4.3%，而在 20～40 岁之间，则只有 1.3%～1.7% 的发生率。在所发生的问题中，绝大部分与呼吸系统有关。

Prys-Roberts 介绍了心血管和肺的危险因素。他在列举了各种可能的危险因素后，提出了处理麻醉险情的基本原则：首先要能识别问题之所在，然后尽最大限度降低问题的危险性，最后从根本上解决问题。

1.3　监测

Adams 指出麻醉医师已越来越多地依赖于现代化的监测设备。Dick 指出为使麻醉医师能长时间保持精力集中，必须改善他们的工作环境。在设计工作环境时应考虑下列因素。

（1）排除等长肌肉活动。

（2）优化工作姿势。

（3）最佳的设备视角。

（4）舒适的头部位置。

（5）手部有足够的活动空间。

在具体设计麻醉医师的工作环境时，应遵循下列标准：

（1）患者应随时处于整个手术活动的中心，患者的头部和手臂必须由麻醉医师管理。

（2）生命体征信号（如 ECG、SpO_2、$ETCO_2$ 等）必须安置于麻醉医师的最佳视角位置。

（3）所有监测和用药结果均需持续显示。

（4）急救所需设备（如呼吸囊、吸引装置等）必须显而易见且随手可用。

（5）报警信号应根据报警的严重程度而分为 3 级，即紧急、警告和注意，并易于识别。

（6）所有设备的安放均应遵循积木化原则。

（7）所有手术间（包括诱导室）设备的布置应统一。

Dick 指出，1988 年麻醉医师工作时间中的 25% 用于观察患者，10%～20% 用于记录。到 1990 年，记录时间仍占总的工作时间的 10%～20%，但观察患者和监护仪的时间却占 60%，因此必须考虑麻醉医师的工作环境。

Mogensen 介绍了肌松监测的必要性。根据一组患者调查，24% 的术后患者不能抬头 5s，42% 患者 TOFR<0.70。原因均为肌松药残余作用引起。32 例术后呼吸并发症患者有 6 例死于神经肌阻滞引起的呼吸不全，认为肌松监测对全麻患者是绝对必要的。Mogensen 重点介绍了双重爆发刺激（double burst stimulation，DBS）的临床意义。这种刺激方式包括两个 50Hz 的短强直刺激（BS），两个 burst 的间隔为 750ms，每个 burst 中的方波脉冲为 0.2ms。根据临床观察，在一个 DBS 的两个强直 burst 中，以每个 burst 含 3 个脉冲的形式，即 DBS3.3 的效果最好。对于未用肌松药的肌肉来说，其对 DBS3,3 的反应是两个短促的、长度相等的收缩。部分松弛的肌肉，其第二个反应比第一个要弱（即反应衰减）。实验证实，TOF 与 DBS3,3 有很好的相关性。在苏醒室和术后早期，肉眼观察肌肉对 DBS3,3 的反应的效果优于观察肌肉对 TOF 的反应。如果肌肉对 DBS3,3 没有反应衰减，就表明没有严重的神经肌肉的阻滞。

Foex 介绍了 Swan-Ganz 的插管指征，认为对有近期心肌梗死史、左心衰史、左室负荷过重、严重冠心病患者有意义。并介绍了多普勒肺动脉导管和经气管导管多普勒连续测定心排量技术，认为一旦技术取得突破，有可能引起一场类似脉搏血氧饱和度仪所带来的革命。

Schulte 介绍脑的监测，认为可常规应用的是 EEG、诱发电位（EP）、经颅诱发磁场反应（MEP）、经颅多普勒血流（TCD）、颅内压（ICP）及颈内静脉血氧饱和度（SpO_2）。但 EEG 的价值不肯定，认为 EP 有助于早期诊断脑缺血、缺氧和高碳酸血症，判断麻醉深浅，有可能成为麻醉

监测的重要部分。TCD 对颈动脉内膜剥离术和 CPB 时诊断脑缺血很有用。而 SpO_2 对脑外伤、脑水肿患者有重要意义。临床观察到，很多患者 SpO_2 正常，而 SpO_2 明显变化，是反映病情变化和预测结局的一个指标。

1.4　教学和训练（略）

1.5　标准与医学法律问题（略）

［本文原载于《国外医学·麻醉学与复苏分册》，1994，15（1）：47－49］

2 1995 年欧洲麻醉专题讨论会概况

1995 年 1 月 27～25 日,欧洲麻醉学会在瑞士首都伯尔尼召开了'95 欧洲第二届麻醉质量保证专题讨论会。会议的主题是麻醉研究的质量保证。与会代表 135 人。会议邀请了世界主要麻醉杂志的主编到会,重点讨论了 4 个问题:实验设计的质量保证、统计处理的质量保证、各麻醉杂志的办刊宗旨及主编们对研究质量和伦理学问题的个人观点。现将主要内容介绍如下。

2.1 实验设计的质量保证

实验设计是研究过程中最重要也是最困难的部分,其质量好坏直接关系到研究结果和论文能否发表。对此,Sykes 认为应从 5 个方面加以考虑:

首先是伦理学方面。由于生物学研究通常对被研究物体(人或动物)带来某种程度的损害,故要求实验设计应能通过各单位的伦理学审查。同时还应考虑研究的必要性、科学性、实用性和可行性等因素。

其次是实验方案。强调在设计方案时应有统计学家的参与,以协助确定样本数和统计方法等。第三是测定。需考虑给药后(或某种干预后)的测定间隔、范围、频度、精确度等因素。

第四是记录。应注意防止观察误差、系统误差和模数转换过程中造成的误差。

最后是结果的解释。需注意统计学意义和临床意义、结果的适当表达方式及选择参考文献。

关于如何确定临床研究目的,Escher 认为:首先应根据临床遇到的具体问题来决定。要求是独创的、有效的、有统计学意义的、可重复的,也即能改进对患者的治疗结果。其次是来自于深思熟虑后的灵感,即富有创造性和预见性。有了具体目的后,再进一步考虑可行性,是否具备研究条件? 是否能得到伦理委员会的批准? 最后考虑选择样本,是人体还是动物。对如何收集研究背景资料,Escher 介绍了应用 MEDLINE(美国国家医学图书馆的电脑化资料)的经验。通过 MEDILNE,除可以进行主题检索、作者检索和期刊检索外,还可利用主题词(MESHetrms)进行检索,这对麻醉医师更为方便。利用 MEDLINE 还可进行排序工作,如对某一研究课题按各杂志发表的论文数来排列顺序。此外,对科学引文索引(science citation index)的价值也做了介绍。

Jones 对如何设计实验方案进行了讨论。他认为,实验的主要目的是确定因果关系。一个方案好坏与否,主要看它能否阐明因果关系和排除误差与巧合(机遇)。在大多数情况下,盲法、随机、对照的研究是确定因果关系和排除误差的最佳方法。对于巧合则很难通过实验设计来排除,而需要用适当的统计方法来估计和定量。他特别强调了 I 型错误(指统计学无显著性差异而实际上有影响的结果)的意义,认为对某些不常发生的事件,应将概率的接受标准降为 $P < 0.01$ 而不是通常的 $P < 0.05$。他还指出,有两点是研究者应时刻注意的:一是因果关系经常是互为因果的,如异氟醚与心肌缺血的关系,因异氟醚有扩血管作用而被广泛

用于冠心病患者的麻醉,故围术期发生心肌缺血的报告也比其他麻醉药物多,而由此得出异氟醚导致心肌缺血的结论则是不恰当的;二是因与果可能都与另外的因素有关。如手术室内工作的女性有较高的流产发生率,曾被解释为与麻醉气体的污染有关,而实际上更可能是应激所致。

在这个专题的最后,Stansiky 展望了 2000 年的麻醉学研究。他指出,从 20 世纪 50 年代到 70 年代,麻醉的研究集中在整体和器官水平上的生理学和药理学研究,特别是在心血管和呼吸系统方面。80 年代开始深入到分子水平,包括通道和受体蛋白,主要集中在现代麻醉药的开发和研究,麻醉对中枢神经系统的作用以及麻醉的质量保证。进入 90 年代后,开始出现用分子生物学和遗传学技术研究麻醉。今后的研究趋势是:

(1)用分子生物学和遗传学的理论、技术和方法,解释麻醉药的作用、不良反应和相互作用。阐明麻醉药产生从镇痛到麻醉作用的部位和机制。

(2)解决临床上仍未解决的问题:包括阻滞麻醉作用不全的机理及改进措施;麻醉知晓的监测与避免,麻醉意外的预测与防止等。

(3)强调对重点课题应进行多单位的联合研究。

2.2　统计处理的质量保证

在这一专题里,Seifert 等介绍了医学论文中的统计问题。主要是统计方法选择不当和有过分强调统计学显著意义的倾向。认为与大多数医生的统计学知识贫乏有关。一项针对 250 位医师进行的调查结果显示,有近 60% 的医师不能正确解释 P 值的意义,有 25% 的医师看不懂统计结果。此外,随着医学的不断进步,医学论文中使用的统计学方法也越来越复杂。t 检验和方差分析仍在广泛使用,但有 20% 的论文使用了一般医师难以掌握的统计方法。因此强调了统计学专家参与的重要性。

Abt 以一项具体实验设计为例,说明不正确的统计方法可以产生错误的结论,特别是对某些既不能定量又不是计数资料的结果,用 t 检验进行统计学处理时更应当心。

Maraziz 介绍了用计算机软件对资料进行处理的新方法:①自引导程序(boots tarp),主要用来估计分布概率;②健壮程序(robust),用以给出稳定的结果;③非参数自引导程序(nonparametrc bootstrap),用来避免模型的僵硬。通过计算机上千次的运算(computational approaehes),可以避免资料中个别离散度较大的数据对整体趋势的干扰,从而得出正确的结论。

2.3　各麻醉杂志的办刊宗旨

(1)北欧麻醉杂志(*Aeta Anaesthesiologica Sandinavica*)主编 Gisvold 称该杂志的宗旨是给研究者以帮助,使读者满意,推动科学的发展。该杂志发表的内容包括麻醉学、重症监测与治疗、急救医学及疼痛治疗。50% 的论文中来自世界各地,他称该杂志的方针是进一步国际化,欢迎各国麻醉学家投稿。他也接受肯定别人结果的论文,只要结果重要,麻醉医师感兴趣就可以。关于刊物的质量,他认为近年来的质量标准已经降低,因为有了更多的杂志可供发表论文,公众也要求更快地得到信息。对研究人员来说则压力更大,因为人们通常以发表的论文数量来评价一个研究者的水平,这导致了大量的重复工作,在作者方面有两个问题,一是很多不够资格的人在作者栏中署名,另一是著名的专家将他们的名字借给青年医师，帮助他们发表论文。因此，编辑部要求每个研究者必须签名并提供履历，同时要求专家必须在仔细阅读和修改稿件后再署名。对于增刊，他认为是期刊得到企业资助的机会，但可能导致论文质量的降低。最后他谈到了电子出版物（*Atomization*）对期刊的压力，认为需要各方合作，以创造一个正常的电子化市场来控制论文的买卖。

（2）美国麻醉与镇痛（*Aensth Aanlg*）杂志主编 Miller 称，该杂志的宗旨是反映世界麻醉与镇痛研究的现状与全貌。为保证质量，他将杂志按专科分栏（如心血管麻醉、小儿麻醉等），目的是减少专科杂志的大量涌现和降低主编个人的重要性。对于 21 世纪的展望，认为电子出版物对专业期刊是巨大的压力不可忽视。

（3）美国麻醉学杂志（*Anesthesiology*）主编 Saldman 称，那些既有最佳研究结果，又令麻醉医师感兴趣或与麻醉学发展有关的论文，是该刊所欢迎的。他介绍了近年来论文的发表率，大体上临床文章有 1/3 可以发表、研究论文有 1/2 可以发表、个案报道只有 1/4～1/5 可以发表。对于论著，他希望是新的、与众不同的，不欢迎肯定别人结果的论文（与北欧麻醉杂志不同）。对于个案，要求是新技术、新方法、新病种。对于综述，要求用近 5～10 年的文章写成。对于通信栏，则发表三方面内容：①对已发表的论文提出商榷；②器械方面的故障；③简要介绍新技术或新设备。

（4）德国麻醉医师杂志（*Der Anasthesist*）主编 Doenicke 介绍了该杂志的历史。该杂志由奥地利、瑞士和德国的麻醉学会创办，已有 4 年的历史。直到 1981 年，一直用英文发表论文。后来认为应该有用德语发表论文的园地，遂改为用德文。其文章发表率为 60%～70%。几乎所有的论文均经过退修过程。为引起英语读者的注意，自 1987 年开始，该杂志增加了详细的英文摘要，其结果是论文引用率得以提高。该杂志欢迎论著，也欢迎综述和供继续教育的文章。

（5）法国麻醉与复苏（*Annales Franeaisesd's Anesthesie et de Reanimation*，*AFAR*）主编 Oteni 介绍称，该刊创办于 1935 年，为双月刊，主要流通于法语国家。其办刊宗旨是发表高质量的论文，每月至少有一篇教育或综述性文章训练年青的作者。每篇论文均经三位麻醉专家和一位统计学家审修。退稿率为 25%。他认为该刊的主要缺点是因语言障碍引起的论文引用率较低。

（6）英国麻醉杂志（*British J of Anaesthesia*）主编 Smith 称，他作为主编的梦想是：杂志要与众不同，能反映最新进展，对不同观点有高度的相容性；具有高质量而为读者所欢迎；能在世界范围发行，最低程度的编辑工作。他认为期刊对作者的吸引力在于发表的速度。对于审阅者的要求是敏感（能感受最新进展）和公正（不因文章观点与己不同而不采用）。评阅详细，对作者有帮助。

（7）欧洲麻醉学杂志（*the European Journal of Anesthesiology*）前主编 Viekers 称该杂志的目标是：①采取各种措施尽可能提高麻醉学的科学标准；②鼓励和指导麻醉学的研究。由于欧洲国家有不同的语言，所以该杂志有一批英国责任编辑，对所有被采纳的论文进行改写。

2.4 主编们对质量和伦理学的个人观点

首先由 Miller 介绍怎样保证质量。他认为应制止杂志的大量涌现，以减少低水平论文的发表机会和高水平论文被一般论文所"稀释"。对于论文的质量，则需要从下面几个方面加以检查：

（1）课题是否值得研究？能否改进患者的治疗和护理？新的理论能否建立？是否是"肯定性"论文或"八股式"论文？

（2）是否采用了最新、最好的方法？

（3）数据是怎样进行统计学处理的？是否支持结论？

（4）讨论是否对以往工作做了科学分析？是否指出了自己的弱点和长处？

（5）是否遵守了"投稿须知"？对于杂志而言，每篇论文至少应有两位审稿人。一位是与课题有关的专家，以保证对该论文有正确的评价；另一位则应有广泛的知识面，以避免前一位的眼光过于狭窄。

Gisvold 提出了几个问题：一是以论文数量来评价研究者的水平是否合理？他引用了英国医学杂志（*British Medical Journal*）编者按中的一段话："我们需要少一些'研究'，而代之以更好的、有正当理由的研究。现在应当是放弃用论文发表的数量来评价能力的时候了"。二是论文引用频率能否反映质量？他认为被引用频率只反映论文在科学市场上的影响，而论文的质量则是另一回事。关于论文被引用率，认为争论性引用、自我引用及时间-窗口效应（指发表后 $1\sim2$ 年内引用率最高）和领域效应（指研究领域的大小）是重要的影响因素。

Smith 分析了作者最常见的错误是不遵守"投稿须知"。在研究方面的问题包括课题缺乏独创性，肯定性论文偏多，伦理学方面有问题，动物未能适当麻醉；实验设计不平行，没有随机化处理；统计方法不正确，结果不可靠。在文体方面的问题包括引言过长，形同综述；方法等描述过细；结果中包括方法、资料重复，尤其是以图表的重复最常见，以及讨论过长，重复引言，或将讨论写成另一篇综述。

Vickers 重点分析了怎样避免数据表达上的错误，他认为关键在写论文的时候要想到读者。如果是给一般读者看的，那么应当有一个简洁明了的引言，给出有显著意义的结果，表达一个清楚的中心意思。但如果写给研究人员看，就应该详细准确地描述方法，提供精确的研究结果，讨论事物为什么不是想象的那样。数据表达中最常见的错误是表格设计不当、空洞无物、占据过多篇幅。认为只要是能用文字表达的数据，就应当把表格删去。

Saidman 介绍了如何处理作者、审稿人和编者之间的矛盾。最常见的问题是对统计结果的解释上不一致。他主要请统计学家帮忙，但主编是最终裁决人。主编也难以判断的论文，则请第三位审稿人判断。有时作者坚持自己的意见，则需要再请另外的审稿人判断。他对有些代表提出的因审稿人不懂而退稿的问题抱有同感，并列举关于三羧酸循环的重要论文被自然杂志（*Nature*）退稿及科学杂志（*Science*）拒绝刊登放射免疫方法的论文为例，说明目前的审稿制度仍是有缺陷的。

Otteni 就怎样识别不符合伦理学标准的论文提出了几点意见：①患者安全是否得到保证？②该实验数据是否已在其他杂志上发表？③对上述两点有疑问时，应要求作者提供所在单位伦理委员会的批准证明和患者签名。有时还应提供患者拒绝参加研究的比率。即使如此，有时也很难判断某篇论文是否完全符合伦理学标准。

关于如何防止研究和论文中的作伪行为，Miller 引述 Nigg 等的看法指出，作伪行为包括对引用材料不表示感谢，复制已发表的论文以及对数据进行剽窃或拼凑等。严格审稿是防止作伪行为的传统方法。通过计算机检索系统可比以往更容易发现作伪行为。审稿人经常阅读有关文献也是重要的措施。

　　Smith 就一稿两投的问题发表了看法。认为由于作者面临着巨大的学术压力,即单位要求多发表论文,并以第一作者的论文数量作为晋升职称和评奖的依据,因此产生一稿两投甚至多投,或者是将数据、结论改头换面,投向不同杂志等不良行为。对如何防止一稿两投,他认为关键在于科主任。科主任应审查本单位的所有投稿论文并签署意见。至于作者,则只能凭良心办事,遵守规则。从编辑制度上来说,应要求论文有每位作者的亲笔签名,对可疑论文,应向作者提出质疑。

　　Saldman 就如何防止因接受药品生产厂家资助而导致的倾向性结果发表了看法。他认为,随着科研经费的减少,研究者要求厂家的资助是不可避免的,这种做法也被实践证明是有效的,并产生了很多重要的结果。与此同时,这种资助很容易产生实验误差或低质量的研究结果。为防止这些倾向,他提出下述建议:避免从一个厂家得到反复资助;避免接受礼物、招待、赞助;避免接受来路不明的资助;避免进行单一剂量、无对照、非盲法、不随机以及别人已进行过的研究;避免参加不能发表阴性结果或负面结果的多单位研究;避免参加某种产品的讨论会。他强调指出对研究者来说,最关键的是要避免出卖自己的名誉。

［本文原载于《国外医学·麻醉学与复苏分册》,1995,16(4):245－249］

3 中华医学会麻醉学分会第十届委员会工作计划的报告

2010年1月30日,中华医学会麻醉学分会在上海召开了第十届第二次全体委员会议,全体委员、青年委员以及到会嘉宾、领导共130多人。会议上主任委员于布为教授做了十届委员会工作计划的报告。

第一部分 工作计划

我今天是向各位汇报一下本届委员会的工作计划。首先重点讲一下我们对我们自己这个学科的定位,或者按国外公司的讲法,就是愿景。我们提出,要通过3～5年的建设,使麻醉学科成为:推动"舒适化医疗"的主导学科,保障医疗安全的关键学科,提高医院工作效率的枢纽学科,协调各科关系的中心学科,以及为社会所熟知和认可的重点学科。一个学科的发展,首先必须有其市场。过去麻醉学科不受重视,是因为中国经济不发达,中国没有充足的经费来满足医疗的需要。它只能为人民群众提供最低限度的或者说是最基本的医疗服务。比如小儿的扁桃体挤切术、年轻女性的人工流产术,基本上是从人体活生生地挖出块肉来,非常痛苦。再比如胃肠镜检查等,都是在没有麻醉、镇痛或镇静技术下进行的。随着国民经济的不断发展,人民群众对医疗服务的要求也在不断提高。在基本满足了医疗服务的基本要求(即诊断的准确性和医疗处置过程的安全性和有效性)后,它自然会追求更高层次的服务,也就是对就医全过程有尊严、舒适化的需求。人对舒适的要求,取决于心理和生理两个层面。医疗服务的舒适化,在心理层面,就是患者感受到有尊严,受尊重。它主要取决于提供医疗服务的工作人员对患者的态度和服务水平,以及患者所处的就医环境。而生理层面,就是医疗服务全过程的无痛苦(低层次需求)和舒适(高层次需求)。坦率地讲,人对生理需求的忍耐力要远远低于对心理需求的忍耐力。人可以不听音乐,但不能不吃饭、不喝水。人可以忍耐粗暴的服务态度,但很难忍耐开刀不给麻醉的痛苦。所以,随着国民经济的不断发展,医疗市场对舒适化的需求会越来越高,而能满足这个市场需要的,就是我们麻醉学科。大家可以从每天不断增加的门诊无痛胃肠镜检查和无痛人流的数量上就可以看到这一点。这就是社会、医疗市场提供给我们这个学科的历史性机遇。今后的医疗服务,毫无疑问会向舒适化的方向来发展,而这方面的发展,麻醉科毫无疑问是主导学科。也就是说,通过我们麻醉专有的技术和我们使用的这些特殊的药品所提供的无痛服务,使患者得到生理和心理的愉悦、舒适。显然,这只有麻醉科可以做这件事。所以我们要大力宣传这种观念,除了学会在新闻媒体宣传外,也希望各位委员向所在单位、当地领导和群众进行宣传。特别是各省的主任委员,要带头在全省范围内宣传这种概念,就是今后医疗的发展方向一定是舒适化的方向。我们可以从每天不断增多的无痛胃肠镜检查、无痛人流、无痛膀胱镜、无痛分娩等来证明这一点。如果我们把所有这些都做起来的话,我们这个学科在医院里无疑将是有地位的学科。某医药公司的老总曾跟我说,你们麻醉科在医院怎么会有地位呀?你产值不够。人家肿瘤科有地位是因为产值多。我说你大概没有想到我们麻醉科产值有一天是会超过肿瘤科的,因为过去肿瘤科有的药一支几千元钱,我们现在也有新药上市,两千块钱一支的。也就是逆转肌肉松弛药作用的环糊精。常规应用肯定是不太现实的。但如果作为急救药,在插管不成的情况下,花两千块钱救一命,也还是非常值得的。再加上舒适化医疗所带来的麻醉市场的扩大,麻醉科对医院的贡献也会逐步增长,甚至成为医院的主要盈利科室。所以,医疗今后的发展就是舒适医疗,那么这个主导学科,麻醉科是当仁不让的,这是其他学科想做而没有能力做的,只有麻醉科有这个能力,有这个经验,有这个技术,有理论、有方法、有药物。所以我们必须抓住这个关键。

第二就是保障医疗安全的关键学科。我很遗憾今天卫生部医政司的赵司长和李大川处长因为公务没有能出席我们的会议,虽然我们很早就发出了邀请。我们应该让卫生部和学会的领导明白,麻醉学科既是一个历史上的高危学科,同时又因为它的高危,使得我们的麻醉科医师在所有医务人员里面,是具有最全面的抢救技能、知识、经验、理论、方法的医师。讲到急危重症患者的抢救,急诊科怎么好与我们比呢? ICU 怎么好与我们比呢? 不好比的!你可以讲他们发表的 SCI 的论文,但是真正急救的技能、知识和抢救的有效性,那是肯定比不过麻醉科的。这一点我们应该有非常好的自信。然后,在我们解决了自身的安全性以后,我们应该主动地承担起保障全院医疗安全的、最后的"守门员"这样位置的学科责任。我们想一下,报纸上讲得沸沸扬扬的几个重大的医疗事件,如果我们麻醉科医师能及时地到场进行抢救,并把患者抢救过来,是不会有这么大的社会反响的。所以,我个人认为,我们这个学科应该追求成为全行业的安全保障学科。这是我们的责任所在,也是我们争取这个学科在整个医疗行业重要地位的关键所在。

第三,提高医院工作效率的枢纽学科。过去我们的医疗改革,主要是靠"以药养医"的政策来维持的,政府的投入已经降到微不足道了。我们想一想,我不知道其他医院的情况,就上海而言,上海每年对瑞金医院投入 4 千万元人民币的人员费用,而医院有 3800 多个员工,大概就是年人均一万块钱。还比不上大卖场收银员一年的收入,这就是政府给医院的投入。其他的部分呢,无论是通过医保的形式也好,其他形式也好,各方面、社会各个阶层也好,主要是靠药品的批零差价来弥补,当然也包括医疗服务的盈利。但是,药品批零差价越来越少,今后几乎就没有了。从今年开始,医药的批零差价将逐步取消,那么,医院的效益从哪里来? 今后医院的效益必须从手术、检查、介入等一系列的医疗活动里来,从医务人员的劳动价值来体现,而所有这一切,都离不开麻醉学科的工作。所以我们会逐步成为提高医院工作效率的枢纽学科。我在我们今年的新年献词里写过,就是,下一轮的医院竞争,人才也好、什么也好,前提是效益的竞争。谁有了效益,你可以重金,花两百万聘一个长江学者。你需要SCI 论文,他有几十篇,你把他买过来就可以了。是一样的道理。所以,我们要认清,今后的医疗发展趋势所带给我们这个学科的机遇。我们会成为提高医院工作效率的枢纽学科。也是我们向医院领导要求设备、人员的理由。你逐步扩充,然后你逐步为医院做出更大贡献、在医院的分量越来越重,你的发言权就会越来越多。

第四是协调各科关系的中心学科。我们过去的院长,大都是从大外科或者少部分从大内科里出来,这种权力的集中和人性的弱点使得他一定会偏向自己的学科。只有麻醉学科(我不是说当院长),可以有效协调各科关系,因为我们本身就是一个公共服务平台。我们可以更公平地分配手术资源就可以证明这一点。我在上海参观过一个医院,它有一个院士,他有专门的手术间,非常现代化。可是院士会议很多,院士一去开会,这个手术间就关着。其他几个科室的医师都挤在拥挤不堪、破烂不堪的手术间里工作。他的现代化手术间就关着,哪天他高兴来开刀他就来开刀。这是很奇怪的现象,可是这个奇怪现象就发生在某个还不是很偏僻落后的地方。这个现象我相信今后会改变,是因为今后社会压力会逐渐增大,那么在这方面,麻醉学科可以发挥很好的、协调关系的作用。

最后,是为社会所熟知和认可的重点学科。我们这个学科,社会还不熟知、不认可。国家基金委原来是生命科学部,由于医学的分量越来越多,划出一个"医学科学部"。在生命科学部的时候,麻醉还有一个学科存在,在临床八处。划归了医学科学部以后,按系统重新划分,麻醉没有了。所以今年的基金申请,将是对于我们学科水平的实际考验。如果我们能够拿到比去年更多的基金,国家基金委就不再改了,他觉得你们有能力。因为你在和内科、和搞基础的去竞争。你搞神经、搞认知,你就要跟神经科学、精神学科去竞争,跟搞基础的生理所、脑所去竞争。你搞心肌的保护,你就要去跟循环系统和心内科去竞争。是这样的一种关系,就是我们有没有能力去竞争得过他们。结果说不好,是百分之五十的可能性。如果没有这种能力,或者我们从九十几项自然基金降回到二十项,国家基金委承诺可以改变。所以我们的地位大家可以知道,碰到关键的时候,你究竟是个什么地位。

第二部分　工作设想

接下来讲一下我们的工作设想。我起了很多名字,大家不要看名字,大家只要看计划就可以了。学会的组织架构、学科的基本家底、大规模培训科主任、培养学科的高端人才、推动各地分会网站建设、编纂各地/全国的麻醉发展史、修订完善已有的指南和专家共识、然后积极开展对外交流、开展华人圈的麻醉学交流、开展政府媒体公司的公关、然后杂志与学会出版物的管理、亚专科的建设还有论文基金、大样本的多中心研究、最后是学科发展战略前沿的调研。

(1)完善学会的组织架构。不是讲前几任主任委员这方面做得不够,是因为我们过去一直强调医学会是一个学术组织、学术团体。可是我们现在应该认识到,我们既是学术团体,同时我们又是一个学科的领导实体。我们应该把它作为一个学科的中枢来完善它的组织架构,就是通过我们的建设,今后形成一个个固定的工作小组,然后去有连续性地保证学会的工作而不因更换学会的主任委员来改变。所以我们还将设立一个上海办公中心,今后这个中心可能就要挪到成都,再以后再挪到北京或者哪里。

完善学科组织架构的第二点是我们要成立更多的专科学组。

第三点比较重要,就是我们要成立相对应的工作小组。不是主任委员、副主任委员全面的什么都抓,而是把一项项的具体工作分给各个工作小组,主任委员、相应的副主任委员只起监督作用和确立方向的作用。学科最后的决策当然是领导机构来做。但是要有相应的小组处理相应的事务。然后建立、完善学组和工作小组的汇报制度。大家可以看到这次,我们邀请了所有的学组组长就自己学组的工作做一个汇报。这是我们寻求改变的一部分。

(2)摸清学科的基本家底。这个工作实际上以前也做过,特别是在李树人主任在任期间。是由贝朗公司协助做的,但是没有做完全。所以这次我们下定决心,要拿出确切的基本数据,就是我们认定学会必须有我们自己的基本数据。我们要知道我们自己哪里长得好看,哪里长得不好看,我们连好看不好看在哪都不知道就往自己脸上抹粉,那不是要抹错地方吗?所以在我们向领导申请、向卫生部提出我们的申诉以前,我们必须有自己的基本数据。到目前为止,按照送来的先后,有下面这些地方学会已经完成了这项工作,他们是天津、内蒙古、四川、新疆、甘肃、浙江、吉林、解放军、重庆,已经完成这项工作了。我希望在座的各省的主任委员能在我们学会要求的时间,也就是二月底,把这个工作做完。已经完成的应该提出表扬。没有完成的希望大家抓紧。第二,我们要以这次调查的结果为基础,等一会儿我们同济医学院的方教授会给大家报告一下抽样调查的初步结果,就是卫生部委托医学会,再委托麻醉学会和麻醉医师分会,再委托武汉华中科技大学公共管理学院所做的一个抽样调查。他们所做的抽样调查和我们做的有点区别。但是已经可以看出我们学科的一些大的问题所在,来确定我们下一步的工作方向。

(3)我们要开展大规模的县级医院的麻醉科主任培训。为什么要做这一点? 就是刘进教授所倡导的住院医师规范化培训已经得到国家认可。已经在全国范围内推广。那就不是我们学会要大力推动去做的事情了,因为有卫生厅、卫生局的科教处来负责,在各地已经开始展开,北京、上海都已经成为一种固定的模式。我想这是我们麻醉学科率先提倡、然后在全国其他学科推广的第一项活动,是一项非常值得自豪的工作。但就目前的形势而言,安全问题还是比较多地出现在县级及其以下医院。就是它基本的人员培训、基本的麻醉设备甚至包括麻醉方法,还是停留在比较陈旧的阶段。所以我们要做这项工作。力争使麻醉安全水平在短期内上一个台阶。我们的主要内容,我看刘进教授的"培训规范"已经在《驼人报》上登了,已经作为"试点"来办。主要是开拓思路、开阔眼界、更新观念、更新技术,重点是围绕医疗安全展开。我们计划每年培训1000名科主任,然后通过3~6年的努力,使全国的县级医院主任轮训一遍,这是一个应急的措施,但是我觉得还是有必要去做的。

(4)就是我们要从现在开始,学会有计划地培养学科的高端人才(实际各地的麻醉科主任都在做这项工作,包括送人员出国)。但是我们学会,要通过我们的选拔途径,来选拔一批博士毕业生,已经拿到博士学位的,然后有比较好的外语基础,到国外顶级实验室去工作。目的是5~10年以后,中国麻醉界有一批人熟悉西方的游戏规则,有良好的口头交流能力,可以代表中国向新的高度迈进。

(5)加快网络化建设。昨天麦迪斯顿来讲,他们愿意出全额来协助各地学会去做。当然具体方式我是给它建议,当然我没来得及跟全体常委、其他麻醉医师协会的几位会长来交换意见,因为是吃饭前临时讲的。我是觉得有人愿意出钱也是好事,所以中午吃饭前请各省市的主任委员留一下,给他们留一个通讯方式。他们会来和大家协调建立麻醉网站的事。我们希望两年内实现全国联网。同时,这个网他们提出做教学和科主任的远程培训。我们同意。我还建议在我们完成全国联网以后,我们将开放英、法、日、德、西文的网站。把中华麻醉学会真正办成一个国际化的学术团体。

(6)我们做一个"寻根计划"。就是中华麻醉史的编纂工作。为什么想到这一点? 是在去年的年会上,我们注意到中国麻醉创业专家只剩下谢老一位,其他都已经过世了。如果我们再不抓紧去做这件事,我们的第二代专家也会不断减少。所以我们要抓紧时间来抢救遗产,来编纂中华麻醉史。山东省麻醉学会做了一本,大家可以参照。然后在这个基础上写中华麻醉史。麻醉学分会来写几位创业人的传记,当然是由各所在单位来供稿,然后我们来统稿,编成一本中华麻醉名人传略。同时鼓励各地编纂各地的名人录。英国人写过一本书,《麻醉史上值得记住的人》,作一些特殊的发明、贡献都可以编入。这样做是需要的。

第三部分　指　南

然后是指南。上届主任委员吴新民主任带领大家全面制定了大概18项指南和专家共识。我们有必要修订完善并把专家共识逐步过渡为指南。先易后难，不可能全都做，但是要一个一个做起来。并制订、发行简明扼要的"快捷指南"，编成一本小册子的形式。使得麻醉科医师在关键的时刻能够随时翻得出来，能够不违反我们现有共识的原则，然后能有效地抢救患者，指导麻醉。我们要建立修订工作制度，每届委员会修订一次。最后还有我们要继续宣讲。以前是和费森公司合作，今后要和哪家公司合作我们再商量。

第四部分　对外交往

关于对外交往，我们确立的交往的基本原则是"双边、对等"。过去我们都是单向的，我们请国际上一些大牌、中牌甚至小牌、无牌的人，都请来。请多了以后，就感觉不那么新鲜了。随着中国麻醉的不断发展，我们会慢慢认识到，我们请来讲的，多是一些大家都知道的东西，变成了一个专业英语听力训练课，听他一个小时的专业英语。这不是我们要的。我们今后的基本原则是"双边、对等"。什么叫"双边、对等"？我们已经在几个周边的学会做了良好的尝试，比如和日本、韩国、中国香港、中国台湾地区和新加坡的麻醉学会。今后就是我们邀请他来，他一定要邀请中国的学者去。用这样的方式把中国的学者带到国际舞台。当然，我们要继续巩固已有的与各个国际学术组织以及各国学会以及协会的学术联系，但是我们要一个一个谈，一个一个地建立这种对等的双边联系。我们在座的委员、青年委员，都是麻醉界的佼佼者，然后才能进到这个圈子里来，应该想到自己肩负的责任。除了有责任有义务学习以外，还要弘扬、宣传中国麻醉学者所取得的成绩。我们不能永远只是学习。我们一定要把我们自己工作的一些经验、体会、研究成果拿到国际上去，不怕亮丑。你开始去时他们一定会挑三拣四的，在这个过程中，大家是互相学习、互相进步的过程。所以我们要双边对等。然后我们这一届准备与欧洲麻醉学会建立一个学术联系，同时与美国麻醉医师学会建立我们的官方学术联系。就是更紧密的联系，而不是像现在这样相互开开会。我们要更紧密的联系甚至双边的中美医学交流。现在都是民间的，比如北医—哈佛，比如协和—克里夫兰，是民间的。我们要有学会对学会的紧密联系。在国外，华人麻醉圈的人数也很多，而且很多人热情很高。他们都本着对国家建设出力、报效祖国的想法。这个首先要肯定。但是在这个交流工作中，我们必须确立我们自身的学术主导地位。在这个基础上，加强与中国台湾、香港、澳门以及新加坡麻醉学会的联系合作。加强与美国华人麻醉医师协会的联系与合作。我们计划在明年召开一次首届全球华人麻醉科医师的研讨会。来加强与这部分人的联系。我相信这对我们的工作会是有益的。

第五部分　公　关

接下来谈谈公关。我们应该在各个层面，扩大麻醉学科的影响力。所以我希望在今年3月30号，"美国国家医师节"的日子，围绕这一天，全国各地的主任委员、在座的各位委员、青年委员都写上一两篇科普的文章。为什么美国要选这一天做医师节？纪念什么？是纪念在历史上的那一天实施第一例乙醚麻醉的人Long。由他的家乡发起，经过美国议会通过，最后是老布什总统批准，成为美国的National Doctor's Day。这不是很长的历史，我们专门查了维基百科。围绕这个要做一些工作。要宣传一下美国的著名的麻醉科医师。比如宣传给每一个人出生状态评分的 Apgar 医师，宣传她作为产科麻醉医师对人类的贡献。再比如 Bonica 医师，作为疼痛医学创始人的地位，要把这些工作做起来。同时我们要宣传一下已经去世的第一代麻醉学科创始人对中国麻醉发展所做的历史功绩。围绕这　天来做　些文章，来扩大我们的社会影响。在公司层面，我们希望公司能积极参与。当然这里面有很多问题。公司呢，有钱，但是出了钱以后就很想支配一切。学会在这里面要保持我们自主。这个怎样能做好，我也坦率地提出来，希望能听到大家的建议。

第六部分　杂志与出版物的管理

我个人认为，各个杂志与出版物都是学会主导的产物。你不能说编辑部不听学会的，或者说自己另搞一套。因为我们的某些杂志社领导总是宣传杂志是不归医学会管的，是归杂志社管的。我有些不以为然。你的杂志，难道是找了社会上一堆闲人办的？不是学会的专家组成的编辑部？所以，还是不能极端化。我个人认为，如果这个杂志，还想有生命力，还想更好地发展，是离不开在座各位专家的支持的。那么由于有各位专家的支持，就应该接受学会的一些大的方向的指导。学会当然不会具体去管，但是大的方向性的东西要去讲一讲。我们现在的刊物，等一下几个编辑部领导都会去做汇报。要想一想在电子数字化时代怎么样去竞争的问题，怎么样去生存的问题。但是学会有一点是要有要求的，那就是各个杂志自己必须制定各自的努力方向和奋斗目标。我看了一下中华医学会排的刊物排名，我们的《中华麻醉学杂志》大概排在中间四十几位，另外几个排在七十几和八十几。排名应该往上提升。我们应该想办法，怎么样使麻醉学的杂志成为 SCI、Medline 的收录期刊。要有具体的时间表。你只有定了时间表，才能努力地想去做这件事。天天自然地往上走，这个是有问题的。另外，我们还是要防止明显的学术不端。我曾看到有人胆子大到居然把几年前发表过的文章，重新打一遍、重新影印一遍又投过来。这实在是有些太过分了。

第七部分　亚专科的建设：疼痛、ICU 两个亚专科

我们在徐州已经讨论过疼痛的问题了。大家的一致意见是，不能放而只能抓。ICU 我们也会找时间来开这个会。放掉，麻醉就什么都没了。抓，怎么样来抓？我们怎么样来加强对这个学组的领导？学组是代表学会去参加和对方的合作的。但是和对方学会的合作一定是要学会级的人来做。第二就是强调保障这个学科整体利益的基础上的合作，大家互相有利共同发展，我们就合作；你的合作是不断挖麻醉科的墙角，这个合作不做也罢。为什么要低三下四去做？没有必要。要做是大家定好协议来做。然后我们再去合作，那叫合作。如果不是这样，那就不是合作。我跟他们很明确的讲，我说我要合作，但我要和你们谈好条件，我们互相承认，互相支持，互不挖墙脚，这个基础上才叫合作。

我们要编写各项指南与培训的教材。然后扩大到各个专科学组的工作。

第八部分　SCI 基金和多中心大样本临床研究

关于 SCI 基金和多中心大样本临床研究，中国这几年做了很多工作，但是由学会牵头的还刚刚在做，成果还没有出来。我们希望今后推动 SCI 论文的写作培训，其他学科都在做，我们也要与公司合作，来推动这件事。然后我们在适当的时机，我们要召开中外麻醉学杂志

的主编峰会。我们要把主要的麻醉学相关杂志的主编请到一起,利用全国年会的时机,来给大家谈一谈每一个杂志它的投稿方向是什么?它愿意接受哪一类的文章。上次 Schafer 到上海的松江,我想大部分人都参加了,他很直言不讳,讲他喜欢哪个不喜欢哪个。我们也希望把各个层次的、不同影响因子的杂志的主编都请来。然后我们举办优秀 SCI 论文的评选。这个要继续下去,还要做好统计工作。我们中国麻醉从有这个专科存在到现在,一共在国外有多少文章?凡是标麻醉科为作者单位的文章都要列出来,把这个工作做好。我们研究生人才的培养,尤其是我们这个学科在国家基金委都被取消的情况下我们怎么样来继续申请基金?今年是来不及了,但是我们今年要请他们来听听我们的意见,为明年来做准备。然后怎么样来申请重大课题?学会是要出面组织公关的。如果下面的人有能力提出这个,希望学会帮忙,学会愿意提供协助。然后我们每年组织两项大样本多中心研究。每项 30 万元,希望大家提出好的研究课题,经过常委讨论以后确定,然后我们就开始做下去。

第九部分　学科发展的战略调研

最后一个是学科发展的战略调研。我们这个学科很多年没有认真做学科发展方向的调研。国家是有的,为什么有 863、973 这些计划?就是把握一些苗头的东西,然后由一些比较活跃的专家组成专门的工作小组,来研讨学科发展的前景,编制学科发展的战略方向的报告。我们现在做的调查也是为了这个做准备。在摸清家底的基础上,我们近期基层医院应该做什么事情?高端的医院做什么事情?有很好研究基础的医院应该追踪国际上哪些重要的科研发展方向?甚至比如自动麻醉系统今后一旦商业化,获得批准应用,对我们这个学科会有哪些冲击,都应该是我们考虑的。在这个基础上,我们甚至可以成立相关课题协作组。比如大家研究方向比较一致的,然后开展重大项目基金的申请工作,做重大课题的公关工作。

第十部分　麻醉学科更名

然后还有一个,探讨麻醉学科更改名称的问题。麻醉科这个名称肯定不太适合现在历史发展的要求了。我在丁香园上回答网友提问的时候讲,上海第九人民医院的麻醉科发展很不错,有麻醉前门诊、麻醉准备室、诱导室、恢复室、ICU,然后还有疼痛门诊。除了疼痛科病房还没有外,基本都全了。只是有一个很烂的名字,叫"手术麻醉科"。我说你这个科什么都好,只是名字不好。手麻科,难道还有脚麻科?昨天我都讲过了,不好。所以我们应该把麻醉科更改名称的事情提到议事日程上来。

最后讲一下,团结是我们这个学科发展的最根本保证。中国麻醉学科走过了辉煌的 60 年,我们去想一想当年创业的那一代人是多么辛苦。最近我去了徐州医学院,看了一下曾老当时实验室的照片,破破烂烂的像现在的机房,到现在真的是很辉煌。但是我们走到了历史的分岔路口,我们面临巨大的挑战。如果我们不想放弃疼痛、ICU 这两个亚专科,我们必须拿出我们有效的措施。所以,在座的各位是肩负着承前启后、继往开来的历史重任坐到这里来的,理应为学科的腾飞贡献自己的力量,为学科今后的发展打下良好的基础。我很满意我们这一次绝大部分人,除了个别的因为各种公务、各种健康原因请假,其他的都来了。是大家关心这个学科的表现。我希望我们携手并肩,来共同开创学科发展的美好未来。

谢谢各位!

(本文原载于丁香园,2010.3.7)

下篇　辑　录

第六章 大师的人生

1 我的导师王景阳教授

在中国麻醉学科走过 60 年之际,回顾学科发展的历史,不禁感叹前辈们创业之艰辛。他(她)们在那样艰难的条件下,把自己宝贵的青春年华和聪明才智,无保留地献给了中国的麻醉学事业,献给了广大患者,为保障数以亿计的中国患者们的生命安危,为解除患者的病痛,为推动中国医疗事业的进步,特别是以外科为代表的手术科室的进步,立下了不朽的丰功伟绩。他(她)们为我们这代尚在临床一线为麻醉学科的发展而奋斗的人们,树立了极好的榜样,本期《实用疼痛学杂志》要介绍我的导师王景阳教授,不由使我又回想起和导师在一起的许多往事。

1.1 初识王景阳教授

我是 20 世纪 70 年代入伍的卫生兵,在当时特定的历史条件下,经过简单的卫生员训练班培训后,即开始接触临床麻醉工作,后在启蒙老师马庆江医师的指导下,于 1974 年开始正式从事麻醉工作。1976 年,当地驻军某首长因病需手术治疗,请来上海第二军医大学吴孟超教授(后为我博士研究生阶段的导师)主刀手术,王景阳教授麻醉。遂使我有机会认识了我后来的两位导师,那时正值"文革"结束后不久,王景阳老师也刚刚恢复麻醉工作,正值壮年,与吴孟超教授又是好友,工作之余,常有互相戏谑之语,对我这个后生,也非常和蔼可亲,我当时便想,如果能到上海投到先生(王景阳)门下学习,也是三生有幸了。在手术后的饭桌上,王教授笑眯眯地对我们的院领导讲,你们这个小伙子不错,可以到我这里来进修。于是有了我在长海医院一年的进修生生活。

1.2 一个为军队麻醉事业刻苦钻研和奋斗的人

到了长海医院后,通过与老师的接触,以及麻醉科其他老师(军队里都称教员)的介绍,我逐渐了解了我的老师,王景阳教授毕业于原国防医学院,上海解放后即加入中国人民解放军。原为外科军医,后因领导决定改攻麻醉,遂拜在吴珏教授门下,成为吴老早期为数不多的几位学生之一(其他如史济湘教授、李德馨教授等,都是医坛翘楚)。年轻时的王教授,精力充沛,很快就在工作中崭露头角,他在国内最早报道了经动脉输血抢救感染性休克伤员,取得了满意的效果。20 世纪 50 年代,由于帝国主义的封锁,国内麻醉的一切都可以用"一穷二白"来形容。为了能实施连续硬膜外麻醉,他将抽血用的粗针头制成硬膜外穿刺针,用当时小姑娘用来扎小辫儿的塑料空心细管制成硬膜外导管,成功施行了连续硬膜外麻醉。他还直接参与了国产麻醉机的仿制生产,为麻醉机的国产化做了大量的工作,著名的103麻醉机和106麻醉机以及109麻醉机(老陶根记)里,都有王景阳教授的心血,在此过程中,王景阳教授根据军队野战条件下无电、无氧气的具体情况,开始研发野战空气麻醉机,经多次反复修改设计,终于研发成功了无须用电也无须依赖氧气的空气麻醉机,随即列装部队各级医疗机构,在中印边界自卫反击作战中以及后来的中苏、中越等自卫反击作战中都发挥了重要的作用。王景阳教授也因此成为当时国内麻醉界少有的几位副教授之一。他所领导的长海医院麻醉科,也有力地支撑了以吴孟超教授为代者的肝胆外科的发展,以蔡用之教授为代表的心脏外科的发展,以及以方之扬教授为代表的烧伤科的发展,形成了所谓长海医院看家的"烧心肝"三个重点学科。在此过程中,王景阳教授领导实施了多个"全国第一例"的麻醉,如右半肝广泛切除术、中肝叶切除术和肝巨大海绵状血管瘤切除术的麻醉,国内第一例人工球形二尖瓣置换术的麻醉,烧伤面积达100%的烧伤患者的麻醉等,也在这个过程中,王景阳教授积累了极为丰富的临床麻醉的工作经验,并在吴珏教授的指导下,出版了《临床麻醉问题的处理》一书,成为20世纪80年代中国麻醉科医生的必读书。后来他指导我从事高频喷射通气的研究,不仅系统总结了高频喷射通气的临床使用经验,也提出了该技术的禁忌和注意事项,为临床安全开展高频喷射通气奠定了基础。王景阳教授在科室工作后期,仍然非常关注且在临床实际中寻找问题,并不断创新,试图为中国麻醉学事业留下自己的足迹。

他先后发明了高频喷射通气给氧喉镜,使气管插管的安全时限大幅延长;简易自体血回输装置,可有效回收手术中失血,还有能实施低流量紧闭麻醉的新一代麻醉机,以及能反映通气效能的简易 CO_2 呼出浓度测量装置等。可惜当时国内对知识产权的保护尚未深入人心,这些有价值的发明多数未能成为实用的商品,殊为可惜。即使到了今天,王景阳教授仍然十分关心中国麻醉学科的发展,关心军队麻醉与复苏专业组的工作,这种执着敬业的精神,仍常令我等晚辈汗颜。

1.3　师恩如海、理重于山

我在长海医院进修期间,老师刚刚从"牛棚"解放出来不久,尚未恢复科主任职务,但科里的老师都仍称他为王主任,我则喜欢称其为王教授,老师开始不许我呼其为教授,后则默许,从此我们有了更深入的相互了解,同寝室进修的战友告诉我,老师为探索新的外周神经阻滞方法,不惜在值班时在自己身上做试验,不巧的是,忽然有急救患者需行气管插管,老师抓起插管箱起身就跑,不想药已起效,脚已软掉,一屁股摔在地上,挣扎着爬起来,一瘸一拐地赶到现场。我听后肃然起敬,心想我会这样做吗? 有这么执着的追求吗?

在进修期间,老师手把手地教我把人体全身上下各处的神经阻滞都打了个遍,还带我做了各种复杂的麻醉如控制性降压、降温,小儿、肾移植等的麻醉,为我日后的发展打下了良好的基础。

攻读研究生期间,老师要求我上午必须参加临床麻醉工作,下午到实验室,晚上才是阅读文献的时间。这种大强度的训练安排,使我终身受益匪浅。现在回想起来,正是当时在导师指导下的刻苦,才换来了今天在麻醉领域的一点收获吧?

令我更加感激的,是我出国进修前的一段经历。1987年,我通过了笹川医学奖学金的考试,准备去日本进修学习。当时人们的思想还不够解放,很多人看不惯我这个城市兵,坚决不同意我出国进修,是我的导师王景阳教授和时任手术室护士长的姚梅芳老师(后来任长海医院护理部主任)以他(她)们的党性和人格担保,我才得以成行。当然,我也没有辜负他们的期望,学习期满后按时回到祖国。可以说,正是导师的知遇之恩,才有了我这个学生的今天。我衷心祝福导师,身体如既往的健康,继续为广大患者解除病痛,也衷心祝福老师和师母共享晚年的幸福生活。

[本文原载于《实用疼痛学杂志》,2010,6(5):395-396]

2 麻醉·人生——李树人教授50年的麻醉生涯

初识李树人教授,已不记得是哪一年了。但真正和李教授相识相知,还是在 1993 年。当时中国台湾麻醉学教授谭培炯先生组织首届海峡两岸麻醉学术交流活动,大陆方面由谢荣教授任团长,经广州、深圳罗湖口岸、香港再飞赴台湾。一行十几人先到广州集中,我也有幸恭列其中。晚餐后,李老来到我的房间,谈到赴台的有关问题。鉴于我当时是中国人民解放军现役军人,身份敏感,所以李老特别提到国内曾有涉台官员隐瞒身份赴台被强制遣返的案例,问我有没有思想准备。我那时年轻气盛,满不在乎,大大咧咧地说:"没关系,大不了就是不让我入台罢了,我自己回香港等你们。实在不行,我就在广州等你们,或直接回上海就是了。"李老听完后说:"有这个思想准备就好。"遂带我到谢老房间,向谢老汇报说已和我谈好,"小于有这个思想准备"。谢老说那就好,然后再向我交代了几句赴台的注意事项,闲聊几句后就各自回房休息。此后在台湾,有台湾教授问起今后谁会是大陆麻醉学会会长时,谢老随手一指李教授,使我知道了李教授在谢老心中的分量。台湾之行,拉近了我和李老的距离,更兼李老善饮,我也能对付几杯,便成了酒友。以后凡有机会,李老都要拉我和他坐在一起,开怀畅饮。但真正令我感动的,还是数年后和李老的再次见面。那时我初到瑞金医院工作,由于压力较大,我一度比较消沉,也比较低调。李老看见我的状态后很感慨:"政治真是残酷啊! 当年那个意气风发、豪情满怀的小伙子哪儿去了? 你怎么变成这副样子了? 你要振作起来,我们一起来努力发展中国的麻醉事业。"李老的话让我很感动,也让我看到李老为人、做事中最宝贵的一面。想想看,在我人生处于低谷的时候,在很多圈内人见我唯恐避之不及的时候,李老的话对我是怎样的温暖和鼓励啊!

我称李老为"麻醉大家"是有道理的。所谓大家,就是为人做事有大家的风范。李老担任麻醉学会主任委员后,为中国麻醉学科的发展做了几件大事。首先是对学科现状做了一个较全面的调查,基本摸清了中国麻醉学科队伍的现状,为以后的学科建设奠定了基础;其次是积极发展学会会员,将学会建设、干部培养和扩大队伍提上了议事日程;再次是组织编写了麻醉科医师培训教材和麻醉科技术操作规范,为统一和规范麻醉技术操作,提高麻醉质量和安全做了重要的贡献。而最为重要的是,李老在其任内,完成了由历任主任委员(主要是谢老、金老、罗老,尚德延教授因过世较早,彼时中国刚刚打开国门,对外交往还不多)开启的中国麻醉学科融入世界麻醉大家庭的历史使命。在时任台湾麻醉学会会长王志中教授的大力协助和支持下,中华医学会麻醉学分会正式加入了世界麻醉医师学会联盟,正式结束了中国麻醉学科与世隔绝的状态。其对中国麻醉学科发展的贡献,是无论怎样评价都不为过的。曾有教授戏言,中国之统一始于麻醉学会,因为在世界麻醉医师学会联盟的正式会员名录上,中国的名称是:China,其下依次为:Mainland、Taiwan、HongKong(澳门尚没有成立麻醉学会)。不知此模式是否可供海峡两岸有关部门今后讨论统一问题时参考。

今此,北京麻醉同仁为李老出书,实为中国麻醉界之幸事。所谓"横看成岭侧成峰,远近高低各不同"。各位教授站在不同的角度,将自己感受到的李老之风采呈现出来,再集合在一起,就是一个有血有肉、有情有义、有胆有识、有担当有奉献的真实的"麻醉大家"。

祝李老和靳老健康长寿!

第七章　回应——针对麻醉医师提问的回复

问题 1　麻醉科研的出路在哪里

原帖（坚持真理）：

也许麻醉的特殊性，导致了麻醉地位的特殊性，但是麻醉科研是不是也应该在一种特殊的地位上来研考？对于很多临床医生来说，科研是个难题，窃以为麻醉的科研很难，稍微做得考究一点就得要抽血，就得要有新机器，新鉴定指标，一列两列不过关非得搞好几十列，而且看来多年国内外的科研成果无非集中在几个新药新机器上，并无真正的突破，国内很多人在重复劳动，假设国外有人说 SSS 是个大便，而且已经定论，成为对人是臭的，马上有人会做课题 1，老人吃 SSS 会臭，小孩也臭，但是他们的臭小于青年人，可能更加有人会做另外一个课题，开腹腔镜的同志吃 SSS 臭于开胸腔镜的，类似的太多了太多了！科研就是这样吗？困惑！

回复：

问题提得很好，可惜比较悲观。很多战友的帖子，不乏真知灼见，但也有些过于偏激。我想以我们走过的路来谈谈这个问题。

我是 1996 年底到瑞金医院麻醉科工作的。那时，22 个手术间，只有 12 台麻醉机，监护仪也不是每个手术间都有。除了我本人，科室没有一位硕士或博士。在 1996 年上海麻醉年会征集的 200 多份稿件中，只有两份用 20cm×20cm 的方格稿纸写的稿件，那就是瑞金医院麻醉科的，因为科室没有电脑、打印机、投影仪等办公设备，更不要说科研了。1987—1996 年，科室 10 年间发表的论文不超过 10 篇。我们先用近 5 年的时间稳定麻醉安全。再从 1999 年开始带研究生，并开始撰写标书，申请基金，历经多年失败，直到 2004 年拿到第一个国家自然科学基金。其中的酸甜苦辣，非亲历者断不能知。我 1992 年已破格晋升为教授、主任医师，可是因为没有基金，多年不能带博士研究生。很多晚我多年的同道，每言及此，语带怜悯，更有学弟，当面讥讽我不会写标书，还当什么教授？心理脆弱者恐怕要跳楼了。没有办法，只有一步一步地走。走到现在，在到瑞金医院工作 10 周年后，我们终于有了一些初步的成绩。我们连续 3 年拿到 5 项国家自然科学基金，医院也已确定将麻醉科定为重点建设学科。我们已经有 27 位在读的博士、硕士研究生，可以想见，在今后的几年里，我们一定会有更大的收获。

讲了这么多，跟麻醉科研有什么关系？其实道理很简单，科研靠人才，科研靠积累。没有人才，当然不可能有什么好的科研；而没有积累，也不可能取得出类拔萃的成绩。我们过去的 10 年，就是培养人才的 10 年，科研积累的 10 年。然后看到一些曙光。然后才有可能在今后取得更好的成绩。

讲积累,就要比较。不要和基础部的工作去比,就是把国际上麻醉学研究的东西和内、外科去比一比,就知道差距了。就历史积累而言,西医内、外科发展了几百年以后,才有了麻醉学科。作为麻醉学的发源地,美国又长期实行的是麻醉医师、麻醉护士并轨的体制,直接导致了麻醉学发展的滞后。这又影响了全世界的麻醉专业。中国的麻醉学,起步在 20 世纪 50 年代,限于经济发展水平,长期依靠静脉普鲁卡因麻醉、硬膜外麻醉等,"文革"期间又大搞针刺麻醉,远远落后于世界先进水平。真正的发展,应该是 1990 年以后的事。希望用十几年的工夫就跨越别人几十年甚至上百年的发展过程,虽然愿望是好的,成绩也是显著的,但毕竟不太现实。要真正能够在国际上和先进国家竞争,我们还有很长的路要走。

和国内来比较,我们也可以看出一些问题。我是 1981 级的硕士研究生,我的课题是高频通气,当时所选的指标包括用漂浮导管测定心输出量,血气分析,以及呼吸力学的一些东西。感觉已经很先进了。可是我的烧伤科同学在做什么呢?她在复旦大学实验室用流式细胞仪测定烧伤后红细胞的变化,并用扫描电镜对其表面进行观察。差距有多大?近几年,当内、外科的研究生已经普遍应用分子生物学技术进行研究并已取得相当成绩的时候,我们麻醉学又怎样呢?我们还刚刚开始,所接触的还只是些皮毛。我们麻醉学还没有院士,所以在决定国家级的科研投资、成果评审等方面,我们还是门外的看客。

讲了这么多的差距,难道我们没有成绩吗?结论显然是否定的。近年来,我们的科学研究正以飞快的速度和不断扩大的规模向前发展。从全国麻醉年会到各大区、省市的麻醉学术会议,你都可以感受到中国麻醉学发展的脚步。每年年会稿件都在不断增多,更有大量的摘要被 ASA、ESA 以及世界麻醉会议录用。在麻醉学、麻醉与镇痛、危重医学等国际麻醉学权威刊物发表的论文也在不断增多。这些成绩,主要是研究生在他们的导师指导下取得的,也包括多年工作在临床一线的麻醉医生。随着人才培养和科研的不断积累,中国麻醉学走上世界舞台已是指日可待。

回到正题,麻醉科研的出路何在?

(1)就人才培养和科研积累而言,所谓平行式科研,还是有其意义的。人不可能生下来就会跑。总要先会爬,再会走,然后会跑,然后才会跑得快。抛开剽窃、硬造、拼凑数据等科研不端行为不谈,在科研的起步阶段,模仿一些国际顶尖实验室的工作,也是一个很好的学习方法。

(2)麻醉的作用基础是脑和脊髓,而这两个部位都是科研非常活跃的领域。我们有太多的未知数,决定了麻醉的科研永无止境。说麻醉科研不过是新机器和新药物的研究,本身就说明我们对麻醉科研还没有入门。

(3)由于麻醉工作所具备的危险性,使得很多人对麻醉的创新持观望、怀疑、反对的态度,这可能是阻碍麻醉科研的一个潜在障碍。

(4)就麻醉的全局而言,我以为先要解决临床麻醉安全问题,大的问题解决了,任何患者都可以安全度过手术了,说明我们的麻醉达到了一个新的高度。然后可以探索新的麻醉方式、用药组合,验证新的麻醉理念。然后是揭示麻醉与脑的相互关系。我甚至提到过,如果有一天,把麻醉药和抗肿瘤药结合在一起,麻醉以后,肿瘤就没有了,岂不是人间一大快事!到那时,也就不要像个怨妇似的整天想着什么麻醉科的地位问题了。

最后想向各位战友汇报一下我们具体的科研工作。

临床方面,通过对全麻本质的探讨,提出了"理想麻醉状态"的概念,并围绕这一概念,相继提出"诱导期急性高容量填充""抗伤害刺激的监测及如何改进我们的麻醉""将心血管活性药物作为麻醉药物的组成成分"等课题。期望通过这些研究,能够使我们的麻醉更安全,患者更舒适。

　　基础方面,主要是围绕国家级基金分为不同课题组,研究方向为"麻醉药对记忆的影响""阿片类药的痛敏机制""慢性疼痛的基因疗法"。

　　千里之行,始于足下。与其坐而谈,不如起而行。

(本文原载于丁香园,2007.2.24)

问题2 "理想麻醉状态""危重患者的围术期液体管理"的相关问题

受丁香园麻醉疼痛专业讨论版块的邀请,于布为教授于2006年8月和2009年8月两次开办专业答疑讲座,先后就"理想麻醉状态""液体治疗"和"麻醉学科发展建设"等专业疑惑与热点和广大战友们开展了精彩的讨论交流。为了让读者能够更加切实地阅读这两次专业讲座精华,了解挚爱本专业的广大战友和专家们对学科前沿和争论的观点,下文以问答的形式记录了于布为教授讲座和答疑精选。

问1(yuanliyong):

(1)您提出的理想麻醉状态是不是范围太大,几乎包含我们理想中的麻醉要求!如在硬膜外麻醉时,要想使血压不下降而麻醉效果很满意,几乎不可能。

PONV是由很多因素引起的,但是把其归为理想麻醉是不是对于我们麻醉医师的要求太苛刻了呢?又譬如瘙痒、便秘、尿潴留等,可能在现阶段要我们全部消除,似乎不太可能?更何况还有一个费用高的问题?

(2)急性超容量诱导期填充应该是我们都要做的一项工作,不知道这样一来会不会对凝血系统产生影响?还有高容量稀释下麻醉药的药代动力学的问题?不同患者不同手术种类的"干"/"湿"问题,比如妊娠高血压综合征时的扩容、肺叶切除时的容量问题?等等。

答1:

(1)理想麻醉状态是指全身麻醉,硬膜外神经阻滞不是真正意义上的麻醉。这不是对我们麻醉医师要求过于苛刻,而是提出更高的要求,有要求才是进步的开始。实施理想麻醉状态费用不一定会过高,如果能够做到理想麻醉状态的话,PONV的发生率也会降低的。

(2)急性诱导期血液填充对于凝血功能的影响不大。高容量下药物代谢动力学变化还需要研究。但是临床多是根据药效学来给药的。妊娠高血压综合征的主要变化是组织水肿,而有效血容量可能会欠缺的。肺切除为何要限制输液是我一直没有搞懂的问题,大概是认为血管床面积减少,容量也自然减小,因而必须限制液体,我却不以为然。是否会发生肺水肿主要取决于左右心功能的平衡,当然也有在如过敏性休克时肺血管通透性改变,发生肺泡毛细血管漏等情况下出现肺水肿。肺循环属于低压系统,具有一定的扩张能力,单纯的容量增加导致肺水肿并非主要因素。

问2(cloudy_2005):

我时常在想,于老师的理想麻醉状态似乎一直在追求术中对意识和内环境完美的控制,我想请教的是如何对患者术后复苏过程进行完美的控制,包括抑制躁动、意识恢复完美、减少POCD的发生率、记忆的损害等。随着老龄化社会的到来,越来越多的老年人面临外科及麻醉,当今所有的全麻药的靶器官是脑,而老年人的大脑再经历外科及麻醉是必然经历一次打击(take a hit)。因此我的问题是:

(1)维持理想的麻醉状态就是理想的麻醉吗?

(2)如何减轻麻醉本身对大脑的干扰和影响?

答2:

(1)至少目前,在没有人提出更理想的标准前,维持理想麻醉状态就是理想的麻醉。我不认同"老年人的大脑再经历外科及麻醉是必然经历一次打击",未必是必然打击,要知道麻醉药物对于心脑器官的保护作用现在还是被热火朝天地研究。

(2)麻醉药物本身对大脑的干扰和影响需要各方面的深入研究。

问 3（ropivacaine）：

（1）前列腺增生的患者大多年龄比较大，多有心血管病、糖尿病等。这类患者行 TURP 术，由于灌注液的吸收患者容易发生稀释性低钠血症，严重者发生急性左心衰、肺水肿等症状即 TURP 综合征。这类患者因本身心血管病的原因诱导后生命征一般波动较明显，再加上术中灌注液的吸收，术中出血量难以准确估计，液体管理复杂。请问是否能行急性超容量诱导期填充，应该如何填充，术中液体如何管理？

（2）TURP 术要求无痛，膀胱尿道松弛。低位的椎管内麻醉可以满足要求，而且有利于观察 TURP 综合征的发生。而行全麻需预防呛咳，以免发生前列腺膀胱的穿孔。贵院的麻醉以全麻为主，这种手术的麻醉方式选择想听听您的观点。

答 3：

（1）高龄患者行 TURP 术，确如你所说，存在那些潜在问题。关键还是严密监测，早期发现 TURP 综合征的蛛丝马迹。我个人经验并不多，但我认为与手术医师的经验、技术、性格的关联程度更高一些，即如果手术者经验丰富、技术熟练、性格干脆，发生 TURP 的可能性会少很多。很多麻醉的问题，始作俑者却是手术医师。你可以通过经验的积累，总结出你那里每一位主刀医师的心理、性格特点，技术、经验高下，然后针对不同的医师，制定你的麻醉液体管理以及紧急状态的处理预案。这个好像扯远了。还是直接回答你的问题：① 可以做急性超容量填充，因为这是麻醉诱导期的需要。② 与其他手术并无不同；③ 术中还是严密监测，必要时早期利尿。

（2）你说的不错，这类手术大多数都是选择椎管内麻醉。但我认为全麻更好一些。这是因为：① 你说的全麻呛咳引起的膀胱穿孔应该不会发生，除非你还在用静脉注射普鲁卡因麻醉；② TURP 发生危险主要是肺水肿，你还是要气管插管，改为全麻，不如直接气管插管；③ 全麻下确实没有患者的主诉，但血压增高，心率加快，SpO_2 下降，CVP 增高，都可以早期提示 TURP 综合征；④ 全麻熟练后，对合并心脏病、糖尿病患者就没有那么多的恐惧了，特别是你如有 S-T 段监测手段，更可以以其为目标，逐步调整患者的心血管系统达到最佳匹配点，使心输出量相对高，射血阻力相对减小，氧耗随之减少，使 S-T 段逐步恢复正常。因此我们主张选择全麻。

问 4（ropivacaine）：

（1）急慢性心衰或肾衰竭在手术一般要控制液体的入量，请问这类患者是否适合急性超容量诱导期填充？

（2）小儿婴幼儿急性超容量诱导期填充具体是怎么完成的。和成人有没有什么差别？

（3）小儿婴幼儿和成人在意识方面是有差别的，在理想麻醉状态的做法有什么不同？

（4）危重患者在术中血流动力学波动较剧，在生命征和麻醉深度两者难以抉择，麻醉深度太深怕生命征维持不了，麻醉太浅一系列化学因子的释放势必造成病情的复杂化，请问这时在血管活性药物的应该如何选择应用达到理想麻醉状态？

答 4：

（1）心衰患者肯定适合的，只是要有多种心血管药物配合，以及麻醉有一定深度，肾衰竭则需要稍加控制，但是应当明白，液体不足导致麻醉不能有效控制应激对于此类患者的危害更大。

（2）对于小儿和婴幼儿，我们的经验不多，但我们的原则是一样的，主要依赖对生理指标的观察。

（3）我们还没有深入研究，但我们认为没有本质的差异。

（4）我们的做法是先补充容量，加适当升压药，同时维持一定深度的麻醉，当生命体征平稳后开始调整用药,追求理想麻醉状态。我们的心血管活性药物非常简单,多巴胺、氨力农、硝酸甘油、拉贝洛尔、艾司络尔和硫酸镁,必要时肾上腺素、去甲肾上腺素。关键是任何时候都不能停麻醉。

问 5(masheng):

(1)我一直非常推崇您的"理想麻醉状态"等麻醉学新理念。也一直用这些新的麻醉理念指导自己的临床实践。但在临床工作中,有违这些麻醉理念的麻醉管理也是经常可以看到的。尤其是遇到危重患者,众人讨论了半天,结论却是:浅麻醉维持血压平稳,对付着让患者出手术室(至于出去以后怎么样就不管了)。如果按照理想麻醉状态来衡量,危重患者的浅麻醉是非常危险的(任何浅麻醉都是危险的)。还看到好多麻醉医师没有使用心血管活性药和利尿药的意识,苏醒期不敢轻易拔除气管导管,等到患者躁动挣扎时才拔管等。总的感觉是要让这些麻醉理念被大多数人普遍认同,还有许多工作要做。不知于老师对进一步推广您的麻醉理念有何新打算,能与各地相继开展的麻醉质控结合在一起吗?

(2)对于术中的液体管理,大家最担心的就是肺水肿。但在实际工作中好像单纯因为补液多引起肺水肿的病例并不多见,不知瑞金医院有类似的病例发生吗?对于常规手术的患者,CVP多高时才有肺水肿的可能?

(3)对于婴幼儿的静脉麻醉,如疝气、阑尾炎手术等,我经常请外科医师在切皮前对切口辅以局麻,这样可以大大减少静脉麻醉药的用量,患儿术后清醒也快。对切口辅以局麻在成人手术中有使用的价值吗?

(4)工作中经常遇到肠梗阻和胆管炎的患者,这类患者术中的心率往往偏快(可能与毒素吸收或发热等有关),术中面对这种比较快的心率需要急于处理吗?如处理,采用何种药物或方法比较妥当?

答 5:

首先感谢你对我提倡的麻醉理念的支持。

(1)关于如何推广这些理念,我近年来在全国各地讲学,很多时候是在讲这些观念(当然也有时会有商业推广的内容)。应该说已有不少人开始接受这些理念,但接受和掌握再到麻醉中自觉应用,还是有很大距离的。此外,这些理念在很多方面与传统观念相左,目前的大环境也使很多人不敢去尝试新的理念。我想今后大概需要做这样一些工作:① 有兴趣的各地同道可以和我们一同研究,争取尽早使理念变成有大量临床和实验室依据支持的理论;② 在此基础上,出版一本以新理念指导的麻醉教科书或麻醉手册,以使大家有一定的"理论依据",打消顾虑;③ 可以如你所说,与各地的质控工作适度结合,之所以讲适度结合,是因为质控与创新是有矛盾的,创新是打破现有的平衡,建立新的平衡,而质控是将现有标准的波动(偏离度)减到最小,尽可能维持原有的平衡;④ 最直接的办法是到瑞金医院麻醉科进修、参观。

(2)很多人或绝大多数人都会担心肺水肿,这主要是因为一旦发生肺水肿,就认为是麻醉问题,特别是很多手术医师习惯将自己的失误算到麻醉头上,而且在世界范围内,手术医师的行政地位往往高于麻醉医师,手术医师的群体数量也远多于麻醉医师,因此,使麻醉医师宁可按常规去办(无直接责任),也不愿冒风险去接受尚未获得官方或者权威肯定的理念。这是很自然的。虽然在我看来:因为容量不足所造成的危害要远高于容量过度引起的肺水肿。

实际工作中,生理脱水+麻醉引起的血管扩张,胸腹腔剖开后,水分蒸发量成倍增加。以及晶体液向第三间隙的转移和手术失血,所有这些因素都使有效循环血容量不足的危险远高于肺水肿的危险。其次,肺水肿的发生,第一位的原因是左右心功能不平衡(如急性左心衰),第二位的是过敏性休克,第三位是中毒性休克,最后才是容量过负荷。我们在临床实践中仅有一例短时间手术(疝修补)而使用了较大量的人工胶体液,术毕出现肺间质水肿表现(你可以从每年 9000 例全麻×8 年来推算一下它的发生率)。另有 2 例行胃癌热灌洗者,术后发生肺水肿(一是热灌洗使毛细血管渗漏大量增加,二是我们早期对利尿强调得不够)。对于常规手术的成年患者,CVP 至少要超过 20mmHg(说得保守些),才有可能发生肺水肿。

(3)有价值,这种做法不仅减少全麻药用量,也有助手术后止痛和恢复,只是外科医师愿意不愿意或有没有这个习惯。

(4)这类患者,心率快的原因可以有:①毒素吸收;②发热应激;③容量不足,等等。需要处理。首先快速输液,观察对输液的反应,如无明显效果,可在保证血压稳定的前提下,以小剂量 α、β 受体阻滞药处理,如拉贝洛尔 0.5~1mg,你如无经验或担心血压难以控制,可以用多巴胺 2~5μg/(kg/min),使心率恒定在 110~120 次/分,这两类患者的心率快,主要还是上述原因的前两项,处理上略有不同,肠梗阻者往往在梗阻解除,冲洗腹腔时发生危险,这是梗阻解除后毒素吸收所致,而胆管炎者,往往在手术探察时容易发生危险,我的思路:①全麻控制呼吸道;②急性高容量填充;③控制症状(如心率、血压的异常及发热);④针对不同阶段做好对症处理的准备。很多基层医院出现危象,往往与选择硬膜外麻醉有关。

问 6(yhy403):

认真地学习了您的"危重患者的围术期液体管理",受到很多启发! 您认为容量治疗的目标是"尽快恢复正常血容量",目的是"改善和优化循环功能和氧输送的指标,防止脏器功能衰竭"。

(1)遇到急性失血性休克患者,本来血色素已经很低,可能已经低于 5g/dL,而血制品起码得在 30min 以上才能拿到(因为有时医院需要到中心血站去拿血),这时尽快恢复正常血容量有其有利的一面,但是另一方面由于不能及时输血造成血液极度稀释,单位体积血液携氧能力的下降,您如何看待这对矛盾?

(2)您认为存在临界血色素值吗?

(3)在这种情况下,除了气管插管增加 PaO_2 外,应该给予快速输液、适当的麻醉深度同时合用血管活性药物,对吗?

答 6:

(1)维持血压与灌注是第一位的,此时的原则是有什么输什么,我曾经处理过 1 例类似患者,血色素低至 1~2g/dL 达一小时之久,最后仍然得到了有效的救治。

(2)正常情况下是有临界血色素值的,即 6g/dL,Hct 20%,低于此即不能满足机体代谢需要。

(3)对的。

问 7(yhy403):

对于您的"理想麻醉状态""危重患者的围术期液体管理""急性超容量诱导期填充"等麻醉学新理念很感兴趣,请问孕妇合并有重度妊娠高血压、子痫时:

(1)当孕妇意识不清不能合作或血小板很低、胎盘早剥凝血功能异常等情况下,其剖宫产手术往往需要全麻,您认为该如何选择全麻诱导和维持用药? 如何确保一定的麻醉深度,同时兼顾胎儿的安全?

(2)此类产妇的补液种类和补液量如何选择?

答 7:

(1)采用全身麻醉,常规诱导用药(异丙酚,吸入麻醉药物,非去极化肌松药)。在保证麻醉深度的同时保证胎儿安全是关键,主要是考虑阿片类药物的使用,建议在切开子宫取出胎儿时给药即可。

（2）补液选择时关键要考虑脑水肿和肾功能不全的发生,胶体需要适度。

问 8（yhy403）：

关于术中第三间隙补液量的计算,各正规麻醉学书有较大出入,现作举例如下:

（1）刘俊杰、赵俊主编的《现代麻醉学》第二版(第 1352、1356 页)以及美国《临床麻醉手册》中文第四版(第 23 页)为:轻度创伤,4ml/(kg·h);中度创伤,6ml/(kg·h),重度创伤,8ml/(kg·h)。

（2）盛卓人等主编的《临床麻醉学》教材第一版(第 228 页):小手术每小时 2ml/kg,中手术每小时 4ml/kg,大手术每小时 6ml/kg。

（3）曾因明、邓小明主编的《麻醉学新进展》(第 723 页):

组织创伤程度	额外体液需要量/(ml/kg)
小手术创伤	0～2
中手术创伤(胆囊切除术)	2～4
大手术创伤(肠道切除术)	4～8

主要的疑问是:暂且不说术中第三间隙补液量的计算在(1)、(2)间数字上的差别,关键是(1)、(2)与(3)之间计算方法上的差异,前两者是每小时每公斤的量,而后者是每公斤的量,跟时间无关。那么请问于教授:术中第三间隙的补液量跟手术时间有关系吗?虽然术中补液要综合考虑,但是容量治疗作为麻醉管理的一个重要方面,也是麻醉教育的一个重要的基础理论组成,我认为不应该有这么大的出入。个人认为术中第三间隙的补液量跟手术时间有关,但可能不会是简单的时间相乘,或许会随着时间的推移而减少,但是重危患者由于毛细血管广泛渗漏有可能会随着病情恶化和时间的推移而增加。不知您的观点如何?

期盼您的解答! 谢谢

答 8：

（1）我认为第三间隙是自然转移的量,应该不是主动要补充的量,补充的应该是有效血容量和生理丢失量,似乎不应该有"补充第三间隙"这种说法。因为休克患者都有第三间隙液体过多而导致有效循环血容量不足的问题,第三间隙的液体量是应该控制的。

（2）容量治疗是没有定论的问题。虽然是麻醉教育的重要基础概念,但是这个基础还是不太可靠的,切记不可迷信教科书,变成了一个教条主义者,那是做不好麻醉的。

（3）向第三间隙的转移液量,自然是随着时间的延长与大量晶体液的输入及创伤、炎性反应有关,应当在手术中后期适当的利尿,或使用高渗液。

问 9（yhy403）：

尊敬的于教授,您好! 非常感谢您的耐心解答,您的回答给我们豁然开朗的感觉。由于我没有叙述清楚,导致您的回答跟我的原意有出入。我的意思是:如何补充由于麻醉手术过程中因为液体向第三间隙转移而丧失的那部分血容量?假如70kg的患者,禁食8h,中等创伤,手术时间 4h,至术毕需要的补液量? 有两种计算方法(不考虑出血量):

（1）$(10 \times 4 + 10 \times 2 + 50 \times 1) \times (8+4) + 4 \times 70 = 1600$ml;（2）$10 \times 4 + 10 \times 2 + 50 \times 1) \times (8+4) + 4 \times 70 \times 4 = 2440$ml

两者相差 840ml,请问于教授:您认为哪种计算方法合理? 向第三间隙的转移量跟手术时间有关吗?

请别说我迷信教科书,是教条主义者,因为对于初入门的麻醉者来说,理解围术期的容量治疗的目的和意义,都是从围术期补液的组成及初步的计算方法入手的。向第三间隙的转移量是否跟手术时间有关,这应该需要一个比较明确的概念。作为各正规麻醉学书,有重量级的教授参编,不应该出现明显的矛盾:有的这部分补液量跟手术时间有关,有的这部分补液量跟手术时间无关,搞得我们很难自圆其说,所以恳请您的解答! 谢谢!

答 9:

首先向你道歉,你很努力,也注意到了细节,不应该跟你说什么教条主义者之类的话,但我认为:

(1)既然你已经明白液体是向第三间隙转移,那么一定有时间的因素存在,手术时间越长,则转移量越多。

(2)我从没有认真学习、计算过这些公式,(所以有很多同道冠我以经验主义者),也只是从你的帖子中才知道这些差别,如果问这两种计算公式,我当然以为(2)考虑了时间因素,更合理一些。

(3)其实在上一个帖子的解答中,我已表达过这样的意思,人体细胞内、外液是自由交换的,麻醉中更应关注的是有效循环容量及其生理效应,向第三间隙的转移是应当予以适当控制或利用某些手段予以减少的量(利尿)。

问 10(zhmymy):

神经外科手术中,手术医师往往要求我们进行利尿,以减轻脑组织的水肿状态,但这样势必就造成机体的过度脱水,输入的液体甚至都不及尿量,并且,由于胶体液的渗漏作用,外科医师很快就会感到手术创面明显出血。在这样的情况下,应该怎么样补液比较合适呢?

答 10:

(1)输入液体量依据需要,神经外科医师的目的是脑组织脱水,不是减少有效血容量(虽然是要首先通过减少血容量来实现的)。因此,这两者之间并不矛盾。

(2)出血现象还是人工胶体液对凝血功能的干扰所致,可以通过适当控制血压来减少出血量。

问 11(zhmymy):

(1)理想与现实的距离是客观存在的。称为理想麻醉状态,是否会让大家觉得这些标准永远是可望而不可即的? 麻醉医师实现理想麻醉目标的意义有多少呢? 为自己? 为患者? 还是为外科医师? 这样是否更加体现了麻醉专业的辅助性? 如果外科医师技艺过于拙劣,麻醉医师的水平岂不是体现在为外科医师"擦屁股"?

(2)"急性超容量诱导期填充"如果称为"诱导期快速超容量血液稀释"是不是更好?

答 11:

(1)我们提出理想麻醉状态,并且制定标准,这总比没有标准好,有追求才会有进步。实现理想麻醉状态的意义是:一为患者,二还是为患者。如果你不幸遇到不雅的医师,那么还是要"擦屁股"的,给一个人"擦"总比要给"外科医师"和"患者"两个人"擦"为好。

(2)我的目的是补充血容量,不是稀释,血液稀释是结果,不是目的。

问 12(hz322):

理想麻醉状态也应包括对麻醉苏醒过程的完美控制,我想请教的是如何对患者麻醉苏醒过程进行完美的控制? 感觉自己在这方面还做得不好,静吸复合麻醉苏醒过程中常有患者躁动,患者常叫喊要拔导尿管(我们医院是麻醉后插导尿管)。请于教授指点,谢谢!

答 12:

(1)从手术末期到苏醒期,改吸入麻醉为静脉麻醉,异丙酚的苏醒质量要远高于吸入麻醉,同时还有抗呕吐的作用。

(2)排除所有刺激因素,包括排空导尿管(必要时经尿管注入少量的利多卡因40~60mg)、充分镇痛、深麻醉下拔管等的综合应用。

问 13(mazuixiaosheng):

(1)给特别肥胖(100~150kg)的患者实施麻醉时,如何控制"急性超容量诱导期填充"所需液体的质和量?

(2)撇开其他所有因素,您认为全麻药物如何搭配对患者最有利? 包括诱导、维持和苏醒阶段。另外,婴幼儿及老年患者在药物搭配上与成年人有什么区别?

(3)如果有一天我们能够准确监测麻醉中的所有要素(镇静、镇痛、灌注等),建立自动反馈系统给患者实施麻醉,到那时我们麻醉医师的职能会有什么变化?

答 13:

(1)特别肥胖者,体内质量的相当部分是较少参与药理过程的脂肪组织,应在计算体重时适当减去这部分的量,使用瘦体重概念,lean body weight。更多要注意的是对药物代谢的影响。液体管理的量仍应依生理反应而定。

(2)你可以参考我们的做法。至于怎样搭配最有利恐怕不如说怎样用得恰到好处最有利。正如我与专业厨师做菜一样,即使所有的东西都一样,我炒的菜怕也没有几个人要吃。我们对男女老幼一视同仁。

(3)这已经是部分实现的事了。那时我们会比现在有更高的要求。对生理的调控会更深入细致。同时会有更多的时间看看手术做得怎么样。

问 14(jiyues6024):

基层医院临床麻醉中如何理解与应用"理想麻醉状态"相关指标?

答 14:

基层医院开展"理想麻醉状态"的应用,前提是有基本的监测条件,至少要有 ECG、BP、SpO_2,其次是对麻醉深度的理解,麻醉不是越浅越安全。从实用角度说,理想麻醉状态就是对循环系统反应进行有效的抑制,而且要既抑制,又保证安全,一定量的液体是不可少的。手术中后期利尿也很重要。

问 15(jiyues6024):

关于"急性高容量扩充"(部分文献称为"急性高容量血液稀释"),肺水的监测中应用肺漂浮导管的意义如何? 有文献提到通过 SPO_2 波形改变观察肺循环阻力,其可靠性又如何?

答 15:

(1)肺漂浮导管的问题是只适用于危重和特殊手术的患者,不能普遍开展。另外对于肺水的监测早期意义有限,它测的是流量,单就肺水而言,可能还不及无创心排量监测仪中的胸水指数敏感。

(2)我们早期做过通过 SPO_2 波形变化预测肺毛细血管楔压的工作,你可查阅瑞金麻醉网中许海芳为第一作者的论文,这种通过外周的变化推测中心循环变化的方法都会有一定的误差。

问 16(平衡):

您如何评价目前许多医院都在开展的"全麻+硬膜外"的复合麻醉? 硬膜外阻滞可否作为达到全麻理想麻醉状态的手段之一? 在抑制伤害性刺激的作用方面,硬膜外阻滞是否比全麻药物更有其优越性呢?

答 16:

这是我从日本学习回国后一直推崇的做法,是麻醉方向之一。可以作为达到"理想麻醉状态"的手段之一。硬膜外阻滞抑制伤害性刺激肯定比全麻药优越,问题是:①经济问题,医保不允许收两个麻醉方法的费用,只许收其中一种的费用,你还会去做吗? ②穿刺带来的损伤。

问 17(平衡):

与循环系统有关的反射中有:

(1) 颈动脉窦和主动脉弓压力感受性反射。

(2) Bainbridge Reflex(静脉心脏反射?)。

(3) Bezold-Jarisch 反射(贝-亚反射或贝-贾反射?)。

请问:

(1) 麻醉中血压与心率的变化与其中的哪种反射密切相关?

(2) 麻醉中需要主动利用这些反射对血压与心率进行调控吗?

答 17:

先介绍一下这三个反射吧:(麻醉与循环,《现代麻醉学》,第三版)。

(1)颈动脉窦和主动脉弓压力感受器反射:颈动脉窦和主动脉弓管壁上有特殊的压力感受器,在动脉外膜下有极其丰富的传入神经末梢。动脉压上升时,管壁扩张,外膜下神经末梢受机械的牵张产生神经冲动。颈动脉窦的传入神经纤维随舌咽神经,而主动脉弓的传入神经纤维随迷走神经分别进入脑干心血管中枢。中枢含有两个功能区:外侧喙状的升血压(缩血管)中枢和中央尾状的降血压(舒血管)中枢。任何原因导致的动脉压升高会抑制交感中枢,使心率减慢,心肌收缩性和血管张力降低,同时兴奋迷走中枢,也使心率减慢,并进一步降低心肌收缩性,最终使动脉舒张、血压下降。一般在血压升高到 170mmHg 时,压力感受器开始受到刺激,对慢性高血压患者,此触发点会上调。反之,当动脉压降低时,交感神经兴奋,引起动脉收缩压上升,又抑制迷走神经,使心率加速,动脉压也升高。压力感受器反射对血压急剧变化有反应,特别对急性失血患者显得尤为重要。但当血压降至 50～60mmHg 时,压力感受器已基本丧失功能。

(2)静脉心脏反射(Bainbridge):感受器位于右心房壁和腔静脉血管壁内膜下,当静脉回心血量增加,右心房和中心静脉压升高时,静脉扩张有效地兴奋大静脉血管内膜下的传入心迷走神经受体,反射地引起心率增快。当静脉回心血量减少时,通过心迷走神经作用使心率减慢。

(3)Bezold-Jarisch 反射:左心室壁存在有一定的压力感受器,在左心室内容量降低时兴奋,通过 Bezold-Jarisch 反射,使心率减慢,为心室赢得更多的充盈时间,维持满意的心搏出量。

Bezold-Jarisch 反射和静脉心脏反射在椎管内阻滞时尤为明显,椎管内阻滞后,特别是患者循环血容量不足时,静脉回心血量减少,前负荷显著降低,腔静脉、右心房和左心室压力感受器兴奋,通过 Bainbridge 和 Bezold-Jarisch 反射,可出现严重的心动过缓,甚至心脏停搏。

相应回答:

(1)麻醉中与正常生理条件有异,血压心率变化主要受应激刺激强度影响。生理反射的调控作用有限,另外,麻醉下血容量不足会表现为心率加快,快速输液后可使心率减慢恢复。

(2)麻醉中主要是利用快速输液,补充容量相对不足,从而抑制心率增快,减慢心率。

问 18(平衡):

(1)目前高龄患者越来越多,而且多夹杂着内科疾病。对于夹杂着循环系统内科疾病的患者,我们这里的外科医师在请循环系统内科医师会诊的同时,喜欢让内科医师对患者能否耐受手术做出评估。请问:内科医师对手术与麻醉知之甚少,由内科医师对患者能否耐受手术与麻醉做出评估合理吗?一旦内科医师的意见与麻醉医师的意见相左,如何取舍?如果内科医师会诊认为能耐受手术与麻醉,一旦术中出现特殊情况,是不是会落人口实?

(2)在苏醒期,有人担心残余肌松的不良作用,常规使用拮抗肌松的药物;有人喜欢让患者自然苏醒,自然恢复肌松,认为滥用拮抗药没什么好处。您如何评价苏醒期拮抗药物的使用?贵院的苏醒室常规使用拮抗的药物吗?

答 18:

(1) ①不合理,但很多医院习惯这样做。②内科医师与麻醉科医师意见相左,应当协商讨论,但最终应由麻醉科医师决定。因为麻醉是由麻醉医师做的,不是内科医师做的。③通常内科医师要比麻醉医师更谨慎,所以如果他们认为问题不大,可能真的问题不大,但也有内科医师认为没问题,而手术中出现问题的情况。我认为关键还是做好麻醉,尽可能不要出问题,医疗工作现在是这样一种状况:一是要病治好了,一些小的技术问题、态度问题都可以原谅,而一旦出现问题,不论家属是否已签过字或术前也反复交代过风险,甚至曾有公证的事情,但都无济于事的,所以还是不要出问题为好。

(2) 我们常规拮抗,远比自然恢复安全,患者主观感受也好。我们没有比较,只有新斯的明、阿托品,所以无从评价,但我们常规拮抗。

问 19(ilmz):

临床中遇到过这样的情况:给予患者超容量填充,患者的 cvp 是正常的,但因为手术时间较长,已填充了大量的液体而尿量很少(几乎没有),出血量也不多,因考虑液体会积聚在组织间隙,故术中给予少量速尿(5mg),结果很短的时间内排尿 1000ml。

(1)在麻醉深度足够,指脉搏宽大,S−T 段也显示供血充足的情况下,为什么不给速尿就排尿呢?

(2)术中遇到这种情况,如果 CVP 不高需要利尿吗?因为这是术中,还可能发生不可预知的出血,此时利尿合适吗?还是应该等到手术快结束时没有出血可能了再利尿呢?

答 19:

(1)你所说的我也经常碰到,对此尚未找到合理的解释。但与手术开始时的强应激有关。我们注意到肾血流量的改变,但确有如你所说的那样,血流恢复后仍无尿或者是很少,但只要用 5~10mg 速尿,即可将尿利出。有点类似喝了大量啤酒,开始一直没有尿,而一旦开始利尿后,便要三番五次去 WC。科学的解释可能是手术开始时的强应激刺激促使机体抗利尿激素的过度分泌,如果采用拮抗抗利尿激素作用的药物,就可以达到利尿的效果了。

(2)术中利尿是合适的,有助于避免组织细胞水肿,若再有出血再补液即可。

问 20(ilmz):

(1)如您所说,实施麻醉时在保证患者无意识后,主要的任务就是抑制机体对伤害性刺激的反应。逃避反应可以通过肌松药来消除,那么交感兴奋和神经—内分泌反应呢?如果极端一下,单用心血管药物来控制的话,首先每一种心血管药物作用的部位是有限的,其产生效应的主要靶位也不同,既要控制心率血压又要保证微动脉及各脏器的灌注应是很难掌控的,很可能需要联合用药,那该如何选择呢?其次,如果不去阻断伤害性刺激的传入,那么中枢传出的冲动也不受阻,很多冲动传到效应器,单用心血管药物控制效应器的反应,当然也可把血流动力学维持得很好,但这就好比一杆秤,虽然也可以保证它的平衡,但秤两边都受了重负,那组织细胞的代谢是否会增加?组织细胞是否会疲惫?

(2)我认为完善的抗伤害感受的监测,应该不仅能监测一个宏观的效应器对应激的反应,而且还可以监测一个微观的细胞受到的"伤害"。这可能是痴人说梦了!

答 20：

（1）你的问题非常好。交感兴奋和神经-内分泌等表现出来的反应是可以被抑制的。你如果仔细读一下我今年的年会讲稿，可能会有帮助的。阻断外周冲动向中枢传递无疑是非常重要的，也是最理想的，但目前所用阻滞方法都会带来穿刺损伤、血肿、增加费用和操作时间等问题，所以复合全麻＋阻滞并不普遍。但细胞代谢问题另当别论，因为如果阻断了交感兴奋，那么作为效应器的细胞代谢也会降低，疲惫的应该是传入神经、中枢及传出神经细胞，可惜目前还没有研究到这一步。

（2）这是今后努力的方向，祝你能做到这一点，把梦想变成现实！

问 21（huanglianjun）：

（1）在老年患者的麻醉中以及在心电图提示 S－T 段改变而无临床症状的患者，我们有必要在麻醉过程中预防性应用硝酸甘油来防止可能出现的心肌缺血吗？

（2）如果有必要，我们在应用过程中出现了血压降低的情况，我们是应该减少硝酸甘油的量还是应用血管活性药物来提高血压呢？

答 21：

（1）硝酸甘油是此类患者用药传统，虽然临床上未必有效。我认为控制心率更为重要，每个患者都有其最适宜的血压、心率与外周灌注的匹配点，麻醉医师的任务是尽快找到这一点（以 S－T 段逐渐恢复正常为标志）。按照理想麻醉状态要求去做，通常会在 $30\sim60\mathrm{min}$ 达到这一目标。

（2）硝酸甘油导致血压降低，应该补充容量，减低硝酸甘油剂量。

问 22（kulong0919）：

（1）血容量多少会对全麻苏醒乃至恢复产生影响吗？如果有，什么影响？如果不大，可以忽略吗？

（2）血容量多少会对血液中代谢的肌松药物（例如卡肌宁等）产生影响吗？

答 22：

（1）血容量不足的直接后果是术中酸中毒，肯定会对苏醒及术后恢复产生不利的影响。躁动、术后浑身酸痛是最常见的（因为乳酸堆积，恰如大运动量锻炼后）。

（2）卡肌宁是以自身降解为主，血容量对肌松药的影响还是在分布与排泄上，特别是血容量不足影响到肾功能，则可能对药物代谢有一定的影响。

问 23（kulong0919）：

（1）较充足的血容量对全麻苏醒乃至恢复的积极影响可以忽略吗？

（2）相对较高的血压能加速卡肌宁代谢？我这么推论可以吗？

（3）高渗晶胶液怎么解决快速输注带来的高钠、高氯、高肌酐？组织细胞脱水造成本身的功能障碍怎么解决？用什么浓度的高渗氯化钠比较合适？用什么速度输注？对于非常急、重的休克患者之前有没有评价输注量以及速度的客观指标？这种指标和其应用之间有否直接的量化关系？

答 23：

（1）我不知道你所问的第一个问题的确切意思。苏醒期及苏醒后患者的表现及主观感受是非常重要的，并且是与麻醉中的液体管理密切联系在一起的。维持充足容量的主要目的是保证灌注，避免酸中毒，从而对术后恢复产生有益的影响。

（2）相对较高的血压可以是代谢增强，也可以是其他原因引起的。你的推论不够严密，卡肌宁还是通过霍夫曼降解途径代谢的。

（3）首先不宜快速输注高渗氯化钠溶液，其次应与晶体液同步或前后顺序输入，组织细胞脱水者应在输入一定量平衡液后,再用高渗液。高渗液浓度不宜超过 5%,目前常用的是 3%～5%。速度不宜过快。非常急重的休克患者另当别论,一般以 8～10mg/kg 为限。我不认为有直接的关系。患者的反应更为重要。

问 24(zszz2006):

在体外循环的心内直视手术中,如何实施理想麻醉状态,这些患者是否也能实施急性超容量诱导期填充。如果没有超滤的条件,患者术后的恢复是否有影响?

答 24:

我们在心脏手术患者,特别是 CPB 的患者都实施急性超容量填充,唯一不同的是注意 CVP 和适当控制输入速度。你可以在临床实践中逐步增加液体量,慢慢体会这种方法的好处。我们曾有连续 130 例自动复跳的经验,主要是心肌不再处于应激状态,进入 CPB 前有充分灌注和能量储备,较之限制液体而血压凭升压药维持要好得多。那种凭借心血管活性药进行"头痛医头,脚痛医脚"的方法,我以为是不妥的。这种做法对于肾功能也有保护作用,复跳后都会有大量的尿液排出,即使无超滤也无问题,但要排除术前有肾衰竭。

问 25(zszz2006):

最近在瑞金麻醉论坛上看到您关于液体管理的问题,您现在提出的"急性超容量诱导期填充"观念,其中:

(1)填充后是否还需要考虑血液稀释问题?

(2)麻醉维持期现在您是否认为仅以晶体液为主,而不是原来您认为的 1：1 晶胶比。

(3)您提出的观点好像不赞成血液稀释,不知我的理解是否正确?

答 25:

(1)血液稀释是结果,而不是目的,所以不能够过度稀释。

(2)人工胶体在体内有 3～4h 的停留时间,但是仍然会代谢变成水分的,所以麻醉维持期胶体的使用需要视手术时间而定。

(3)急性超容量诱导期填充目的是保证患者生命体征平稳,保证组织灌注充分。血液稀释是结果,不是麻醉的主要目的,所以这里并不是赞成不赞成的问题!

问 26(lgxmaz):

(1)临床上碰到短期内体重明显减轻又特别瘦(类似于恶病质)的患者如何进行急性超容量诱导期填充?

①补什么? 什么先补? 补多少? 怎么补?

②如何处理此类患者的创面或肠管壁外渗的问题?(碰到过几例胃癌患者,手术才开始,就见胃肠壁有很多外渗液体,类似于南方梅雨天的墙渗水。)

(2)全麻患者,若在特殊情况下(如出血特多又补液不足时,又如严重感染性休克患者生命垂危时),

①在无痛和意识丧失这两项麻醉要素做选择时,请问于教授,您会如何选择? 为什么?

②有可能两项都不考虑吗? 为什么?

答 26:

(1)关于问题(1):

①补液选择晶体和胶体,同时补液,先是一晶一胶,随后根据手术进展决定。

②建议适当增加胶体液。

(2)关于问题(2):

①这种患者补液需要一路晶体,一路胶体,一路血液,输晶体和胶体的两路可以快速输注。无痛和意识丧失两者都要兼顾,一定需要麻醉,关键是及时补液。

②不可以,如果不用麻醉和镇痛,一定会有强的应激反应,导致组织灌注不足,血管炎性因子释放。

问 27(lgxmaz):

对于"理想麻醉状态""急性超容量诱导期填充"等麻醉学新理念很感兴趣。临床上有妊娠期心肌病的患者,临床表现为无诱因突发心衰并肺水肿,对症处理后可顺利恢复且不留后遗症,心彩超示左室变薄,10%的患者仅发作一次,对于此类患者又合并妊高征时,请问于教授:

(1)选何种麻醉方法? 为什么?

(2)如何输液? 胶体与晶体的比例如何? 此类患者手术时监测 CVP 有无意义? 为什么?

(3)如何预防围术期心衰和肺水肿的发生?

(4)若您选择硬膜外麻醉,硬膜外置管后发现血氧饱和度下降,平躺后双肺湿罗音,此时对症处理,约 1 小时后,罗音消失,此时您会选择继续麻醉以待手术还是暂停麻醉和手术? 为什么?

答 27:

(1)选择全身麻醉:保证患者的安全。麻醉需要兼顾控制应激和避免抑制心肌收缩功能。在麻醉监测下调整异丙酚和芬太尼的用量。

(2)CVP 监测有意义,能够及时反映心脏功能和循环容量的变化。

(3)有效控制应激。

(4)继续麻醉手术,否则无法消除疾病的本身因素,也无法保证患者安全。

问 28(lgxmaz):

对于"理想麻醉状态""急性超容量诱导期填充"等麻醉学新理念很感兴趣。临床上手术前禁食禁饮造成的液体丢失量都按 4—2—1 法则或热卡去计算,我的理解是:丢失量是综合丢失的,即包括血管内的、组织间液和细胞内液,并且是按比例丢失的,即 5∶15∶40,请问:

(1)我的理解是否正确?

(2)高血压患者手术前禁食禁饮造成的液体丢失量也是这个比例吗? 若不是,那他的丢失量侧重于哪方面?

(3)长期饮食不佳又消瘦明显的患者比例如何?

(4)小儿的液体丢失比例和成人比较有何不同?

答 28:

你的理解过于机械,人体有很好的自主调节能力,并且人体内组织与组织间隙间各组分是随时存在交换的,不能机械地照搬公式。

问 29(lgxmaz):

传统意义上全麻四要素是镇痛全、意识无、肌松好和抑制不良应激反应,现如今又有人提出理想的全麻应包括无内隐记忆,也即常说的第五要素,但现有的临床监测手段无论是BIS 还是熵值监测都不能直观反映患者是否有内隐记忆,请问于教授:

(1)无内隐记忆是否应该列入理想全麻状态必备要素,为什么?

(2)一个年轻力壮的人全麻下手术和一个生命垂危的患者全麻下手术,两者的理想麻醉状态是否有不同? 为什么?

(3)基层医院麻醉时为达到理想麻醉状态,应特别注意哪些问题?

对于"急性超容量诱导期填充",请问:

(1)诱导期的具体时间段是指哪时间? 有无具体的指标表示已过了诱导期?

（2）诱导期主要以何种液体为容量替代，为什么？在老年患者和小儿处理上有不同吗？为什么？

答 29：关于问题 1：

（1）无内隐记忆是否列入理想麻醉状态必备要素，这值得探讨。从目前的结果看要完全消除内隐记忆，BIS 数值可能会＜30。其潜在的危害目前还很难把握。

（2）理想麻醉状态的根本是：维持生命体征平稳，组织充分灌注，无意识和有效抑制应激。这两个极端的患者在本质上没有不同。

（3）基层医院实施理想麻醉状态，需要注意安全问题。在安全的基础上求得满意的结果。

关于问题 2：

（1）诱导期是指插管前和手术开始早期间的时期，没有具体的指标表示已过诱导期。

（2）我们是一晶一胶，具体可以参阅前面的回答。老年患者和儿童患者液体管理治疗没有不同。

问 30（lgxmaz）：

您提及"肝移植麻醉中，我们通常不减浅麻醉。除非危及生命，否则我们始终保持麻醉状态。如果你这样做的话，你会体会到保持麻醉的好处。没有麻醉下，只会一时血压升高，换来的是组织低灌注、酸中毒，甚至 DIC 等，有麻醉的情况则完全不一样的。"

对于教授的这段话，我是这样理解的：全麻状态下，麻醉深度理想，患者循环容量尚充足又无心搏骤停可能的前提下，若患者生命体征不稳的话，其生命体征是完全可以用血管活性药物去控制的，而不必减浅麻醉。请问于教授：

（1）我的理解是否正确？

（2）部分患者随着血管活性药物的使用，体内的部分受体会减少或功能状态会更不敏感，为了维持生命，此类药物单位时间内用量会更大，而这样势必会影响组织末梢灌注，也有可能引起酸中毒，请问这种酸中毒和您说的"没有麻醉下，只会一时血压升高，换来的是组织低灌注、酸中毒"有本质区别吗？为什么？

（3）再问个题外话：临床麻醉工作中偶尔碰到如下患者，胆总管切开取石肝管内探查手术，术中出血很多，术前实验室检查总胆红素凝血四项、总蛋白等都还算不坏，而你又从血小板功能、血管功能、凝血因子和组织渗透压等方面都做了处理并也补充了红细胞，但出血/有时就是渗血仍很大，碰到这类患者，请问于教授您的临床处理思路是怎样的？能举个例子讲解具体过程吗？

答 30：

（1）我认为正确。

（2）你所说的可能是酸中毒引起的，使药物受体的敏感性下降，与没有麻醉引起的酸中毒没有本质区别。

（3）肝、胆管手术渗血多，还是应该从凝血因子的合成来考虑，如果这方面考虑到了，也处理了，那么应当再考虑纤溶亢进的问题。有关检测项目要视你所在单位条件，如有血栓弹力仪，则可直观地进行处理。

问 31（Texasmousedoc）：

很高兴看到于布为教授来 DXY。我也是偶尔游览到这个网页的。我所在的达拉斯 Parkland 医院每年 16000 个婴儿出生，对有些网友提的问题，可以提些参考意见，不当之处，请您指正。

关于妊娠期心肌病，发病率为 1:（3000～4000），病死率为 50% 以上。我经手几例病都

很重,所幸没有死亡。总结教训是:

(1)打有准备之仗:我们为产科设立了专门的麻醉小组,一名主治(夜班),3名麻醉护士,2名住院医师。我们与产科医师和护士之间有对讲机,来了重患者,及时通知我们,我们进行评估(Pre-Op),做必要的准备。比如,这样的患者在没有进入宫缩前,最好放好动脉内测压管,一方面方便你抽血检查各项指标,更重要的是,一旦宫缩开始,大量子宫血液进入循环,患者随时可能发生心衰,此时再放动脉管,脉搏可能就摸不到了。此外,是否要放中心静脉管、肺动脉管、请心内科会诊等,都要尽早决定。如果消极等待,心衰发作后,产科再叫你去,一切都晚了。

(2)准备好静脉泵和抢救药物。预先建立可靠的 IV access,将 Dobutamine(NOT dopamine)和 epinephrine,norepinephrine 泵准备好,另外将 epinephrine,furosemide 推药不同浓度的抽好,产妇心衰对这些药物反应较好,且多没有冠心病的因素要考虑。

(3)能用腰麻或硬膜外麻醉自然分娩或 C-section 最好,以降低前后负荷。全麻也有时也要用,以使用正压通气,改善呼吸和循环功能。用 Etomidate 和 succynylcholine 诱导,上述抢救药预备。

(4)预防心衰的发生,主要是要防止输液过量,要把子宫收缩的 Auto transfusion 考虑进去。一般不主张预防性使用胶体液。

(5)如有罗音等心衰体征,还是应该尽早分娩,强心利尿同时进行分娩才是彻底治疗妊娠心衰的最终途径。

答31:

我不认同你们使用 Dobutamine 和 norepinephrine 的做法,对于心衰患者不应通过药物提高后负荷来增加心肌收缩功能,而是应该通过降低心室的排出阻力,从而减少心脏的负荷。强心利尿的确是治疗心衰的有效办法。

问32(slyymzk):

(1)老年麻醉患者的液体管理您是如何处理的?

(2)围麻醉期液体管理中,对于补液的时机和补液的种类及量您是怎么如何处理的?

答32:

(1)老年麻醉患者的液体管理同中青年患者。

(2)我一般是一晶一胶完成填充,随后视手术进展而定,如果短小手术再补 1~2 袋晶体即可,如果长时间,有大出血的手术,再补胶体或者是血液,这里还要考虑患者的经济问题。

问33(麻油油):

如您所言:"目前理想的麻醉深度监测仪显然均没有达到理想标准",我在想,如达到理想标准,这将是麻醉界的一大福音,同时对脑复苏时脑功能的评价也将产生积极的影响。不知于教授对此(麻醉深度监测与心肺脑复苏后脑功能测定的相关意义)有何指教?

答33:

我的经验不多,做过几例,复苏后 BIS 多在 10~30,如果能够超过 60,方有复苏的可能。

问34(麻醉陈勇):

(1)PRYS-ROBERS 把麻醉定义为:①药物诱导的无意识状态,无记忆;②抑制有害刺激的反应。而 MAC 代表吸入麻醉药抑制伤害刺激体动反应的 ED50,有不少研究发现体动反应的初级中枢在脊髓,STRUYS 等发现在大剂量的阿片药下,患者并没有意识消失,而伤害刺激反应被抑制。那么,体动反映与无意识状态和抑制伤害刺激之间有何联系? MAC 能否作为麻醉状态的指标? MAC 的地位如何?

(2)在无意识状态可用 BIS 等监护仪监测,那么抑制伤害刺激的反应用什么指标监测？您认为目前监测抑制伤害刺激反应最佳的指标是什么？

（3）麻醉记忆有内稳记忆和外显记忆，麻醉在 BIS40～60 仍然有内稳记忆，那么麻醉最佳的状态是否要消除内稳记忆？而外显记忆在 BIS 小于 70 就消除，您所定的 BIS 小于 50 是怎么来的？

（4）麻醉是一个不精确的科学，SEBEL 研究美国麻醉中的知晓发生率为 0.2%～0.4%，而中国麻醉中的知晓率比美国高得多，您所在的医院麻醉知晓的发生率有多高？您认为降低麻醉的知晓发生率的主要手段是什么？

（5）知晓、记忆，无意识、体动、内稳记忆和外显记忆它们之间有何关系？

答 34：

（1）首先无意识是皮质抑制，属于镇静催眠类药物的作用。体动反应是逃避反射，属于脊髓初级中枢控制，无意识下可以有体动和伤害性刺激反应。阻滞麻醉下可无体动和应激，但有意识。MAC 是体动反应，除非你排除肌松药物，否则意义不大。

（2）监测伤害性刺激可以使用 HRVI，我们正在做的是指脉波分析，指脉波指数可能是监测伤害性刺激反应的最佳指标。

（3）BIS＜50 是国外研究结果，是 99% 的把握度。无意识的界限是 63，是 95% 的把握度，因而定义为＜50。内隐记忆的完全消除需要 BIS＜30，这是过深的麻醉，对于患者术后恢复不好。

（4）关于麻醉知晓我们没有详细的统计，但是我们没有碰到过因术中知晓而投诉的患者。降低术中知晓的关键还是需要达到理想麻醉状态，以及细致的监测。

（5）知晓可能有记忆。无意识则无知晓和记忆。体动是逃避反射，内隐记忆属于深层记忆，不能经大脑精确提取和描述，而外显记忆需要意识参与。

问 35（marke72）：

您引入了麻醉状态的概念，包含两个层面的含义，即哲学意义上的麻醉状态，与实际意义上的麻醉状态。

学生最为感兴趣的在于：哲学意义和实际意义两个层面的含义，那么这两种层面的相互关系最为重要的一点是什么？有没有后者是前者的基础的意义在内？实际意义上的麻醉状态是客观存在的，并且可以被我们感知，能够被人们所认识。并且不依赖我们的感觉而存在。那么？哲学意义上的麻醉状态哪？我们感知到的，意识到的麻醉状态是不是真正能够反映正确的实际意义的麻醉状态？？？麻醉的本质是不是：① 无意识、无知晓、无术后回忆，如 BIS＜50，或 AEP＜30；② 抗伤害反应抑制适度？

这个问题困扰学生很久，已经从您的文章中得到很多，仍然希望聆听教诲！

答 35：

哲学意义是实际意义的基础。哲学意义上的麻醉是抽象的概念，介于麻醉与非麻醉的边界。麻醉的本质需要进一步抽象，我所说的仍然是具象。

问 36：（huangyixiao98）

（1）看了于教授关于"理想麻醉状态"的介绍，感触颇多。于是联想到昨天做肝移植时遇到的一个问题，即虽然我们在无肝前期进行了积极的补液且患者此期循环稳定，但是阻断腔静脉后，血压还是急剧下降，予泵入多巴胺、去甲肾，加快输液等处理，只能勉强将血压维持在 80/55mmHg 左右。不得已减浅并停掉麻醉药（心里一直在担忧患者会不会出现术中知晓）。因此，想请问您，我此时处理有无不妥？这种情况下（在休克患者、术中大失血的患者或者体质衰弱不能耐受麻醉的患者等的麻醉时也可能遇到），我们如何处理维持一定麻醉深度与维护患者生命体征平稳之间的矛盾？

（2）于教授提出的"理想麻醉状态"为我们术中麻醉管理提出了一个非常高的目标和要求。个人认为这一概念的主要关注点也是术中麻醉状态的控制及患者、手术医师、麻醉医师和社会对围术期麻醉的意见。然而似乎并没有涉及麻醉对患者术后中远期的影响。记得以前曾经看过这么一个幻灯片说，一个正常情况下可能在 60 岁发展为冠心病的患者，如果经历了一次大的手术和麻醉的打击，有可能 50 岁就发展成为冠心病，如麻醉控制满意可能在 55 岁才会发展成冠心病。因此想请问于教授您定义的"理想麻醉状态"对患者的中远期生活、生存质量或者疾病的发展变化（比如冠心病）等来说是否就是最佳麻醉？您有没有这方面的研究或考虑？

答 36：

（1）肝移植麻醉中，我们通常不减浅麻醉。除非危及生命，否则我们始终保持麻醉状态。如果你这样做的话，你会体会到保持麻醉的好处。没有麻醉下，只会一时血压升高，换来的是组织低灌注、酸中毒甚至 DIC 等，有麻醉的情况则完全不一样的。

（2）我们还没有做到这一步，但理想麻醉状态一定比那些高应激麻醉对于患者的打击小。因而效果也会要好（请容许我自夸一下）。

问 37（孙学军 1981）：

（1）只有对于麻醉的目标/本质的深刻理解才能准确地理解并创造"理想麻醉状态"，我们所追求的麻醉目标是随社会进步不断更新发展的，从最开始的定义、无痛到今天的"理想麻醉状态"，我的问题为：当一个患者可以在局部麻醉（广义，如臂丛、颈从神经阻滞）下完成手术，但可能会出现阻滞不全，此时我们建议其做全麻，这算不算是一种进步的麻醉理念？

（2）对于"急性超容量诱导期填充"，请问：急诊患者，如何在短时间内实施"急性超容量诱导期填充"？我经常的处理是，快速输注胶体液，但有些老师提出批评，认为应该遵循补液原则：先晶体再胶体，您认为如何？而且，鉴于近来高渗高张液对休克的扩容作用，我们可不可以在诱导前应用高渗高张液？

（3）镇痛、伤害性刺激与意识的相互关系十分复杂，您如何看待全麻意识监测与其他方面麻醉抑制的程度监测/估计（如镇痛）的相互关系？

（4）针对术中知晓，术后应如何进行访视？您所在的麻醉科是如何进行访视的？

答 37：

（1）这里牵涉的问题比较复杂，医保、医患关系等。简单的做法是在镇静下（异丙酚）插入喉罩。

（2）不必过于机械，先晶后胶和先胶后晶在短期内的结果一样。可以试用高渗高张液。

（3）全麻意识监测时发现意识最先消失（即通常浅麻醉就可以消失），而抑制伤害性刺则比较复杂。

（4）访视时简单询问即可，不必给患者过多的暗示。

问 38（axiasai）：

您的"理想麻醉状态"一直指导着我的临床工作，让我日臻进步。在一些相对较大的手术中，也按照您的"急性超容量填充"的思路进行麻醉管理，让我体会到了很多优势。即便如此，由于我经验上的不足，偶尔还是会出现 poor signal，真让人郁闷。

有感于您的"超容量填充"理论，我一直感觉，人的循环系统和微循环系统就像一条大河和它的支流，心脏就像天空一样形成云，然后再下雨，让水去它该去的地方。休克状态就是大河水位降低，于是必定会影响它的支流，长此以往就会断流，土地干涸。当大河泛滥时，水朝着地势较低的支流处流去，却无法再恢复到支流原来的状态，就成了水灾。在人体就是出现了扩容后的组织水肿。所以从您的理论来看，您很强调扩容的同时伴随扩血管，适度利尿强心,也很反对浅麻醉。不知道我的比喻对不对,有何偏颇之处,希望得到您的指导。

但是,我有的时候也很困惑,虽然组织水肿与超容量填充无直接关系,主要还是与液体管理不当有关。但是超容量填充毕竟还是增加了内脏的分钟血流量,会不会给小脏器比如肾脏造成负担呢?而且就像我前面所说的,并不是河的每一条支流都需要那么多雨水的灌溉吧?我看见患者的尿量很多,感到很高兴。但是转而一想,如果我少补100ml,尿量只是少100ml,也许肾脏的负担可以轻很多。毕竟,临床上给予的指标太少,也只是停留在心脏、肺和外周,其他内脏都没有考虑进去。请问您有没有这样的困惑?

答 38:

(1)你的比喻带有文学色彩,我自愧不如。我认为不错。但我用利尿,很少强心(指洋地黄类药),因为我认为洋地黄类药是将一个短跑运动员的肌肉运动改成了举重运动员的肌肉运动(这个观点我没有认真思考,可能是错的)。

(2)组织水肿与超容量灌注肯定有关,还是应该在手术中间开始利尿为好。

问 39(xq_zhong888):

(1)您说:所谓理想麻醉状态是指满足以下条件的全身麻醉状态……

这就是说,"理想麻醉的概念"不适合于临床上应用广泛的椎管内麻醉和神经阻滞麻醉。不知道于教授对这类非全身麻醉的"理想麻醉状态"有何研究或设想?

(2)关于理想麻醉状态的外延即理想的麻醉全过程,包括4个构成要素:① 患者是否满意? ② 手术医师是否满意? ③麻醉医师自己是否满意? ④社会方面是否满意……

"理想麻醉状态的外延"包括的内容很多,其中大部分都是麻醉医师应当和经过努力能够做到的,但也有些内容非麻醉医师能力所及,如:手术创伤的反应(如术后胃肠道反应),药物本身的不良反应(如吗啡椎管内镇痛引起的瘙痒),属于手术室护士职责的(如调整灯光与体位);还有些内容尚无客观标准,难以评价(如:②、④两条)。我担心把这些内容归到麻醉科的范围,会对麻醉科不利。不知于教授是如何考虑的?

(3)关于"术前急性血液填充"。根据术前患者的身体状况是不同的(例如有的脱水,有的血容量过荷),评估体内液体量的指标(如CVP)可靠性又受限制,诱导前填充按照什么标准确定?是否还要结合麻醉者的临床经验?

答 39:

(1)椎管内麻醉的血管扩张不及全麻,对伤害性刺激又可有效抑制,因而不及全麻那样明显需要改变观念。但我想本质上并无大的区别。

(2)麻醉科的发展取决于我们的努力。属于其他职责的,应当由其他人负责。但②、④还是有客观标准的。

(3)当然要结合病情和麻醉者的临床经验,我讲的是普遍性的东西。

问 40(yelina):

深麻醉下拔管是否属于理想麻醉的一个必要因素?那么深麻醉下拔管需要多深的麻醉?或者说是否作为深度镇静下拔管或无应激下拔管更加符合实际操作?

答 40:

(1)应当是。

(2)深麻醉下拔管译自英文"deep anesthetic extubation",容易引起误解,可能称为麻醉下或无意识下拔管更好,你的说法我也赞同。

问 41(西门吹血):

(1)您在去年的年会中提到的理想麻醉状态时其中为"BIS,50~60;HRVI,30~40;交感抑制适度",现在对其中的部分标准进行了修改,如BIS<50,增加了AEP<30,而取消了

HRVI。请问这是出于何考虑而进行的修改？

（2）根据您的定义，理想麻醉状态在不同手术中应该是随时变化的，因为手术刺激不同，需要的麻醉深度也不同。在刺激之前，必须根据刺激强度给予一定的麻醉剂以加深麻醉，此阶段的麻醉深度理论上讲并非理想麻醉状态，而应该是麻醉过深，不知我的理解是否正确？同时对于单次注射和持续泵注所带来的麻醉深度变化您如何看待？

（3）麻醉中如使用血管活性药等药物达到生命体征稳定的效果，此时的理想麻醉深度如何判断？您在实现理想麻醉状态的途径中提到"将心血管活性药作为麻醉药物的组成成分"，此外界干预和麻醉深度的判断如何恰当地协调？

（4）您在去年的年会中提到了一些麻醉的新观点，当时有幸现场听取您的讲座，当时激烈的讨论气氛也历历在目。您当时提出："术前最重要的是全面、细致地了解病情，在思想、物质以至手续上针对相关问题做好充分的准备，而不是拖延时间去找专科医师会诊、治疗。麻醉医师应该有能力在麻醉的同时或麻醉前较短时间内纠正内环境紊乱，控制血压和心率。应当明白，在涉及麻醉的问题时，如果麻醉医师不能做，那其他科室的医师更不能做，至少不会做得比麻醉医师好。"完全同意您充分术前了解病情的观点，但是关于专科会诊，在国内的大多数大医院如医学院的附属医院等也许能做到这一点（也只是也许），但是在以大多数中小医院为主的现实情况下，这样的提法可能更是一种理想，而且更可能成为外科医师无论何种手术即立即要求手术的口舌（当然麻醉医师提高自身素质很关键），对大多数麻醉医师发展不利，您对此如何认为？尤其是今年卫生系统出现系列问题和医务人员所面临的空前困难与压力，您现在的观点是什么？

（5）去年年会您的讲座是上集，不知道今年您为我们大家准备了哪些内容（如果方便的话）？希望今年的郑州年会能继续聆听您的讲座并与您进行交流。

答41：

（1）BIS＜50 才能保证无意识，60 左右容易出现知晓。当时正是快通道麻醉高潮，所以定为 50～60。HRVI 到现在也未获得完全肯定。我本次年会将上述内容重新写了一下，挂在网上，你可以看一看，提出你的意见。

（2）无刺激时麻醉都是过深的，而有刺激时又偏浅，我好像谈过这个观念，你可以看一下我今年年会的讲稿。

（3）以无意识为前提。这是个值得讨论的话题，关键是无意识下的血压升高，心跳加快，逃避反射是患者感觉到痛了吗？

（4）我认为只要外科医师提出有手术指征，麻醉医师就应当麻醉。一个患者除非濒死（想来这时候也没有哪个外科医师愿意开这个刀，我倒经常碰到外科医师说：刀我是能开的，关键是麻醉不行，这是我的回答是：麻醉能上的，关键是你敢不敢开！）否则不应该麻醉后就出问题。我建议选择全麻，缓慢注射异丙酚诱导（血压下降程度与血药浓度、推注速度密切相关），只要你具备基本设备条件，有一定经验，是可以安全实施麻醉的，而且麻醉的进步是伴随着挑战而来的。社会环境的根本改善有赖于我们做好自己的工作。

（5）我本来想讲碰撞下集，主要是循证医学批判，因准备不足，改讲我们现在讨论的问题。很多想法来自战友们的提问，我再次表示感谢！

问42（yyxxll22）：

我来自基层，由于条件的限制，对全麻没有更多的研究和理解，以应付临床需要为主。衷心感谢于教授前来帮助我们提高对全麻的认识和理解。在临床上，我们为应对手术的需要，更多的是关注血流动力学的稳定。我期望我在全麻上能做到血压、心率的平稳，无波动。但现实是药给多了，血压、心率就大幅度降低，药给少了或追加晚了，血压、心率又升高了。

在血流动力学的稳定上可以说是疲于应付,劳而无功!

请问:于教授对此有何建议?在维持血流动力学的稳定上有何绝招?(例如心功能3级以上的患者,如何做到血压、心率的平稳?)

答42：

(1)你所说的在基层是非常普遍的现象,主要原因是容量不够,血管没有支撑,所以麻醉药多,则血管扩张,血压剧降,而减少药量,则手术刺激又使血管强烈收缩(顺便说一句,你的麻醉肯定不会深),按照"诱导期急性超容量填充"去做,会有明显改善的。

(2)诱导时间要适当放长,随着麻醉的逐渐加深补充容量,此类患者宜减少异丙酚用量,适当增加芬太尼用量。

问43(dlxia)：

在工作中常常发现临床比较满意的全凭静脉麻醉下,BIS维持在50上下,术后回访仍有部分患者对术中刺激有记忆,而在以吸入麻醉药(异氟醚和七氟醚)维持时,BIS维持在50上下,却能消除绝大多数患者对术中刺激有记忆,为什么静脉麻醉药却不能?吸入麻醉是否在这方面比全凭静脉麻醉更有优势?而在科室大多数医师认为除神经外科外的手术全凭静脉麻醉即可,是否恰当?

答43：

(1)全凭经脉麻醉的主要用药是什么?异丙酚＋阿片类药物吗?从现有的知识来看,异丙酚的作用部位比较局限,有其较肯定的受体位点(GABAA受体),与咪唑安定的受体位点接近。因此其作用可能主要是皮质和皮质下管理意识的部分,此外,异丙酚的镇痛作用显然不及吸入麻醉药,也就是说:一方面BIS对异丙酚麻醉的敏感性可能高于对吸入麻醉药作用的敏感性;另一方面,吸入麻醉药在中枢的作用比较泛化,对多种中枢受体都有明显作用(如抑制NMDAR和调节神经元烟碱受体),同时药理作用较异丙酚复杂(无意识、镇痛、肌松),因此吸入麻醉似乎比TCI和TIVA在这方面更有优势。

(2)TCI和TIVA以短小、表浅手术为好,一是成本-效益比,苏醒快,二是此类手术刺激小,无须更深的麻醉,神经外科倒是TCI和TIVA的适应证。大多数人的看法可能还是从自身保护的角度来讲的。

问44(DJ123123)：

近来在瑞金网上又拜读了您关于如何改进我们的麻醉和理想麻醉状态的文章,受益颇多!在关于液体管理的文章中看到你这么一句话:"出现了3倍晶体液等同于1份血液的滑稽理论。"而在外科医师甚至为数不少的麻醉医师中仍然有这固定的思维,记忆中10多年前,老师们曾经这么讲课!

于老师,能否在百忙之中给我们讲讲这一"理论"的来龙去脉和滑稽之处在哪?

答44：

这一理论是很多研究得来的结论,先给动物放血50%血容量制成失血性休克,然后回输液体进行复苏,发现3～4倍失血量的晶体液才能够维持原血压,于是有了上面的理论。滑稽在哪里呢?

(1)把物理量容量的概念与因为液体的理化特性不同而造成的生物学反应等同起来。

(2)将3倍液体量输入还称之为"等容"难道不滑稽吗?

问45(DJ123123)：

近期我院收治疑难产科患者增多,剖宫产(CS)全身麻醉也大为增加,参阅了一些文献书刊,也做了不少的麻醉。适当剂量硫喷妥钠对胎儿影响较小,可惜买不到;依托咪脂麻省总院仍在推荐使用,考虑到其对肾上腺皮质的抑制,尤其对胎儿的未知影响,又看了您所在瑞全医院老师们对依托不利的分析,我们也倾向于不再使用于 CS 的麻醉;英国的麻醉学教材推荐 2.5mg/kg 以下的异丙酚可安全用于 CS 的麻醉。所以想请教您:

(1)基于您有关文章说"麻醉足够了,患者有疼痛反应但并无痛觉"的论断,CS 全麻是否可以考虑:异丙酚＋司可林诱导后开始手术取胎(我们这有经验的手术医师 3 分钟内能够完成!),同时给予适量的芬太尼＋低浓度吸入麻醉药维持麻醉与后面手术中镇痛,我们就是这样做的,不知合理不?

(2)对于国内大多数麻醉医师甚至教学医院的老师们来说,CS 全身麻醉由于存在不少的顾虑,经验也有欠缺。那么请问于教授:您认为目前用于 CS 全身麻醉诱导的最佳方案是什么? 要达到理想的麻醉状态,我们应该做些什么?

答 45:

(1)我认为可以。你可以在诱导后适量加入吸入麻醉,既有镇痛作用,对胎儿影响也小。在没有最终肯定我的观点前(即没有变为经实践、实验证实的理论前),还是应避免伦理方面的问题。因为剖宫产的术中知晓率最高。

(2)多做即可以熟练。我们现在的方法主要包括:

①Co－induction,即咪唑安定,异丙酚,肌松药诱导,插管,同时打开挥发罐,吸入 0.8MAC 麻醉药。

②诱导期超容量填充。

③胎儿取出时给予芬太尼,术中静吸维持。

④术毕前停吸入,改静脉异丙酚维持。

⑤深麻醉下拔管,拔管前必须拮抗肌松药。

⑥术后静脉镇痛。

问 46(killerlsh2000):

(1)在不复合 EA 的全麻中,是否常规使用芬太尼之类镇痛药?

(2)若是,如果只有芬太尼选择,如何使用?

(3)不知于教授是否了解 Stanpupm,是美国斯坦福的一个药代软件。以这个软件模拟芬太尼的体内浓度,我发现几个患者手术结束时芬太尼的血药浓度在 1ng/ml 左右,应该是不影响呼吸的镇痛浓度,但患者就是呼吸不恢复(可绝对排除镇静和肌松的影响,另外芬太尼我是间断给药,手术开始量大,维持高浓度,术中一般 1.5～2ng/ml),除非使用纳洛酮才能拔管;若有意识让浓度在 0.5～0.8ng/ml,则手术刚结束我就能拔管,患者也不述疼痛。除了种族差异,于教授还考虑有其他什么原因?

答 46:

(1)是。

(2)通常于诱导时给芬太尼 2～3 μg/kg。手术开始前追加 1～2 μg/kg。在手术刺激强的步骤,适量追加。手术中后期即不再使用,对于术后不用 PCA 的患者,于手术结束前 15min 左右再次给予 1～2 μg/kg 芬太尼,以防苏醒后躁动,总量控制在不超过 0.5mg。

(3)你可以看一下 *Intravenous Anesthesia* 这本书,或者是其他有关阿片类药物的药代动力学曲线的材料,即可明白。芬太尼不适合做持续靶控,这是因为它的 context-sensitive halftime $t_{1/2}$CS 随着时间的延长而显著增加。

但是如果有意识减少血药浓度,则药代曲线可能处于引起呼吸抑制的阈下水平,主要应该从药代动力学方面考虑。

问 47(fnc103):

对于您讲的"在手术麻醉过程你要问一下自己,你的患者是在睡觉还是在跑马拉松?"

印象深刻,很荣幸能有机会向您请教:

(1)我知道您的这一理论适用于全麻,但我们基层医院有很大比例的手术患者采用椎管内麻醉和神经阻滞,术中尽管镇痛完善,也不是牵拉反应,但还是有少数患者不能耐受清醒状态下手术,表现为心率、血压相对于术前是稳定的,患者的不适与手术刺激的强度没有关联,给少量镇静药就能入睡,睡着后很安静,但一叫醒患者又诉不适或疼痛,由于考虑到呼吸管理更省事一些,或者饱胃的患者管理方便,没有用足够量的镇静药,我很想知道这种状况下,我的患者是在睡觉,还是在跑马拉松?这种情况下的应激反应还强吗?对身体不利之处主要在那些方面?

(2)鉴于"理想麻醉状态"把应激反应控制得可以说是恰到好处,把手术麻醉的伤害性刺激降到最低,患者的感觉也比较舒服,从这一点出发,您认为部位麻醉相对于全麻以后的发展前景任何?

答 47:

(1)通常阻滞麻醉应辅以镇静、催眠。主要问题是如果用量过大会有呼吸抑制的危险。建议此类麻醉以较深的镇静＋喉罩管理气道为好,比较安全。醒后患者不适,表明仍然能感受到手术刺激(即使无痛)。心理应激也是应激,对身体的不利之处仍然是应激所带来的一系列问题。

(2)部位麻醉的好处在于生理干扰小、价格低。对中小手术是很好的选择。但不适合大手术,也有很多穿刺造成的损伤出血等问题。两者各有其应用范围,都可以进一步发展。

问 48(风萧萧兮易水寒_竹子):

有一个问题我一直不明白,想请教一下于教授:现在"外周神经刺激器被广泛应用在四肢手术",可对于下肢单侧的骨外科手术,我觉得用单侧腰麻比用外周神经阻滞(腰丛或坐骨神经阻滞等)效果确切,而且腰麻用的药量少,外周神经阻滞用的药量大多了,再者对循环的影响上单侧腰麻也小啊,为什么还要用外周神经阻滞呢?

答 48:

这主要是单侧腰麻仍然有对自主神经的影响(全身影响),而且阻滞效果常有偏差,至于是否用神经阻滞,通常要看手术来定,单纯浅表手术,可能阻滞较好,如手术区跨越腰、骶神经支配区域,还是腰麻更确切,再大的手术当然还是全麻了!

问 49(drfdrfdref):

我想问你一个问题,就是深昏迷的患者要不要用吸入或 Propoful 麻醉药呢?可不可以用点镇痛加肌松就可以完成理想麻醉呢?

答 49:

深昏迷的患者建议还是加一些吸入或 Propofol,因为我们现在只是在现象上将昏迷和麻醉或深度镇静等同。其实质有无差异还了解很少,此外,用一些麻醉药可以避免医学伦理方面的问题。

问 50(drfdrfdref):

(1)昏迷的患者是否需要麻醉,是不是用点芬太尼和肌松药就可以开颅手术??

(2)对于颅内高压的患者,如何麻醉?血压要多高才能满足其脑灌注?怎么样才能检查脑灌注好不好?

(3)对开颅手术围手术如何补液?他们脑外科医师是不喜欢补晶体的,认为会加重其脑水肿。

答 50:

(1)昏迷患者仍然需要用一些麻醉,理由如下:

①昏迷虽然在表现上与麻醉有相似之处,但是由病理因素引起,与麻醉药物引起的麻醉状态不能说是一回事,至于到细胞、受体、突触联系、递质传递等水平,两者间的差别如何,尚没有充分的研究。因此,从医学伦理学的角度来说,仍然以使用一定的麻醉为好。

②昏迷有浅、深之区别(包括格拉斯哥昏迷评分),而病理因素引起的昏迷程度,是会随病理因素的加重或消除而改变的,万一手术使导致昏迷的病理因素消除,患者术中苏醒(但愿手术有此效果),有可能出现术中知晓,因此我建议适当用些麻醉。

(2)①颅内高压患者的麻醉,静脉诱导:异丙酚+非去极化肌松药+阿片类药,开颅前静脉推注甘露醇 $100\sim250ml$ (视患者体重和颅内压高低而定)。

②脑灌注压=Bp(收缩压或平均压)-颅内压。目前由于无创颅内压监测还不普及,缺少颅内压的数据,所以无从判断脑灌注情况。通常维持收缩压 120mmHg 左右,舒张压 80mmHg 即可,根据上式可知,通常情况下使血压应可满足或维持脑灌注。

③麻醉前昏迷程度、瞳孔是否散大、有无脑疝等可作为参考指标。手术中,一旦开颅后,颅内高压即可部分缓解,对于血肿、肿瘤等引起的颅内高压,有很好的减压作用,即使对广泛脑挫裂伤、脑水肿引起的颅内高压,大骨瓣开颅减压也是治疗的手段之一。此外,如有颈内静脉插管,通过抽血查静脉血气也可间接判断脑灌注情况, $SjvO_2$ 正常值在 $68\%\pm10\%$,过低说明氧供不足,过高说明代谢降低,可结合临床加以判断。

(3)我们的补液与其他手术没有太大的区别,仍按晶胶比1∶1进行填充,完成填充后视病情需要补充晶体或胶体或血制品。由于这类手术常规用高渗脱水剂甘露醇,所以晶体的补充并不需要特别加以限制。

问 51(2003wmf):

对于术后静脉镇痛泵所用芬太尼的剂量及有效浓度? 芬太尼静脉镇痛的优缺点有哪些? (单纯应用芬太尼静脉镇痛)术后镇痛也应该包括在理想麻醉状态的外延中吧?

答 51:

(1)剂量:我们是 $8\sim10$ 支芬太尼加到 100ml 生理盐水中供两天使用。一般 PCA 的 bolus 一次剂量为 $20\mu g$,持续剂量是 $20\mu g/h$ 左右。

(2)优点:简便,有效,不良反应相比吗啡要少。缺点:当然是阿片类药物所具有的通病。

(3)应当包括在内。

问 52(xyft9707):

"理想麻醉状态是指满足以下条件的全身麻醉状态:

(1)无意识、无知晓、无术后回忆:如 BIS<50,或 AEP<30"。如果采用"三明治"麻醉方法,异丙酚、异氟醚要如何使用才能使95%的患者达到这一条件,如果复合咪唑安定,可以使异丙酚或异氟醚用量减少到多少? 因为这些监测条件大多数医院是没有的,有些即使有,也因为价格不菲,没有常规使用。推荐下现在常用的麻醉药物剂量,对推广理想麻醉应会更有帮助。

(2)抗伤害反应抑制适度,包括血压、心率的标准:BP $(90\sim110)/(50\sim80)$ mmHg,HR $55\sim80$ 次/分。心脏应激反应的标准:s-T<0.2 Mv。组织灌注的标准:Pleth(灌注指数),目前还未确定具体的数值标准,只能定性描述为指脉波波幅宽大、波幅高,尿量>2 ml/ (kg•h)或>100 ml/h,血气,无酸中毒。应激激素水平? 抗逃避反射抑制适度,即肌肉松弛良好。

有些疑问,您把哲学引入麻醉,这里好像少了辩证的思想。假若一患者平时 HR 都在 50 次/分,而在麻醉手术下 HR 达到 80 次/分,看似理想,实则不管是镇静、镇痛或是液体管理肯定有些方面出了差错。个人理解,这些指标应结合患者术前的情况而定,如果当成教条,就如您所言,过于教条是做不好麻醉的。不知道我的理解是对还是错?

另外关于 HR 还有个问题请教:发热使 HR 增快,不巧前不久我也发热了,HR 从原来的 70 次/分升到 110 次/分。无独有偶,上周末做的肝移植患者(原发肝癌),术前呼吸道感染,发热,HR 从平时 $60\sim80$ 次/分到入室的 120 次/分,BP 从平时 $(120\sim133)/(75\sim86)$ mmHg 到入室 190/110mmHg(无高血压病史),整个过程 HR 基本在 110 次/分左右,BP 除无肝期和新肝期初始波动效大,大多在 $(110\sim120)/(55\sim63)$ mmHg。CVP5$\sim$10mmHg 波动,体温入室 38.1℃,新肝期最低至 36.1℃,出室 37.8℃。尿量>2 ml/(kg·h),无肝期前血气也没有异常。

请问此时 HR 快是视为发热时机体氧耗增加所需的代偿,不加干预,还是用心血管活性药降低,或是有其他手段?肝移植手术有点特殊,物理降温该不该考虑?

关于您提到理想麻醉状态的外延,我的理解主观因素占主要。

引用 xkn 战友:

其实术中知晓的麻醉才是麻醉的最高境界,它的要求相当高,又要让患者没有不良记忆又要手术安全无痛,这其中要做很多的事,心理护理要从入院就开始,只有从根本上打消患者心理的恐惧才会使所谓"内隐记忆"彻底消除,要让患者觉得这是一次不错的人生经历和体验。患者对手术最大恐惧是:怕痛,怕血淋淋的场面,怕看到自己的生殖器,怕听到器械的响声。这些问题其实只要工作做到位应能在术前解决,我们可以从这方面入手做一些工作。这只是我从事麻醉工作多年的一点感受,不知大家有没有同感,不知有没有人做这方面的研究?

不知道您对此是何看法?

把心血管活性药当作麻醉药物的组成部分,必然要对患者采用必要的有创监测,该如何权衡各自带来的优缺点?

理想麻醉带来的经济学效益,是让我们更节省还是投入更多的成本?

AHH 与 ANH 对比优缺点何在?能不能结合控制性降压进一步减少血液的丢失?

另外一直有个疑虑,诚如 huangyixiao98 上面提到的:记得以前曾经看过这么一个幻灯片说,一个正常情况下可能在 60 岁发展为冠心病的患者,如果经历了一次大的手术和麻醉的打击,有可能 50 岁就发展成为冠心病,如麻醉控制满意可能在 55 岁才会发展成冠心病。

AHH 对生理的影响从长远看来,对患者带来是怎样的影响?

答 52:

(1)你可看一下我们在理想麻醉状态中关于如何实施的部分,通常我们用异丙酚+芬太尼+咪唑安定 2mg+非去极化肌松药诱导,术中异氟醚 $1.3\sim1.5$MAC,术毕前改异丙酚,通常 2mg 咪唑安定时,异丙酚以 1.5mg/kg 为宜。

(2)我们指的是普遍的人群,事先 HR 50 次/分已是病理状态,理应另当别论。至于平时 HR 50 次/分,术中 80 次/分,就肯定是"镇静、镇痛或液体管理方面出了差错",不免武断。对这样的患者应了解日常活动后的心率(不必剧烈运动,仅仅是上下楼梯,做做家务之类的活动),如活动后仍是 50,可以考虑是否是病窦综合征,如活动后即加快,则术中 80 的心率还是可以接受的。你关于结合病情具体对待而不是作为新教条,我认为非常正确。

(3)HR 的问题:体温高,代谢增加,心率加快,无须讨论,你所说的肝移植患者,术前体温高,HR、BP 均较术前增高,也是正常反应。术中问题是你是否用血管活性药(α、β 兴奋药)?如果你所说的病例没有用这些药,则应认为是发热、高代谢+手术应激所致。肝移植手术和其他手术不同,无肝期需要用较多量液体和升压药维持循环,开放下腔 V 和门 V 后又会有大量液体回流,此时心率不宜过慢,以防静脉压过高,心肌因过度拉伸而损伤。通常应维持心率在 100～110 次／分,故不需处理。物理降温也没有必要,因无肝期和开放循环都可使体温明显降低。往往开放后复温是主要采取的措施。你可以待手术彻底止血后(这是麻醉处理的前提),再逐步调整患者的生理状态。

(4)关于 xhn 战友的看法,我以为很理想,但至少在目前缺乏可操作性。由谁来做麻醉前的心理护理? 是麻醉医师吗? 他有那么多时间吗? 是麻醉护士吗? 她们有足够多的麻醉专业理论储备吗? 还是手术室护士? 其次,术中万一因病情需要,手术医师要做一些简短的讨论,或改变手术方案,或中止手术,难道都要下台到旁边的会诊室,谈好后再回到台上? 第三,除非是极具冒险精神的人,否则大概没有多少人愿意把一次手术麻醉当成是一次不错的人生经历和体验(这可以先做一次调查)。大概 xkn 战友平常做神经阻滞麻醉(包括椎管内麻醉)多一些,可以多发表些看法和经验,我们仍然认为还是无知晓为好。

(5)我不认为一定要采用有创监测。目前监护仪的血压计对一般患者已足够,我们只在肝移植、心脏手术和普外科等手术科室的特大手术中才使用全套血流动力监测。绝大多数患者仅仅是无创血压,中心静脉置管,CVP 也仅当怀疑有问题的患者和上述特殊手术的患者才用,所以并没有增加患者的支出。如果考虑到术后患者能很快恢复,当然是更节俭啦。

(6)AHH 的优点是操作简便,结合麻醉一气呵成,整个手术过程循环稳定,术后恢复良好。不足是容易稀释过度,对凝血功能有轻微影响。ANH 的优点是手术后期有一定的自身新鲜血回输,也有助于术后恢复。但操作上多了一道采血的手续,在诱导和诱导后阶段,增加这道手续还是比较忙的,另外有污染可能。但最重要的问题是它的稀释度会更大。减少失血主要取决于手术医师的技术和习惯,真正失血多的不是渗血,而是手术造成的活动性失血。更多的失血是明明有活动性失血,而手术医师因各种心理原因,拒绝承认,一味要求麻醉医师用止血药。结合控制性降压一定要保证安全,通常把收缩压控制在 90～100mmHg 就可以了。

我们的麻醉对于患者的应激肯定少于目前大家习惯的麻醉方法。因此我不认同你引用的话。至于长远影响,要待今后来判断,因为这种做法的历史也没有几年,套用目前流行的说法:Since 1998。另外,提醒一句,我的理念不是 AHH,不可混为一谈,谢谢你的提问,使我长进不少。

问 53(j10):

作为一名基层医院的麻醉医师,对您的一系列麻醉新理念也非常感兴趣,正在不断地学习、吸收并结合自己的实际加以运用。

在实际工作中曾遇到这样的情况比较困惑,特向您请教,请您在百忙之中给予指点。硬膜外麻醉下行剖宫产术(硬外穿刺置管顺利、麻醉效果佳、术毕带管行 PCEA),术毕回病房一段时间后出现宫缩乏力,保守治疗无效且出现失血性休克、DIC,需立即全麻下子宫切除,请问:

(1)因 DIC 发生于硬膜外穿刺置管之后,为最大可能地减少硬膜外血肿的发生,那么硬膜外导管的拔除时机是什么? 是需要立即拔除还是 DIC 纠正以后拔除比较合适?

(2)这类患者全麻诱导与插管及术中麻醉维持有什么特别需要注意的地方? 如何维持较为理想的麻醉状态?

(3)快速的容量复苏、纠正血液成分及凝血的异常、逆转 DIC 的进展、保护重要脏器的功能是我们麻醉管理的重点,这一切建立在有效的监测基础上。请问,DIC 患者可否做深静脉穿刺置管及动脉穿刺测压? 容量复苏中的液体种类和量如何掌握?

答 53:

(1)此种情况比较多见,我没有更多经验,但如让我处理这个患者,我会考虑立即拔管的。

(2)麻醉前的问题是失血性休克、DIC。因此应首先扩容,在维持血压的基础上(必要时应用缩血管药持续推注)进行麻醉诱导。异丙酚应减量,以免血压骤降。国内外均有人提倡加用小剂量氯胺酮,可以选用。产科患者发生DIC,多与胎盘残留、宫缩乏力、羊水栓塞、纤溶亢进有关,应结合DIC及凝血全套检验结果,有针对性地加以处理(低分子量肝素,抗纤溶等),但根本解决取决于手术。如手术切除子宫,则病情可迅速好转。随着血压的恢复,微循环灌注的改善,肝脏生成凝血因子的增加,无须特殊处理,患者即可转危为安,但如为保留子宫而反复注射宫缩素,并按摩子宫,则DIC加重的可能较大,此时应及时权衡利弊,向家属做好解释工作,及时行全子宫切除,以挽救产妇的生命。

(3)如有需要均可以做,关键是技术要成熟,以免造成局部血肿。

问54(清江麻神):

请教于教授,高血压择期手术患者,一定要把血压降到正常水平吗?我们遇到了很多这类患者,有的术前把血压降到了正常水平,有的进手术室后才开始用降压药。有的术中一直持续泵注降压药。我们这样做是不是很不安全?

答54:

我认为不一定非要降到正常水平。你需要知道的是:①高血压的诊断,原发还是继发;②目前的治疗情况(用药种类和剂量);③靶器官的损伤程度。

术前如果是用转换酶抑制剂或钙离子通道阻滞剂,血压接近正常即可。如果是利尿剂使血压正常,则血容量通常不足,麻醉后容易出现严重的低血压,特别是术前血压已经降到正常者。

于布为:

在回答完上面两个问题后,和丁香园战友的交流也告一段落,在和战友们交流的近一个月的时间里,与战友们一起对麻醉学科的专业知识、技术以及未来发展都做了很多深入地思考,感谢战友们提出的许多非常好的问题,这也让我增长了很多知识,感谢丁香园给我提供了这个能够和战友们自由交流的平台,更要感谢版主masheng对于这次活动的精心准备和辛勤工作。通过对麻醉学发展中新理念的认识和实践,一定还会出现许多新的问题及困惑,欢迎今后大家能够到瑞金麻醉网及BBS(http://www.rjmz.com/index.asp 和 http://www.rjmz.com/bbs/Index.asp)中和我们继续交流,也可以在即将成立的丁香园麻醉板块中的瑞金麻醉专区里(http://www.dxy.cn/bbs/post/view? bid＝51&id＝7131074&sty＝1&tpg＝1&age＝0)继续交流讨论。

谢谢大家!

(本文由丁香园整理而得,2006.9)

问题 3　关于针灸麻醉

原帖：

某报讯某医院 8 月 15 日完成了一例针刺麻醉辅助下的心脏直视手术，为一名女患者省下 1 万多元的手术费。

据悉，一名 29 岁的祝姓女患者患先天性心脏重度肺动脉瓣狭窄，右心室进入肺动脉的血管只能开启 1/4，导致心功能衰竭，4 个月前还引发脑部脓肿和左侧偏瘫，不得不接受开颅手术。考虑到患者刚刚动过脑部大手术，针刺麻醉可不用或少用麻药，无须气管插管，手术创面小，且术后不用监护、恢复快，最少可省下 1 万元，患者愿意接受针刺麻醉辅助下的心脏直视手术方式。

该院针灸科某主任医师与麻醉科某医生设计了一种叫作"针麻复合麻醉"的方法，除了准备心脏手术必备的体外循环装置与常规用量约 1/10 的镇痛药之外，只对患者 3 对穴位施行了 6 枚银针和一台帮助维持针灸适当震颤频率和强度的电麻仪。主刀医生在患者这种麻醉状态下，用了两个小时便完成了开胸矫治手术。

回复：

麻醉的概念是保证每一位患者无痛苦，针刺麻醉的问题是你一定要等到手术刀切下去才知道是否成功，在这种情况下，如果你是一位患者，你愿意选择哪种麻醉？我在"文革"期间在部队医院做过针刺麻醉，有成功的，更多看到的是失败的病例。针刺疗法（针灸疗法中针的部分）可以镇痛，能够治疗各类急慢性疼痛，并且在针刺得气后可以观察到痛阈的提高（那时是有钾离子导入痛阈测定仪的），但没有人能保证你所做的"这一例患者"的针刺麻醉是否成功。那时一般是先做好硬膜外穿刺，置入硬膜外导管，然后开始做针刺诱导，20～30 分钟后，主刀医生在消毒、铺好单后，先将手术刀反过来压在预定的切口上一两分钟，然后快速划开切口。如果患者只是皱皱眉，或轻轻"啊"的一声，那么这例针刺麻醉就是成功的了，手术中最多用一些度非合剂就可以了。但如果一刀下去，患者发出近乎杀猪般的嚎叫（惨叫），那这例就失败了。补救的措施包括马上经硬膜外导管给药、用氯胺酮或乙醚开放点滴。因此，在针刺麻醉不能保证每一例患者都能成功的情况下就用于临床，恐怕还是不大妥当的。那时大学生化教研室和麻醉科联合搞了一个临床观察，选择针刺麻醉效果最好的甲状腺手术患者 100 例，结果纯粹用针刺麻醉可以完成的约占 20%，辅助用度非合剂可以完成的约占 50%～60%，必须改用其他麻醉方法的也在 20% 多。甲状腺手术如此，其他手术成功的比例就更低了。因此，我个人的看法是，如果用于科研，在经过严格伦理审查和患者自愿的情况下，可以在指定的机构、限定的范围内，在补救措施完善的前提下，进行极小样本的研究，并且需要改变直接以手术刀切开皮肤作为其效果好坏的测试手段，以保证患者所受到的伤害最小化。以目前的情况看，即使从纯粹科学研究的角度而言，目前所进行的一些临床研究，其水平还没有达到"文革"期间针麻研究高峰时的水平，充其量是刚刚恢复而已。现在这样大张旗鼓地宣传，恐怕还是有其他因素的影响。

我对目前所进行的针刺麻醉研究，倒是有别的一些想法。我建议改为研究针刺究竟可以减少多少麻醉药的剂量，针刺对手术后的恢复有多少有益的影响？其实在"文革"后期，对针刺麻醉的研究已经走到这两条路上了。包括对免疫功能的影响。之所以突然间针刺麻醉就偃旗息鼓了,那是因为没有人再拿着"反对×××"这样的大帽子去强迫麻醉医生去搞针刺麻醉了。麻醉医生再也不用提心吊胆那一刀切下去患者的惨叫了。那时研究针刺麻醉不光升不了官,还要赶紧和"四人帮"划清界限了。动力没有了,自然也就没有人去搞了。还有一点,什么时候我们搞针刺麻醉的同道说,他本人或他的家属需要手术时,你们一定要用针刺麻醉,那大家就自然信服了。

另外补充一句,复合了异丙酚的针刺麻醉,还是针刺麻醉吗?

最后讲一点,有关科学问题的报道,最好还是信专业杂志、学术会议、同行或专家的话,少信报纸、电视等非专业媒体的话。

插入对京虎子"针灸麻醉骗局现形记"(原贴略,http://blog. sina. com. cn/jinghuzihttp://blog.sina.com.cn/jinghuzi)的回复:

回复:

针刺镇痛和针刺麻醉完全是两回事。所以虽然在＊＊时大力宣传和带有政治压力的去推广针刺麻醉,但对外宣传从一开始就是用的针刺镇痛:acupuncture analgesia。京虎子的文章基本属实。当时有一位1938年参加八路军的老主任,在一次针麻会议上公开讲,他做过实验,50mg杜冷丁就把手术做完了。结果被一位上海教授写了举报信,老兄被抓进去关了一年多,四人帮倒台后才把他给放了。

讲针麻弄虚作假,和反对中医是两码事。中医存在多年,自有其道理所在。但中医不及西医好学,却是不争的事实。或者说,中医基本靠个人的悟性,西医则是建立在统计学基础上的、按对照、重复、随机化原则实证的东西。这也是西医麻醉谁都可以做(不同人之间的差异另当别论),且大部分成功的原因所在。

针刺镇痛是肯定存在的事实,哪怕不过是一针安慰剂的水平。但针刺麻醉,拿患者做试验,就有点儿那个了……

问题 4　关于福建三明市第二医院 4 名患者麻醉后死亡的答复

原帖：

2008 年 9 月 24 日到 10 月 11 日，短短 18 天内，位于福建永安的三明市第二医院接连有 4 名患者手术麻醉后死亡。由卫生部派出的专家昨日已启程，预计今日到达永安，调查该起麻醉死亡系列事件。

9 月 26 日上午 9 时，"永安论坛"出现一个猛帖。帖子说帖主的朋友，因一个小型手术昏迷不醒（后证实在当日死亡），他已是 9 月份以来第二个死于麻醉的人了。这一帖子瞬间打破了永安这座闽中小城的平静。在街头巷尾，永安坊间对此事议论纷纷。不料，该帖发出后不到 10 小时，三明市第二医院又有一患者死于麻醉中。一时间，三明市第二医院被推上了风口浪尖。

12 日，记者赶到永安采访。"我的孩子才 4 岁，就这么离奇地死在了医院手术室内！"死者邹某（4 岁男童）的母亲郑某昨日对记者说，孩子是在 9 月 13 日因小肠疝气住进三明第二医院。9 月 24 日上午 9 点 10 分左右，医院为邹某做了静脉＋腰麻下行左腹股沟斜疝修补加包皮环切术，但手术只进行了 20 多分钟，她就接到护士转告称，邹某在麻醉及手术过程中，突发呼吸、心搏骤停及肺水肿，医院正进行全力抢救。9 月 24 日下午 4 点左右，医院通知她说，邹某因抢救无效死亡。"一个月没到就已经死了 4 个，都是麻醉后死的。"郑某说。（据海峡都市报）

回复：

我昨天在另一关于三明事件的专题中发了一个贴，主要是说应该由刑侦部门介入。这里我想补充一下理由。

（1）该院是个三乙医院，同时又是百佳医院，应该说平时的管理还是可以的。技术水平、设备条件也应该是有一定保障的。估计每天的手术麻醉例数应该在 20 例左右。在这次事件发生前的那么多年里，怎么没有像这次事件那样集中爆发"麻醉意外"呢？所以，麻醉人员地位低、收入差、工作紧张、科室管理不善、设备不好等，都不是这次事件的真正原因。简单反问一句就可以了：难道以前他们的地位就高？管理就善？

（2）发生第一例死亡病例后，任何一个科主任都会马上查找原因，堵塞漏洞，强调医疗安全，其他人员也会谨小慎微，注意麻醉安全，通常在短时间内多不会再发生类似的事件。这是普遍的规律。如此集中出现问题，多是内部人员所为（麻醉、手术室护士、手术相关人员），且多与心理、情绪上的变化有关。我在另外一个贴已把相关的原因列出，此处不再赘述。

（3）很多网友推测是否是麻醉药物有问题，这是经不起推敲的。因为一批药物进入麻醉科，如果是该批次药物的问题，应该是所有使用该批次药物的人员都会出现同样的反应。此次事件并非如此。

（4）最蹊跷的是，网上说省医院专家到该院坐镇，手术间只开了 5 间，两个人上一个麻醉，居然又发生了两例，这就匪夷所思了。这种现象唯一的解释是有人在做手脚。在输液袋里加了什么药（最可能的是氯化钾，因为方便、易得）。有人说刑侦部门已排除这种可能，因为输液袋上没有针孔。他（她）为什么要从袋子上打进去？难道不会从接输液管的接头处打进去？曾经有家医院的麻醉科主任被免职后，为了发泄不满，自己往输液袋内注入利多卡因,导致患者死亡,并且是接二连三,然后鼓动科内人员写信,说新主任无能,导致患者死亡。他还自己写信,最后露了马脚。整个过程与这次的事件实在是太像了。

(5)我这两天总在想,我们这个专业,如果仅从收入、地位、个人心理感觉、工作疲劳程度等方面,那确实不好和其他科室去比。仅仅考虑这一点,我也可能会选择逃跑。可是我们真的就不考虑其他方面的因素了吗?当一个患者,通过我们的努力,或是我们与其他科室人员的共同努力而获得新生的时候,我们没有成就感吗?救人一命,胜造七级浮屠。行医是为子孙后代积阴德的事,想想作为一个麻醉医生,我们一生救了多少人命,又为子孙后代积了多少阴德!不要说这是封建迷信,正是由于我们的努力,我们通过工作养成的高度责任感和认真负责的态度,都会在不知不觉中影响我们的后代,这可是比你留给子女多少金钱财富都更宝贵的东西。再有,当你所在的医院要开展高难度、高风险的手术时,当所有的期待都聚焦在你和你所领导的麻醉科时,你没有自豪感吗?金钱、财富都是人所必需的,但对它们的追求又是永无止境的。随着国家经济的进一步发展,麻醉从业人员的收入肯定会逐步改善。但想马上就超过手术科室,恐怕也不那么容易。想一想,就是到院里开科主任会,你一张嘴,别人十几、二十几张嘴,按民主程序,麻醉科也是要输的嘛。我们曾经有一个月平均奖成为医院第一位,一公布出来,全院沸腾,各种声音都有,甚至有个别科主任威胁,不把麻醉科奖金拉下来他就不做手术了。结果怎么办?就是给你当院长,恐怕也还是要选择妥协吧?最后把麻醉科的奖金降到4~5位,此事方平息下来。讲到这里,我想强调的是,麻醉这个专业,需要重视我们自身的心理问题,需要定期的心理舒缓,还需要学一点儿阿Q式的"精神胜利法"。在过去的几年里,某地曾有数位麻醉科医生、研究生自杀,原因虽然多种多样,但与麻醉科工作紧张、压力大、心里有怨又无处发泄不无关系。我们应该明白,在这个世界上,有太多太多不合理、不公平的事,又是你我这等百姓在短时间内无法解决的。我们除了建议、申诉、呐喊、抗争外,还应该学会适当的忍耐,自我调控,自我消解。这里我想问一下战友们,难道我们麻醉从业人员(包括医生、护士)除了工作中的委屈,心里面的牢骚,就没有别的东西了吗?难道我们的生活方式就是围着麻醉转吗?我们没有家人、亲朋、同道、好友间的温馨吗?我十年前曾和上海几位老师到美国夏威夷开会,中午吃饭的时候,几位老师热烈地讨论起了困难插管问题。我实在是忍不住,就开了老师们一个玩笑,那就是:谁如果再在吃饭的时候说出麻醉或与麻醉相关的话语,那就罚酒一杯。美丽的夏威夷,风景如画。会议所在地是希尔顿酒店度假村,张学良晚年栖居地。海滩边游人如织,更有不少在沙滩上做日光浴的美少女,异国情调,美不胜收。用得上当年搞的"五讲四美"中的四美来形容:美景,美酒,美食,美色。可是,我们的老师们最后还是把话题扯回到麻醉上。如果说我们的老师们这一代没有赶上改革开放所带来的成果,那年轻一代麻醉医生是不是可以改变一些什么呢?

上海麻醉学会2007年的年会上,我们委托阿斯利康公司邀请到上海精神卫生学会主委讲了麻醉与心身疾病的关系,受到大家热烈欢迎。明年全国年会在上海召开,我想还是有必要请那位主委再讲一次吧。

(6)很多战友在帖子中多次提到,麻醉学会的大佬们都在干什么?还在关心这个学科的发展吗?我想这可能是沟通不够所造成的。我们每年的年会,都是讲学术,很少有人讲学会为学科发展做了哪些工作。其实,麻醉学会,麻醉医师学会,麻醉学高等教育研究会以及各地的麻醉质量控制中心,都在为学科的发展努力。远的不说,仅今年,就有3月在青海西宁召开的中国麻醉发展战略研讨会,到会的除了麻醉人士外,还有卫生部主管医院事务的两位处长。他们对麻醉科在医院中的地位给予了充分肯定。对麻醉学科提出的建立亚专科,设立麻醉学科下疼痛、重症监测治疗、体外循环等二级诊疗科目也原则上表示同意;对全国有条件的医院麻醉科均应设立麻醉门诊和PACU的建议更是大力支持。此后,在福州(5

月)和北京(8月),又两次讨论了给卫生部、中华医学会等领导机构的申请报告草案。目前,曾因明教授已将几份报告整合在一起,正在麻醉学会常委讨论修改的过程之中。一旦定稿后,就会上报中华医学会转卫生部。还有,在今年年会上,我代表学会所做的《中国麻醉发展战略构想》中,也特别提到轮训全国的麻醉科主任,普遍开展规范化培训,重点培养 ICU、疼痛等亚专科的学术带头人等。我不能保证这些措施会很快带来明显的效果。但我相信,我们的努力一定是会有回报的。至于边远基层医院的改善问题,麻醉学会只能是从教育培训的方面做一些事情,如资助边远地区医院的麻醉人员到国内的大医院进修等(这方面的工作也已经在开展,包括有几家公司组织的到上海、北京等大医院短期培训等)。但根本的解决之道,恐怕还是要待当地经济条件好转以后。当然,这些地方的麻醉科主任,也应积极游说当地医院领导,逐步改善麻醉科室的设备条件。

(7)最后,回到这次三明事件,我仍然坚持我的看法,在事实真相没有正式公布以前,麻醉学会是不宜表态的。麻醉学会表态说什么呢?呼吁政府重视你这个专业?那还不如给各地医院领导发个函去呼吁一下。要求各地麻醉界举一反三,加强自身建设?我想大家早都做了,岂不多余?申明这次事件与麻醉无关,有证据吗?你能说出口吗?其实,相对于麻醉学会大佬们的集体失语,当事医生、省专家、北京去的直接参与调查的专家们的集体失语才更耐人寻味吧?

三明二院的事件,很多人都在从技术、方法、用药、管理等方面加以讨论,似乎是管理混乱,麻醉科地位低下,设备不到位,麻醉医生工作量过大,麻醉医生技术水平有问题,等等;甚至有网友将其提升到国家投入、医疗改革不成功等高度,我不敢苟同。因为这些问题是天天存在的,是国家在发展过程中方方面面不平衡的外在表现,也是难于在一天之内通过什么"政策""整改"或是处分当事人、某个领导引咎辞职就能彻底改观的。在这么短的时间内,集中发生多起患者麻醉后、手术中或手术后死亡事件,甚至在省麻醉专家亲自坐镇、两位麻醉人员共同为一位患者实施麻醉的情况下,仍然发生同样的事件,就不是网友们想的那么简单了。直觉或者说经验告诉我,这起事件更有可能是一起人为事件,应该马上由刑侦部门介入,重点调查麻醉科、手术室以及周边相关单位人员中近期有无情绪反常的人员,该院这些单位是否有人涉及因人事变动、职称竞聘、家庭矛盾、家庭变故、失恋等引起的心理失衡以至变态而走向报复其直接当事人、潜在对手以至整个社会的犯罪问题。这类案件并不是没有先例,只不过是因种种原因没有报道出来罢了。现在大家都在讨论技术层面、管理层面、国家政策层面的问题,我估计某个人也在关注事态的发展,甚至在暗自窃笑。这在犯罪心理学上来看是很正常的。我这样说不是说大家谈的问题不存在,而是说更直接的原因可能不是大家所讨论的问题,否则无法解释省专家坐镇下仍然出现问题。这种现象更像我所说的心理极度扭曲和变态的人所为。他(她)为所实施的事件的"成功"而兴奋,更期待看到新的"成功",并且陶醉在自我欣赏之中。

当然,在事件真相没有完全调查清楚之前,我们可能更应该以平常心来加以对待,平息我们作为麻醉医生积压多年的心理积怨,等待官方正式的调查结果。毕竟我们作为麻醉医生,每天都承担着"患者生命守护神"的重任,肩负着患者家属的期待,不应该因为出现这样的事件,而导致我们自己心理波动甚至崩溃。

其他技术、管理、政策层面的东西,我都赞成。基层麻醉医生对学会及其负责人的期待,我也深表同情。但我感觉,在事件真相未明之前,无论是麻醉学会,还是麻醉医师学会,都不宜仓促表态。当然,如果有媒体主动采访,那我想各地麻醉专家应该责无旁贷地就事件发表自己的看法,包括大家讨论的各类问题。但我仍然认为,学会的正式表态,应该是在调查结果公布以后。各地专家在接受采访时,也应强调这只是个人的看法,不代表哪一级学会。这样说不是学会要逃避责任,而是要尊重事实。如果最终结果真的是麻醉专业以外的事,那学会要表什么态？表了态表错了还要再发声明收回吗？

　　危机来临,通过媒体应对危机,这样的训练我也经历过。但印象中好像结果都不太好。大到国家层面应对非典,小到县级政府应对假虎案,最后还是事实真相更有说服力。

（本文原载于丁香园,2008.10）

问题 5　扬州市第十届麻醉年会上问题答复

原帖（chj126218）：

11 月 1 日到 2 日在江都京江大酒店（四星级），扬州市第十届麻醉年会顺利召开。我估计在市级医学年会中，它可能是做得最好的。它使我们乡镇医院的医生有机会聆听大师教诲。请来了曾因明、杨建平、缪长虹教授讲课。扬州市卫生局尹亮副局长、江都卫生局副局长亲自到会。还有高邮市人民医院，姜堰市人民医院、扬州市人民医院、仪征市市人民医院，苏北人民医院的麻醉科主任，医学会的夏秘书长。与会报名的达 200 人，还有很多旁听的。在扬州，麻醉年会是其他科的年会无法比拟的，不知道其他地方怎么样？因为我们扬州有优秀麻醉学科带头人，从老的张琪霞主任，到年轻的陆康生、张兴宁、陈弘主任，感谢他们！

杨建平主任主要讲水电平衡和容量治疗。讲了"干"和"湿"的争论，他说无论干湿，根本的目的是要保证组织的灌注，这一点是共识。如何看组织灌注呢？谁知道？①尿量；②指搏波的振幅；③S－T 段有无压低。呵呵，在丁香园学到的。有一种情况是于布为教授不能解答的问题，我有答案了，不过不知道是对还是错，哈哈，是这种情况：患者手术中很平稳，指搏波的振幅很高、很深，也没有 S－T 段的压低，也不存在容量的问题，四肢很温暖，为什么有些患者会没有小便，或者很少的小便？按理来说组织灌注很好呀，怎么会小便那么少？而且给予小剂量的速尿 5mg 吧，会有很多的小便。相信大家也遇到过吧？真是奇怪呀？就这个问题有人在丁香园问过于教授，答案他不知道。问题像地雷一样埋在我的脑袋，有一天看书的时候，地雷突然爆炸了，呵呵，不是真炸，要不我的脑袋就没有了。答案就是：会不会是手术的刺激造成抗利尿激素分泌过多引起的？

回复：

你说的抗利尿激素分泌过多算一个因素，但不是主要因素。主要因素可能是手术应激造成的肾血管持续收缩。我们做过一个不算太成功的实验（论文到现在还没有发表），用钳夹兔尾刺激来观察指脉波波幅变化与超声测定的肾血流量变化的相关性，结果显示在一个较浅的麻醉下，单纯夹尾刺激就足以使肾血流减少 50% 以上，且在较长的时间里都不会恢复。这在临床上是非常多见的现象。只要用很小剂量的速尿就可以解决。但其内在机制还有很多不清楚的地方。我之所以说是一个不太成功的研究，就是它只揭示了现象，没有探讨机制，也没有和抗利尿激素的测定结合起来。这个问题的积极一面是：很多认为已经研究透彻没有必要再研究的临床课题，其实还是非常有必要深入研究下去的。

（本文原载于丁香园，2008.11）

问题6 阑尾术后患者瘫了怎么办

原帖：

患者，男，64 岁。体格健壮 48 小时前在连硬外麻下行阑尾切除术。我一同事操作，自诉穿刺时一针一下到位，置管顺利。麻醉效果显著，只是术中血压偏低给予升压维持、术前、术后都正常。手术顺利有粪石堵塞阑尾。患者当时未有不适！术后 6 小时麻醉平面退去时患者打算下床活动发现右腿不能站立，右脚不会穿拖鞋，感觉正常，但扶住床边能拖动右腿！当天大夫没有重视！第二天早上我接班后已有 20 小时病房通知我去看看患者自诉右腿不能运动，小便正常，大便未解。平躺腰部明现疼痛，侧卧减轻！有农活后轻度腰疼史稍休息即好转！体检：患者左侧正常，右侧脊柱旁 1cmT$_{12}$～S$_1$ 均有压痛，右下肢肌力 2 级，皮肤温度冰冷与左侧区别显著！右脚面发黄。触觉右侧稍感皮肤光滑，痛觉右侧稍有减退平面在 T$_{10}$，腹壁反射、提睾反射、跟膝腱反射均减弱！应用激素、甘露醇、维生素。晚上再次回访，左侧正常，右下肢肌力 1 级，痛觉仍稍减退至 T$_8$，皮肤温度较早上更冷，脚底稍肿余同前。以过 32 小时，巴宾斯基症一直未引出。今晨患者情绪紧张，左侧正常，右侧肌力 0 级，触觉右侧较前一日减退，疼觉仍稍减退至 T$_2$ 平面提睾，跟膝腱反射较前增强但仍弱于左侧！巴宾斯基症阳性！皮温明显回升到较左稍冷水平，脚底肿胀明显，请大家帮忙分析及治疗方案！

回复：

(1)穿刺时是否是以注射空气法判定穿刺针进入硬膜外腔隙？如是，应考虑较大量气体注入硬膜外腔隙引起的压迫脊髓所导致的脊髓前动脉受压综合征。其特征是感觉损害较运动损害轻。

(2)所用局部麻醉药物的浓度和用量？是否在局部麻醉药中加用了肾上腺素？如加用肾上腺素，应考虑脊髓缺血性损害。从损伤范围看，除非穿刺针直接损伤到脊髓（本例无全脊麻征象，可排除），基本可排除局麻药毒性问题。

(3)穿刺路径：正中还是旁正中？旁正中容易导致一侧神经根损伤。本例损害范围似可排除神经根损伤。

(4)手术中较长时间低血压，可能引起脊髓缺血性损害（老年患者多见）。

(5)右侧下肢及足部肿胀、皮肤光滑、皮温低的可能原因：右侧血管失神经控制（神经损伤所致）；右侧血管栓塞（动脉供血不足？深静脉血栓形成？麻醉手术后并发症所致）。

(6)应立即行影像学检查。

(7)如硬膜外腔隙有血肿或气体，应立即穿刺（影像学引导下）或手术减压。

(8)如无硬膜外血肿或气体压迫，应立即行右下肢血管造影或超声探查是否有血栓形成？如是，应立即行腔内取栓或手术取栓，争取将损伤减少到最小。

(9)在解压、排除栓塞后，应考虑立即行高压氧治疗。其他包括大剂量皮质激素短期冲击治疗、神经营养类药，可同时应用。

（本文原载于丁香园，2008.8）

问题 7　麻醉工作的价值

　　第二军医大学麻醉专业的毕业生刘医生写了一篇文章,寄给于布为教授,于教授逐字逐句修改并回信如下。

　　刘医师:你好!

　　寄来的文稿已校好,请查收。来信所言过誉文辞甚多,愧领。

　　麻醉工作是一项很艰苦而乏味的工作,但如能从科学的角度来认识,则又是一项充满挑战与机遇的工作,望不断努力。

　　北京似已有不少二军大麻醉专业的毕业生,见面时代为问候。

　　我本月正式离开军队,一晃 27 年,一切都结束了。

　　祝好!

　　问潘主任好!

于布为

1997 年 8 月 19 日

问题 8　小手术全麻有必要吗

一名外科医生的求助信：

本人系普外科副主任医师，从事临床工作 30 余年。近日我碰到一件奇怪的事情，我科一内痔出血的患者需行内痔切除手术。考虑到手术部位特殊，操作有难度，需给予椎管内麻醉。患者男性，45 岁，全身状况良好，实验室检查出凝血时间 PT、APTT、INR、TT、FIB 等均正常，患者实验室检查血小板 $7.6 \times 10^9/L$，平日无牙龈出血，无皮下青紫、瘀斑等出血倾向。

麻醉医师进行术前访视后要求复查血小板，复查值为 $6.7 \times 10^9/L$。麻醉医师提出患者血小板数值低于 $8 \times 10^9/L$，故不能给予椎管内麻醉，理由是怕穿刺部位出血导致血肿压迫脊神经，最终只能选择静脉复合麻醉（全麻）。

我们查询了教科书及很多相关文献资料，高原地区部分人群存在血小板计数偏低的情况，并咨询了本地区其他医院，血小板计数定在 $7 \times 10^9/L$ 以上可行椎管内麻醉。如全身状况良好，无抗凝治疗或凝血机能障碍的患者，血小板计数在 $(5 \sim 7) \times 10^9/L$ 均可实施椎管内麻醉。我院经过讨论，理由是安全为主，血小板计数低于 $8 \times 10^9/L$，不能给予椎管内麻醉。我本人认为此方法过于简单、死板。对于一名小手术的患者，不做全面的病情评估而采取全身麻醉，其结果是给患者在思想上和经济上增加了负担。而这样做是否为小病大治？我的想法是否正确？恳请贵报给予帮助，请专家指导。如血小板计数大于 $5 \times 10^9/L$，全身状况良好，没有凝血障碍的患者，应用椎管内麻醉，今后可能对很多患者有意义，也可以减少经济支出。

青海省西宁市第二人民医院普外科葛修庭

回复：

只有小手术　没有小麻醉

《健康报》社编辑部：

贵报转来的葛医师的咨询求助信已阅。首先我对葛医师希望小手术能普遍使用椎管内麻醉以减轻患者负担的高尚医德深表钦佩。

来信所咨询的问题主要是一名血小板值偏低的患者需行内痔切除手术，葛医师认为使用椎管内麻醉就可以了，因而质疑该院麻醉科医师，因顾虑椎管内麻醉可能发生椎管内血肿而实施全身麻醉的做法是否为小病大治。

我个人认为，在这个问题上，该院麻醉科医师的做法是完全合乎规范的。其依据就是中华医学会麻醉学分会于 2012 年正式发布的《椎管内阻滞并发症防治快捷指南》。其中第三部分——穿刺与置管相关并发症中第一部分椎管内血肿之（4）预防中③明确指出：有关椎管内阻滞血小板计数的安全低限，目前尚不明确。一般认为，血小板低于 $8.0 \times 10^9/L$，椎管内血肿风险会明显增大。据此不难看出，在该名患者术前血小板 $6.7 \times 10^9/L$ 的情况下，选择椎管内麻醉显然是有一定风险的。

很多外科医师往往认为，我开的刀很小，你麻醉科医师为什么一定要用全身麻醉？殊不知在麻醉界长期流传着一句前辈（我印象中是哈尔滨医大曲仁海教授在其专著《麻醉警谨》

中提出的)的名言——"只有小手术,没有小麻醉"。如该患者之情况,使用椎管内麻醉当然并不意味着该患者术后一定会发生椎管内血肿而导致截瘫,但由《指南》可知,该患者发生这一危险的可能性要远高于血小板值正常者。因此,严格遵循《指南》,规范我们日常的医疗行为,对保证患者的安全显然是非常必要的。当然,如果患者不存在凝血问题,对内痔切除术而言,椎管内麻醉无疑是应首先考虑选择的麻醉方法。

至于高海拔地区由于环境中低氧造成的患者红细胞明显升高,血液黏稠度也明显升高,而血小板反而降低,以及其对凝血功能带来的综合影响问题,我本人并无更深入的认识和研究。这还有待于在高海拔地区工作的麻醉科同仁与外科、内科、检验科等同仁共同携手,深入探讨,以便总结出更有说服力的客观依据,并据此制定出高海拔地区麻醉的相关指南,使高海拔地区的患者能更安全地接受麻醉与手术。

希望外科同仁与麻醉科同仁一同携手,为更好地诊治患者而共同努力。

（原载于《健康报》,2013.10.29）

问题9　麻醉医生是手术室里的内科医生吗

原帖：

麻醉的老前辈们给我们留下很多"麻醉俗语"，同时"麻醉民间"也自发创造了一些。让我们回顾历史，着眼当今，展望未来，看看这些"麻醉俗语"是否合理，是否经得起时间的检验？

抛砖引玉，首先我们从这句俗语开始："你敢开（刀），我就敢麻（醉）"，您会这样对外科医生说吗？这句话是否合理？

欢迎大家各抒己见，希望有更多的战友参与进来讨论，从而创造更多更好的工作理念。

第一句麻醉俗语"你敢开（刀），我就敢麻（醉）"，引来了大家的热烈讨论，由此引发了麻醉是否有禁忌之说，看来大多数人还是不太认同麻醉无禁忌这一说法的。

接下来我们继续下一句麻醉俗语：

第二句——只有小手术，没有小麻醉。

第三句——外科医生治病，麻醉医生保命。

第四句——全麻诱导和拔管，就像飞机的起飞与降落。

第五句——你最熟悉的麻醉方法就是最好的。

第六句——麻醉医生是手术室里的内科医生。

回复：

偶尔逛逛园子，看到这个帖子。本不想开口，但越往后看，越觉得还是说几句吧。

（1）关于麻醉界的俗语，其实早已有之。当年哈尔滨的曲仁海教授就编过一本《麻醉警谨》的书，不论今天的年轻人怎么看，我作为当年的麻醉初学者，还是感觉受益匪浅的。里面全部是关于麻醉安全的警句。Y老先生应该也读过的。

（2）关于麻醉无禁忌：这个概念有错吗？你们说我讲得不对，可这个概念我可是讨教了美国、英国、日本、中国台湾地区、香港等地的大佬们如米勒、悉佛等人，他们无一例外地明确表示，麻醉没有什么禁忌。有人会说：教科书上不是说了吗，硬膜外穿刺点有感染就是禁忌。这是把麻醉这个集合概念或者说抽象概念与硬膜外麻醉这个具象的麻醉混淆在一起了。建议有兴趣的人去读一读公孙龙的《白马非马》，把"马"和"白马""黄马"的区别搞清楚了再来讨论不迟。

（3）园子为什么不能心平气和地的讨论一些问题呢？一个人开骂，马上一群人跟上，有意思吗？

（4）是不是在园子里待久了，大家自我感觉就好得过头了？我看某些网友开始还行，提醒网友文明发帖，怎么到后来也把持不住了？看到瑞金医院某位进修医生的"吐槽"立马就像打了鸡血似的？不要那么急嘛。

（5）最令我诧异的是Y老先生，您已是到了随心所欲、不逾矩的年龄了，怎么也会附和那些没有好好思考就说出来的话呢？

（6）瑞金医院麻醉科怎么样，自有公论。只是据我观察，那些大喊大叫瑞金麻醉学不到东西的人，那些混了一两个月就跑路的人，恰恰是收获最少的人。真正在瑞金进修了一年的人，回单位后80%的都获得了提升。何况瑞金麻醉科每月两次的研究生 seminar 怕也不是那些人能听得懂的。

（7）我还是那句建议，网络像一个黑幕，躲在里面，喊得再响，也算不得英雄。有空的时候也出来晒晒太阳，听听、看看别人都在干什么、想什么。不要闷在丁香园里自我陶醉了。

问题10　闲谈"宣蛰人的理论、朱汉章的刀"

原贴：

所谓闲谈者，并不是闲得无聊，背地道人长短。而是近来天气很冷，路面时有冰冻，就诊患者减少，因此落得清闲，压力也就少很多，于是翻开宣老的《宣蛰人软组织外科学》，吸收吸收营养，增加一点见识。于是回炉一下朱老的《中国针刀医学原理》，理论上丰富丰富自己。学无止境，开卷有益，因闲而读，读有所思，思有所悟，悟有所感，感有所谈。闲谈者，摒弃门户，抛却喜好，就学论学，无轻视之心，无粗俗之言，无急躁之心情，无敌对之情绪。心存仰慕，得而言谢，读时如品佳肴，如游胜景，欣而赏之。放下烦恼，才是真悟。抛开自我，识得真经。

中医说"阴阳者，天地之道也。"道者，规律也。事物的对立统一是事物运动变化发生的根源，这是一个自然法则。相互对立的双方在不断的求得统一中维持平衡，而人体则在统一中维持生命活动，并遵循"生、长、壮、老、已"的生命规律发展。如"矛"和"盾"的意义诠释着军事武器的发展。古代的时候，古人穿上笨重的盔甲，是在增加盾的作用，修筑厚厚的城墙，也是在增加盾的防守力量。另一方矛，进攻，更是欲用其极，箭可以说是矛的一种新品，百步穿杨，甚至装上火，增加杀伤力。现代的坦克，更是盾的极品，矛的极品。装上履带，行动灵活，有炮有枪，可以攻击，可以说把矛盾集合在一体。事物是在矛盾中求得统一，在统一中求得发展，在发展中求得和谐。

闲话少说，言归正传。所谓"宣蛰人的理论、朱汉章的刀"应该是一个简称，给它复位一下：宣蛰人教授软组织外科学的理论、朱汉章教授的针刀医学。这两者相提并论，会有何意？但是在针刀界的公开场合如学术会议、教学、科研等都未听此说法，因此这种说法可能来自民间，或许也就是一种个别的合理的想法，也没有人会去宣传如此一语："宣蛰人的理论，朱汉章的刀"。再说宣蛰人教授软组织外科学的理论和朱汉章教授的针刀医学二者都是货真价实的东西，即使有人要宣传，也谈不上是虚假的宣传。这两者相提并论，会有何用意呢？我不妨闲谈一二：

（1）宣蛰人教授软组织外科学的理论、朱汉章教授的针刀医学。这二者肯定是有许多相同的地方，纵观二巨著，软组织是一个既核心又关键的问题，也就是说二者是解决软伤的法宝。宣老阐述了软组织外科学在发病机制、病理学、征象学、诊断与鉴别诊断学、治疗学等方面取得的卓越成就，宣老对软组织疼痛的探索造就了一个新的变革，开创了软组织外科学的先河，其功可名垂青史。

宣老有奇思，创立软外学。

勤研五十年，桃李遍山河。

十年磨一针，八十成巨著。

此生已无憾，临床指迷途。

宣老创用了软组织无菌性炎症致痛学说，全面取代传统的机械性压迫致痛学说，从而奠定了软组织外科学的理论基础。创用了手术中发掘出来的一系列规律性压痛点作为椎管外软组织损害性疼痛诊断和治疗的重要依据，全面取代传统的西方医学"激痛点"和祖国医学"穴位"。研究创用了腰脊柱"3种试验"和颈脊柱"6种活动功能结合压痛点强刺激推拿"等检查，作为鉴别椎管内外软组织损害性病变的主要方法，全面取代"腰椎间盘突出症"和"颈椎病(除外脊髓型)"等传统的临床常规检查。创用了对椎管外软组织损害属疼痛剧烈的急性初发轻症病例,行压痛点强刺激推拿疗法;对椎管外软组织损害属疼痛一般的慢性中症病例或疼痛严重的慢性重症病例,行密集型压痛点银质针针刺疗法;对椎管外或椎管内外混合型软组织损害属顽固性重症病例,行定型的椎管外或椎管内外相结合的软组织松解手术疗法,三者均取得十分满意的治疗效果。

当然宣老在一些认识上是太过绝对,如软组织无菌性炎症致痛学说有局限,这在针刀医学的关于软组织慢损的新的病因、病理理论应该比较全面和权威一点。因为软组织损伤除了无菌性炎症外,重要的还有粘连、瘢痕、挛缩、堵塞和缺血。

针刀医学是朱汉章教授 1976 年发明,历经 30 年的风风雨雨,形成相对完善的理论体系。2003 年,由国家中医药管理局主持、国内 27 所知名大学 29 名专家参加的"针刀疗法的临床研究"听证会顺利召开,该听证会将"针刀疗法"界定为一门新学科,并正式命名为"针刀医学"。2004 年,由教育部组织的著名医学专家(包括 4 名中西医院士)参加对针刀医学评价性的鉴定会,得出的结论是"该针刀医学在理论、技术、器械等方面具有原创性,特别是在诊疗技术方面达到了国际领先水平。"2005 年,"针刀松解疗法"被正式列为国家重点基础研究"973 计划"项目。2005 年,"针刀治疗骨性关节炎机理的临床实验研究"获得教育部提名国家科技进步二等奖。2005 年,经国家教育部批准,北京中医药大学正式招收针刀医学方向研究生课程班。2006 年,香山科学会议以"针刀医学发展与中医现代化"为论题召开了第 272 次会议,与会专家认为"针刀医学是近年来中医界出现的、有中国特色的并有自主知识产权的成果;针刀医学已经产生了很大的经济效益和社会效益,是中医现代化的成功范例之一"。2006 年,北京中医药大学、湖北中医学院、黑龙江中医药大学等开始招收针刀医学方向本科学生。全国目前已有 20 余所中、西医高等院校开设了针刀医学课程。

2006 年,发明的针刀系列手术器械获得国家发明技术专利。

朱氏有奇志,创立小针刀。

精研三十载,桃李遍九州。

相识恨之晚,志愿终身修。

学术播世界,功可垂千秋。

针刀医学的精髓是它的五大理论:关于慢性软组织损伤的新的病因病理,关于闭合性手术的理论,关于经络学说的新理论,关于骨质增生的理论,关于脊柱区的新的病因病理。

为了加强山西长治中医医院与北京中医药大学之间的学术交流与合作,同时为了促进上党老区的医学发展,应山西长治中医医院的邀请,朱汉章同志前往山西讲学。2006 年 10 月 10 日,朱汉章同志飞赴山西。

2006 年 10 月 12 日晚,朱汉章同志突发急性心肌梗死,后经全力抢救无效,不幸于 2006 年 10 月 14 日早 6 时 30 分与世长辞。朱汉章同志将毕生精力都献给了他创立并钟爱的中国针刀医学事业,30 个春秋耕耘兢兢业业,呕心沥血。这种创新、执着、无私的奉献精神,值得我们学习。

生命延真火,针刀克顽疾。长篇巨著原理,留给后人读。金陵大展才智,成当代华佗。建长城医院,神刀治病救人,名扬北京城。犹仲景在世,救人于病魔。进针理,刀建功,闭合术。四大理论真理,软伤得治愈。更治颈腰椎病,脊柱区带病理,电生理学说。针刀送健康,人类有幸福。

二者在进针理念应该是相同的,都是建立在传统针灸学的土壤之上的。针刀的治疗作用从理论上讲,应该可以涵盖宣老银质针的治疗作用,即"针"的治疗作用。由于针刀的前端是一个刀刃,可以剥离粘连,组织减压。正因为它的前端是刃而不是尖,这才是针刀比银质针棋高一筹之处。当然，针刀医学有很多机理说不清，有些有假设的成分，这就要求针刀同仁不能满足现状，要加大科研，增加基础理论的试验研究等。

这二者的相提并论，就好比列举两种绝妙的东西。如我们谈论书法家行书者王羲之兰亭序、楷书者欧阳询之九成宫醴泉铭。并无对立之意。

（2）宣蛰人教授软组织外科学的理论、朱汉章教授的针刀医学这二者不但不是对立的，相反在很多的地方是相通的。

二者与传统的针灸学有着千丝万缕的联系，并且都是解决软伤问题的学科。既然二者并不对立，宣老为何如此反对针刀的发展呢？如果真要寻找二者之间的区别，或叫不同，不能说是矛盾，我想二者在思维模式上存在很大的差异。宣老的软外是西医的数理思维，"形而下谓之器"，更强调微观的东西。银质针从解剖上取代传统的针灸穴位，不用经络理论指导操作，中医的成分确实是很少，只有进针的理念和温针的技术延续了中医。而针刀医学则不然，它的精髓仍是中医的灵魂，因此一举一动、一言一行皆是传统医学的现代版。逻辑性和模糊性是针刀的最大特点，也是最大的缺点。针刀在治疗上讲究中病即止，这是度的问题，熟能生巧，就好比司机的开车估计距离，乘客大可不必杞人忧天。因此我认为二者在思维的模式上是有很大的区别的，这需要我们实事求是地对待，不是什么不可调和的问题，不必太过于认真，顺其自然，和谐发展。实际上针刀医学是形象思维和逻辑思维的统一，是中医现代化的典型。

（3）宣蛰人教授软组织外科学的理论、朱汉章教授的针刀医学这一句话，可以作一些合理的引申。

首先申明我是纸上谈兵，并不作何定论。

①用宣老软组织外科学的理论指导针刀医学的发展。宣老的关于软组织外科学的理论是软组织外科的奠基的理论，对针刀医学在疼痛机理，诊断等方面一定会有指导价值，这是可以进行尝试的，没有必要区反对或阻碍。

②用针刀医学指导软组织外科学的发展。听起来会有人接受不了，但是不要急躁，这只是我个人的一个说法而已。真要说针刀医学指导软组织外科学的发展，从针刀的理论高度是可行的。首先，针刀医学关于软组织的病因病理的学说是超越无菌性炎症致痛学说的，其次针刀在治疗操作上简洁高效，在器械方面是优于银质针的。针刀在高应力点的治疗上思路更明晰，更精准。我甚至有一种感觉，银质针疗法像是针刀医学之前的一个过渡疗法。不过二者的创立和发展的时间表基本是同步的，因此我认为二者是在不同的地点、相同的时间段，聪明的人发明不同但有一些类似的学说。

③鱼和熊掌兼得，二者都不放弃，认真学习领会，以求融会贯通，最终继承创新。应该说这是一条好路子，这方面已有很多实力较强的医生默默地致力于二者的探索，并且有人成果斐然。学无止境，兼收并蓄，海纳百川，无欲则刚。珍惜前辈的精华，服务人民大众的健康事业。我相信这一方面的研究成果会如雨后春笋，无论对软组织外科还是针刀医学，都是幸事。

当然有个别的同行，对软外或针刀，可能会有偏见，或先入为主，以喜好为标准，或是学而未果，或者是运用不当等，因此产生偏见，用张远景医生的射靶理论来揭示一下，是很贴切的：跟王义夫学习射击，如果打不中靶，你岂不把世界冠军骂臭？可知针刀的学习与射击的学习是一样的。朱老师的方法培养出来从事针刀工作的医师也有三四万吧，真正成名成家的有几个？古代孔子学子三千，成贤才七十二呀！从一开始就跑靶了。我认为你首先要端正态度，先学会做人，再学好基础知识，从基本功练起，选好适应证（靶），不要乱扎（射），那么，按老师的方法，相信你会做出疗效（命中十环）的。

置人于死的软办法有两法，一为捧杀，二为贬杀。皆是背离事实，仁者不为。学术要倡导一种宽松气氛和严谨的科学态度。宣老、朱老都是聪明的凡人，不是神。人嘛就有七情六欲，也就没有十全十美的人。我一个普通的医生，比之宣老、朱老显得渺小得多，闲谈的有不妥，有让您不乐意之处，专家、朋友海涵，你们肚里也来撑一回船。

（4）宣蛰人教授软组织外科学的理论、朱汉章教授的针刀医学这两个学科发展的理念有很大的区别。针刀医学是智高一筹。软外的理论基础已经确立，但是格局是显得单薄得多。软外的发展也经历了坎坷，宣老也受到同行的阻碍，但宣老生性执着勇敢，把压力化成无穷的动力，开拓创新，成为一代宗师。但是宣老在宏观的发展上忽略，反而太拘于细小枝叶，要求弟子不能越雷池半步。如软外的忠实勇士王福根、闻德超等师古而不泥古，尊师而有创新，反而被否定。思路决定发展，普及惠及众生。针刀医学 2006 年从业达十万人，学会的发展、学校的发展、专科医院的发展等在医、教、研各方面齐头并进，学术昌明。1987 年开始面向全国培训，网站的建立等，使信息、经济、学术的平台良性循环，彻底告别过去古老的小农经济的闭塞和保守。

（5）宣蛰人教授软组织外科学的理论、朱汉章教授的针刀医学二者是一荣俱荣、一损俱损的。这二者都是我们中国人自己发明创造的，并且传统医学都是二者的土壤，是中国人自己的软组织外科学和中国人自己的针刀医学，我们因此而骄傲和自豪。宣老的剖析表面看来有很大的负面影响，实则不然，通过大家的合理辩论，特别是王秀义教授、苏宏教授的回答，使针刀人更是耳聪目明，从某种程度上达到认识上的统一。而软外已达到一定的炒作作用，当然这并非宣老的本意。

实际上针刀医学的阻力不是来自于宣老所代表的软外，而恰恰来自于针刀内部。因为朱老的仙去，顿感群龙无首，并且针刀很多重要的事情需要继续做，任重道远，同仁仍需努力！战胜自己比战胜别人更难，业内的不统一、从业的不规范才是真正的弱点，是致命之处。

以人民大众的健康为己任，以发展创新为目标，团结协作，和谐发展。科学的发展，学术的繁荣，大家都有责任。谁是科学的绊脚石，让历史来评定。

朋友们，能心平气和的掏肝掏肺地闲谈一回，我感觉是有趣有益的事情。日有所思，今有所记。个人的一网之见，一孔之识，请多指正。

不要为远方模糊的东西而牵挂，做点手边清楚的事情。

回复：

写得好。读书有心得，且能于水火不容之中取各自精华，是正确的学习与思维之道。软组织无菌性炎症可视为粘连、瘢痕、压迫之最早期之表现，而针刀代表的是手术学今后的发展方向，精细化、微创化、无血化。与西医之腹腔镜手术为代表的微创外科有异曲同工之妙。我非内行，只是觉得与其非要在两者之间选边站，双方对打，都是遍体鳞伤，何如互相取长补短，共同切磋，对照西医微创外科的进步，冷静思考一下双方各自的优点何在？又或不足有哪些？今后重点研究方向在哪里？比如基于压痛点的发病机制的研究，基于针刀作用点的微解剖之研究，能否发展出类似各种微环境直视下操作的专用手术用镜及针刀适用于各种病理改变的系列刀具？外行班门弄斧之言，聊供双方参考。谢谢帖主的心得，让我受益匪浅。

第八章　零星科普

1　从迈克尔之死谈异丙酚的正确使用

异丙酚,又名得普利麻,是一种常用的全身麻醉药,主要成分为丙泊酚。常规注药后15～30秒使患者入睡,起效迅速、经过平稳,持续时间很短,一般5～10分钟患者即可苏醒,且苏醒完全,没有兴奋现象,是理想的催眠性静脉全身麻醉药。但因其可产生低血压和暂时性呼吸暂停,所以一定要在监护和人工通气设备下使用。

1.1　异丙酚被广泛用于手术镇痛

异丙酚被广泛用于门诊无痛胃镜、无痛肠镜、无痛人流等各种小手术或者创伤性检查的镇痛,以及大手术的麻醉诱导和麻醉维持等。异丙酚因其起效快、作用时间短、苏醒迅速而深受患者和麻醉科医师的喜爱,只要正确使用,异丙酚是一种非常安全的麻醉药,不用谈虎色变。

1.2　异丙酚不能用于催眠

如果擅自将异丙酚应用于催眠,就属于违规用药,天王巨星迈克尔·杰克逊居然死于麻醉剂,听上去有些耸人听闻,但说到底还是与麻醉剂使用不规范有关。之所以会导致如此后果,是因为异丙酚对心血管和呼吸都有强烈的抑制作用,只能由具有资质的麻醉科医师在有复苏抢救设备保证的场合下使用。麻醉科医师在使用异丙酚时,无论在手术室还是门诊,都要为患者监测血压、心电图、脉搏氧饱和度,同时有吸引器、人工呼吸机、供氧装置和抢救设备等作保证,在确保安全的情况下才能使用。

鉴于异丙酚这种药物的特殊性,提醒开车的人,如果您要准备做无痛检查,需要使用异丙酚做镇痛处理的时候,一定要保证在检查后24小时之内不要开车。

1.3　医师使用很安全

异丙酚对于有资质的麻醉科医师来说是非常安全的药物,但对于没有经过严格训练的非麻醉科医师来说,滥用麻醉剂则很可能导致悲剧的发生。上海前些年也曾发生过非麻醉科医师用异丙酚作无痛检查后,因为没有认真监护而导致患者猝死的事件。

因此必须明确,非麻醉科医师使用异丙酚等麻醉剂是违规行为,是非常危险的。需要做无痛检查的患者,应到具备必要条件的有资质的大医院。

(本文原载于《健康报》·2009.11.4)

2　麻醉关乎每个人的生命和健康

说到麻醉很多人会马上想到开刀时打一针麻醉药后睡过去的场景。其实,麻醉不仅是在开刀时很重要,它与我们的日常生活也有着非常紧密的联系。我们每个人从出生到去世,都离不开麻醉科医生的帮助。

2.1　美国国家医师节

美国有一个国家医生节,就是每年的 3 月 30 日。纪念谁呢?纪念第一位施行乙醚麻醉的医师 Long(郎)。

他在 1842 年 3 月 30 日为一位手术患者施行了第一例乙醚麻醉。只是他的工作开始没有报道,所以在很多麻醉教科书里,都是将另一位美国医生莫顿 1846 年 10 月 16 日在麻省总医院施行的乙醚麻醉作为现代麻醉的开端。但美国还是尊重发明的。在确认郎是第一位乙醚麻醉的施行人后,美国为他发行了一枚纪念邮票。但他的家乡人并不满足,又向国会提交议案,建议将他施行乙醚麻醉的这一天定为国家医生节。经国会参众两院通过后,由美国总统布什(老布什)于 1993 年签署总统令,成为美国的国家医生节。有史以来,美国的名医成千上万,为什么会选郎医生做第一例乙醚麻醉的日子来做医生节呢?那就是大家都认识到,麻醉的发明,对促进人类的健康发展、人类文明社会的进步所具有的划时代的意义。实际上,在发明麻醉以前,已经有非常成熟的外科手术技术了,只不过是在没有麻醉的情况下实施罢了。那时是将患者捆绑在手术台上,或是将患者用酒灌醉,或将其击晕,甚至放血到休克后再进行手术。这是多么残酷的经历!只是到发明麻醉的这一天,这一切才彻底发生了改变。所以,在莫顿的墓志铭上写着这样的话:"在他以前,手术是一种酷刑;从他以后,科学战胜了疼痛。"

2.2　"我打这一针是免费的"

在美国有一个非常有名的小故事:"我打这一针是免费的……"

美国著名华裔麻醉学家李清木教授在上海曾经讲过这个故事。很多美国人都认为,麻醉科医生的工作,不过就是给患者打一针、睡睡觉那么简单,怎么拿的薪水却是美国医疗行业的第一(平均工资)呢?应该减薪。于是就有了一场非常热烈的电视辩论。绝大多数嘉宾,一边倒地支持给麻醉科医生降薪。这时,出席这次辩论会的麻醉科医生说了一句名言:"其实我打这一针是免费的……"全场立刻安静下来。他接着说道:"我打这一针是免费的,我收的费用,和我拿的薪水,不过是打完针后看着患者,不要让他(她)因为麻醉或手术出血而死去,并保证他们在手术结束后能安全醒过来。如果你们认为我钱拿多了,也没问题,我打完针走就是了。"从此美国不再争论麻醉科医生工资是否太高的问题了。

这个故事告诉我们,麻醉科医生是手术过程中患者生命安危的保护者。人的生命价值高了,管理这个价值的人的薪水自然也应该高一些。

2.3　为每个人出生状态打分

我们每个在现代医院出生的人,在他(她)出生时都有一个 Apgar 评分,满分是 10 分,是根据每个人出生时的身体状态评出的,包括:

（1）皮肤颜色：全身皮肤粉红 2 分，身体红、四肢青紫 1 分，全身青紫或苍白 0 分。

（2）心率：大于 100 次/分 2 分，小于 100 次/分 1 分，听不到心音 0 分。

（3）呼吸：规律 2 分，慢或不规律 1 分，没有呼吸为 0 分。

（4）肌张力及运动：四肢活动正常 2 分，四肢异常亢进或低下 1 分，四肢松弛 0 分。

（5）反射：弹其足底，或用其他方式刺激后，婴儿啼哭为 2 分，皱眉或其他动作 1 分，无反应 0 分。

Apgar 评分包括出生 1 分钟的评分，8 分以上为正常，低于 7 分，则医护人员会根据情况进行相应处理。5 分钟后还会再次进行 Apgar 评分，作为紧急救治后的结果。有了这个评分标准，使围产期的医疗工作有了明显改进，有效提高了新生儿出生前后的医护质量，为提高整个人类的素质做出了卓越的贡献。

很多人都以为这个评分体系是哪位妇产科医生的发明，其实是美国一位伟大的麻醉科女医师，也就是 Apgar 医生的杰作。正因为她对人类社会文明发展所做出的杰出贡献，美国也为她专门发行了一枚纪念邮票。

2.4　使更多人起死回生

美国医生 Peter Safar，他也是一个麻醉科医生。他后半生的事业，主要致力于心肺脑复苏的研究，以及在全美消防员、出租车司机以及国家公务员、教师、学生中普及野外条件下的心肺复苏（起死回生）技术。他制定了标准化的心肺复苏步骤，并用 ABCD（开放呼吸道、口对口人工呼吸、心脏按压、除颤）来概括心肺复苏的基本步骤，使得心肺复苏技术在全球推广，从而挽救了无数生命。他也是外科 ICU（重症监护病房）的创始人。由于他的贡献，人们将他誉为"脑复苏之父"。

2.5　注射死刑与安乐死

这里谈一下人类社会对死亡方式的选择和进步，以及麻醉学科在其中的贡献。

有生就会有死，本来是很自然的事。但人类对死亡的恐惧却与生俱来。理想的情况下，死亡应该是一个自然的过程，或按中国传统的说法，应该是寿终正寝。但现实中，除了寿终正寝外，还有因灾、因病、因伤等的死亡，以及因犯重罪而被处死。更激进的，还有人选择安乐死。因病死亡的患者，很多在临终时需要麻醉科医生进行抢救，是大家都理解的，不再赘述。这里主要介绍一下对犯人执行死刑方式的进步。

死刑的执行，是对严重危害社会治安的犯罪分子的打击，对法制权威的维护，对广大人民群众生命和财产安全的保护。但执行方式，却有文明与野蛮之分。历史上，曾经有凌迟、车裂（五马分尸）、斩首、绞刑等种种残酷的方式。随着社会文明的进步，注射死刑越来越普遍。而注射死刑的基础，仍然离不开麻醉，也即是在使死囚犯人麻醉后，再注射使心跳停止的药物，完成死刑。这无疑是人类社会文明的进步。

再谈一下安乐死。虽然目前安乐死在世界绝大多数国家还未被大众接受和获得合法地位，但它代表的是未来的发展方向，表明人类能够有尊严地选择舒适的死亡方式，这是人类文明进步的又一标志。安乐死的过程，仍然是一个以麻醉为基础的过程。在有限的几个能合法施行安乐死的北欧国家中，安乐死也是由麻醉科医生主持的。可见麻醉科医生既是为人类"迎来送往"者，又是在您需要得到帮助时为您保证安全、解除痛苦者，是不是也应该得到更多一点的尊重呢？

2.6　首脑的随行医生

多年前的一次大型国际会议上，笔者曾接待某国首脑的随行保健班子，他们是两个人，一位麻醉科医生,一位麻醉科护士。

事后有领导问我,这位首脑为什么只带麻醉科医生?我说这也很好理解。因为这位领导年龄不大,平时又喜欢锻炼身体,没有什么慢性病,当然不用带专科医生。而从安全考虑,首脑出访可能遇到的危险,不外乎车祸、枪击、爆炸等,在这些事件中一旦受伤,能在第一时间挽救生命的是麻醉科医生。所以其保健班子全为麻醉科工作人员,也就是很自然的了。

2.7　杰克逊与麻醉管制药

一代天王杰克逊突然死了。警方在反复调查后确认,他的私人保健医生疑犯过失杀人罪。那么,杰克逊到底是怎么死的呢?

原来,杰克逊有严重的失眠,每天都要使用大量的安眠药才能入睡。事发当天,杰克逊仍然无法入眠,遂请他的私人医生为他用药。在使用多种催眠药仍无效后,杰克逊要求他的医生为他注射异丙酚(一种快速起效的麻醉诱导药物,能迅速诱发类似自然睡眠的睡眠状态,但也使心率减慢、血压下降、呼吸停止)。他的医生为他注射了异丙酚后,就离开他去了洗手间。等他回来时,杰克逊已停止了呼吸。由于他不是麻醉科医生,无法有效施行心肺复苏(CPR),遂使一代天王绝尘而去。检方之所以认定杰克逊的私人医生犯过失杀人罪,是因为异丙酚属于麻醉管制药,只有麻醉科医生才可以使用。

2.8　解除手术后疼痛

多少年来,人们总认为,手术后的疼痛是不可避免的。但近年来,随着中国国民经济的飞速发展以及科学技术的不断进步,手术后的疼痛已不再是困扰患者的主要障碍。伴随着各种新的止痛药物和镇痛技术的层出不穷,手术后镇痛技术的安全性已大为提高,特别是患者自控镇痛技术的普及,更令患者能根据其自身对疼痛的感受来自己控制给药,使得手术后镇痛无论是在安全性还是有效性方面都得到极大的改善。

所谓患者自控镇痛技术,就是在手术前,由麻醉科医生根据患者的生理条件、手术部位和种类以及麻醉的方式,选择适当的手术后镇痛装置(主要是经静脉给药和经硬膜外给药的镇痛泵),在手术结束时开始给患者持续输入一个背景剂量的镇痛药物。

如果这个剂量能够满足患者的需要,即不用再增加剂量。如果背景输注剂量不能满足患者的需要,则患者按下控制按钮后,镇痛泵就会根据事先设定好的剂量,给予患者一个补充的剂量。由于这个补充剂量很小,因此不会产生不良反应,所以患者非常安全。

又因这个补充剂量是在背景剂量的基础上给予的,所以又非常有效。

麻醉在今天,在我们的日常生活领域里,与我们的关系越来越密切。愿我们每个人都拥有健康的体魄,从而远离疾病的困扰,也尽可能远离麻醉。

（本文原载于《新民晚报》,2010.5.3）

3 为何麻醉医师屡被误解

近几年,三明麻醉意外、某"超女"整形手术死亡等几起在全国影响较大的医疗事件都与麻醉有关。麻醉安全与风险受到人们的关注。麻醉界人士也在思考和呼吁——只有提高麻醉医师的地位,制定准入标准和规范,整治非法麻醉乱象,麻醉学科才能全面健康发展。

相对于其他学科的医生而言,麻醉科医生最主要的特点是他们有娴熟的抢救生命的技能。在看似简单的麻醉操作中,往往伴随着很高的风险。换句话说,麻醉学科是日常临床诊疗科室中风险最高的学科。也正因为此,麻醉科医生成为所有各科医生中,抢救知识最全面、抢救技能最娴熟、抢救成功率最高的医生。

3.1 偏颇调查误导麻醉医生价值

在大多数人看来,麻醉科医生既不需要像外科医生那样小心进行手术操作,也不需要像内科医生那样不停地在药物与疾病之间进行权衡。更多的时候他们都是待麻醉药物起效后就安静地坐在麻醉机后面,似乎就是打一针让患者入睡后,他们的主要工作就结束了。于是总有不少争议围绕着麻醉科医生。

即便在麻醉学科很发达的美国,质疑声依然此起彼伏。除了早先对麻醉科医生高收入的争议外,还有对他们临床价值的质疑。美国《纽约时报》就曾报道过一个引起强烈反响的调查。该调查由美国麻醉护士协会和美国外科医生协会联合进行,跟踪手术患者 10 年的结果发现,当初由麻醉科医生和麻醉科护士分别进行麻醉的两组手术患者,死亡率、并发症发生率以及麻醉质量都没有明显区别。报道一出,一片哗然。对于这个结果,我认为,由麻醉科护士进行操作的往往都是风险低、手术简单的轻症手术麻醉;而诸如脏器移植手术、心脏大血管手术、神经外科手术等充满巨大风险的麻醉,则通常需要麻醉科医生来操作。由此得出两者效果相当的结论是不足为信的。

3.2 社会普遍不了解麻醉学科

目前社会上对于麻醉学科还普遍缺乏了解。这使得在很多情况下,患者、亲属、媒体将本应是送给麻醉科医生的掌声和鲜花,却因为对麻醉缺乏了解,而送给了手术医生或其他科的医生。

比如,我们的媒体经常会有"某某医生妙手回春,将百岁人的阑尾顺利切除"的报道;或是

"某某医生华佗再世,成功切除某小儿的阑尾,从而挽救了患儿生命"的报道。其实对于这两个例子,手术的技术并无本质差别,而对于如何在手术过程中以至于术后呵护患者的生命安全—— 麻醉科医生所负责的工作,则是完全不同的两回事。

再比如,在抢救 SARS 感染病患的过程中,在抢救汶川地震伤员的过程中,麻醉科医生都是冲在最前线的。他们在最危险的时刻,在第一时间到达现场,抢救出来大量伤员,或挽救了大量患者的生命,真正起到了生命守护神的作用,甚至有人为此献出了宝贵的生命。

但等到灾情过后,各级领导来慰问的时候,站在领导旁边介绍情况的已经是 ICU 医生了(ICU 概念最早是由麻醉科医生提出的,ICU 医疗单位最早由麻醉科医生设立;到目前为止,欧洲大多数国家 ICU 仍然是麻醉科的一个重要组成部分)。这些情况再经媒体反复播

放,使得人们牢牢记住了手术医生和 ICU 医生的重要,而完全忘记了麻醉科医生在挽救生命过程中所起到的最为重要的第一步作用。

这种对于麻醉学科的普遍误解,不仅深深伤害了麻醉科医生的心,同时也为临床诊疗操作埋下了严重的安全隐患。

3.3　没有资质从事麻醉危害巨大

在麻醉科医生严重短缺而麻醉风险和重要性又没有被充分认识的情况下,特别是在麻醉所带来的社会和经济效益越来越明显的情况下,其他专科医生和人员对麻醉科医生越俎代庖的现象也就不可避免了。

比如,社会上很多私营诊所受利益驱使,经常会使用没有资质的麻醉科医生(或根本就没有麻醉科医生,而以其他科医生或护士来凑合)施行麻醉。也有些地方存在着内科医生自己进行胃肠镜的麻醉操作或妇科医生、护士自己进行无痛人工流产的麻醉操作等明显违反医疗法规的现象。

事实上,所有这些需要静脉麻醉的无痛技术都需要麻醉科医生的介入。因为一旦患者出现呼吸抑制心跳停止,非麻醉科专业医生很难进行有效抢救。一些非麻醉科医生私自施行麻醉而致患者死亡的报道屡见不鲜,都反映出这个问题已经严重威胁到广大人民群众的健康和生命安全,到了非整治不可的地步。

中华医学会麻醉学分会日前已向卫生部相关主管部门建议,在全国范围内开展卫生行政督查工作,严格查处非麻醉科医生违法违规从事麻醉操作这一严重危害人民健康和生命安全的行为。

(本文原载于《健康报》,2011.1.17)

4 痛在哪儿未必病在哪儿

（1）**头痛部分**：面部疾病可引起头部的牵涉痛，常见的如青光眼可能引起前额部的牵涉痛，鼻窦炎可能引起局部的牵涉痛等。颈部疾病也可能引起头部的疼痛。呼吸道感染、肺炎、败血症等全身疾病也都可能引起头痛。

（2）**上腹部或脐周围痛**：阑尾长在人体右下腹的回盲部，但是阑尾炎刚发生时感到腹痛的部位往往不是在右下腹部，而是在上腹部或者肚脐周围。在这个部位持续疼痛几个小时或更长时间才会觉得右下腹痛。

（3）**右肩疼痛**：胆囊位于肝脏的下方，紧靠膈肌，胆囊发炎时，因充血肿大，炎症容易刺激到膈肌，支配膈肌的膈神经有一支分布到右肩。因而当胆囊所在的右上腹发生绞痛时，往往在右肩部和背部也会出现疼痛。

（4）**左臂等处疼痛**：心绞痛的特点是胸骨后面压迫性疼痛，此时心脏内的代谢产物刺激了自主神经，也可能产生内脏与体表相关联的皮肤敏感现象，这时发生的牵涉痛常常会放射到左侧胸前臂、腋窝、臂内侧和手的小指部位。

（5）**其他疼痛**：肾和输尿管结石引起的肾绞痛，常常会引起腹股沟和大腿内侧的放射痛。胃部疾病也可能引起背部痛。椎间盘突出可能会引起下肢痛。肺炎还有可能导致腹痛等。

（本文原载于《大众科技报》，2011.11.4）

5　无影灯下的生命保护神

自 1842 年 3 月美国乡村医师成功实施世界第一例乙醚全麻,2012 年恰逢现代麻醉学诞辰 170 周年。

生活中,很多人简单地以为麻醉就是"打一针、睡一觉"。作为常人的朴素看法,这虽平和易懂,但并不确切。麻醉远非如此简单。让你"睡觉"的背后,凝集着现代医学科技的高含金量。

5.1　只有小手术,没有小麻醉

在手术台上,外科医生的工作是在病变部位动刀子,麻醉医生则更为忙碌。调控患者麻醉深度,让患者处于无痛状态,确保手术顺利进行,保证麻醉安全。在紧急情况下(术中大出血等),则更是忙上加忙。因此,麻醉医生被誉为"无影灯下的生命保护神"。

麻醉医生广博的理论知识是基础,只有将病理生理、药理、内科、外科、妇儿、麻醉等基础和临床医学等多学科内容交叉融会,并结合临床培训和多年经验的积累,才能铸造一名合格的麻醉医生。为手术保驾护航时,难免遇到暗礁涌流。麻醉医生必须具备处理突发情况的能力,管理好患者的重要生命体征,包括呼吸、心率、血压、神经系统、肝肾功能等。同时,还必须具备细致的观察力,面面俱到。

凡是麻醉都有风险,哪怕是再小的手术。由于麻醉药品对呼吸、循环和中枢神经系统存在显著的抑制性影响,尤其遇到体质特殊的患者,导致一些"小"的麻醉也可能出现问题,尤其当专业人员没有充分重视或经验不足时,一旦发生意外,抢救措施又跟不上,就将导致严重后果。

如果人群不同、病情不同,麻醉风险发生率也不一样。如果按照麻醉风险大小来算,心血管性疾病无疑是排在前头,因为麻醉药品直接抑制循环系统,对血压、心跳、血流动力学的影响最明显,凡是有循环系统急慢性疾病的患者,都是麻醉高风险发生的对象。

其次,呼吸系统疾病患者以及肥胖患者,麻醉意外发生概率也很高,因为麻醉药品有呼吸抑制作用,而肥胖患者多伴随多种慢性疾病,器官功能减退,抗麻醉风险的能力小。还有,小儿、老年患者以及孕产妇这些特殊群体,也容易出现麻醉意外。总的说来,若脑、心脏、肺、肝脏和肾脏等重要脏器功能代偿不全,麻醉和手术的风险就大,围术期的死亡率较高。

5.2　麻醉是"全程关注"的工作

麻醉科医生的工作贯穿患者的手术前、手术中以及手术后。比如,麻醉医生在手术前与患者沟通,了解患者的既往病史,因为影响麻醉安全的因素很多,患者近日的体质状况、用药细节等均不能大意。

而在手术中,麻醉医生就更该提高警惕了。手术中的患者已失去了自我防范意识,麻醉医师俨然是生命的主宰,一旦出现意外,麻醉科医生就是生命的守护神,必须具备敏锐的观察力和处理突发情况的能力。绝大多数发生麻醉意外的患者,只要抢救及时,处理得当,通常都能转危为安。一般来说,发生麻醉意外,出现缺血缺氧、呼吸心搏骤停的数分钟内,是抢救的黄金时间。

手术结束,让患者意识清醒、生命体征稳定地离开手术室是麻醉医生的职责所在。在将患者送返病房前,麻醉科医生应写好麻醉记录,交代好病房医生和护理人员该患者的麻醉特点以及观察要点,对特殊患者还应定期访视。

简而言之,麻醉科医师的职责就是,在保证患者无痛、安全的前提下和手术医师共同完成手术。

5.3　全麻风险大吗

医学上麻醉的方式有很多,主要分全麻、区域麻醉两大类,区域麻醉按方式不同有不同的种类。全身麻醉是指麻醉药作用于中枢神经系统(脑和脊髓)使其被抑制,让人意识消失、全身不感觉到疼痛。局部麻醉指局麻药应用于身体局部外周神经时,只产生躯体某一部位的麻醉,只让该部位不感疼痛。

麻醉医师会根据患者的手术部位、手术性质、手术时间、身体状况等各方面情况选择麻醉方式。并非大手术才做全麻,只能说:全麻适合所有的大、中、小手术,而其他的麻醉方式则只能适合某一部分手术。

但具体选择哪种麻醉方式还是要看患者的具体情况。比如,有些很小的手术如声带肿物、气管异物必须全麻。这是因为,这项手术需要控制患者呼吸,全麻更利于保证患者呼吸通畅。而另外一些较大的手术如髋关节手术或股骨的手术也可以用椎管内麻醉(区域麻醉的一种)就可以顺利完成手术了。

不论是哪一种麻醉方式,都具有一定的风险性,而并非全麻的危险就最高。而实际上,对于多数的危重患者或特殊手术患者,选择全麻反而是一种更加安全的方式。因为,全身麻醉常采取气管内插管,使呼吸道与消化道很好地隔离,患者即使发生呕吐也不会造成误吸,能够保证足够的肺通气量、镇痛和肌肉松弛。此外,像儿童等难以合作的患者,最好还是采取全麻。

5.4　全麻会影响智力吗

这是许多人的疑问。其实,目前尚未有科学依据证明全麻对智力会有影响。麻醉药物和其他药物一样,都会有一个代谢过程。随着时间的推移,全麻药物会通过各种途径完全排出体外,通常不会造成体内残留。随着医学的发展,如今全麻逐渐趋向于使用作用短暂、效果可靠、不良反应轻的麻醉药物,术后这些药物会被机体快速清除,患者均能很快苏醒。

5.5　理想的麻醉状态

传统麻醉概念是可逆性的意识消失,现代麻醉概念已经细化,目前区分出了镇静、催眠、镇痛、肌松、抑制有害刺激反应等多种成分,针对不同手术操作,区别不同成分实施麻醉,能够使临床麻醉在安全有效的前提下,最小限度地降低对患者生理功能的扰动,使患者在自然舒适的环境中接受麻醉手术,这是理想麻醉状态追求的目标。

麻醉的含义是对创伤和手术完全无知觉,是一种意识消失的状态。而在乙醚麻醉时代之后,神经阻滞也成了临床麻醉操作的重要手段之一,它是通过阻断某一部位的神经传导或某些受体功能来实现麻醉的。两者的区别关键在于意识是否存在。于是新的问题出现了,其一是患者意识消失后,就真的不再感觉疼痛吗,那么术中伴随手术操作而波动的血压、心跳该如何解释?其二是如果患者仅仅通过阻滞不再感觉疼痛了,但术中意识清醒,该如何避免术中知晓和术后回忆对患者造成的伤害。更进一步说,到底该麻醉到什么深度、怎样麻醉,才能让患者术中血压心率都平平稳稳、术后能够舒舒服服,也没有可怕的回忆呢?为此,在多年临床实践的基础上,笔者结合国际麻醉学的最新研究成果,提出了"理想麻醉状态"的理念。

我们追求的理想麻醉状态是：针对不同手术操作，区别麻醉的不同成分来选择药物，使临床麻醉在安全有效的前提下，能够保证对患者生理功能的干扰减到最小，使患者在自然舒适、近似睡眠的情况下接受麻醉手术。依据这一原则，创新性地借助脑电麻醉镇静深度监测指数、心率变异性指数、血压等8个指标对这一概念进行了量化。使得以往很多被归为麻醉禁忌的患者安全平稳地度过了手术。如今这一理念正在被越来越多的麻醉医生所接受和应用。随着这一理念的逐步普及和推广，已有越来越多的麻醉科医生，能够在面对各种危重、疑难、重大手术患者时从容自信，对患者的生命体征掌控自如，真正担负起了围手术期患者生命守护神的重任。

（本文原载于《新民晚报》，2012.4.30）

6 关于屠呦呦获诺贝尔奖的短评

首先祝贺屠呦呦获得 2015 年诺贝尔医学和生理学奖。前些日子曾读过一个转帖,讲屠呦呦和张亭栋"发明"青蒿素和砒霜治疗疟疾和白血病的故事。我就写了个短评,把我所听到的一些历史故事写出来。

当年之所以要研究抗疟药,是因为美国在越南打了一场从军事顾问介入开始,到直接参与的特种战争,最后发展为几十万大军全面进入的侵略战争。目的不过是意识形态影响下的防止共产主义在东南亚的扩散。当时由苏联提供重型装备,中国提供轻武器和后勤支援。中国并明确警告美国,战火不得越过北纬十七度线,否则中国将像在朝鲜一样出兵。美国除了对越南北方进行了狂轰滥炸外,也确实没有越过十七度线,但中国实际上出动了工程部队(修路)、高炮部队(防空,包括地空导弹部队)、汽车部队(向南方运输军用物资)以及大量军事顾问,并为北方提供了歼六飞机和 59 式坦克等装备和培训飞行员和坦克驾驶员等支持。期间共牺牲了近 1500 名官兵。除了被美军轰炸所致的战场牺牲外,还有相当部分是因为感染了恶性疟疾而导致的非战斗减员。由此引出了由国务院总理周恩来亲自负责的"523 工程"。其中一项主要工作就是研究抗疟药,并在上海第二军医大学成立了"523 研究室",专门进行此项工作。青蒿素是"523 研究室"的研究人员对中医古文献的复习和在云南广西及越南前线调研的基础上确定的主要研究方向之一。经临床实验证明,青蒿素是非常有效的抗疟药,但提纯非常困难。如何大规模生产成为主要问题。当年流行"社会主义大协作",于是扩大研究人员组成,从上海医工院等单位调入一批人员加入到研究组,屠呦呦即是此时加入的人员之一。她的主要贡献是使用乙醚萃取法提纯青蒿素,解决了工业化大生产的主要障碍,使青蒿素成为中国对人类健康事业做出的不多的几项原创性贡献之一(顺带提一句,当年和吴珏教授一起赴美学习麻醉的三人之一丁光生教授发明的重金属螯合剂——二巯丙醇,也是之一)。屠呦呦的贡献无疑是巨大和伟大的,但无疑青蒿素的发明凝聚了很多人的心血。当年"523 研究室"的研究者因为保密的原因,基本上类似于研发"两弹一星"者,有很多无名英雄。

笔者当年到上海读研究生,经常被又黑又大的蚊子咬得小腿红肿一片,总感觉很奇怪,上海怎么会有这么厉害的蚊子,慢慢才知道是为了研究抗疟药之用。想想母校也是没运气,"抗疟药"如此,"断指再植"也如此。在 1963 年陈中伟完成第一例断手再植前,第二军医大学附属长海医院早已完成了多例犬的断肢再植,并对淋巴回流不畅产生的肢体水肿(会严重威胁肢体血供而使再植手术失败)提出了沿肢体纵轴纵行切开皮肤引流的方法,并在会诊中将此法无保留地贡献出来,确保了世界第一例断手(严格说应是断臂再植)的成功。不过,那时的医院领导(好像是杨院长)真的是抓学科人才建设,设定的任务都是瞄准了世界先进水平或开创性工作,这才有了长海的"烧心肝"三面红旗,有了吴孟超院士和肝胆外科、蔡用之教授和中国首例国产二尖瓣置换手术的成功,以及方之杨教授所领导的烧伤科。当然还有我的导师王景阳教授领导的麻醉科对这些工作的直接支持。以上均属记忆,又非当事之人,难免错漏,还望相关人士斧正,以为正史。

好事不代表真相。胰岛素是有代表人物的,只不过都是一个单位的,所以各不相让罢了。饶毅的文章没有提到"523 工程"的牵头单位,也就是上海第二军医大学 523 研究室,它并不在军事医学科学院。军事医学科学院五所是神经药物所,主要研究方向是中枢神经化学武器的解毒剂和预防用药物。我曾经认识的罗质璞研究员,他的主要成果是治疗沙林中毒的氯酯醒(甲氯芬酯),以后用做中药麻醉的催醒剂——催醒宁。其实,中国在 20 世纪 60 年代到 70 年代,虽然有"文革"的干扰和破坏,但很多国防急需的研究并没有中断。那个时候不懂 SCI,只有政治仕务,还是有一批中国原创的世界领先的成果的。只不过是国防绝密,不为人知罢了。

第九章　些许课件

1　当代麻醉学的发展趋势

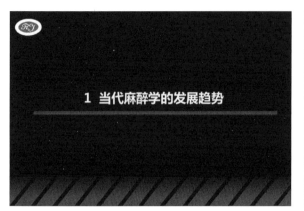

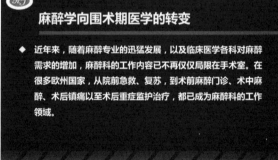

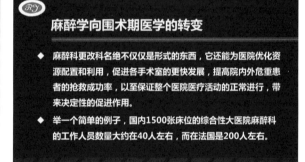

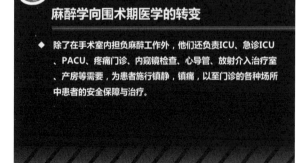

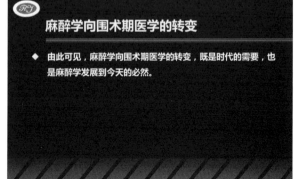

快速周转技术与"办公室麻醉"

◆ 老龄化社会的一个特点是，由于患者数的大量增加，使医疗费用的增加远远超过国民生产总值的增加，加之大多数国家在二次大战后建立的医疗保障体系都是以高福利政策为基础的，使得国家财政收入难以维持庞大的医疗费用开支。

快速周转技术与"办公室麻醉"

◆ 进入20世纪90年代后，各国相继开始进行医疗制度改革。由于政府对医院的补贴大量减少，使得医院不得不大力削减医疗成本，提高效率，以增加收入。由此产生了快速周转技术（也称快通道麻醉）和"办公室麻醉"。

快速周转技术与"办公室麻醉"

◆ 所谓快速周转技术，主要是通过尽可能压缩术前住院天数、尽可能使用短效麻醉药、尽可能采用如内窥镜（胸腔镜、腹腔镜）和各种吻合器（胃肠吻合器、血管吻合器、皮肤缝合器）等新技术以缩短手术时间，尽可能避免手术并发症和术后感染以缩短术后住院天数等手段来达到提高床位周转率的目的。

快速周转技术与"办公室麻醉"

◆ 其根据是对住院患者医疗费用的支出情况所进行的研究。通常情况下，手术患者的医疗费用支出有两个高峰；一是术前检查费用，二是自手术日起三天内的费用。

◆ 虽然前一个高峰为医院带来了利润，但等待检查结果所耗用的时间抵销了利润，也影响了床位的周转。因此，目前多将术前检查安排在门诊进行。

快速周转技术与"办公室麻醉"

◆ 患者在手术前一日入院或手术日晨入院，手术后一旦病情稳定即出院且由于使用吻合器和皮肤缝合器，一般不需拆线。通过快速周转技术，使冠状动脉旁路手术可在术后4天出院。从而极大地提高了床位的使用率和周转率，同时也使医院获得了最大利润。

快速周转技术与"办公室麻醉"

◆ 快速周转技术能得到以广泛开展，与麻醉学的贡献是分不开的。特别是短效、超短效麻醉药的问世，以及麻醉机、监护仪的进步，使快速周转技术成为可能。

快速周转技术与"办公室麻醉"

- 目前已在临床广泛使用的丙泊酚、雷米芬太尼等，均是起效快、作用时间仅十几分钟的药物，注入体内后可迅速产生麻醉作用。手术结束后几分钟内患者即完全清醒。如配以完善的术后镇痛，患者稍事休息后即可在家人的陪伴下回家休养。
- 这种麻醉技术的出现，导致了门诊手术麻醉和"办公室麻醉"的大量增加。

 快速周转技术与"办公室麻醉"

- 所谓"办公室麻醉"即泛指在各科医师的诊室内所施行的全身麻醉，包括：门诊外科手术的麻醉、人工流产麻醉、各种内窥镜（胃镜、肠镜、膀胱镜等）检查的麻醉，以及心导管检查、脑血管造影以至拔牙术所施行的麻醉。目前"办公室麻醉"已占美国麻醉总例数的30%～50%。

 快速周转技术与"办公室麻醉"

- 除了前已述及的短效、超短效麻醉药丙泊酚、雷米芬太尼的广泛使用外，喉罩等不需气管内插管，而又能确保患者呼吸道通畅的器具的发明，也是"办公室麻醉"能大规模开展的主要前提。

 快速周转技术与"办公室麻醉"

- 此外，随着"办公室麻醉"的开展，一批原本并不被看好，但体积小巧、便于移动的低档麻醉机，现已成为热销货。一些没有此类产品的麻醉机生产厂家，也在积极研制此类产品，以适应市场的需求。

 低流量紧闭麻醉法（LFCCA）

- 低流量紧闭麻醉法（LFCCA）最早用于乙醚麻醉时代，以后随着卤族麻醉药如氟烷、安氟醚、异氟醚的发明及精密挥发器的广泛使用，中高流量（2～6L/min新鲜气流）吸入麻醉逐渐成为麻醉的主流方法。

 低流量紧闭麻醉法（LFCCA）

- 虽然中高流量麻醉法有使用方便、便于调节麻醉深度、不易发生缺氧的优点，但也有浪费麻醉药、污染空气的缺点。特别是在国内，由于手术室普遍没有安装废气排污系统，因此麻醉药废气造成的污染问题就更为突出。
- 低流量紧闭麻醉法，由于氧流量可低至仅维持代谢水平的250～300ml/min，因而麻醉废气排出极少，麻醉药消耗量也较常规中高流量麻醉法减少2/3。

低流量紧闭麻醉法（LFCCA）

◆ 此法于20世纪70年代由美国Lowe等从理论上加以研究，建立了吸入麻醉药摄取和排出的理论基础，以及基于此而发展的一套麻醉程序。

◆ 低流量麻醉法在80年代初达到了一个高潮，但由于当时气体监测技术发展的滞后，以及80年代世界经济的快速发展，低流量麻醉法仍未能取得其应有的地位。

低流量紧闭麻醉法（LFCCA）

◆ 低流量麻醉法对麻醉机的要求较高，其气体泄漏量不得超过200ml/min，因而也限制了低流量麻醉法的推广。

◆ 近年来，随着外部压力（医疗改革）的加大，环保意识的增强，对低流量紧闭麻醉的需求开始增加。此外，麻醉气体监测技术的普及，也为临床开展低流量紧闭麻醉提供了安全基础。

低流量紧闭麻醉法（LFCCA）

◆ 与之相适应，不少麻醉机生产厂家也相继推出了适用于低流量麻醉的麻醉机，不仅泄漏气量低至50ml/min，而且成人与小儿可共用相同的麻醉机与回路，极大地方便了临床使用。

低流量紧闭麻醉法（LFCCA）

◆ 低流量紧闭麻醉法还可采用以麻醉注射泵按计算的程序直接向回路内注射液体吸入麻醉药的方法来实施。虽然目前还没有得到官方认可的相应软件，但靶控输注静脉麻醉技术已经有成熟的软件，因此很有可能在不远的将来将注射泵及适用于吸入麻醉的软件变成现代麻醉机的主要组成部分。

靶控输注麻醉（TCI）

◆ 所谓靶控输注，就是将根据某种药物的药代动力学和药效动力学数据编制的给药程序（靶控预期要达到的靶器官如脑内的药物浓度）输入到微机控制的输注泵，在麻醉开始前，只要输入患者的性别、年龄和体重，然后启动注射泵，即可按预定的程序完成麻醉。

◆ 靶控输注技术的发展有赖于计算机技术的成熟与改进，相关的应用软件的开发，以及短效、超短效麻醉药的发明与使用。

靶控输注麻醉（TCI）

◆ 目前临床应用最广且得到FDA批准，并公认较为有效的是丙泊酚（异丙酚、德普利麻）麻醉所用的应用软件及注射泵和带识别卡的专用含药注射器。其他应用较广的还有麻醉镇痛药如芬太尼、苏芬太尼、阿芬太尼、雷米芬太尼的给药程序，以及肌肉松弛药的给药程序。

靶控输注麻醉（TCI）

◆ 由于靶组织的药物浓度，特别是与受体结合的药物分子数量很难精确测定，因此所谓的靶控输注量，大多是根据药物的药代动力学和药效动力学数据，依有关的数学模型所进行的计算机模拟结果。这些数据再经反复的临床拟合、修正，最后形成稳定的数学模型、给药公式及按年龄、性别、体重不同分别对程序进行修正的校正系数。

靶控输注麻醉（TCI）

◆ 根据已发表的研究结果来看，TCI给药可避免临床传统方法常见的血药浓度及与之相关的麻醉深度的剧烈波动，但血压、心率的变化两种方法相差无几，这可能与临床麻醉更注重血压、心率平稳有关。

靶控输注麻醉（TCI）

◆ 因为传统上并无有效的方法来判断麻醉深度的变化、麻醉医师多凭经验，根据血压、心率的变化来改变给药速率。

◆ 因此，虽然表面上看，临床麻醉医师所实施的麻醉更为"平稳"，但实际麻醉深度则TCI要好于传统方法。

靶控输注麻醉（TCI）

◆ TCI施行麻醉的另一优点是用药量较人工控制方法减少，苏醒速度也略快于传统方法。如能结合麻醉监测技术的进展如脑双频指数和心率变异指数来进行反馈控制，则可能使麻醉更为安全、平稳。

全凭静脉麻醉（TIVA）

◆ 全凭静脉麻醉（TIVA）是指所有麻醉用药（包括镇静催眠药、麻醉镇痛药、肌肉松弛药）均经静脉给药的麻醉方法。是相对于吸入麻醉而言的。

◆ TIVA是TCI技术发展的基础。其相对于吸入麻醉而言的主要优点有：无污染，麻醉起效快，对肝、肾功能影响小，复苏后患者很少有恶心呕吐、躁动等不良反应。

全凭静脉麻醉（TIVA）

◆ 甚至有人断言，TIVA和TCI终将取代吸入麻醉而成为国际麻醉的主流。但反对这一观点的人也不在少数，主要认为静脉给药的调节不如吸入麻醉方便，且药物一旦注入体内，便只有经肝脏代谢、肾脏排泄排出体外，不及吸入麻醉可直接以原形从肺内呼出。

全凭静脉麻醉（TIVA）

◆ 从目前临床实际情况来看，静脉吸入复合麻醉仍然是麻醉的主流。以静脉麻醉诱导，吸入麻醉维持，再以静脉麻醉来求得平稳的苏醒，即所谓"三明治"麻醉法，已被证明可以用最低的经济代价，换来最佳的麻醉效果。

闭环反馈自动麻醉系统

◆ 通过闭环反馈，实现临床麻醉的自动化，是麻醉医师多年来的梦想。早在20世纪50年代，即有人设想出理想麻醉医师的模样，他坐在电脑控制台前，通过屏幕观察患者的状态，通过各种手柄、按钮、开关来调节麻醉和患者的生理状况。

闭环反馈自动麻醉系统

◆ 随着电脑技术的普及，这一设想已距离现实不远。实际上，在60年代，即有人进行过反馈麻醉的实验。由于当时对麻醉的认识还不深入，反馈指标也仅限于血压、心率，因此效果不够理想。

◆ 以后又有根据肌松监测结果进行自动反馈试验的报告。但由于对麻醉深度及其判断指标的研究滞后，研究进展不大。

闭环反馈自动麻醉系统

◆ 到80年代后期，有人从训练麻醉医师的角度出发，开始进行计算机软件的开发，并有很多软件，可逼真地模仿临床麻醉的各个方面，包括加深麻醉后血压下降、心率减慢、气管插管时因麻醉过浅而出现血压急剧升高、心率加快等。

闭环反馈自动麻醉系统

◆ 这种仿真系统再配上人体模型、麻醉机输注泵，已经为闭环反馈自动麻醉系统提供了良好的基础。

◆ 直到监测镇静深度的指标-脑电双频指数（BIS）和监测交感神经过度反应的指标-心率变异指数（HRVI）的出现，才为闭环反馈自动麻醉系统的建立创造了条件。

闭环反馈自动麻醉系统

◆ 目前已可通过控制BIS<60（防止术中知晓）、HRVI 30～40（防止过度应激）、血压在正常范围（SP90～130/DP60～80mmHg）、心率在55～80次/分来实现自动反馈麻醉。

◆ 从初步报告的结果来看，闭环自动反馈麻醉系统已可以实施临床麻醉。但为了保证患者安全和满足手术医师的特殊需要，仍需要人工在适当的时机对系统进行干预，即开环控制。

2　静脉麻醉与吸入麻醉——谁代表未来

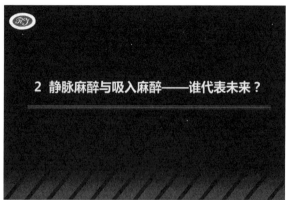

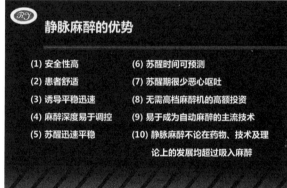

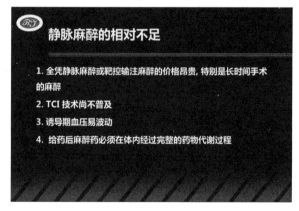

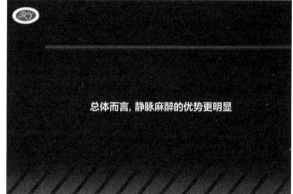

3 用控制论的思路来改善麻醉管理兼论麻醉无禁忌

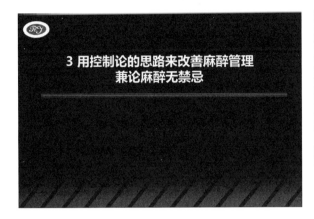

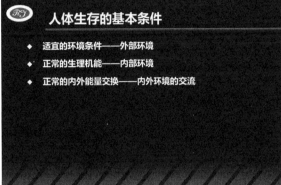

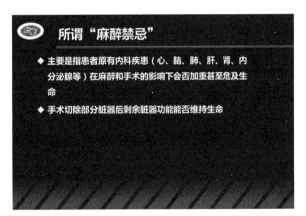

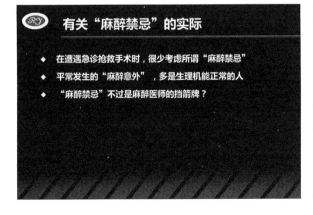

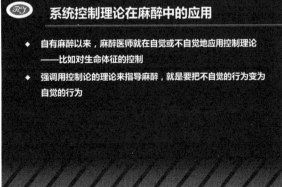

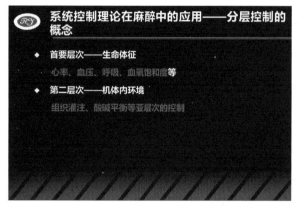

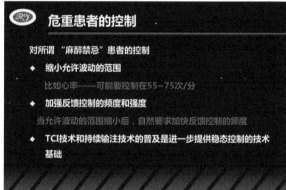

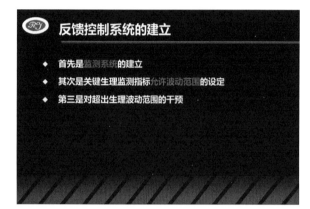

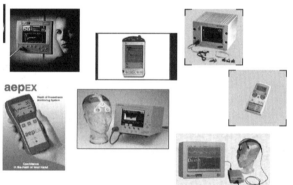

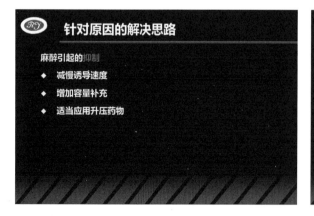

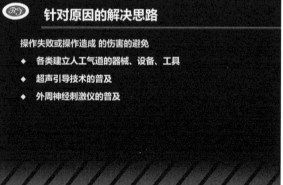

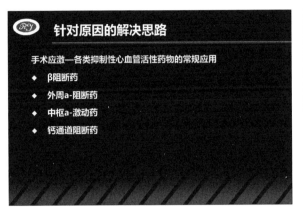

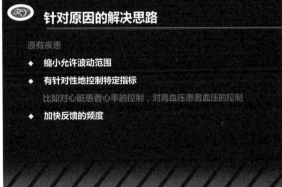

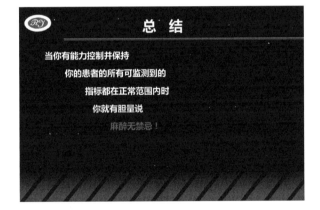

4　理想麻醉状态

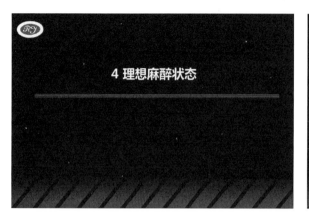

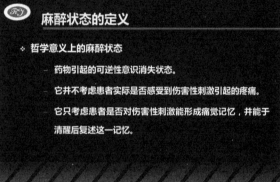

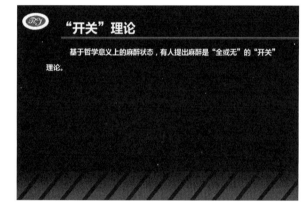

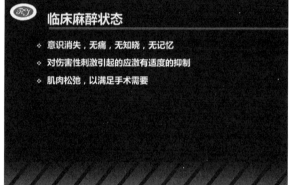

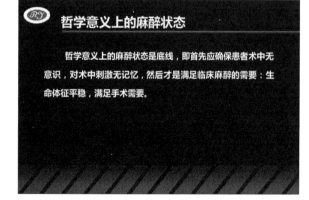

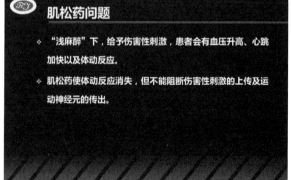

是传出神经系统药还是镇痛药

从肌松药的例子可以引出，意识消失后，如果能肯定患者不会形成痛觉记忆，是否也可以用传出神经系统药物来控制血压、心率，而不使用镇痛药呢？

麻醉深度及其监测的几个概念和猜想

概念和猜想

- ❖ 意识消失仅仅是麻醉的基础——哲学定义的麻醉
- ❖ 意识消失后还需要抑制交感兴奋与体动反应——临床定义的麻醉
- ❖ 所谓麻醉深度适宜与否，主要是指麻醉的临床定义。

概念和猜想

- ❖ 如没有伤害性刺激存在，则绝大多数麻醉状态都是过深的，如有伤害性刺激存在，则绝大多数麻醉状态又过浅。

概念和猜想

现有的麻醉深度监测装置BIS、AEP主要监测的是麻醉的哲学意义上的状态，即意识存在与否。一旦意识消失的界限确立，则监测价值大打折扣。恰如SpO$_2$=99％或100％无法反映PaO$_2$从150~713mmHg间的变化。

概念和猜想

临床麻醉状态是在意识消失的基础上抑制交感-内分泌反应，而监测这些反映疼痛刺激的指标尚不成熟。

监测交感-内分泌反应的指标

- ❖ 血压、心率
- ❖ 体动
- ❖ 心率变异指数
- ❖ 胃黏膜pH
- ❖ 指脉波（灌注指数）

 理想麻醉状态的概念

"理想麻醉状态"是全身麻醉后应当达到的一种状态。包括以下各项：

- ❖ BIS：50~60，以确保术中无知晓，术后无记忆。
- ❖ HRVI：30~40，交感抑制适度。
- ❖ HR：50~80 次/分，以保证心肌负荷适度，氧供平衡。
- ❖ ST分析：<±0.2 mV（有条件时）。
- ❖ BP：(12~15)/(8~11) kPa，正常且有>4kPa的脉压。

 理想麻醉状态的概念

- ❖ Pleth：即容积脉搏图波形。反映交感神经紧张度、末梢灌注、组织器官灌注和有效循环血量。要求波性宽大、振幅高、无随机械呼吸周期出现的波动。
- ❖ 尿量：>100 ml/h（成人）。
- ❖ SpO_2 和 $PetCO_2$ 是保证患者生命安全的必备监测指标，但不是直接的"麻醉"指标。

 理想麻醉状态的达成

"理想麻醉状态"是麻醉后建立的一种新的稳态，与清醒状态有本质的不同。麻醉医师的任务就是尽可能快而平稳地将患者从清醒状态转到麻醉状态。苏醒期则相反。为达到这一目的，作者推荐：

 理想麻醉状态的达成 - - 作者推荐

- ❖ 尽可能快地加深麻醉：

  对大多数患者而言，均可用咪唑安定2~3mg、芬太尼0.1~0.2mg、阿托品0.5mg、非去极化肌松药（阿曲库铵0.6~0.8mg/kg 或 维库溴铵0.08~0.1mg/kg）、异丙酚1.5mg/kg进行诱导，或用芬太尼0.1~0.2mg、非去极化肌松药、咪唑安定0.3mg/kg诱导。气管插管后即将异氟醚挥发器开至2%吸入，氧流量2L/min。

 理想麻醉状态的达成 - - 作者推荐

- ❖ 早期快速扩容：

  异丙酚诱导后常有血管扩张、相对血容量不足的表现，宜在诱导前后30min内输入代血浆或平衡液500 ~ 800ml，直至血压平稳，指脉波宽大，指脉图无随呼吸而出现的波动现象。

- ❖ 以BIS指导麻醉调控：

  - 将BIS维持于50~60，以确保无知晓、无回忆。对因手术刺激而引起的BIS升高，可用异丙酚、芬太尼等加深或增加吸入麻醉药的吸入浓度。

理想麻醉状态的达成 - - 作者推荐

❖ 根据药代学特性维持麻醉

    – 根据不同吸入麻醉药的药代学特性，在手术结束前10~15min停止吸入麻醉药，改用异丙酚维持BIS。如术后应用PCA，此时可开始背景输注。

❖ 肌松拮抗及自主呼吸恢复

    – 胸腹腔关闭后拮抗肌松药，并持续机械通气，直至呼气末麻醉气体浓度<0.2%，同时观察$PetCO_2$波形，有无自主呼吸引起的切迹或波形不规则，如有则表明自主呼吸恢复。

理想麻醉状态的达成 - - 作者推荐

❖ 深麻醉下拔管

    停止机械呼吸，观察自主呼吸次数、幅度、潮气量、吸气后 SpO_2 变 化、$PetCO_2$ 波 形。 如 呼 吸 <20 次 / 分，VT>6ml/kg，吸空气下SpO_2>95%，$PetCO_2$波形规则，有正常肺泡平台，此时即可拔管（深麻醉下拔管）。拔管后如有舌下坠，可用口咽通气道、喉罩等处理。

❖ 患者自控镇痛

    – 通常5~10min后患者完全清醒。对诉痛者，可追加PCA。

麻醉的目标管理

❖ 麻醉的目标：安全、无意识、无痛苦、无记忆。

❖ 麻醉同时是治疗过程：麻醉同时应纠正一切内环境紊乱。

❖ 麻醉前最需要的是尽可能多地了解患者的各种信息，并无必要拖延时间去做术前准备。

❖ 每个麻醉医师在做每一例麻醉时，都应问一个问题：我的患者是在充分"睡眠"吗？还是正在无意义地跑"马拉松"。

麻醉管理的几种思路

❖ 自然反应，适度控制：

    – 调动利用患者正常的应激反应。

❖ 强制控制，消除反应：

    设立预定的目标管理范围，如本文所讨论者。

❖ 全无思路，盲目应对：

    – 仅根据血压、心率开关挥发罐。

5　全麻本质探讨和有关问题

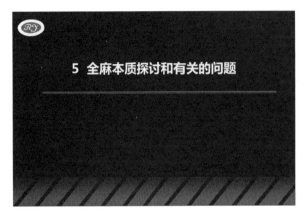

5　全麻本质探讨和有关的问题

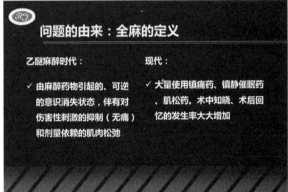

问题的由来：全麻的定义

乙醚麻醉时代：

✓ 由麻醉药物引起的、可逆的意识消失状态，伴有对伤害性刺激的抑制（无痛）和剂量依赖的肌肉松弛

现代：

✓ 大量使用镇痛药、镇静催眠药、肌松药。术中知晓、术后回忆的发生率大大增加

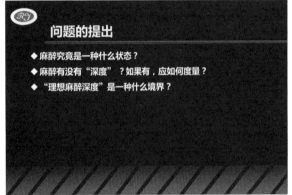

问题的提出

◆ 麻醉究竟是一种什么状态？
◆ 麻醉有没有"深度"？如果有，应如何度量？
◆ "理想麻醉深度"是一种什么境界？

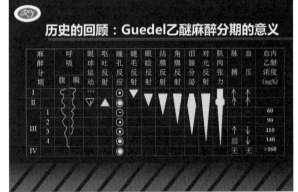

历史的回顾：Guedel乙醚麻醉分期的意义

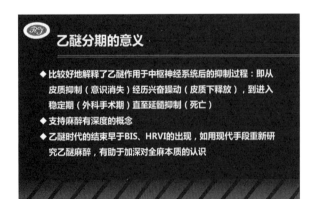

乙醚分期的意义

◆ 比较好地解释了乙醚作用于中枢神经系统后的抑制过程：即从皮质抑制（意识消失）经历兴奋躁动（皮质下释放），到进入稳定期（外科手术期）直至延髓抑制（死亡）
◆ 支持麻醉有深度的概念
◆ 乙醚时代的结束早于BIS、HRVI的出现，如用现代手段重新研究乙醚麻醉，有助于加深对全麻本质的认识

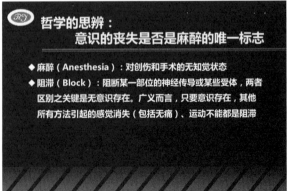

**哲学的思辨：
　　意识的丧失是否是麻醉的唯一标志**

◆ 麻醉（Anesthesia）：对创伤和手术的无知觉状态
◆ 阻滞（Block）：阻断某一部位的神经传导或某些受体，两者区别之关键是无意识存在。广义而言，只要意识存在，其他所有方法引起的感觉消失（包括无痛）、运动不能都是阻滞

Prys-Roberts的理论：麻醉是阈反应

- 麻醉是阈反应，是"全"或"无"（all or none）现象
- 既然是全或无现象，便无"深度"可言
- 意识是麻醉的主要成分，其他如镇痛、肌松、控制血压、心率以及遗忘仅是麻醉的必要辅助成分

实践对理论的反诘：意识消失后，是否还有痛觉

◆有

虽然0.6MAC即可使患者意识消失，但此时并不能开刀。如开刀则血压升高，心率加快，表明患者感觉到"痛"

◆无

痛觉是伤害性刺激作用于人体引起的难以忍受的主观感觉，其前提是意识的存在。意识消失，则"痛觉"消失。其他血压升高等只是刺激引起的反应而已。

异丙酚麻醉下肠镜检查术的启示：意识消失后患者可以不感到"疼痛"

- 无麻醉下肠镜：肠绞痛剧烈难忍，检查术后仍感到疼痛
- 异丙酚麻醉下肠镜：无人诉痛

问题之关键：无意识是否是麻醉的唯一标志？

有关上述问题的讨论的实际意义

- 有助于阐明麻醉的哲学含义
- 如果能肯定意识消失是麻醉的唯一要素或标志，有可能对全麻的实施方法带来重大改变
- 有助于促进麻醉学及其相关学科的进展

能否在使患者意识消失的同时，仅用抑制交感神经过度兴奋的药而不用镇痛药来实施麻醉？

- 如果承认意识消失是全麻的唯一要素，则理论上是可行的。
- 由于涉及敏感的医学伦理问题，目前尚无实验依据。
  - 如无可靠手段确保术中无意识，则手术过程就成为一种酷刑。
  - 实验必须待患者清醒后才有结果，但醒后患者必诉痛无疑。如醒前给镇痛药，患者如何区分是术中无痛还是术后无痛。

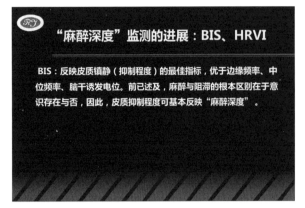

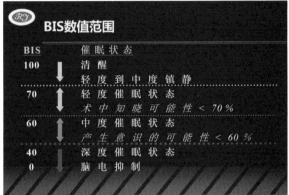

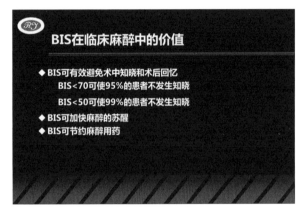

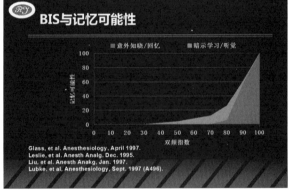

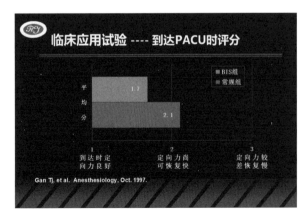

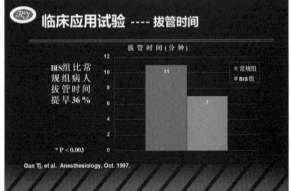

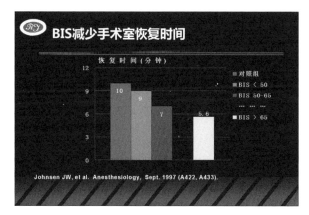

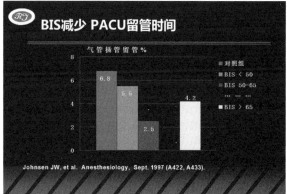

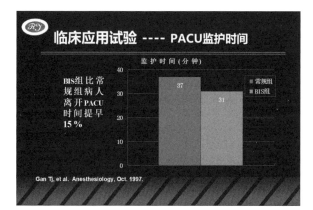

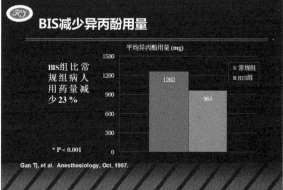

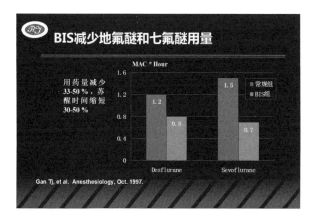

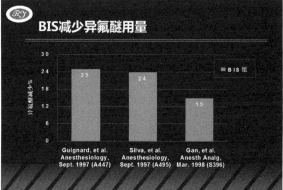

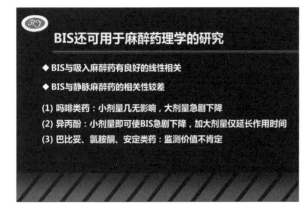

BIS还可用于麻醉药理学的研究

◆ BIS与吸入麻醉药有良好的线性相关

◆ BIS与静脉麻醉药的相关性较差

(1) 吗啡类药：小剂量几无影响，大剂量急剧下降

(2) 异丙酚：小剂量即可使BIS急剧下降，加大剂量仅延长作用时间

(3) 巴比妥、氯胺酮、安定类药：监测价值不肯定

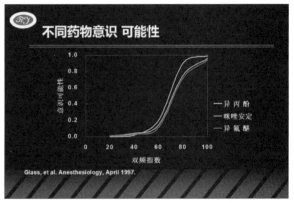

不同药物意识 可能性

Glass, et al. Anesthesiology, April 1997.

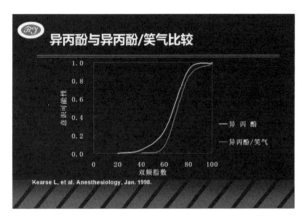

异丙酚与异丙酚/笑气比较

Kearse L, et al. Anesthesiology, Jan. 1998.

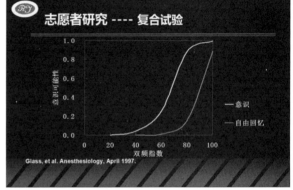

志愿者研究 ---- 复合试验

Glass, et al. Anesthesiology, April 1997.

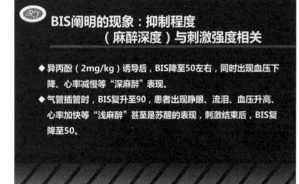

BIS阐明的现象：抑制程度（麻醉深度）与刺激强度相关

◆ 异丙酚（2mg/kg）诱导后，BIS降至50左右，同时出现血压下降、心率减慢等"深麻醉"表现。

◆ 气管插管时，BIS复升至90，患者出现睁眼、流泪、血压升高、心率加快等"浅麻醉"甚至是苏醒的表现，刺激结束后，BIS复降至50。

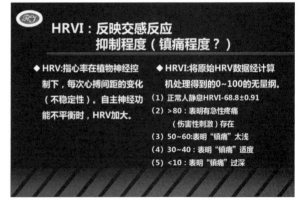

HRVI：反映交感反应抑制程度（镇痛程度？）

◆ HRV:指心率在植物神经控制下，每次心搏间距的变化（不稳定性）。自主神经功能不平衡时，HRV加大。

◆ HRVI:将原始HRV数据经计算机处理得到的0~100的无量纲

(1) 正常人静息HRVI-68.8±0.91

(2) >80：表明有急性疼痛（伤害性刺激）存在

(3) 50~60:表明"镇痛"太浅

(4) 30~40：表明"镇痛"适度

(5) <10：表明"镇痛"过深

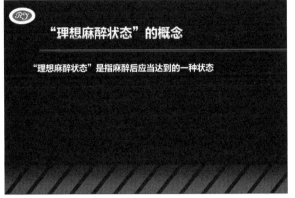

"理想麻醉状态"的概念

"理想麻醉状态"是指麻醉后应当达到的一种状态

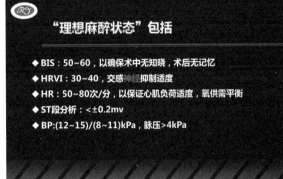

"理想麻醉状态"包括

- BIS：50~60，以确保术中无知晓，术后无记忆
- HRVI：30~40，交感神经抑制适度
- HR：50~80次/分，以保证心肌负荷适度，氧供需平衡
- ST段分析：<±0.2mv
- BP:(12~15)/(8~11)kPa，脉压>4kPa

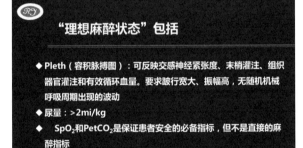

"理想麻醉状态"包括

- Pleth（容积脉搏图）：可反映交感神经紧张度、末梢灌注、组织器官灌注和有效循环血量。要求陂行宽大、振幅高、无随机机械呼吸周期出现的波动
- 尿量：>2mi/kg
- SpO$_2$和PetCO$_2$是保证患者安全的必备指标，但不是直接的麻醉指标

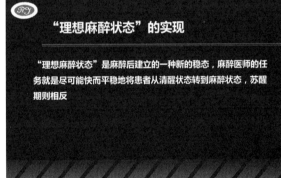

"理想麻醉状态"的实现

"理想麻醉状态"是麻醉后建立的一种新的稳态，麻醉医师的任务就是尽可能快而平稳地将患者从清醒状态转到麻醉状态，苏醒期则相反

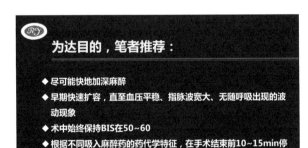

为达目的，笔者推荐：

- 尽可能快地加深麻醉
- 早期快速扩容，直至血压平稳、指脉波宽大、无随呼吸出现的波动现象
- 术中始终保持BIS在50~60
- 根据不同吸入麻醉药的药代学特征，在手术结束前10~15min停止吸入，改以丙泊酚维持BIS

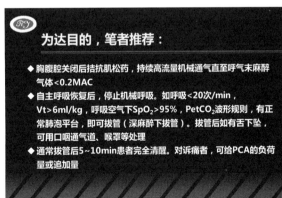

为达目的，笔者推荐：

- 胸腹腔关闭后拮抗肌松药，持续高流量机械通气直至呼气末麻醉气体<0.2MAC
- 自主呼吸恢复后，停止机械呼吸。如呼吸<20次/min，Vt>6ml/kg，呼吸空气下SpO$_2$>95%，PetCO$_2$波形规则，有正常肺泡平台，即可拔管（深麻醉下拔管）。拔管后如有舌下坠，可用口咽通气道、喉罩等处理
- 通常拔管后5~10min患者完全清醒。对诉痛者，可给PCA的负荷量或追加量

总结

对全麻本质的探讨，并非是无聊的胡思乱想，而有可能为麻醉的实施开辟新的途径，创造新的方法

低侵袭麻醉技术的概念

所谓"低侵袭麻醉技术"是指从患者进入手术室后，所有的操作都是以对患者刺激最小的方式进行的麻醉技术，包括：

低侵袭麻醉技术包括

◆ 所有的刺激性操作均在麻醉诱导后进行，包括深静脉穿刺、硬膜外穿刺、留置导尿及放置胃管等。

◆ 避免气管内插管，改以喉罩，同时要求一次置入成功，避免用力过猛所致术后咽部不适。如必须行气管内插管，则推荐使用较细的气管导管，即男性7.5#，女性7.0#。较细导管既有利于气管插管操作（很多困难气管插管患者，改用较细导管后多可盲插成功），也可降低术后口咽部不适和声音嘶哑的发生率。

低侵袭麻醉技术包括

◆ 术中控制心率、血压、血容量、SpO_2、$etCO_2$于正常范围。

◆ 使用"三明治"技术：即异丙酚诱导，吸入麻醉维持，再于手术结束前改为异丙酚维持，以使苏醒期更为平稳，避免苏醒期躁动和恶心呕吐。

深麻醉下拔管技术

所谓"深麻醉下拔管（deep anesthesia extubation）"技术，是与以往所强调的咳嗽、吞咽反射恢复、自主呼吸恢复、潮气量正常后再拔管的概念相反的概念。深麻醉下拔管技术是建立在"三明治"技术基础之上的技术，是低侵袭麻醉的重要组成部分。

深麻醉下拔管技术

◆ 根据所用吸入麻醉药的药代动力学，估计停止吸入麻醉药而改以异丙酚维持麻醉的时机。通常异氟醚在距手术结束前15min左右，安氟醚在20～25min左右关闭挥发器；七氟醚可在10min左右停止吸入，而地氟醚可在手术结束时关闭挥发器。

◆ 维持机械通气，将新鲜氧流量开大至4L/min以加速吸入麻醉药的洗出过程。静脉注射异丙酚1～1.5mg/kg，可维持麻醉7～10min。如手术未结束，可再注射一次。

深麻醉下拔管技术

- 静脉注射芬太尼1μg/kg，同时根据以下几项判断给肌松药拮抗剂的时机：$etCO_2$的肺泡平台出现切迹，距前次给肌松药时间>30min，肌松监测中四个成串刺激均出现反应，即可注射新斯的明2~3mg，阿托品0.5~1mg。
- 自主呼吸恢复、呼吸次数<20bpm，节律规则，$etCO_2$有良好肺泡平台，VT>5ml/kg，呼吸空气下SpO_2>95%，或降低后复又升至>95%，胸、腹矛盾呼吸运动消失或不明显，即可拔管。

 深麻醉下拔管技术

- 拔管前不刺激患者咳嗽，松开固定导管的胶布，放掉气管导管气囊的气体使气囊减压后，将吸痰管插入导管至气管内，出现呛咳及吸到分泌物后，连吸痰管带气管导管一并拔出至口咽部，略作停留，以吸尽口咽部分泌物，然后将气管导管吸痰管一并拔除。
- 拔管后托起下颌，如舌下坠明显，可置入口咽通气道。再将吸痰管从左右鼻孔插入至咽部，吸尽分泌物。如患者仍屏气，可以面罩、麻醉机行辅助呼吸，直至恢复自主呼吸。

 深麻醉下拔管技术

- 停止吸氧，观察患者吸空气后SpO_2改变，如能维持SpO_2>95%，则不需给氧。如自主呼吸空气下SpO_2能维持于97%以上，则可以询问患者是否已苏醒。此时患者多可应答，并吐出口咽通气道。再次观察各生命体征平稳后，即可送返病室。
- 这项工作也可在苏醒室或PACU内进行。

 硬膜外阻滞加气管内全身麻醉

　　其优点在于利用硬膜外麻醉镇痛、控制应激；利用全身麻醉消除患者的焦虑和恐惧，并维持呼吸道畅通。

　　是否于全身麻醉后再行硬膜外穿刺并无硬性规定。如技术熟练，也可于全身麻醉诱导前进行硬膜外穿刺，注入2%利多卡因3ml试验剂量后置管，待出现阻滞平面后，再行全身麻醉诱导和气管内插管，维持患者于意识消失水平[吸入麻醉药0.6MAC，异丙酚2~4mg/(kg·h)]。

 硬膜外阻滞加气管内全身麻醉

　　手术开始前，逐渐增加硬膜外阻滞用量，并维持循环稳定。手术结束前（如关腹后），即可停止吸入麻醉，使患者苏醒。拮抗肌松后不待手术结束即可拔管，术后经硬膜外导管施行患者自控镇痛（PCEA）。

6 麻醉医师的成长与培养

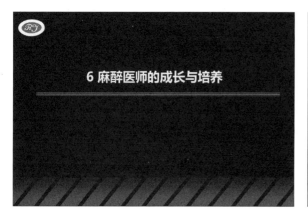

6 麻醉医师的成长与培养

麻醉医师的成长过程

❖ 自身条件的自我判断——是属于智商高的？还是属于情商高的？还是属于能力强的？

❖ 自身条件的自我判断——是属于能说的？还是属于能写的？还是属于能干的？还是属于能让领导满意的？还是中间的芸芸众生？

❖ 自身条件的自我判断——是否养成了阅读的习惯？是否养成了正确的思维习惯？是否知书达礼？是否敢于设问？

❖ 最重要的一点——是否有进取心？

麻醉医师的成长过程

❖ 设问的目的是在你准备成长为一名优秀的麻醉医师之前，先明确一下你的先、后天的条件，以便能扬长避短，趋利避害

❖ 还有就是如何把自己明显的短板拉长（后天锻炼和培养的过程）

麻醉医师的成长过程

◆ 智商：主要是先天因素和后天早期教育所决定（指学习能力强，包括领悟能力强和记忆能力强）

◆ 情商：可能后天因素更为主要（与父母、长辈所从事的职业密切相关）

◆ 能力：主要是在前两个商的基础上后天的锻炼与培养

麻醉医师的成长过程

请尽可能客观地（这很不容易）给自己下个判断！

❖ 在前述各条件的基础上，粗略地给自己做一个整体判断——比如说是偏于能说但手不太巧的，或是领悟能力很强但讨厌看书的，或敢于挑战但疏于知书达礼的，或已经是科里的社会活动家了

麻醉的成长过程——专业方面

麻醉医师的成长过程大抵可以分为3个阶段

❖ 初级阶段——主要是熟练掌握各项技能的阶段，兼顾临床思维的培养

❖ 中级阶段——主要是积累学识、经验和培养预警能力

❖ 高级阶段——应该在对本学科各方面都有较深入理解的基础上，提出自己的观点和设想

麻醉医师的成长过程——专业方面

- 初级阶段：熟练掌握各种麻醉操作技能（包括疼痛诊疗的技能、危重患者管理方面的操作技能）为主
- 兼及相关的解剖、生理、药理、病理生理等基础理论的复习
- 还有临床经验的积累，当代学科的进展
- 最新版指南的学习与理解
- 逐渐培养正确的临床思维模式

麻醉医师的成长过程——专业方面

- 中级阶段：重点应放在全面掌握各科危急重症的麻醉处理和预警能力的培养上
- 高级阶段：应该重点锻炼创新精神，敢于向现有的观念发起挑战
- 培养按客观规律和内在逻辑而不是按教科书思考、办事的习惯！

 麻醉医师的成长过程——专业方面

- 智商在其中起什么作用？博览群书，博采众长，融会贯通
- 情商在其中起什么作用？为你创造一个有利的成长环境，避免恃才傲物
- 能力在其中起什么作用？让你能够脱颖而出，与众不同

 麻醉医师的成长过程——专业方面

- 多写——从个案报道写起
- 谨记：如果你没有记录下来你做的什么事或说的什么话，那你就什么也没做（说）
- 多说——积极争取各种学术场合的发表机会
- 多做——每多做一件病例，就是在给你和别人竞争时增加一克筹码

 麻醉医师的成长与培养——非专业方面

- 瑞金医院麻醉科的科训
- 医德高尚
- 医术高明
- 医风清廉
- 医态儒雅

 麻醉医师的成长与培养

- 养成良好的阅读习惯
- 养成正确的思维习惯
- 养成良好的待人接物习惯
- 养成发现自己问题并加以改正的习惯
- 养成有意识锻炼自己弱项的习惯
- 养成勇于向别人道歉的习惯

麻醉医师的成长与培养

- 作为一个中国的麻醉科医师，应该具备最起码的中国语言文化能力
- 背诵唐诗、宋词各100首吧，权当附庸风雅
- 国学各家，也浏览一遍吧
- 中国几部经典，至少要读过
- 有空再练练硬笔、毛笔字吧

麻醉医师的成长与培养

- 外语：多多益善，努力无止境。在中国也是使你出类拔萃的一个拐杖
- 爱心：学会从善，善待你的患者和家人
- 宽容：善待你的同事
- 保持独立的人格：是你获得别人尊重的基础
- 培养各方面的能力：是你有别于其他人和胜任领导交办的任务的基础

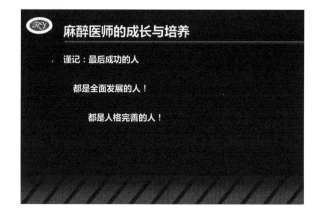

麻醉医师的成长与培养

谨记：最后成功的人

都是全面发展的人！

都是人格完善的人！

7　麻醉深度监测及其临床意义

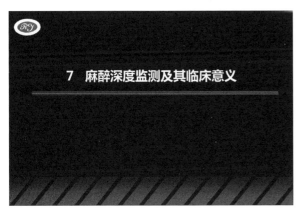

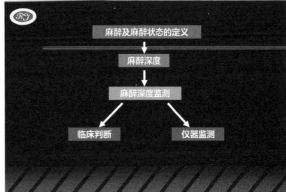

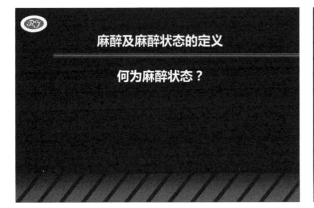

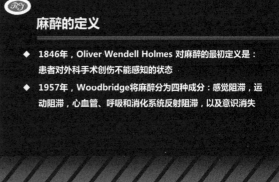

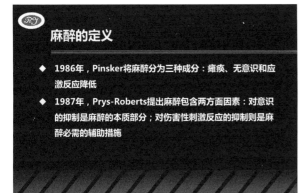

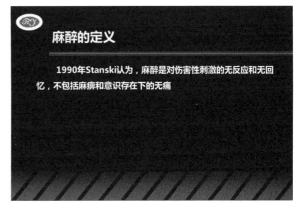

麻醉状态

◆ 麻醉的定义是随着麻醉学的发展而不断演化的，现代麻醉很难用一句话来定义麻醉的各个方面。因此，笔者提出麻醉状态的概念

◆ 麻醉状态包含两个层面的含义，即哲学意义上的麻醉状态，与临床实际需求的麻醉状态

哲学意义上的麻醉状态

◆ 是指药物引起的可逆性的意识消失状态。其不考虑患者实际是否感受到伤害性刺激引起的疼痛，只考虑患者是否对伤害性刺激能形成痛觉记忆，并能于清醒后复述这一记忆

◆ 无意识状态是阈值性的，故哲学意义上的麻醉状态实质上是"全或无"的"开关"状态，并不存在深度问题

临床意义上的麻醉状态

尚无界定严格、逻辑严密的定义。通常包括：

◆ 意识消失（无痛）

◆ 对伤害性刺激引起的应激反应有适度抑制

◆ 肌肉松弛

◆ 生命体征平稳

◆ 对术中刺激无记忆

理想麻醉状态

首先必须满足哲学意义上的麻醉状态

✓ 确保患者无意识

✓ 对术中刺激无记忆

其次要能满足临床意义上的麻醉状态

✓ 维持生命体征正常

✓ 满足手术需要

麻醉深度

本质上是满足临床麻醉不同需求的麻醉程度

◆ 1847年，Plomley首先提出麻醉深度的概念，并将麻醉深度分为三期：陶醉、兴奋(有或无意识)和较深的麻醉

◆ 1847年，Snow将乙醚麻醉分为五级

麻醉深度

1937年，Guedel经典乙醚麻醉分期：

◆ 第一期——痛觉消失期

◆ 第二期——兴奋期

◆ 第三期——外科手术期，又分为四级

◆ 第四期——为延髓麻痹期

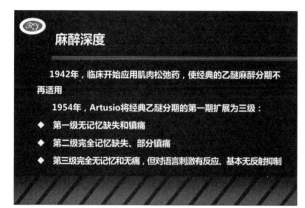

麻醉深度

1942年，临床开始应用肌肉松弛药，使经典的乙醚麻醉分期不再适用

1954年，Artusio将经典乙醚分期的第一期扩展为三级：

- 第一级无记忆缺失和镇痛
- 第二级完全记忆缺失、部分镇痛
- 第三级完全无记忆和无痛，但对语言刺激有反应、基本无反射抑制

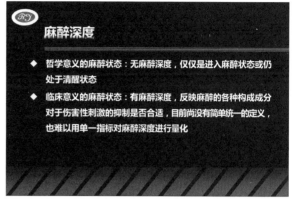

麻醉深度

- 哲学意义的麻醉状态：无麻醉深度，仅仅是进入麻醉状态或仍处于清醒状态
- 临床意义的麻醉状态：有麻醉深度，反映麻醉的各种构成成分对于伤害性刺激的抑制是否合适，目前尚没有简单统一的定义，也难以用单一指标对麻醉深度进行量化

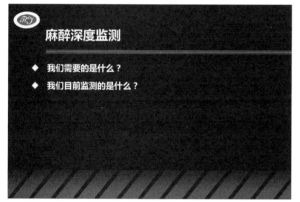

麻醉深度监测

- 我们需要的是什么？
- 我们目前监测的是什么？

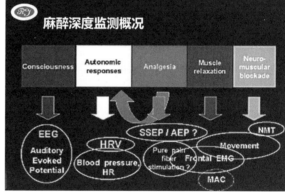

麻醉深度监测概况

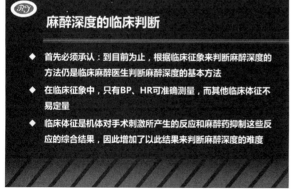

麻醉深度的临床判断

- 首先必须承认：到目前为止，根据临床征象来判断麻醉深度的方法仍是临床麻醉医生判断麻醉深度的基本方法
- 在临床征象中，只有BP、HR可准确测量，而其他临床体征不易定量
- 临床体征是机体对手术刺激所产生的反应和麻醉药抑制这些反应的综合结果，因此增加了以此结果来判断麻醉深度的难度

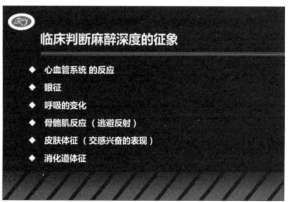

临床判断麻醉深度的征象

- 心血管系统 的反应
- 眼征
- 呼吸的变化
- 骨骼肌反应（逃避反射）
- 皮肤体征（交感兴奋的表现）
- 消化道体征

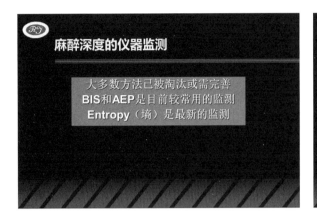

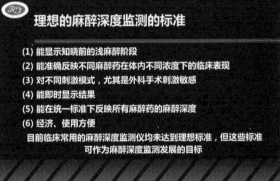

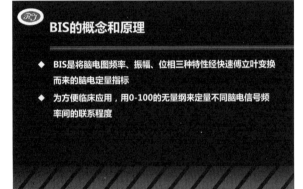

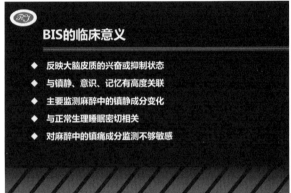

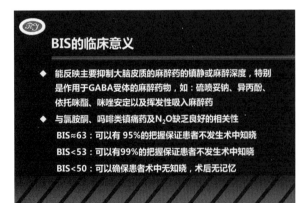

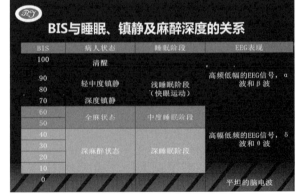

BIS的优点

(1) 可以更精确地使用麻醉药，使麻醉更平稳，同时减少麻醉药用量

(2) 确保患者术中无知晓、术后无记忆

(3) 提高术后苏醒质量，缩短复苏室停留时间

(4) 使术后意识恢复更完全

(5) 降低术后恶心、呕吐发生率

(6) 指导ICU镇静药用量，维持更平稳的镇静水平

(7) 用于门诊手术麻醉，可缩短术后留院观察时间

BIS存在的问题

(1) 用BIS监测意识水平时，尚无一个意识消失和恢复的绝对值

(2) BIS监测意识水平存在滞后现象

(3) BIS监测意识水平的敏感性相对较低

AEP的概念与原理

◆ 听觉是麻醉时最后消失的一个感觉，也是清醒时恢复的第一个感觉

◆ 听觉被麻醉药抑制是一渐变过程而非突然消失

◆ AEP是听觉系统在接受声音刺激后，从耳蜗毛细胞至各级中枢产生的相应电活动

AEP的概念与原理

◆ AEP共11个波形，分3个部分

◆ BAEP，刺激后0~10ms出现，主要反映刺激传至脑干及脑干的处理过程

◆ MLAEP，刺激后10~100ms出现，主要反映中间膝状体和颞叶原始皮层的电活动

◆ LLAEP，刺激100ms后出现，主要反映前额皮质的神经活动

AEP的概念与原理

◆ BAEP与吸入麻醉药的作用有一定程度的相关，但在临床剂量的静脉麻醉作用下无明显变化

◆ LLAEP则过于敏感，在小剂量麻醉药作用下即可完全消失

◆ MLAEP与麻醉深度有较好的相关性，与大多数麻醉作用呈剂量依赖性变化，故适合用来进行麻醉深度的监测

◆ MLAEP的原始波形变化不易观察，且易受干扰，故Mantzaridis等提出以AEP index监测麻醉深度

AEP index

◆ AEP index是AEP形态的数量化指标，是由MLAEP波形每两个连续0.56ms节段之间的绝对差平方根的和计算而来

◆ 经典的AEP index采用MTA模式提取诱发电位，处理时间长，对预测术中知晓和体动将发生延迟

◆ A-Line AEP监测仪，采用ARX模式提取诱发电位，分析时间仅需2~6s。结果更直观、更简便，并且能迅速、实时反映麻醉深度的变化

AEP index的临床意义

- ◆ 能反映皮质兴奋或抑制状态，可用于监测麻醉的镇静成分
- ◆ 能反映皮质下的脑电活动，因而也可以在一定程度上监测手术伤害性刺激引起的镇痛和体动等成分的变化

AEP index的临床意义

AEP index的数值也为0~100，但与BIS不同

- ✓ 60~100 → 清醒状态
- ✓ 40~60 → 睡眠状态
- ✓ 30~40 → 浅麻醉状态
- ✓ <30 → 临床麻醉状态

AEP index ≈45.5，50%患者发生体动

<33时，发生体动的可能性小于5%

AEP index的优点

- (1) 使麻醉的维持更为平稳
- (2) 减少麻醉药的用量
- (3) 确保患者术中无知晓、术后无记忆
- (4) 可更准确地判断意识的有或无
- (5) 可监测手术伤害性刺激的反应、镇痛等成分，预测患者体动
- (6) 更全面地反映麻醉深度
- (7) 可瞬时监测麻醉深度变化

AEP index存在的问题

- ◆ AEP index监测仪对使用环境要求较高
- ◆ 由于诱发电位弱，易受干扰
- ◆ AEP index监测不适用于听力障碍的患者

Entropy （墒）的概念

- ◆ 墒首先由德国物理学家Rudolf Clausius于1850年提出，指物理系统不能用于作功的能量的度量，是一种广延量，主要用来描述信号的不规则性
- ◆ 墒现已成为模糊数学方法的内容之一
- ◆ 医学上常将墒的概念用于生物电的采集和处理
- ◆ Datex-Ohmeda公司从1999年开始研究用墒的概念和方法采集和处理原始EEG和FEMG的电信号用于监测麻醉深度。并于2002年研制出墒麻醉深度监测

墒的临床意义

- ◆ 墒测定的是EEG和FEMG的不规则性，其值与患者的麻醉状态相关
- ◆ 墒值高→ EEG和FEMG的电信号呈高度不规则性→清醒状态
- ◆ 墒值低→电信号越规则，进入麻醉状态

熵的临床意义

◆ 熵有2个参数

(1) fast-reacting entropy, (RE)即反应熵：对面肌的活动敏感，即FEMG，反应时间快(<2s)，常是镇痛不足的信号；当RE快速升高时，表明麻醉恢复

(2) state entropy, (SE)即状态熵：SE总是低于或等于RE，反映麻醉药的镇静效应，不受面肌突然反应的影响

熵的临床意义

◆ 熵也以0~100表示

　100 →完全清醒，反应灵敏

　60 →临床意义的麻醉深度

　40 →有意识的概率很小

　0 →皮质脑电完全抑制

◆ 熵的本质是监测EEG和FEMG，只是对电信号的采集和处理方法不同。因此，它在麻醉深度监测中的应用价值与BIS、AEP类似

麻醉深度监测的前景

◆ 迄今为止临床体征仍是监测临床麻醉深度的基本方法

◆ BIS和AEP index是临床麻醉深度监测较理想的指标，但仍存在很多局限，需不断完善。而熵的临床价值仍需进一步观察

◆ 期望用一种监测仪来解决麻醉深度，防止术中觉醒的问题并不现实。麻醉深度是对镇静水平、镇痛水平、刺激反应程度等指标的综合反映，而这些指标反映的中枢部位不尽相同，所以麻醉深度监测必然是多指标、多方法综合监测的结果

8 麻醉中的液体管理

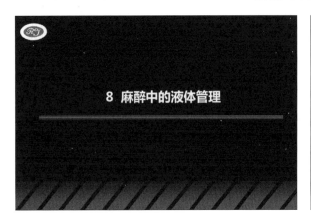

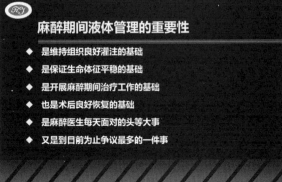

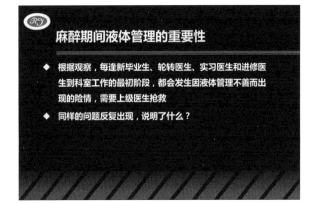

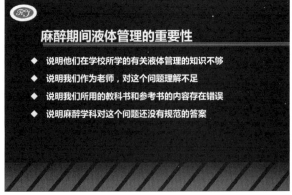

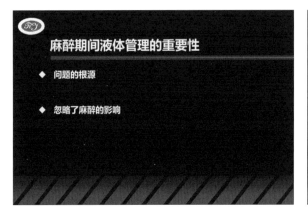

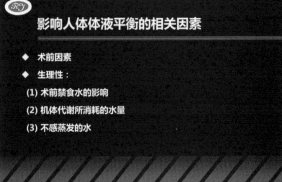

影响人体体液平衡的相关因素

- 病理性：凡能引起患者水、电解质紊乱的疾病如消化道梗阻、尿崩症等
- 医源性：为治疗高血压、心脏病所使用的利尿降压药，为进行肠道准备所使用的泻药等，都会造成体液的进一步丢失
- 因此，应该取得这样的共识：绝大多数择期手术患者，术前都是处于轻度脱水状态的

影响人体体液平衡的相关因素

麻醉因素

- 麻醉用药的改变所带来的影响：异丙酚取代硫贲托钠和乙托咪酯成为麻醉诱导的主要用药
- 异丙酚强烈的扩血管作用，导致麻醉诱导后相对有效循环血容量不足
- 对此，麻醉同道争议不多

影响人体体液平衡的相关因素

目前的争议集中在如何处理上

- 使用血管活性药物：认为麻醉引起的循环血容量相对不足，有如神经性休克，应当使用缩血管药物来处理
- 国内有很少一部分学者采用麻醉全程使用缩血管药物的策略
- 这种策略的主要问题是可操作性不强

影响人体体液平衡的相关因素

目前的争议集中在如何处理上：

- 使用液体补充（填充）：根据使用液体的不同，又可分为晶体派、胶体派
- 晶体派：主张完全用晶体液，强调晶体液价廉，无过敏反应，可同时补充细胞内外液，利尿，保护肾功能
- 胶体派：认为单用晶体液是导致组织、细胞水肿的主要原因，同时晶体液扩容效果差

影响体液液体平衡的相关因素

目前的争议集中在如何处理上

- 在如何补充的问题上，也有下列观点之争
- 急性等容性血液稀释
- 急性超容性（高容性）血液稀释
- 急性非等容性血液稀释
- 急性诱导期高容量填充

影响体液液体平衡的相关因素

急性等容性血液稀释存在概念上的错误

- 是以3倍量的晶体液补充抽出的血量
- 将晶体液进入体内后向组织间隙转移的渐变过程，等同于绝对化的概念
- 出现了将3倍量的晶体液与1份血液等容的滑稽理论

影响体液液体平衡的相关因素

- ◆ 急性超容（高容）血液稀释

  这是笔者曾倡导的理念

  (1) 容易造成麻醉全过程持续高容量输液的印象

  (2) 掌握不当有术后发生组织水肿的潜在危险

  (3) 容易导致高容量灌注的目的是血液稀释的错误印象（目的是保证灌注，不是稀释）

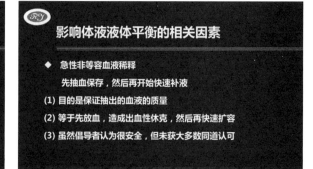

影响体液液体平衡的相关因素

- ◆ 急性非等容血液稀释

  先抽血保存，然后再开始快速补液

  (1) 目的是保证抽出的血液的质量

  (2) 等于先放血，造成出血性休克，然后再快速扩容

  (3) 虽然倡导者认为很安全，但未获大多数同道认可

影响体液液体平衡的相关因素

- ◆ 急性诱导期高容量填充

  是对急性超容量血液稀释的修正

  (1) 针对诱导期生理性脱水和麻醉后有效循环血容量相对不足

  (2) 强调晶体液（补充生理性脱水）和胶体液（填充血管扩张后的空间）各10ml/kg输注

  (3) 在麻醉诱导期输入

影响体液液体平衡的相关因素

- ◆ 手术因素
- ◆ 失血
- ◆ 体腔暴露造成的不感蒸发增加
- ◆ 体温变动
- ◆ 体位变动

麻醉期间的液体管理

- ◆ 提倡以"诱导期高容量填充"为基础的液体管理模式
- ◆ 在补充了晶、胶体液各10ml/kg后，转为维持性输液
- ◆ 以晶体液维持为主，补充代谢消耗的水分和不感蒸发的水
- ◆ 对少量失血以人工胶体液补充
- ◆ 对大量失血以血细胞+人工胶体补充或用血液补充

麻醉期间的液体管理

液体的选择
- ◆ 晶体液
- ◆ 乳酸林格液
- ◆ 醋酸林格液
- ◆ 生理盐水
- ◆ 高渗盐水
- ◆ 葡萄糖液

液体的选择
- ◆ 胶体液
- ◆ 羟乙基淀粉
- ◆ 明胶
- ◆ 白蛋白
- ◆ 血浆
- ◆ 高渗晶胶混合液

9　危重患者的围术期液体管理

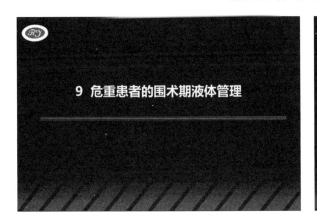

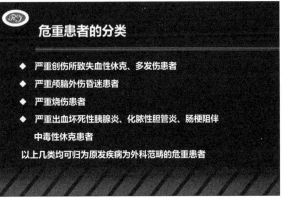

危重患者的分类

- 严重创伤所致失血性休克、多发伤患者
- 严重颅脑外伤昏迷患者
- 严重烧伤患者
- 严重出血坏死性胰腺炎、化脓性胆管炎、肠梗阻伴中毒性休克患者

以上几类均可归为原发疾病为外科范畴的危重患者

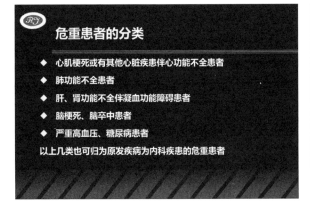

危重患者的分类

- 心肌梗死或有其他心脏疾患伴心功能不全患者
- 肺功能不全患者
- 肝、肾功能不全伴凝血功能障碍患者
- 脑梗死、脑卒中患者
- 严重高血压、糖尿病患者

以上几类也可归为原发疾病为内科疾患的危重患者

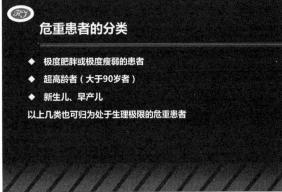

危重患者的分类

- 极度肥胖或极度瘦弱的患者
- 超高龄者（大于90岁者）
- 新生儿、早产儿

以上几类也可归为处于生理极限的危重患者

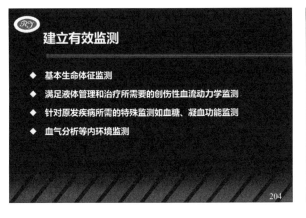

建立有效监测

- 基本生命体征监测
- 满足液体管理和治疗所需要的创伤性血流动力学监测
- 针对原发病所需的特殊监测如血糖、凝血功能监测
- 血气分析等内环境监测

204

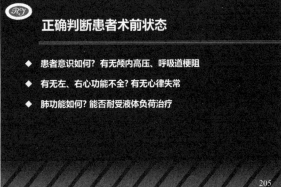

正确判断患者术前状态

- 患者意识如何？有无颅内高压、呼吸道梗阻
- 有无左、右心功能不全？有无心律失常
- 肺功能如何？能否耐受液体负荷治疗

205

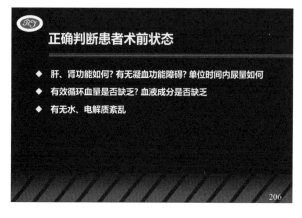

正确判断患者术前状态

- 肝、肾功能如何? 有无凝血功能障碍? 单位时间内尿量如何
- 有效循环血量是否缺乏? 血液成分是否缺乏
- 有无水、电解质紊乱

206

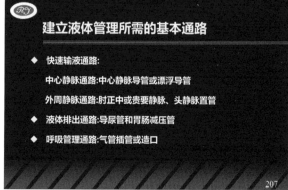

建立液体管理所需的基本通路

- 快速输液通路:
  中心静脉通路:中心静脉导管或漂浮导管
  外周静脉通路:肘正中或贵要静脉、头静脉置管
- 液体排出通路:导尿管和胃肠减压管
- 呼吸管理通路:气管插管或造口

207

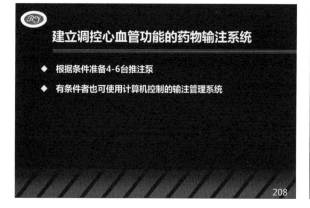

建立调控心血管功能的药物输注系统

- 根据条件准备4-6台推注泵
- 有条件者也可使用计算机控制的输注管理系统

208

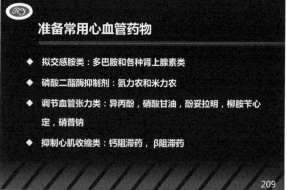

准备常用心血管药物

- 拟交感胺类:多巴胺和各种肾上腺素类
- 磷酸二酯酶抑制剂:氨力农和米力农
- 调节血管张力类:异丙酚,硝酸甘油,酚妥拉明,柳胺苄心定,硝普钠
- 抑制心肌收缩类:钙阻滞药,β阻滞药

209

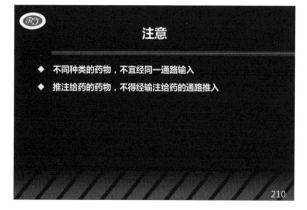

注意

- 不同种类的药物,不宜经同一通路输入
- 推注给药的药物,不得经输注给药的通路推入

210

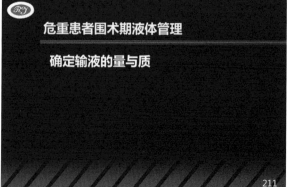

危重患者围术期液体管理

确定输液的量与质

211

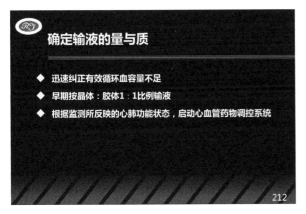

確定输液的量与质

- 迅速纠正有效循环血容量不足
- 早期按晶体：胶体1:1比例输液
- 根据监测所反映的心肺功能状态，启动心血管药物调控系统

212

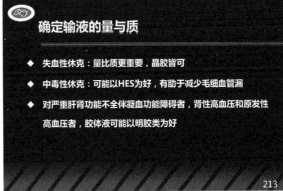

确定输液的量与质

- 失血性休克：量比质更重要，晶胶皆可
- 中毒性休克：可能以HES为好，有助于减少毛细血管漏
- 对严重肝肾功能不全伴凝血功能障碍者，肾性高血压和原发性高血压者，胶体液可能以明胶类为好

213

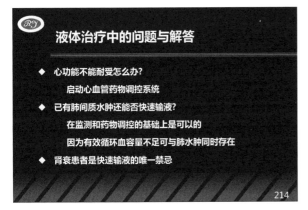

液体治疗中的问题与解答

- 心功能不能耐受怎么办？
    启动心血管药物调控系统
- 已有肺间质水肿还能否快速输液？
    在监测和药物调控的基础上是可以的
    因为有效循环血容量不足可与肺水肿同时存在
- 肾衰患者是快速输液的唯一禁忌

214

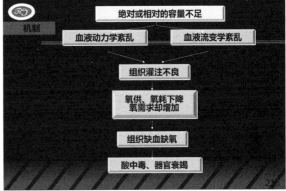

机制　绝对或相对的容量不足

血液动力学紊乱　　血液流变学紊乱

组织灌注不良

氧供、氧耗下降氧需求却增加

组织缺血缺氧

酸中毒、器官衰竭

217

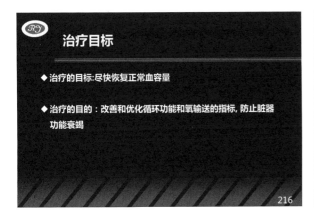

治疗目标

- 治疗的目标:尽快恢复正常血容量

- 治疗的目的：改善和优化循环功能和氧输送的指标，防止脏器功能衰竭

216

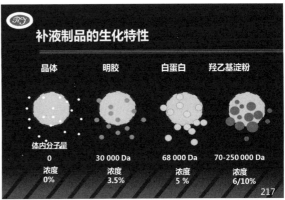

补液制品的生化特性

晶体	明胶	白蛋白	羟乙基淀粉
体内分子量			
0	30 000 Da	68 000 Da	70-250 000 Da
浓度 0%	浓度 3.5%	浓度 5 %	浓度 6/10%

217

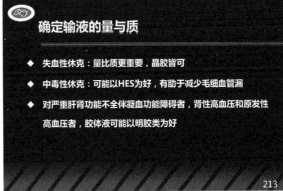

晶体液超负荷

- 如净液体潴留>67ml/(kg·d)可引起肺水肿 Arieff AI, *Chest*, 1999
- 如液体负荷>6L/24 小时，肺部并发症↑ Christopherson I, *Anesthesiology*, 1993
- 急性超负荷的盐水排出体外(22ml/kg，需2天)
- 间室综合征和组织水肿风险↑

晶体液不适宜于扩充血浆容量

- 扩容效力低下(30%)，维持时间太短，必须大量输入
- 大量输入易导致组织水肿
- 不能真正改善决定组织细胞氧供的全身微循环的灌注，尤其是重要脏器的微循环
- 危重患者或大手术患者发生术后器官衰竭的机会大大增加

・低血容量引起的组织间隙脱水，治疗的根本在于使用扩容效力强的液体尽快恢复正常血容量
・晶体液应该用于组织水化，纠正非低血容量引起的组织间隙脱水

胶体溶液---容量补充

- 扩容效果好，增加血容量，快速恢复血流动力学
- 输入量少，组织水肿少
- 增加心输出量和DO2
- 过敏、价格比较昂贵

220

临床对于血浆代用品的要求

- 迅速补充丢失的血容量
- 维持血流动力学平稳
- 改善微循环
- 保证足够的血管内停留时间
- 改善血液流变学
- 改善氧供/器官功能
- 容易代谢、便于排泄、耐受性良好

221

对复杂问题的简单解决方法

- 如果血压下降，则进行输液
- 如果输液治疗无效，给予多巴胺
- 如果尿量减少，给予速尿
- 如果外周循环阻力升高，给予血管舒张药物

222

对复杂问题的简单解决方法

- 如果频发室性早搏，给予利多卡因
- 如果存在呼吸系统问题，"保证患者干燥"
- 保持肺动脉楔压低于12 mmHg
- 如果发生酸中毒，应用NaHCO3进行纠正
- 如果存在外周水肿，给予速尿

223

10 急性超容量血液稀释——现状和展望

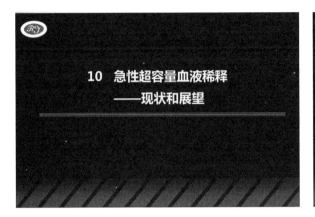

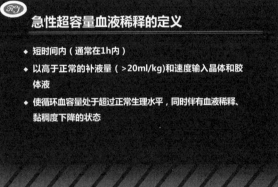

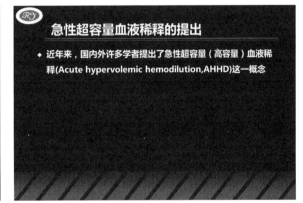

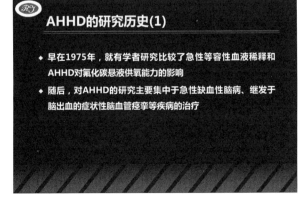

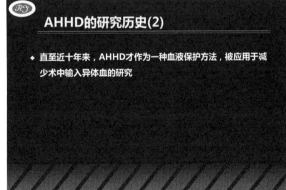

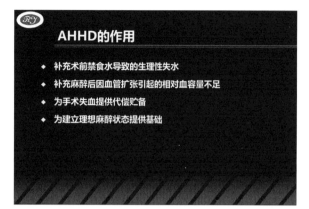

AHHD的作用

- 补充术前禁食水导致的生理性失水
- 补充麻醉后因血管扩张引起的相对血容量不足
- 为手术失血提供代偿贮备
- 为建立理想麻醉状态提供基础

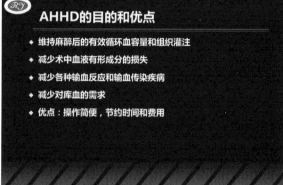

AHHD的目的和优点

- 维持麻醉后的有效循环血容量和组织灌注
- 减少术中血液有形成分的损失
- 减少各种输血反应和输血传染疾病
- 减少对库血的需求
- 优点：操作简便，节约时间和费用

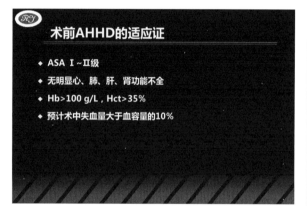

术前AHHD的适应证

- ASA Ⅰ~Ⅱ级
- 无明显心、肺、肝、肾功能不全
- Hb>100 g/L，Hct>35%
- 预计术中失血量大于血容量的10%

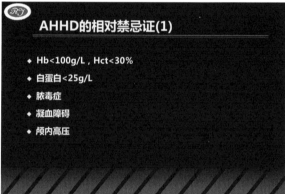

AHHD的相对禁忌证(1)

- Hb<100g/L，Hct<30%
- 白蛋白<25g/L
- 脓毒症
- 凝血障碍
- 颅内高压

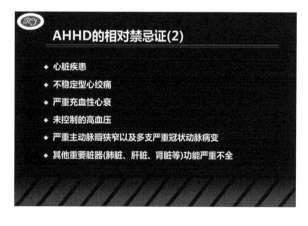

AHHD的相对禁忌证(2)

- 心脏疾患
- 不稳定型心绞痛
- 严重充血性心衰
- 未控制的高血压
- 严重主动脉瓣狭窄以及多支严重冠状动脉病变
- 其他重要脏器(肺脏、肝脏、肾脏等)功能严重不全

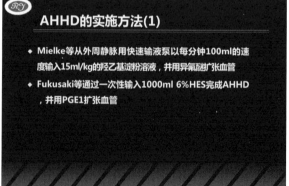

AHHD的实施方法(1)

- Mielke等从外周静脉用快速输液泵以每分钟100ml的速度输入15ml/kg的羟乙基淀粉溶液，并用异氟醚扩张血管
- Fukusaki等通过一次性输入1000ml 6%HES完成AHHD，并用PGE1扩张血管

AHHD的实施方法(2)

- Singbartl等在整个手术过程中,通过容量扩张20%(估测血容量)实现AHHD
- Wysocki等在10~15min内经静脉输注1000ml生理盐水达到血液稀释的目的
- Van Daele等分三步输液,每一步均在10min内输入右旋糖酐和RL各500ml

AHHD对血流动力学的影响(1)

- 无ANH所致的血流动力学紊乱
- 无ANH所特有的严重、短暂的低血容量的危险性

AHHD对血流动力学的影响(2)

- Mielke等:
- 应用异氟醚作为血管扩张剂
- 使用胶体溶液实施AHHD
- 可避免负面的血流动力学影响
- AHHD通过增加前负荷使血流动力学更加稳定
- 对低血压有预防作用

AHHD对血流动力学的影响(3)

- 对未经治疗的高血压患者,AHHD后所致的血液黏稠度下降可能导致继发性血管收缩
- 且不易为钙通道阻滞剂所逆转

AHHD对血流动力学的影响(4)

- AHHD后Hct的下降使血液黏稠度下降,外周阻力降低,血流加快
- 由于静脉回流阻力降低的幅度大于动脉,因此,静脉回流明显增加,CO增加,而心率不致发生明显改变
- 与CO密切相关的CVP、PAP、PAWP等参数在血液稀释后均可增加,但仍维持在正常范围

AHHD对血流动力学的影响(5)

- Kikuchi等在AHHD时应用硝酸甘油$1\mu g/(kg \cdot min)$维持
- CO较未用药的对照组显著增加
- CVP、PAP和PCWP显著低于对照组
- 减轻了AHHD对血容量的过度负荷
- 因此认为,AHHD时应考虑应用扩血管药物

AHHD对血流动力学的影响(6)

- AHHD可减少微循环中的细胞积聚，改善微循环灌流
- 从而减少微循环阻塞、DIC等术后并发症

AHHD对氧供耗平衡的影响(1)

- 血液组织的携氧能力主要与单位血容量中Hb的含量和物理溶解氧有关
- AHHD时，Hb下降，单位血容量携氧能力相应也下降，是否会导致组织缺氧

AHHD对氧供耗平衡的影响(2)

- 在一定范围内不会，其理由是
- 血液黏稠度下降：红细胞在血液流动过程中对血管壁产生切应力，AHHD使Hct下降，红细胞在血液中保持悬浮，血液的黏稠度明显下降，不易发生聚集，表现为接近牛顿液体的性质，更加容易通过微循环，从而改善组织供氧

AHHD对氧供耗平衡的影响(3)

- 外周血管阻力降低：AHHD时，随着血液黏稠度的降低，SVR与血液稀释程度呈平行下降。在相同的灌注压力下，血流速度增加，血流分布趋于均衡，组织营养血流增多，有利于组织对氧的摄取和利用

AHHD对氧供耗平衡的影响(4)

- 氧供无明显改变：氧供=CO×动脉血氧含量(CaO_2)，如前所述，AHHD使CO增加，代偿了CaO_2的下降，使氧供无明显减少
- 只有当血液过度稀释，Hct小于20%（最近的研究结果为17%）时，机体无法代偿，才会造成组织缺氧

AHHD对氧供耗平衡的影响(5)

- 氧离曲线右移：AHHD时，P50（Hb氧饱和度达50%时的PO_2）增加，即在相同的氧分压下，氧和Hb的结合力下降，组织供氧增多

AHHD对酸碱平衡的影响

- AHHD对酸碱平衡没有影响
- Fukusaki等证实，血液稀释前后，动脉血pH值和血乳酸水平均无显著改变

AHHD对血浆蛋白的影响(1)

- AHHD使血浆蛋白浓度下降
- 机体代偿：
- 加速肝脏的蛋白合成
- 减缓蛋白的分解代谢

AHHD对血浆蛋白的影响(2)

- 从血管内、外蛋白的储备中加以补充，以维持血浆渗透压的稳定
- 机体通过毛细血管、淋巴管的直接弥散、吸收和细胞的吞饮，实现蛋白的体内转移，防止组织水肿的发生

AHHD对凝血机制的影响(1)

- AHHD可稀释血液中的各种凝血因子
- 只要保证血小板>60×10^{12}/L，其他凝血因子不低于正常值的30%，即可满足凝血功能的需要AA
- Entholzner等证实，AHHD与ANH相比，不但在减少用血方面同样有效，而且两种方法对Hb、Hct和凝血功能的影响也无差异

AHHD对凝血机制的影响(2)

- 适度的AHHD对凝血功能无影响
- 过度血液稀释时，可以出现凝血酶原时间延长，纤溶过度，即临床所谓的稀释性凝血病，导致凝血功能障碍

AHHD对重要脏器的影响

- 通过对胃肠粘膜内pH的连续监测，发现应用ANH后，胃黏膜phi显著下降，提示内脏血供减少
- AHHD后，胃黏膜phi无显著改变，提示AHHD不影响内脏器官的血供

AHHD对心脏功能的影响(1)

- AHHD可有效维持心肌细胞的氧供耗平衡。尤其是在老年患者和冠心病患者，AHHD可保证冠脉的氧供，降低心肌的氧耗
- 经食管超声心动图（TEE）的连续监测证实，对于无心脏疾患的老年患者，AHHD不会导致心功能衰竭

AHHD对心脏功能的影响(2)

- 过度血液稀释时，冠状动脉的扩张不足以代偿携氧能力的下降，便可发生心内膜下缺血改变

AHHD对大脑功能的影响(1)

- 近年来，以AHHD对急性缺血性中风的治疗最为引人关注
- AHHD可以使脑微循环灌流更为均匀分布，减少组织的无氧代谢，改善脑缺血和血管狭窄处的血流
- 大量动物试验证实，血液稀释可以降低血液黏稠度，增加心输出量，增加脑血流，减少梗死面积，改善神经学症状

AHHD对大脑功能的影响(2)

- 要求：在缺血后3小时内用低分子HES将Hct控制在低界32%以上，因此限制了AHHD的临床应用
- Aichner等的临床研究显示，尽管中度HHD在治疗卒中患者时是安全的，但可能由于治疗时间窗的问题，并不能得到令人满意的疗效

AHHD对大脑功能的影响(3)

- 应用经颅多普勒超声波扫描术发现，AHHD在增加CO的同时，也增加了脑血管阻力，可能是由于触发了脑血管的自身调节功能
- Ohtaki等指出，当CO增加时，缺血组织自身调节CBF的功能严重失调，因此，CO的增加较血液黏稠度的下降更能有效地改善缺血区域的局部CBF

AHHD对肺功能的影响

- AHHD时尽管PAWP较高，但是肺通气功能无显著改变
- 血液稀释虽可使部分液体进入组织间隙，但肺淋巴管可以将过多的间质液体移出，从而防止肺水肿的发生

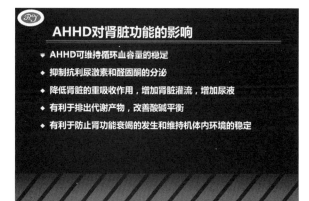

AHHD对肾脏功能的影响

- AHHD可维持循环血容量的稳定
- 抑制抗利尿激素和醛固酮的分泌
- 降低肾脏的重吸收作用，增加肾脏灌流，增加尿液
- 有利于排出代谢产物，改善酸碱平衡
- 有利于防止肾功能衰竭的发生和维持机体内环境的稳定

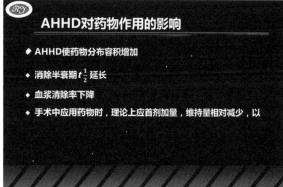

AHHD对药物作用的影响

- AHHD使药物分布容积增加
- 消除半衰期 $t_{\frac{1}{2}}$ 延长
- 血浆清除率下降
- 手术中应用药物时，理论上应首剂加量，维持量相对减少，以

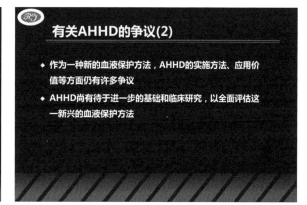

有关AHHD的争议(1)

- 有人认为：从节约用血的角度讲，AHHD仅在失血量小于10%血容量时有效，而ANH在失血量达到血容量的20%时仍然有效，因此，AHHD并不能完全代替ANH
- 但当失血量不足血容量的40%时，AHHD和ANH术后的Hct相同，也即两者具有相同的血液保护作用，并且AHHD更为安全，应为首选

有关AHHD的争议(2)

- 作为一种新的血液保护方法，AHHD的实施方法、应用价值等方面仍有许多争议
- AHHD尚有待于进一步的基础和临床研究，以全面评估这一新兴的血液保护方法

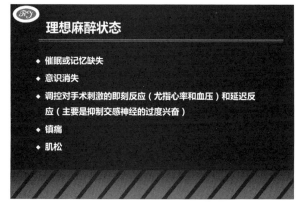

理想麻醉状态

- 催眠或记忆缺失
- 意识消失
- 调控对手术刺激的即刻反应（尤指心率和血压）和延迟反应（主要是抑制交感神经的过度兴奋）
- 镇痛
- 肌松

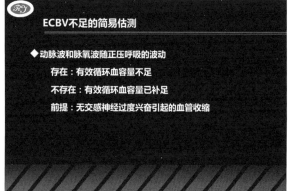

ECBV不足的简易估测

- 动脉波和脉氧波随正压呼吸的波动
  - 存在：有效循环血容量不足
  - 不存在：有效循环血容量已补足
  - 前提：无交感神经过度兴奋引起的血管收缩

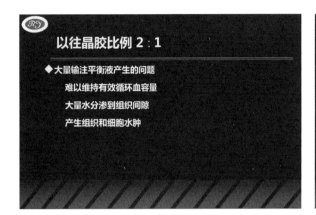

以往晶胶比例 2 : 1

◆大量输注平衡液产生的问题

难以维持有效循环血容量

大量水分渗到组织间隙

产生组织和细胞水肿

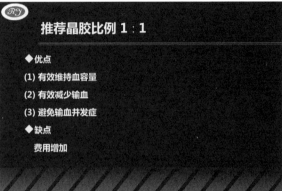

推荐晶胶比例 1 : 1

◆优点

(1) 有效维持血容量

(2) 有效减少输血

(3) 避免输血并发症

◆缺点

费用增加

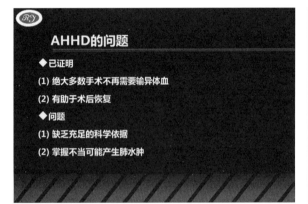

AHHD的问题

◆已证明

(1) 绝大多数手术不再需要输异体血

(2) 有助于术后恢复

◆问题

(1) 缺乏充足的科学依据

(2) 掌握不当可能产生肺水肿

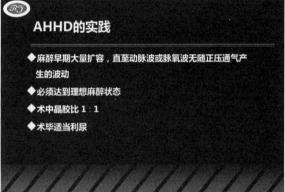

AHHD的实践

◆麻醉早期大量扩容，直至动脉波或脉氧波无随正压通气产生的波动

◆必须达到理想麻醉状态

◆术中晶胶比 1 : 1

◆术毕适当利尿

11　有效循环血容量监测与急性"超容量"血液稀释

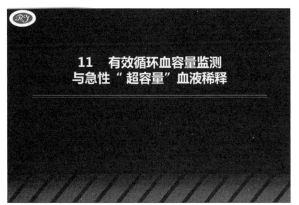

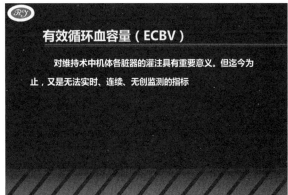

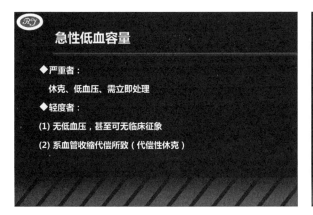

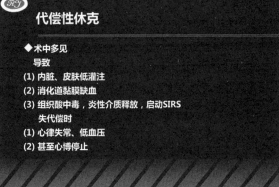

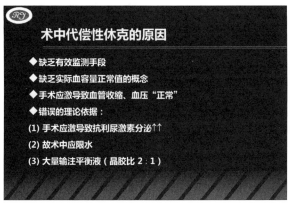

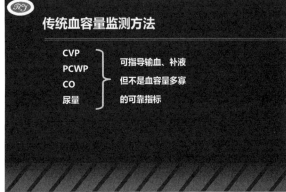

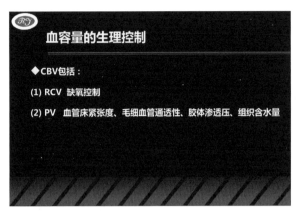

血容量的生理控制

◆CBV包括：

(1) RCV 缺氧控制

(2) PV 血管床紧张度、毛细血管通透性、胶体渗透压、组织含水量

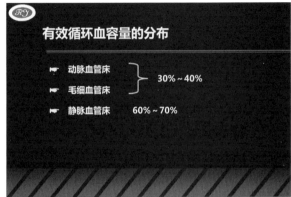

有效循环血容量的分布

- 动脉血管床 } 30% ~ 40%
- 毛细血管床
- 静脉血管床   60% ~ 70%

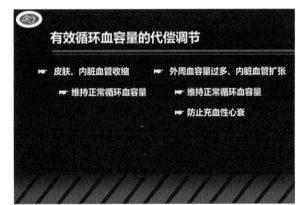

有效循环血容量的代偿调节

- 皮肤、内脏血管收缩
- 外周血容量过多、内脏血管扩张
- 维持正常循环血容量
- 维持正常循环血容量
- 防止充血性心衰

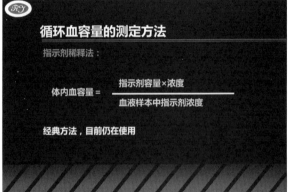

循环血容量的测定方法

指示剂稀释法：

$$体内血容量 = \frac{指示剂容量 \times 浓度}{血液样本中指示剂浓度}$$

经典方法，目前仍在使用

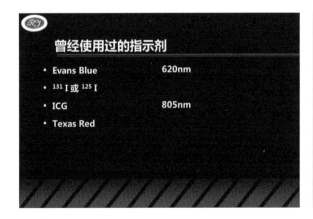

曾经使用过的指示剂

- Evans Blue   620nm
- ^{131}I 或 ^{125}I
- ICG   805nm
- Texas Red

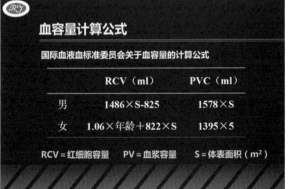

血容量计算公式

国际血液血标准委员会关于血容量的计算公式

	RCV（ml）	PVC（ml）
男	1486×S-825	1578×S
女	1.06×年龄＋822×S	1395×5

RCV＝红细胞容量   PV＝血浆容量   S＝体表面积（m²）

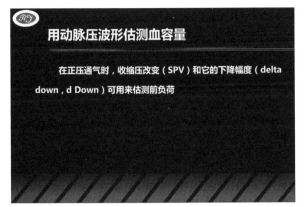

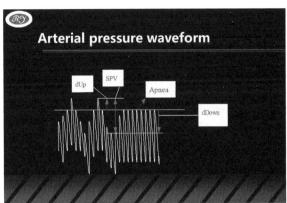

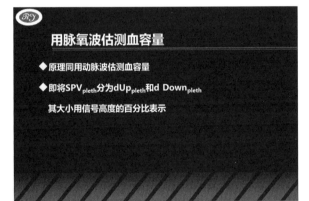

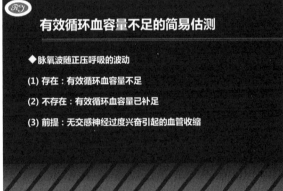

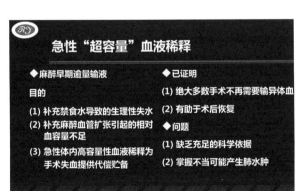

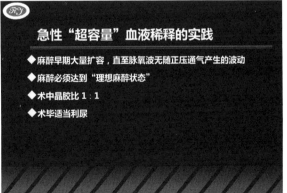

12　医学百年 麻醉先行——上海麻醉学发展史

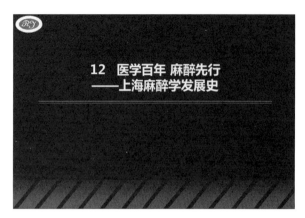

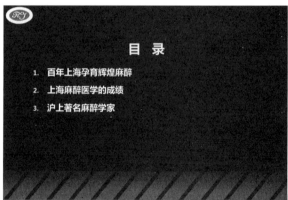

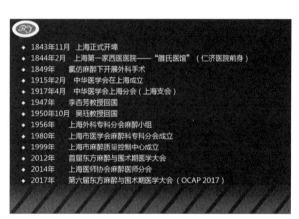

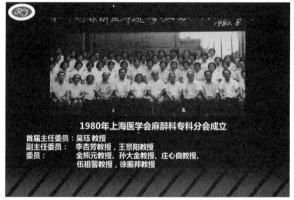

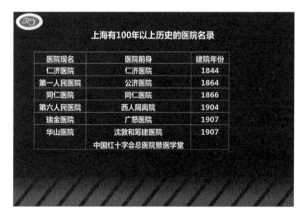

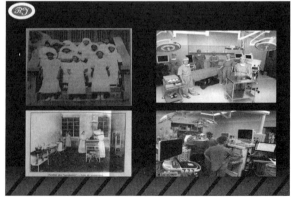

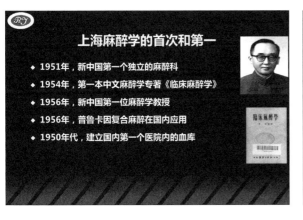

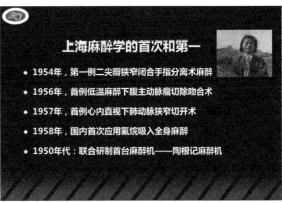

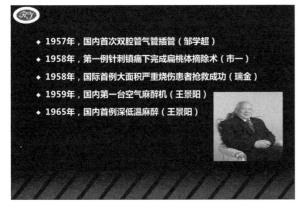

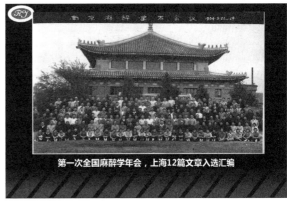

第一次全国麻醉学年会，上海12篇文章入选汇编

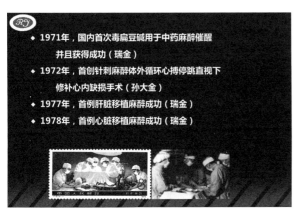

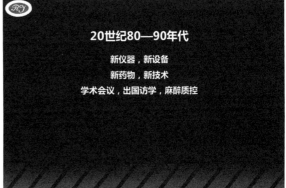

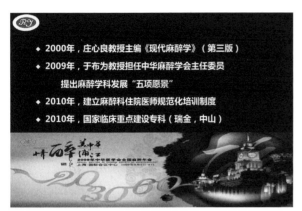

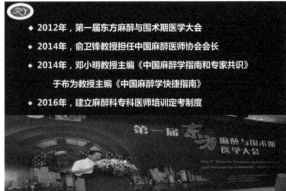

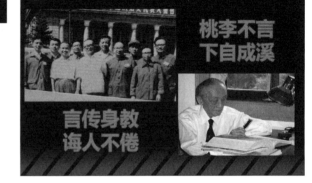

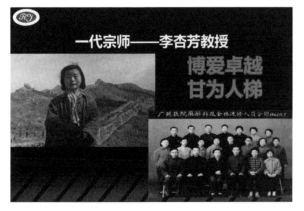

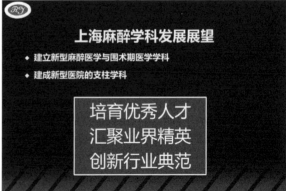

13 中西医的文化背景及对各自发展的影响

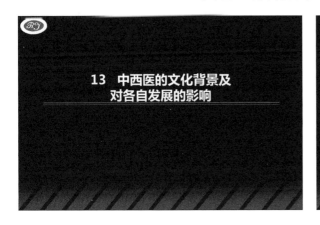

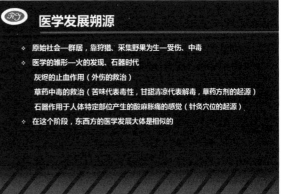

医学发展朔源
- 原始社会—群居，靠狩猎、采集野果为生—受伤、中毒
- 医学的雏形—火的发现、石器时代
  灰烬的止血作用（外伤的救治）
  草药中毒的救治（苦味代表毒性，甘甜清凉代表解毒，草药方剂的起源）
  石器作用于人体特定部位产生的酸麻胀痛的感觉（针灸穴位的起源）
- 在这个阶段，东西方的医学发展大体是相似的

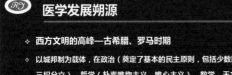
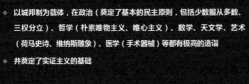

医学发展朔源
- 西方文明的高峰—古希腊、罗马时期
- 以城邦制为载体，在政治（奠定了基本的民主原则，包括少数服从多数、三权分立）、哲学（朴素唯物主义、唯心主义）、数学、天文学、艺术（荷马史诗、维纳斯雕象）、医学（手术器械）等都有极高的造诣
- 并奠定了实证主义的基础

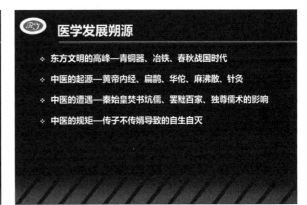

医学发展朔源
- 东方文明的高峰—青铜器、冶铁、春秋战国时代
- 中医的起源—黄帝内经、扁鹊、华佗、麻沸散、针灸
- 中医的遭遇—秦始皇焚书坑儒、罢黜百家、独尊儒术的影响
- 中医的规矩—传子不传媳导致的自生自灭

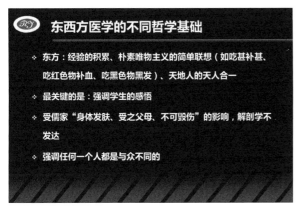

东西方医学的不同哲学基础
- 东方：经验的积累、朴素唯物主义的简单联想（如吃甚补甚、吃红色物补血、吃黑色物黑发）、天地人的天人合一
- 最关键的是：强调学生的感悟
- 受儒家"身体发肤、受之父母、不可毁伤"的影响，解剖学不发达
- 强调任何一个人都是与众不同的

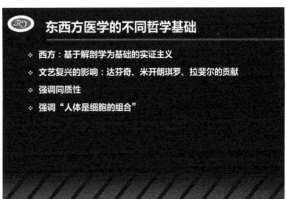

东西方医学的不同哲学基础
- 西方：基于解剖学为基础的实证主义
- 文艺复兴的影响：达芬奇、米开朗琪罗、拉斐尔的贡献
- 强调同质性
- 强调"人体是细胞的组合"

走进近现代—中西医的不同轨迹

-西医：以解剖学为基础，强调实证主义，强调不仅要想到，更要能看到，推动了医学从大体解剖、到局部解剖、到细胞、细胞器、到分子遗传学的不断深入；发明了诸如显微镜、电子显微镜、CT、MRI、基因图谱等诸多工具

-西医与现代科学：

-现代科学的标准：1、可测量，2可重复，3、有对照，4、过程的随机化（以统计学为基础）

-西医基本符合现代科学的标准

-西医也符合现代教育的标准

-西医得到很大发展

走进近现代—中西医的不同轨迹

❖ 中医：以师傅带徒弟、自身感悟为主要学习方式

❖ 主要遵从四诊八纲

❖ 由于缺乏解剖学基础，中医的器官概念与西医明显不同

❖ 中医只是到了现代，才开始有大规模的学校教育

❖ 进入高级阶段，仍然是师傅带徒弟的模式

❖ 最关键的是：缺乏统一的标准

中西医的各自特点总结

❖ 中医：强调人人不同，甚至同一人的不同时辰都处于完全不同的状态，因此要随时随地随病情进展进行辩证施治，其思维方式是类似于美术中的线描或白描，一下就可以抓住大体的轮廓，但不够重视细节，很难深入本质

❖ 西医：强调同质性，以统计学为基础，强调95%的同一性；强调证据的可见性，强调循证的重要性，其思维方式是瞎子摸象，一段时间内肯定存在片面性，但随着证据不断的积累，一个大象会逐渐变完整，而这个完整的大象，就要比中医的大象细节丰富的多

广大人民群众的选择

❖ 急病看西医、慢病看中医

❖ 手术找西医、调理靠中医

❖ 年轻人看西医、越老越相信中医

❖ 西医能治的病尽量看西医，西医不能治的病只能找中医

❖ 在西医治病的同时，不妨也加些中药

中医是否不科学

❖ 中医肯定不符合西方现代科学的标准

❖ 但能否就此认为中医就不科学？

❖ 包括易经、算命、风水、心灵感应等，是否是另外一个更大范围的科学体系的内容？

❖ 还是不要轻易下结论为好

精确（准）医学与中西医

❖ 精确（准）医学是西医发展到一个新阶段的标志

❖ 精确（准）医学也是在总体观上西医向中医的靠拢

❖ 精确（准）医学是推动中西医互补的外在力量

中西医结合麻醉—路在何方

- 结合不易，还是互补为好
- 还是西医麻醉，中医改善其副作用为好，不必硬要搞出个中医的针刺麻醉或中药麻醉
- 基础研究，则什么都可以做
- 搞中西医结合的同志，关键是要通读中医经典

新中国对中医学发展的推动

- 没有新中国，就没有中医学的发展
- 新中国的建立，才有了诸多中医学院和学校的建立
- "西学中"班的开办
- 两次发展高潮
  （1）1958年大跃进期间
  （2）1966年开始的文化大革命期间

新中国对中医学发展的推动

- 1．1958年的第一次高潮
  （1）背景：刚刚结束反右斗争，开始大跃进
       鼓励民族化
  （2）举措：开办中医学院、学校，开办"西学中"班
  （3）成果：针刺麻醉（镇痛）

新中国对中医学发展的推动

- 2．文化大革命期间
  （1）背景：中国高层的发展观念日趋对立
       毛主席对形势判断趋于悲观
       发动文革，打倒"封资修"
  （2）举措：鼓励民间献宝，发掘了大量的民间验方，政府出面支持针刺麻醉
  （3）成果：青蒿素、针刺麻醉、中药麻醉

疑问：为什么中医的大发展都是在现代科学和知识分子倒霉的时候才有可能？

- 这个现象是中国现代史上确实发生的事实
- 其是否说明中西医很难兼容？
- 还是说中医只有在西医这个现代科学判官无功能的情况下才有可能发展？
- 是西医的科学框架限制了中医的发展？
- 还是我们对中医本身的认识太肤浅？
- 还是中医确实有相当一部分人是江湖术士甚至是骗子？

总结

- 我们应该发起一个大的讨论
- 我们应该勇于突破旧有的中医理论框架
- 我们应该在搞清楚我们要干什么的前提下去开展我们的研究
- 我们不能稀里糊涂的去做中西医结合麻醉
- 我们这一代负有这样的时代要求，就应该去努力实现我们的目标

14 麻醉学科今后的发展方向

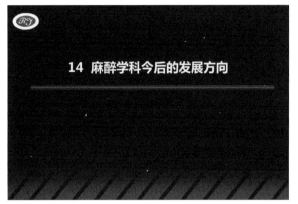

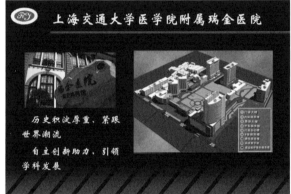

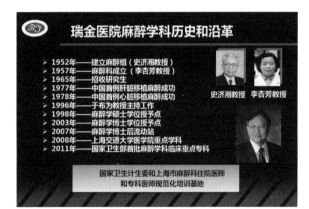

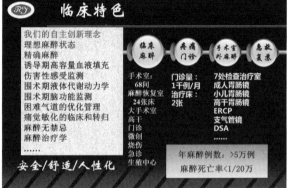

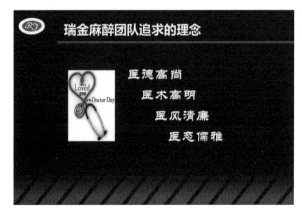

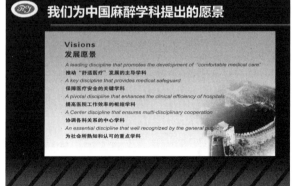

一、对麻醉学科现状的基本估计

❖ 安全性问题：已基本解决。这是麻醉学科近年来最大的进步，也是麻醉学科对临床医学各科所做的最大贡献

❖ 麻醉学科的发展方向已定：从麻醉学向围术期医学转变

❖ 人力资源问题：已得到一定程度的缓解

❖ 药品、耗材、设备的供应：已可满足绝大多数临床需要

❖ 麻醉学科的科研能力：已有长足的进步

❖ ICU、疼痛的独立：已是木已成舟。还有无回归的可能？

 现状：一切又回到原点：麻醉科的基本工作任务—麻醉

• 为手术顺利进行提供无意识、无痛、肌松及合理控制应激等必需条件
• 维护患者在手术前、中、后各阶段的安全并防治并发症
• 麻醉恢复室(RR、PACU)及麻醉科ICU(AICU)的建立与管理
• 急救与生命复苏
• 疼痛诊疗
• 麻醉学教育及科研工作等

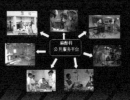

 二、麻醉学科发展亟待解决的问题

❖ 如何缩小基层医院与国内顶尖医院麻醉科业务水平的差距？

❖ 如何使各大名牌医院与专科医院麻醉科处理疑难危重患者和特殊手术患者的麻醉成功经验，能够成为广大基层医院麻醉科医生的共享资源？

❖ 如何逐步扩大麻醉科的工作和管辖范围？如麻醉科门诊、门诊无痛诊疗中心、日间手术中心、麻醉科ICU等？

 二、麻醉学科发展亟待解决的问题

❖ 如何在住院医生规范化培训过程中加入中国自己的有效经验，而不是一味地"邯郸学步"？甚至把错误的观点作为真经，变成住院医生的固定观念？

❖ 如何解决麻醉科护士的执业边界问题？

❖ 如何应对麻醉机器人在未来的挑战？

❖ 如何建立麻醉科自己的诊疗体系和完善自己的组织架构？

 三、学科发展的近期目标

❖ 加强麻醉学科自身的组织建设：长海医院成立的麻醉部、301和西京医院的麻醉手术中心，以及河南郑州大学一附院等的经验，都有参考价值

❖ 但需要有一定的规模、需要有一定的自身积累

❖ 关键是众多中小型医院如何发展：恐怕需要麻醉学会、协会向国家卫生计生委提出学科发展规划的建议，并以卫计委文件的形式下发，才可能见效

上海交大医学院附属瑞金医院嘉定北院

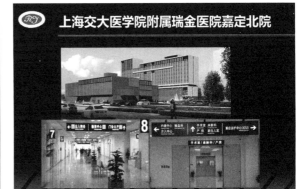

三、学科发展的近期目标

❖ 组织架构的完善：应该从术前、术中、术后的不同阶段来设计我们的组织架构，包括组建麻醉科门诊、疼痛门诊、麻醉后急性疼痛服务、PACU和AICU等，以及管理大手术室、门诊无痛诊疗中心、日间手术中心、术后康复指导中心等

❖ 麻醉治疗学的创立：用麻醉科独有的技术开展直接治疗疾病的业务，包括各种植物神经功能紊乱所导致的疾病的治疗，以及对癌症患者的辅助治疗，同时借此发展门诊和病房业务。这些任务完成后，我们才有可能真正发展为一个正规的临床科室

三、学科发展的近期目标

❖ 加强学科自身的能力建设问题

❖ 如何在短期内，将各大医院和专科医院的危重疑难患者的麻醉处理经验和特殊手术的麻醉处理经验汇编成书，成为中小型医院麻醉科可以直接借鉴、参照、操作的模板？

❖ 如何在基层医院普及正确的麻醉管理理念？普及各项新技术如超声引导下的神经阻滞技术和穿刺技术？普及eTCO2监测、肌松和体温监测？

❖ 如何在基层医院建立麻醉科自己的诊疗体系？

四、学科发展面临的挑战

❖ 麻醉核心技术的边缘化问题：如可视喉镜的普及，使困难气道处理不再是麻醉科医生的独有核心技术

❖ 麻醉核心技术的泛学科化问题：如皮肤科通过星状神经节阻滞治疗痤疮的例子，我们麻醉学科自己不去做，别人自然会去做

❖ 人工智能化的麻醉机器人问题：是否会在短期内造成大量麻醉人员的下岗？真到了那一天，我们还会去讨论麻醉工作人员的猝死问题吗？

五、如何应对这些挑战？

❖ 我们需要开展一次学科发展问题的大讨论

❖ 我们需要群策群力，制定出麻醉学科发展的中长期规划

❖ 我们需要明确我们近期、中期、远期的发展目标

❖ 我们需要把围术期医学落到实处

❖ 我们需要把我们的学科真正发展成为一个有自己独立诊疗体系的大麻醉科

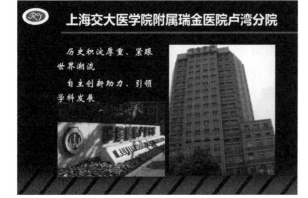

我们的改革尝试——瑞金医院卢湾分院的实践

❖ 建立以数字化平台为基础的新型医院

❖ 建立患者真正满意的新型医院

❖ 以内科为主组建 "快速诊断群"

❖ 以外科（手术室）为主组建 "高效确切治疗群"

❖ 以麻醉为主组建围术期 "安全舒适保障群"

我们的改革尝试——瑞金医院卢湾分院的实践

- 快速诊断群：以内科为主，结合影像科、检验科、计算机中心组建
- 主要任务：为所有当日就诊患者确立诊断，包括分子遗传学诊断
- 第二位任务：为下一步治疗提供意见（分科）
- 第三位任务：为内科药物治疗摸索有效剂量

 我们所做的尝试——瑞金医院卢湾分院的实践

- 高效确切治疗群：以手术科室为主，结合内科、放射科等科室的介入治疗部分组建
- 主要任务：为已明确诊断的患者提供及时、准确、有效的确定性治疗（包括手术、支架等）
- 所谓"确定性治疗"，就是指能通过一次性的医疗处置根除或根本缓解疾病的治疗手段

 我们的改革尝试——瑞金医院卢湾分院的实践

- 安全舒适保障群：以麻醉科为主，结合内科、ICU、康复科等相关科室，将麻醉科门诊术前评估、术前谈话与签署知情同意书，围术期麻醉与安全舒适保障，术后急性疼痛管理、PACU内的恢复期管理、危重患者的AICU进一步治疗、以及所有手术患者的术后康复指导等功能结合在一起组建
- 主要任务：确保围术期安全，在安全的治疗基础上，提供围术期舒适保障服务和术后康复指导（即包括ERAS在内的主导学科）

 需要在实践中探索、解决的问题

- 如何协调内外科间的矛盾？
- 如何处理各科间的利益分配？
- 谁来担当各群的大主任？
- 谁来担任混编病区内的行政负责人？
- 各群间如何协调日常工作？
- 如此理想化的设想，在中国的现实社会中有无实现的可能？
- 让我们拭目以待！

 国家卫生部关于麻醉科建设的1989年12号文件

- 麻醉学科已发展成为临床学科（最关键的一句话）
- 麻醉科的业务范畴：（看看我们还剩下什么？）

  临床麻醉

  急救复苏

  重症监测治疗

  疼痛诊疗

15 中国麻醉学科已走到十字路口

 15 中国麻醉学科已走到十字路口

- ❖ 组织架构的完善——如何突破其它学科的打压和封锁？
- ❖ 人力资源短缺——如何解决？
- ❖ 人工智能的挑战——AI会在短期内取代麻醉科医生的工作吗？
- ❖ 今后出路何在？是永远做别人的平台？还是杀出重围，建立自己的诊疗体系？
- ❖ 关于麻醉治疗学

 关于麻醉科的组织架构

- ❖ 中国麻醉学科实际上仍然没有建立自己的组织架构
- ❖ 什么是组织架构？简单的说，就是你要有家！
- ❖ 中国的实际——除了军队系统，手术室仍然是凌驾于麻醉科之上的组织，麻醉科不过是手术室的房客而已
- ❖ 解决麻醉科对手术室以及门诊手术室、胃肠镜检查室、日间手术中心甚至ICU的领导问题，是中国麻醉学科进一步发展的关键所在

 如何化解麻醉科人力资源极度短缺的问题

- ❖ 我们现有麻醉科人员约8万人，而实际需要约30到40万人
- ❖ 现在的规培制度每年约培训3500到5000人，两者之间的巨大差距如何解决？
- ❖ 靠降低大学录取分数线吗？
- ❖ 靠继续开办麻醉系吗？
- ❖ 靠开放护士做临床麻醉吗？
- ❖ 还是靠科技进步，靠大力发展麻醉机器人来做麻醉？

 人工智能的挑战

- ❖ 麻醉机器人会取代麻醉科医生的工作吗？
- ❖ 如果会，那么在多久会成为现实？
- ❖ 如果3到5年后，麻醉机器人真的成为现实，我们麻醉科医生将何去何从？
- ❖ 我们还有饭碗吗？

 麻醉科医生今后将何去何从

- ❖ 我们是继续陶醉于今天这样一种局面，满足于做一个平台学科？还是突破重围，建立自己的诊疗体系？
- ❖ 实际上，中国医疗界的其它学科，是很不愿意看到麻醉学科今后对他们的威胁的
- ❖ 他们会以各种方式来限制麻醉走出手术室
- ❖ 他们将会继续打压麻醉学科
- ❖ 我们怎么办？

 关于麻醉治疗学

- ❖ 麻醉学科要建立自己的诊疗体系——麻醉治疗学
- ❖ 何谓"麻醉治疗学"？
- ❖ 我在1992年于西安召开的全军麻醉与复苏学术会议上提出：所谓"麻醉治疗学"，就是用麻醉学科的技术、'方法、设备、药物，由麻醉科医生实施的，直接治疗患者疾病的一门学科
- ❖ 历史和现实的实践经验都表明，麻醉学科开展麻醉治疗学有广大的市场需求，有成熟的历史经验，更有现实的实际需要

16 中国麻醉机器人——现状与展望

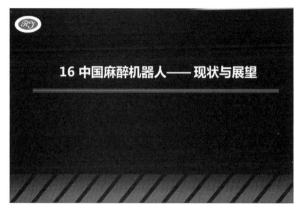

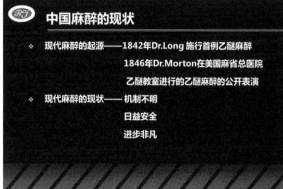

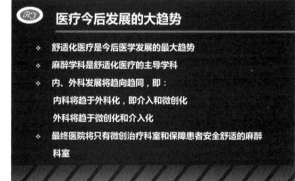

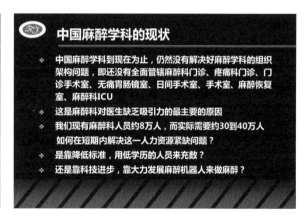

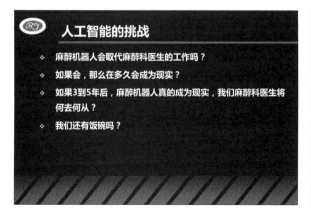

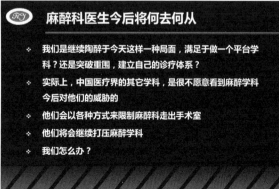

麻醉机器人的种类

- 全身麻醉机器人
- 麻醉操作机器人，包括：
  气管插管或插入喉罩的机器人
  神经阻滞机器人
  血管穿刺机器人

麻醉机器人的优势

- 安全性好
- 可靠性高
- 稳定性强
- 成本更低
- 因此，它终将会部分或几乎全部取代麻醉科医生的工作

欧美国家现状

- 加拿大麦吉尔大学——全麻机器人及插管机器人均已研发成功，并已在临床施行临床麻醉逾2000例。估计2~4年内投入市场
- 意大利米兰大学
- 瑞士苏黎世大学
- 美国强生公司——SADASYS

国内现状

- 北京易飞华通公司——全静脉麻醉机器人
- 深圳某公司——接近完成全静脉麻醉机器人
- 其他公司——已有数种可以对某一麻醉组分药物进行闭环反馈调节自动控制的设备
- 但均未完成临床验证研究，也尚未拿到销售许可证

市场预期

- 市场预期空间——按2:1代替麻醉科医生的工作，各类麻醉机器人仅在中国市场就将各有20万台的市场空间
- 如果能够抢在欧美产品上市前，抢先占领全球市场，其市场空间将更为广阔
- 我们能否占得先机？

关于麻醉治疗学

- 麻醉学科要建立自己的诊疗体系——麻醉治疗学
- 何谓"麻醉治疗学"？
- 我在1992年于西安召开的全军麻醉与复苏学术会议上提出：所谓"麻醉治疗学"，就是用麻醉学科的技术、'方法、设备、药物，由麻醉科医生实施的，直接治疗患者疾病的一门学科
- 历史和现实的实践经验都表明，麻醉学科开展麻醉治疗学有广大的市场需求，有成熟的历史经验，更有现实的实际需要
- 麻醉机器人的出现，将更加有助于麻醉科医生去开展麻醉治疗工作

17 现代医院的结构重构与麻醉科的作用

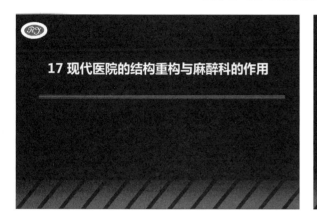

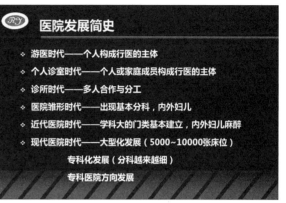

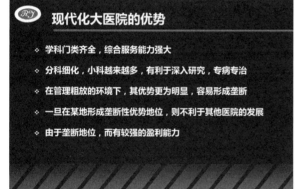

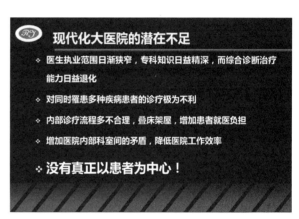

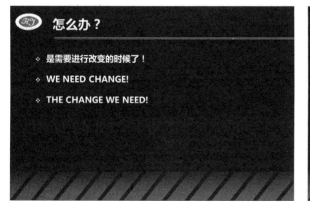

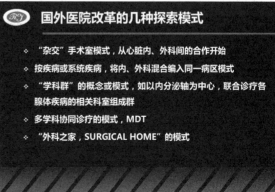

我们所做的尝试——瑞金医院嘉定北院

- 以"舒适化医疗"为办院宗旨
- 以麻醉安全无痛服务为各科侵入性诊疗活动之基础
- 以麻醉科为中心来规划医疗安全和舒适保障的相关流程
    将门诊胃肠镜室、手术室、血库、病理诊断室、AICU、ICU 等均设置于同一楼层平面内，以保证能在尽可能短的时间内提供安全舒适服务或紧急抢救
- 按系统组建内外科混编病区
- 建立急诊科"快速诊断，立即治疗"的原则
- 建立主要心脑急症、多发创伤的规范化救治程序
- 大力压缩急诊留观床位

我们所做的尝试——瑞金医院卢湾分院

- ❖ 建立以数字化平台为基础的新型医院
- ❖ 以内科为基础的快速诊断群
- ❖ 以外科为基础的高效治疗群
- ❖ 以麻醉科为基础的舒适高效的安全保障群

我们所做的尝试——瑞金医院卢湾分院

- ❖ 快速诊断群：内科为主，结合影像科、检验科、计算机中心组建
- ❖ 主要任务：为所有当日就诊患者确立诊断，包括分子遗传学诊断
- ❖ 第二位任务：为下一步治疗提供咨询意见

我们所做的尝试——瑞金医院卢湾分院

- ❖ 高效治疗群：以外科为主，结合内科介入治疗部分组建
- ❖ 主要任务：为患者提供及时的确定性治疗

我们所做的尝试——瑞金医院卢湾分院

- ❖ 安全舒适保障群：以麻醉科为主，结合麻醉科门诊术前评估、术前谈话与签署知情同意书，围术期麻醉与安全舒适保障，PACU、ICU和术后康复指导组建
- ❖ 主要任务：确保围术期安全，在安全基础上，提供舒适保障服务

存在的问题

- ❖ 如何协调内外科间的矛盾？
- ❖ 如何处理各科间的利益分配？
- ❖ 谁来担当各群的大主任？
- ❖ 各群间如何协调日常工作？
- ❖ 如此理想化的设想，在中国的现实社会中有无实现的可能？

18　我的博士之路——于布为

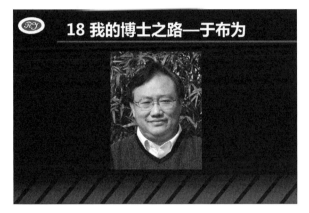

18 我的博士之路——于布为

人生简历

- 我1955年5月21日出生于北京市月坛产院（现已拆除）
- 我的阴历生日是闰三月三十日，所以要到2050年5月20日才有第一个阴历生日（显然不可能活到那天）
- 由于父母都是革命干部，所以父亲给我起了一个很革命的名字——于布为
- 意为：以布尔什维克（共产党人）的精神去为人民服务
- 2岁以前我都不会讲话，以致父母都以为生了一个先天性聋哑儿，到处求医问药
- 直到2岁，我突然会开口说话了

人生简历

- 2岁时，有一天我突然从床上摔到地上，从此只要感冒发烧就发癫痫大发作，每2～3个月就发一次。每次都是母亲把不锈钢勺插到我嘴里，怕我把舌头咬掉
- 发作稍好些，我父亲就背着我去附近的社区小医院，大概有两里地，我趴在他背上，感受到他的父爱
- 这样的境况一直持续到我11岁，那时我父亲已经近50岁了，背着我一个60多斤的人，想想看？

人生简历

- 我一个表舅，是青岛港务局的港务监督，1957年被划为"右派"，下放到黑龙江省的一个劳改农场。他向囚犯学了一手推拿按摩技艺。1963年平反后继续担任青岛港务监督
- 我11岁那年，他到北京开会，到我们家串门，听我母亲讲起我的病，就给我做了半个钟头的额头推拿按摩，从此居然再未复发至今
- 因为这个原因，所以当哥哥姐姐都学会游泳的时候，我被禁止学游泳，从此成了个标准的旱鸭子

人生简历

- 我3岁起进一机部幼儿园，班里3个老师，一个喜欢男生，我就做班长。另一个老师喜欢女生，就选了一个女生做班长
- 喜欢我的老师值班，全班小朋友就都由我管理。我带着大家胡跑乱玩，搞得衣服很脏。到了晚上，换了喜欢女生的老师值班，我和全体男生就要被罚站，女生班长则带着女生们玩游戏
- 从这件事上，我开始知道，很多时候，并没有什么标准的评判尺度，所谓对错，只是有权利的人的个人感受而已
- 现在明白，心理变态的幼师还是很多的，比起那些被幼师残酷折磨的孩子，我已经是很幸运了

人生简历

- 我5岁时患了小儿麻痹症（脊髓灰质炎），左腿完全不能动，也没有知觉
- 住院治疗一个月后，病情稍有好转，即回家养病，卧床半年。每天除了吃饭、睡觉，就是趴在床头窗台上往外看，来来往往的人流、自行车、汽车；累了就躺下看看小人书（连环画），我姥姥陪着我，给我讲故事
- 半年后肌力和感觉才逐步恢复，可以下床步行了，但走路还是一瘸一拐，跑步更明显
- 直到现在，我的左腿肌肉也明显少于右腿，所以一直穿长裤来遮丑

人生简历

- 我7岁上小学，仍然跛行，但我成绩一直是年级第一名，所以很快我就当了班长
- 2年级时，我母亲打听到北京儿童医院针灸科有一位女医生会治小儿麻痹后遗症，就带我去扎针灸。双腿都要扎很多针，然后用个带很多电灯泡的罩子罩住腿，打开开关烘烤，40分钟结束
- 每周一、三、五下午我都是自己乘公共汽车去医院，半年后基本治愈。虽然跑步时还能看出跛行的痕迹，但一般走路时已看不出来了

 人生简历

- 二年级时成立少先队联合中队，我任中队长
- 三年级任大队委员
- 四年级结束时"文革"开始，从此辍学在家
- "文革"早期，看到打老师和校长，也看到抄家和资本家小老婆上吊自杀，触目惊心
- 11月，学校红小兵头头拉我去串联，我们是步行去到天津
- 回家后没事做，就把四大名著、鲁迅全集、契柯夫小说选等都通读了一遍

 人生简历

- 1968年，我哥哥被分配到华阴轻兵器试验场，属国防科委系统，穿军装，但无领章、帽徽
- 1969年，我姐姐去黑龙江生产建设兵团屯垦戍边，也是穿军装无领章、帽徽，写信地址是铁字853信箱。我姐姐告诉我们说，兵团共6个师，分别用"建、设、钢、铁、边、防"为代码，铁字853即是四师853团
- 而我则随父母和姥姥，在1969年下放到甘肃省临夏回族自治州甘肃光学仪器总厂

 人生简历

- 1969年秋，我随父母和姥姥下放甘肃宁夏回族自治州的甘肃光学仪器总厂
- 父亲先任生产办公室主任，一年多以后被"解放"，任厂长、党委书记
- 由于当地海拔高，馒头蒸不熟，黏黏的很难吃，我就学会了烙葱油饼，每天放学后帮父母做晚饭

 人生简历

- 1970年4月，我送姥姥去河南舅舅家，4月24日到兰州转火车，在兰州火车站附近的一个小旅馆休息
- 晚上突然人声鼎沸，广播里传来东方红的乐曲，得知中国第一颗人造卫星发射成功
- 我也跑到外面，听着广播介绍说，我们是世界上第5个卫星发射国，看着卫星隔个20多分钟就转一圈，心里还是非常自豪的

 人生简历

- 将姥姥送到舅舅家，在开封玩了两天，知道了龙亭、铁塔、相国寺等宋代古迹，顺便回忆了很多宋朝的故事：杨家将与潘仁美，穆桂英挂帅，杨四郎探母，岳飞与秦桧，等等
- 离开舅舅家，又向东到了连云港（又称新海连市，新浦、海州、连云港的统称）我大叔和小叔家，玩了花果山、水帘洞
- 往回走的时候，大叔和小叔将节省下来的大米装了两个旅行手提包，还装了一提包的干海货，送我上了火车

人生简历
- 离开连云港，我去了华阴我哥哥单位，我哥哥去车站接的我，我们背着大米，走了12里路，才到他单位
- 休息了一天后，哥哥带着我爬华山，半夜12点出发，用一昼夜时间，把华山北峰、东峰、西峰都爬了，然后当天回来，几乎累死
- 回到甘肃，10月份学校通知我，因为你是走资派子女，所以初中毕业后拟分配到东乡族自治县任民办小学教师
- "东乡族"什么概念？原来是回族的一个分支，人口36万。想想今后再也吃不到猪肉了，这可怎么办？赶紧溜回北京吧

 人生简历
- 1970年底，全国掀起当兵热潮，与部队有点儿关系的子弟都去当了兵，我也跑去当了兵
- 我当兵在山西大同322医院。3个月新兵训练结束后，我分在内一科做卫生员，扫地，送饭送开水，后来老护士就带我值夜班
- 四月，医院要排练样板戏《沙家浜》，主要角色都定了，但刁德一无人演，我字正腔圆，就被指定演刁德一
- 在大同附近演了半年多，地方单位和部队都跑遍了，自己也不知道怎么混过来的，唯一感觉收获大的是演出后都能吃一顿，包括红烧肉

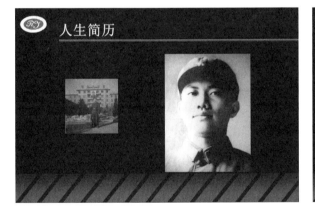 人生简历

 人生简历
- 913林彪事件后，宣传队解散，再回内一科
- 1972年入团。中间到医院的农场劳动，偶然的机会收听到"美国之音"，从此开始跟着它自学英语900句
- 后参加卫生员训练班，一年学习，有了医学的基本知识，成绩也名列前茅
- 1973年底毕业后分配到手术室工作，1974年开始学习麻醉，1975年已可独立操作

 人生简历
- 这段时间，我们基本是上午工作，下午政治学习
- 我因口音正，所以负责朗读毛泽东选集以及毛主席指定全国人民都要学的5本马列经典，包括《共产党宣言》《反杜林论》《费尔巴哈和德国古典哲学的终结》等。朗读的结果就是我的记忆深刻一些
- 我的麻醉启蒙老师马庆江主任，经常要求我要多看书，记读书笔记，做读书卡片

人生简历
- 由于一个偶然的为69军首长会诊手术的机会，我得以有幸认识了我日后的硕士、博士研究生导师：王景阳教授和吴孟超教授，并得到了在1977年到上海长海医院进修一年麻醉的机会。我很努力，半年内我没有去过南京路，没有看过电影。每天看书学习，还在夜校学英语。半年后，感觉有一定基础了，才开始上街，看电影
- 当时王景阳教授等每周都要上课，我记了几大本笔记
- 在长海，我还有幸尝试了各种第一代麻醉药和方法，如三氯乙烯、氯仿、乙醚、笑气、箭毒等

人生简历

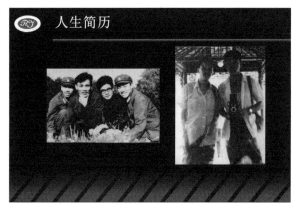

人生简历

❖ 进修结束，我回到322医院，开始在医院内值班，独立工作

❖ 有一段时间，因各种原因，麻醉科只剩下我一个人，吃住都在手术室的值班室

❖ 我每天先打十几个骶管阻滞，然后打一个腰麻，调整好平面和血压后，再去打一个硬膜外阻滞，最后做一个气管内插管全麻

❖ 这段时间持续了3个月，得到了极大锻炼

人生简历

❖ 对进修笔记进行整理后，我开始在医院内和大同市的学术活动中讲课，后来更是在参加北京军区的麻醉学术活动中讲课。由于是贩卖的教授讲课笔记，所以颇受好评

❖ 这段时间，还尝试做了控制性低血压麻醉、控制性降温麻醉等，并抢救了众多危重病员

❖ 那段时间，我还翻译了一篇发表在BJA上的关于剖宫产麻醉的综述。对手术的三个interval，即

— 诱导到胎儿娩出不得>12分钟

— 切皮到胎儿娩出不得>6分钟

— 切子宫到胎儿娩出不得>1分钟，却至今记忆犹新

— 文章最后发表在医院自己印的《医学参考》上

人生简历

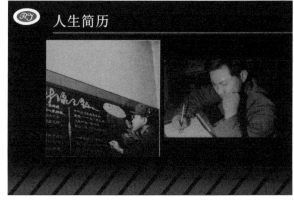

人生简历

1979年发生的一些事，影响了我的一生

❖ 我以军队列席代表的身份，出席了在哈尔滨召开的全国首届麻醉学术会议，见证了中华医学会麻醉学分会的成立，并见到了众多的麻醉前辈

❖ 恋爱、入党

❖ 把医院图书室自1949年到1966年所有中文医学刊物中的麻醉、复苏、休克、高压氧、呼吸机治疗、输血等与麻醉相关的文章都通读了一遍，并做了读书卡片，由此知道了众多麻醉前辈们的努力和他们的"处女作"

人生简历

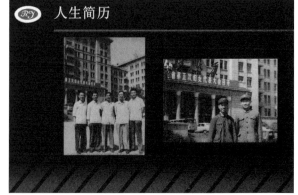

人生简历

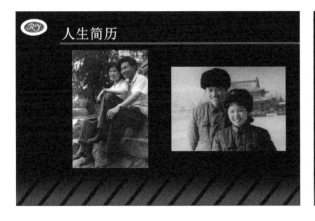

踏上博士之路

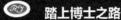

- 1980年结婚，入党转正
- 1981年，国家正式恢复招收攻读硕士学位的研究生，我的一个战友鼓动我一起报考
- 努力的过程：买来28本全国高等医科院校统编教材，以记章、节、定义、诊断与鉴别诊断、治疗、护理、副反应防治的形式，用28天时间抄了7本笔记，每天只睡2小时
- 用2天复习政治，1天做了各类英语考试题
- 这样近乎疯狂的复习，彻底改变了我的人生轨迹

踏上博士之路（复习时的样子）

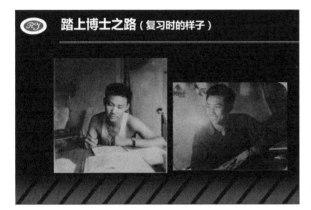

踏上博士之路

考试的结果
- 总分：320分
- 各科成绩：最低60分，最高70分
- 名次：当年报考第二军医大学麻醉学专业的12名考生中名列第一
- 9月收到录取通知书
- 我的战友：药理专业第4名，与研究生失之交臂
- 他把我带上研究生之路，但他却再也没有机会读研，我永远感谢他

踏上博士之路（研究生的学习生活）

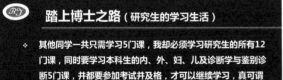

- 其他同学一共只需学习5门课，我却必须学习研究生的所有12门课，同时要学习本科生的内、外、妇、儿及诊断学与鉴别诊断5门课，并都要参加考试并及格，才可以继续学习，真可谓苦不堪言，考试成绩也可想而知
- 虽然都及格了，但导师留下一句话：你下学期如果还考这样的话，就退学算了

踏上博士之路（暑假和第二学期的生活）

- 复习了所学过的所有课程
- 预习了还剩下的研究生4门课程
- 每天再花2小时学习英语

第二学期生活

- 由于课程大大减少，又进行了充分复习，我的成绩开始冒尖，最后以全优成绩结束基础课学习，受到学校嘉奖

踏上博士之路（长海医院）

- 1983年，开始临床工作和准备开题报告
- 每天上午上班，下午去图书馆，晚上必须看完5篇文献，做好摘要（导师的要求）
- 后有2个月的脱产准备开题报告，我每天吃好早饭后，买上2个馒头，一包榨菜，背上一个军用水壶，就去图书馆看一整天的书
- 天气极热，蚊子极多，就把两个消防水桶灌满水，将腿脚都泡在水里，用蒲扇赶着蚊子，一本一本地看

 踏上博士之路

- 期间认真通读过的原著
- Circulation
- Pulmonary Circulation
- Monitoring in Anesthesiology
- Monitoring in Circulation
- Applied Respiratory Physiology
- 同时对照通读了金清尘教授翻译的中文版《应用呼吸生理学》

 踏上博士之路

- 快速浏览过的杂志
- Anesthesiology　　　　1981—1965
- Anesthesia & Analgesia　1981—1970
- BJA　　　　　　　　1981—1975
- Acta Scandinavica of Anaesthesiologica 1981—1935

 踏上博士之路

- 研究课题：高频喷射通气
- 发表论文：3篇，中华麻醉2，临床麻醉1
- 获得上海市优秀论文奖
- 答辩2次：因导师无硕士授予权，在二军大答辩后，又到中山医院答辩一次
- 吴珏教授为我的论文修改了5次
- 所以：我是二军大的毕业证书，上海医学院的硕士学位证书，上海二医大附属医院的教授、主任医师证书

 踏上博士之路

- 读硕士期间的奇闻轶事
- 某著名教授受邀讲授高频通气，但他确实不懂，于是让我给他讲一讲。我给他讲了两个小时，他认真记了很全的笔记。第二天就按我讲的念了一遍，好评如潮。但当他知道我根本没有上过大学时，从此再不搭理我。呜呼，俺伤了他的自尊了
- 此事让我知道，有时教授也是什么也不知道的

 踏上博士之路

- 1985年毕业，与导师有过一次难忘的谈话
- 背景：学校要我留校，我要回北京，导师与二导师分别与我谈了两次
- 导师最后问：为何不留？我们视同父子
- 我答：大师兄的结果最后都是被扫地出门
- 导师：不会，我一定支持你
- 我答：现实不允许。我做了主任后，你过去的战友就成了我的对立面，你支持谁都不行
- 因为现实需要一个法官，而很不幸，这个法官只能是你这位导师

踏上博士之路

- 10年后，一切都按照这场对话进行，我离开了长海医院
- 1975年对话，当时导师问：你多大年纪了？
- 我答：30岁
- 导师：你太复杂了。我30岁在干嘛呢？我只会跳乌克兰水兵舞

踏上博士之路

- 最后我还是留在了长海医院，为什么呢？
- 医院分给了我一套住房，刘主任带领全科的年轻医生和进修生为我粉刷了房子，并买了一套家具（家具款我后来付了）。我很感动，明知道十年后的结局，我还是留了下来
- 人性的弱点永远在那里

踏上博士之路

- 1986年，我母亲和我谈了一次话，希望我能考博士。她对我说，行政领导，说免职就免了；只有业务专家，才可以干长久
- 当时领导反对，说已经决定由我担任副主任，而且麻醉科不需要那么高的学历
- 我还是决定考博士，由于导师不是博导，我就考了吴孟超的博士，研究麻醉与肝脏

踏上博士之路

　　1986—1987年，是中国思想界最活跃的时代。当时我看了大量的书：包括：
- 走向未来丛书（近60本）
- 面向世界丛书（近20本）
- 辽宁出版社的心理学丛书（11本）
- 上海出版社的美学丛书、各种画册（包括所有印象派画家的画作）
- 几乎是出一本，买一本

踏上博士之路

　　还有商务印书馆的《世界名著译丛》（近10本）
- 萨特的《存在主义》
- 弗洛伊德的《力比多》，等等
- 也造就了当时的一批风云人士，如李泽厚、刘宾雁、余秋雨等

踏上博士之路

- 我考上博士生后，担任博士班班长
- 学校改革博士英语教学，我们集体到上海外国语学院出国培训部脱产学习英语半年
- 中间有一次出国考试，我参加并通过，拿到"世川医学奖学金"去日本
- 英语培训结束后，马上去长春白求恩医大培训日语
- 1987年，我晋升讲师，主治医师

踏上博士之路

- ❖ 1988年去日本进修，时间1年
- ❖ 学校：日本埼玉医科大学，私立
- ❖ 导师：堀 孝郎（堀念"哭"，不念"绝"）
- ❖ 二导师：松本延幸
- ❖ 前半年：实验室，研究七氟醚麻醉对肝脏血流的影响
- ❖ 后半年：临床麻醉，每天一例心脏麻醉，间或安排肾移植麻醉，小儿麻醉，新生儿麻醉

踏上博士之路

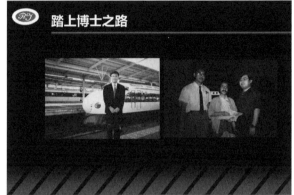

踏上博士之路

- ❖ 后半年：由于当时要买所谓"四大件，四小件"，我没有钱，就夜里去打工
- ❖ 我在三菱彩色冲印工厂打工，见识了电脑控制的全机械化、自动化的彩扩生产线
- ❖ 作息：早上6:30到医院，准备心脏手术的麻醉，然后拿毒麻药处方到院长室，院长批好后领芬太尼，麻醉到2:00结束回宿舍，用定时电饭煲蒸好米饭就开始睡觉，6:00吃晚饭，8:00出发打工，早5:30乘第一班电车赶回医院

踏上博士之路

- ❖ 日本进修，转变了我的很多方面
- ❖ 全面了解了日本社会
- ❖ 深入思考了中国与日本差距之原因
- ❖ 麻醉技术得到全面提升
- ❖ 对麻醉学科的组织架构有了新的认识
- ❖ 日本实用主义占了上风，重视质量和效率
- ❖ 而科研的思辨之火暂时熄灭

踏上博士之路

- ❖ 1989年3月回国，因按时回国受到表彰，上了文汇报和上海电视台的新闻
- ❖ 顺利通过博士论文答辩，获博士学位

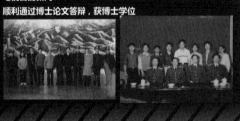

我的博士之路

- ❖ 1990年，一年的住院总工作，临床得到极大锻炼
- ❖ 1990年底，破格晋升副主任医师
- ❖ 1991年，做了一年的心脏麻醉，由原来每天一台增加到两台，三台，最后四台
- ❖ 1992年，任科副主任主持工作
- ❖ 1992年底，以全校第三名的成绩破格晋升教授、主任医师

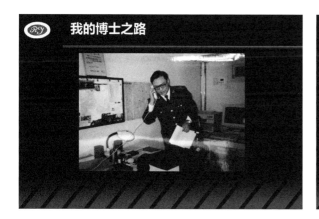

我的博士之路

- 1992年，长海医院新大楼启用
- 总后下发1500万经费，指明资助于布为建设中国第一个现代化的手术系统
- 我们建成了中国第一个与国外同等水平的麻醉手术PACU、ICU系统
- 建成了中国第一个局域网
- 完成了中国第一个ICU 的电子病历、电子处方和出入院标准

踏上博士之路

- 中国人民解放军总后勤部组织了全军各大系统的卫生部长、医院院长，在长海召开了两次现场会，要求全军各大医院都要按长海医院的标准进行建设
- 全国众多大医院领导携带摄录像设备来院参观学习，推动了中国麻醉手术系统的现代化

我的博士之路

- 1992年，长海医院麻醉科已常规开展漂浮导管血流动力学监测
- 已装备脑氧饱和度监测并常规用于心脏手术患者和危重患者
- 1994年，长海医院ICU 收治了400多位患者，使用呼吸机支持的有40多例，死亡4例，达到国际领先水平

我的博士之路

- 1993年，随中国大陆麻醉代表团访问中国台湾，出席首届海峡两岸麻醉学术研讨会，成为中国人民解放军访问台湾的第一人
- 就在自己自鸣得意之时，外界对我已忍无可忍，各种举报信纷至沓来
- 1995年初，我被医院宣布免职

我的博士之路

- 突然从高峰掉到谷底，人很难适应。每天看看自己的办公室，突然就不能再进去了，心理很苦闷
- 为了打发日子，我每天扫楼梯，然后擦楼梯，楼梯擦完再擦扶手、栏杆，楼道极为干净。我爱人说，又没人逼你，这是何苦？我也不争论，干了一个月，想通了，就又去上班了

我的博士之路
- 抢救了两个危重病人
- 一是我们院长的公子，车祸后脑广泛挫裂伤，脑干伤。入院时全身抽搐，体温已升至39℃。我接会诊通知后先去看了伤员，立即进行了气管插管、人工呼吸机支持、肌松药控制抽搐、镇静、脱水、降温等处理。经70多天的抢救，我值了70多个夜班，终于抢救成功，恢复正常生活

 我的博士之路
- 另一位是我一起去日本的同学——二军大病理生理教研室主任，车祸后腹腔内严重感染，下肢软组织脱套伤。全院大会诊，与外科教授们发生激烈争执。他们为了保全某位教授的面子而集体掩饰手术的不彻底。我坚持要求开刀探查，在患者血压60/30mmHg，心率180次/分的情况下，将患者强行推入手术室，手术当晚，患者体温恢复正常，停用升压药，停用呼吸机，次日晨拔管

 我的博士之路
- 1996年，我遇到一位香港商人，问我愿意不愿意到瑞金医院工作，如愿意，可以去与李宏为院长谈谈。我同意
- 大家相见甚欢，但最后李院长说，我们瑞金的习惯是先来做副主任，我谢绝了
- 最后他同意来了就做主任，我就到瑞金工作了，离开了我曾想为之贡献一辈子的部队

 我的博士之路
- 1997年—1999年，稳定麻醉安全，全面提升瑞金医院临床麻醉水平
- 1999年，提出了"麻醉的本质探讨"和"理想麻醉状态"的理念
- 以后相继提出了"诱导期急性高容量填充""麻醉无禁忌""精确麻醉"等我们自己的具有完全自主知识产权的新理念，极大的改善了中国麻醉的安全性

 我的博士之路
- 1999年任上海市麻醉学会秘书
- 2003年任上海市麻醉学会副主任委员，全国麻醉的委员、常委
- 2006年任上海市麻醉学会主任委员，中华医学会麻醉学会副主任委员
- 2009年继任中华医学会麻醉学会主任委员

 我的博士之路
- 对中国麻醉的贡献
- 提出了一套全新的麻醉理念
- 提出了麻醉学会的五大愿景
- 广泛开展了基层医院麻醉科主任的培训
- 全面推进了与国际的合作，提出了"双边对等"对外交流指导原则
- 主持修订了23部麻醉快捷指南
- 一生无憾，唯有自豪和骄傲！

附　录

第十章　论战——以丁香园麻醉版为沙场

1　麻醉真的无禁忌吗？

wudehua74（丁香园版主）：

近年来，随着麻醉学科的飞速发展，麻醉安全性也越来越高。

麻醉学科的发展主要表现在：

（1）麻醉专业理论知识不断健全，相关学科的理论知识不断充实（包括心血管、呼吸科、危重医学、肾脏科、神经科、内分泌、消化科、儿科等），优秀的麻醉科医师已经拥有这一系列扎实的理论知识，为围术期的患者（特别是为重患者）的评估、诊断和处理提供理论依据。

（2）临床技能的不断提高，麻醉学科是一个非常注重操作的一门学科，一名优秀的麻醉科医师完全熟练地掌握了各种穿刺技术（腰麻、硬膜外麻醉、神经阻滞、动静脉留置、肺动脉导管等），多种气管插管技术（各种情况下的困难插管）等。

（3）外科学的快速发展进一步促进麻醉学科的发展，随着高风险、高难度、危重患者手术不断开展，麻醉学科医师已经在这方面积累了丰富经验。

（4）硬件设备推陈出新使得麻醉操作、麻醉监测越来越完善，麻醉操作学、临床监测学也在成为麻醉学分支，优秀的麻醉科医师具有优秀的监测水平和对监测数据的解释水平。

（5）很多大医院麻醉科已经掌管了 SICU，为高风险、高难度、危重患者的手术和麻醉提供了后续保障。

所以，已经有名牌大医院麻醉科提出了"只有不能开的刀，没有不能上的麻醉"。而且经过多年来临床实践，这句话已经实现，并且在进一步接受实践的检验。他们多年来几乎没有因为麻醉原因而停止手术。举例，患者急诊入院、心跳停止、麻醉科插管、PCR30～45min 后心跳回来，外科会诊存在外科原因，必须马上手术，麻醉科不会找任何借口，全力作好麻醉，保障生命，术后送 SICU，还是麻醉科医师继续进行后续治疗。说起来容易，其实这已经融入了上述各条的麻醉科所有本领。体现了一个尖端的麻醉。

讨论：

（1）这句话是否能成为经典名言，就目前国内水平是否值得有条件的医院推广？

（2）这句话有何积极意义？

（3）这句话对麻醉科有哪些不利？

希望讨论激烈一点，参与的人数多一点，可以举出您自己或您身边的真实例子来讨论。

我首先申明一点，我不是于布为教授的徒弟，也不是他们科里的职工。我 2004 年第一次听主任说"只有不能开的刀，没有不能上的麻醉"觉得挺有意思，但不是从于教授那儿听到的。于教授既然这么说，那他们医院肯定不会停手术，而且我知道还有其他医院麻醉科主任也不允许停手术。这么多年来他们都做到了这一点，而且他们麻醉科在医院内的口碑很好。

比如说于教授说服他们医院领导让所有新进的临床医师都必须到麻醉科轮转半年,能做到这一点是非常不容易的。只要麻醉科有所作为,就会得到人家的尊重。"麻醉无禁忌"这种观点的提出,是有点狂妄,但需要有人去大胆地提出它、尝试它,然后大家去验证和完善它,麻醉才能有所突破,难道大家就甘愿这样平平庸庸、明哲保身地机械性劳作下去吗?

一、我个人倾向赞同这种观点。

(1)自从1846年以来,近代麻醉诞生和麻醉的发展(指狭义的临床麻醉)都是为了适应外科的需要而发生发展的。麻醉本身并不能治病,只有外科才是治病的。因此为了治病的需要,外科必须手术,那么麻醉就必须上,这是我们麻醉医师的义务。只有外科有禁忌,而麻醉不应该有禁忌。

(2)不管是中文版还是英文原版的麻醉书籍都没有明确列出麻醉的禁忌,起码我是没有看到。我只看到过腰麻禁忌、硬膜外麻醉禁忌甚至气管插管禁忌等,但没有看到麻醉禁忌。

(3)麻醉无禁忌从这两点来说是行得通的。

二、麻醉无禁忌在具体的实施中又有非常大的困难。

(1)首先对外科医师的要求非常高。外科医师必须有更多的专业知识和相关知识。对患者认真负责,严格掌握外科适应证和禁忌证,以患者为中心。国内有几个外科医师能达到这样的要求呢? 比如说,外科医师发出了手术通知要求插进一个手术,或患者已经送到手术室了,手术为某个囊肿或乳房整形手术,进手术室后,麻醉医师发现患者双手发抖、手心冒冷汗,追问病史有多食、怕热、消瘦等甲亢病史,检查有甲状腺肿大,怀疑有甲亢,但外科医师和患者都不知道。这个时候你是否继续你的麻醉呢,是让患者打道回府,还是和外科医师商量等,这种情况对我们麻醉医师进退两难。更有甚者,有些外科医师直接跑到麻醉科,问我们有一个手术患者怎样怎样,你们敢不敢上麻醉,我们手术反正是一样做的,如果你们不敢上麻醉,就把患者转到其他医院去,这对我们麻醉医师又是进退两难。

(2)其次对麻醉医师要求非常高。麻醉医师必须要有全面的医学知识、完善的硬件设备、丰富的临床经验和广泛的见识等,我在前面已经讲过了。国内一些牛×医院也许可以做到。

(3)最后对我们的周围环境有求非常高。目前的医疗诉讼非常多,患者及家属对基本医学知识缺乏,无理取闹的家属太多。医学不断发展与社会的不和谐相互冲突。医师在追求医学真理的同时还要学会自身的保护。法官在断案时主要看有没有医学条文的支持,比如说,血压高于180mmHg时书本上明确规定应该纠正血压稳定在160mmHg以下,再考虑麻醉手术,以降低并发症。那么血压高于180时到底要不要上麻醉,谁来回答这个问题? 类似的例子很多。

Melontree:

讨论一:有条件的医院相信都是这样做的,外科即使择期手术也不能做到每个患者的病情都掌握得非常充分,手术中出现的突发情况,麻醉医师的应对与处理,无疑就是充分的体现。

讨论二:不会总结,最大的积极意义应当是促使中国大陆的麻醉学总体质量更上层楼

讨论三:不要给外科看到,他们不会理解,会使分工不当,麻醉科做了不该做的。

yuzhu6695:

作为一名麻醉科的医师,不要轻易说出这样的话。在当今医患关系如此紧张的前提条件下,麻醉科医师应当为自己留一条后路,不要轻易地说出"没有什么不可以"。当然,急诊患者是没有办法的事,当时如果不上麻醉,不做手术可能就会危及患者的生命,我们没有选择,只能去做。但是对于择期手术,希望大家还是要严格把关,万一出现术后与麻醉有关的

并发症,麻醉科医师也是逃脱不了干系的。

jymzk：

　　讨论这些问题有意义吗? 是为了显示自己麻醉技术高吗? 小弟不敢苟同。先不谈在医患关系如此恶劣的今天,就是在真正的和谐社会,我觉得说这句话更要谨慎,尤其是对于所谓的 XX。麻醉禁忌也是一个相对概念,要用哲学观点去看。是建立在大量研究基础上得出的科学的结论,是综合考虑后得出的对患者最有利的处理方案。比如,1 例患者在 3 天内麻醉相对禁忌,而 3 天后则没有禁忌,我们有必要为了显示自己而让患者、外科医师、麻醉医师去承担额外的风险去手术吗? 我们都知道横穿马路是交通禁忌,难道只要我保证不被车撞就可以乱穿了吗?

才高八斗：

　　这个论点很有意思! 假设你自己是一个患者,当你躺在手术台上时,相信用不了多久,你自己的感觉和判断就出来了! 哈哈。

kele00：

　　有些话不能说得太绝对,尤其是在没有加前提条件的情况下。

　　随便举个例子,一个感冒的小儿做平诊手术,你停不停?

　　(1)就国内目前麻醉科良莠不齐的状况而言,显然是不合时宜的。

　　(2)大型三级甲等医院麻醉科实力较强的地方,还是有一定积极意义的。

　　(3)说了这句话,结果是强者愈强、弱者愈弱。

texasmousedoc：

　　建议把标题改为:没有麻醉医师可以推辞的手术。

wudehua74：

　　说得对,现代麻醉理论中,没有"麻醉禁忌(contraindication to anesthesia)"一说。手术有适应证和禁忌证,麻醉是手术的一个部分,本身没有"禁忌"的说法,只是在方式和时机上有选择。

　　(1)对于急诊(emergency)手术,如明知冠心病,现在要开颅清血肿,你只有硬着头皮上,按冠心患者管理,操作上,尽量使用减少患者风险的药物(如 β 受体阻滞剂)和技术(如动脉穿刺)。

　　(2)对于较为紧急(urgent)的手术,如并发有败血症,需要清创,也多半没有很多时间使患者情况大大好转后再手术,特别是手术本身就是针对病因的最佳治疗。

　　(3)对于需要新开展的业务,如肝移植,本科没做过,可以请人到外面去学习,不能借口说,本麻醉不会做肝移植,移植外科/麻醉是禁忌。

　　(4)日常工作中,麻醉有争议的患者,往往是择期手术中那些病情没有控制好的(优化)的患者。这个问题,不仅不要向外科医师隐瞒,还要向他们宣传:患者情况控制(优化)好了,手术做起来轻松、稳定,病死率、并发症低,术后出院快、费用低,患者满意度高,你自己名声大,患者来源会越来越多,你的钞票会越来越多。如果你把一些乱糟糟的患者弄来,最后是赔了本,赔了名声,术后占床位,你的收入会受影响,医院和保险公司(国内为卫生局)可能会调查你,你可能连饭碗都危险。

　　(5)另外一种头疼的情况就是,患者已经是个烂摊子,又不能进一步优化,而外科医师认为有必要手术。对这个问题,没有简单的答复,但总体而言,自己心里和技术上要有准备,有备无患。几个月前,本科有个病例,大意(记不太清)是晚期癌症,病变阻塞患者气道,外科医师认为有必要放气管内支架以缓解患者呼吸困难,该患者在麻醉中死亡。术前麻醉医师与手术医师反复讨论,并与患者交代得很清楚:这个手术风险极大,手术后缓解效果也很短,如果不手术,患者也许可以和家人再多待一段时间,如果手术,成功的话,这个时间也许会质量高一些,如果失败,就是马上死亡。患者听得很明白,决定愿意冒这个风险。术后进行死亡病例讨论时,很多麻醉同行认为本患者不该手术(有点"禁忌"的意思),但大多数人认为患者在了解风险后,做出了自己的选择,手术进行还是正确的。当然,我们的技术要符合一定的行业规范,不能把轻度的气道困难送进太平间。

由此看来,手术是否进行,的确主要看病情对手术的需要,手术/麻醉的利弊,我们的任务是尽可能降低手术的风险。

例 1:1 例冠心病患者,血压高,病情没有控制好,术前没有用 β 受体阻滞剂,要择期行疝修补,此时行麻醉就是愚蠢的,麻醉看起来是禁忌,但实际上是时机不当,让患者冒了不必要的风险,即使是再牛的外科医师,患者发生术后心肌梗死,毕竟不是他愿意看到的。同一例患者,如果发生疝嵌顿,手术就马上要做,麻醉医师想推也推不掉,更不能说是麻醉禁忌,还是要事先掌握好冠心患者手术中的处理理论和技术,向患者交代好风险,然后尽力而为。

例 2:大家都知道,75% 外周血管有疾病的患者合并冠心病。平诊时,我们比较注意详细的心功能检查,并请心内科协助管理。而夜间急诊,患者发生血管急性堵塞,要通血管保下肢,有时也就上麻醉了。过去有些血管外科医师,把一些不太好的患者声称是急诊,强行手术(麻醉这时是不好争辩的——患者的大腿赔不起),结果术后患者躺在 ICU 里几个月,外科赔本(政府按病例种类付费,超出部分医院自负),自己名声不好,家属不满意,现在外科也开始精明了,知道不适当的手术时机对患者和自己都不利。

总之,我们的技术和理论要过硬,时刻准备迎接挑战。手术是否施行,何时实行,要看具体情况,权衡利弊,与外科共同商议。

我也认为的确麻醉没有禁忌,但对于危重患者,不能只考虑开个刀就可以治好病,也许会加重病情,当然,这不在讨论之例。

所以我同意于教授的观点,实际上我已经是在这么做了。只不过不说出来而已。

herojiang1977:

我觉得不管是外科还是麻醉都是为了患者的健康和个人意愿才做出手术或者麻醉决定的,如果背离了这个方向就没有什么意义了。

doctor 杨立军:

手术是否进行,的确主要看目前病情和手术的需要,权衡手术/麻醉的利弊,我们的任务是尽可能降低手术的风险,确保患者安全。无知者无畏,我认为这句话不无道理。我们是医师,面对的是患者鲜活的生命和随时要告我们的家属,我们也是人,不是神仙。作为一名麻醉科的医师不要轻易说出这样的话。在当今医患关系如此紧张的前提条件下麻醉科医师应当为自己留一条后路,不要轻易地说出没有什么不可以,希望大家还是要严格把关,万一出现术后与麻醉有关的并发症,麻醉科医师也是逃脱不了干系的。我认为既然承认有不能开的刀,那么我们还上麻醉有什么意义。难道敢上麻醉就说明教授水平高吗?你这样说对我们基层医院的麻醉医师工作很不利啊。

wudehua74:

对 texasmousedoc 的补充:

(1)这句话对外科医师提出了更加高的要求。

(2)这句话也意味着麻醉医师应该加强和外科医师之间平等的交流。麻醉医师应该更加掌握全面的知识和更新。麻醉医师对外科过程中预测得越多、考虑得越多,外科医师越会尊重你的意见。其实外科医师除了主要把精力花在手术操作的掌握外,几乎没有更多的心思去考虑手术外的其他情况,他们在这方面的知识、特别在心、肺、脑等方面更加缺乏。麻醉

　　在心脏手术、胸科手术、血管外科手术、脑科手术方面跟外科医师的交流显得更加重要。

　　（3）通常来说，一个医院的麻醉和外科是同步发展的。如果外科要开展新业务，外科和麻醉往往是同时去进修学习的。2000年左右，全国肝移植、肺移植正处于初期阶段，但各家医院都在争抢这块肥肉，特别是肝移植。大医院都同时派外科医师和麻醉医师到国外去进修学习。身边的例子：麻醉和胸外科两科派人学习回来后，开展了肺移植手术，有成功有失败，但都没有相互抱怨。因为大家都知道自己有不足的地方或者说经验仍不够。

　　（4）现在各家医院（包括发达地区和不发达地区）外科和麻醉临床实力不断地提高，都希望把患者留在自己医院做手术，这也促成了外科医师不断放宽手术适应证、抓紧时间把手术做掉，导致麻醉不得不随波逐流。

74121098：

　　理论上确实是这样的啊，其实我们大家也都希望能在临床上真正做到这一点，但是我们现在所处的医疗环境，医院的设备以及领导的观念等限制，我们在日常工作中很多事情不能由着自己的想法来做啊，所以有些东西我们很无奈啊！！！

ghhmzk：

　　我想大家实际上都很明白一个道理：手术麻醉前要权衡方方面面的风险和收益，只有收益大于风险的选择才是正确的选择。不管是在基础医院还是在三级甲等医院，不管是外科医师还是麻醉医师，不管是患者家属还是我们医务工作者，大家每天都面临这样的选择，只不过是考虑问题的角度不同而已。所以，我觉得患者的利益是最高的，麻醉医师和外科医师应多沟通协作，如何选择一个收益大于风险的手术、麻醉时机，或在没有时机可选时，选择一个收益大于风险的手术、麻醉方案才是最重要的。麻醉学科是在不断发展，麻醉专业人才也是在不断进步，但"麻醉是否真的无禁忌"的争论我个人认为没太大价值。这种提法一是过于自大，二是容易因为我们的逞能（或者说我们确实能干）让患者和外科大夫失去更佳的治疗时机，或者说的难听点是把责任和更多的综合风险推给了外科大夫和无助的家属。

牙擦苏：

　　对于这个问题还是很有些话要说的，就直言不讳了，有不对之处还请各位战友多指教。

　　个人觉得有无禁忌都是要根据患者的情况来决定的。无论做什么事情都要权衡利弊。作为临床医务工作者，无论是外科医师还是麻醉医师，都是要把患者的健康放在首位的，说得实际一点，患者好了，我们的日子才好过。所以是否做手术，是否上麻醉，什么时候手术、麻醉，都是要根据具体情况而来，单纯地为了证明自己的技术有多高、多牛，而在不适合的时候做手术，都是对患者不负责任的行为。尤其是在医患关系紧张的当今社会，把握好原则，是一个医师的基本生存法则。

　　但是有时麻醉医师会显得很被动，一个情况不是很理想的择期手术患者，外科医师排了手术，我们到底要不要上麻醉？上，是对患者的不负责；不上，外科医师可能会满腹牢骚，嫌你水平不高，更有甚者可能会说："上次你们××医师在这种情况下都能上麻醉"，可能会引起麻醉科与手术科室之间的矛盾。所以，个人认为"只有不能开的刀，没有不能上的麻醉"这种话，还是少说为妙，否则真的遇上楼主提到那种不负责任的外科医师跑过来问我们"有一个手术患者怎样怎样，你们敢不敢上麻醉，我们手术反正是一样做的"，我们该怎么回答呢？总不能为了和外科医师赌气在患者情况很差的状态下上麻醉吧？（除了急诊非做不可的手术）。

　　说个停手术的例子吧。上个礼拜，骨科排了一个择期粗隆间骨折的患者手术，该患者为65岁男性，有哮喘病史5年余，术前访视了解到前一天晚上患者着凉，哮喘发作，访视时鼻导管吸氧中，说话还有点喘。第二天和外科医师沟通，表示患者目前哮喘急性发作期，希望能推迟手术,一开始下面的小医师还不太情愿,但是跟他们主任汇报后,同意推迟手术。后来听说该患者可能要转到呼吸科调整状态。作为小医师总是不太敢提出停手术的,但是经过这件事,觉得这样做是对患者负责,而且,相信大部分外科医师是可以理解的。

不辞东流:

今天在成都召开的第13次长江流域麻醉学术会议上,于布为教授提出了这么一个重要的观点,我以为自己真的不再适合当麻醉医师了,至少在中国的医疗环境下,我会很痛苦!幸好最后还是听到了一句话,又让我感觉好多了,那就是所谓的麻醉无禁忌,其实也是有前提条件的!我想游戏规则还是可以不变,我可以继续当我的麻醉医师了。我只要承认自己达不到于教授所提出的那种前提条件就行了。

也许,我会将这句话理解为一种文字游戏,但不管怎么说,听了教授的讲话,对我们的鞭策将是一种动力,这种动力源于紧迫的危机感!

今天还是很高兴,能有幸见到全国麻醉界最知名的专家教授们,聆听这些让人无限景仰的大人物的讲座,那是多么大的一种幸福!

Mazuipzl:

麻醉应在确保患者安全的前提下施行,手术是否进行主要根据患者目前的病情来决定,无论做任何事都要权衡利弊。于教授的观点是理想的麻醉水平,如能做到这一点是麻醉界的骄傲。希望各位同仁努力吧!!!

liuxinquan:

麻醉无禁忌并不是说麻醉手术无禁忌证。并不是说今天外科送来的手术今天就必须做,不能等到停了麻醉、准备充分了再做!这与手术前要进行充分的准备不矛盾!

duanjian1221:

我们的临床麻醉教材上明确指出患者合并其他疾病比如严重内分泌疾病、心血管疾病的需要把患者病情控制在适当范围内方可施行麻醉手术,心肌梗死患者原则上6个月之内不能施行麻醉手术,当然急诊患者除外,说明麻醉至少有一定的相对禁忌证的!至于说患者一来就做麻醉确实是能做,但是增加了医患双方的危险!个人认为这是对患者不负责的表现,因为我们完全可以在安全系数更高的条件下完成麻醉,何必要让别人为提前几天做手术就冒这么大的风险呢!真正等到麻醉无禁忌的时候就是麻醉药物绝对理想化的时候——患者在用了麻醉药之后仍然能谈笑风生,没有一丝痛苦,生命体征毫无影响,这个药物只让需要肌肉松弛的地方松弛对其他地方毫无影响!当然这个药物问世的时候也就是麻醉医师下岗的时候,因为麻醉药物用了之后和没用之前唯一的不同就是患者对手术刺激没感觉,其他都和正常一样!每个人都可以对自己施行麻醉了!所以我个人认为在目前条件下麻醉是有禁忌——计划手术的患者其他严重病情未获得有效控制!至于急诊患者,那是"死马当作活马医"的急救措施!

mazui10:

书上写的东西到了临床麻醉阶段,有很多绝对的东西变成相对甚至是可以变成几乎没有这回事那样!

我是刚刚才毕业出来的,感觉有很多是越干越是心里发毛啊!

怕万一啊……

Parthenios:

我认为,于大教授是天才,而我们绝大多数人只是普通人,普通的麻醉医师。

一个普通的麻醉医师要是去刻意模仿天才教授的言行,难免要陷入"东施效颦"的可笑境地。

在我们的圈子里,有一句话引用次数最多,现在记不清最初是熊利泽教授讲的还是刘进教授讲的,说的是:

"艺高人胆大,无知胆更大"!

于大教授眼中没有麻醉禁忌,那是因为他"艺高人胆大";如果普通如我的小医师们也自称麻醉无禁忌,无疑就是"无知胆更大"!

于大教授眼中不仅没有麻醉禁忌,而且没有他插不进的气管导管。

2005年广州麻醉年会(此后还在其他一些会议上也强调过),于大教授就说,什么"困难气道处理指南",统统都是一堆××!并举例说明,一个预计困难气管插管的患者,经过他亲自2个小时的妙手回春,终于还是把气管导管插进去了,何来困难气道!

让全世界的困难气道处理专家都对他刮目相看!

可如果是我等小医师也这么说、这么做,不就是"无知胆更大"的杀手么!

于大教授敢说麻醉无禁忌,想必他们医院的外科医师也没有一个是250的,术前准备得不需要麻醉医师来停手术了。

倘若他们医院也有250外科医师,为了避免患者饿到,让患者吃饱饭来做声带结节手术,不知于大教授做何处理?

Tynix:

哈哈!这是瑞金于布为的很久以前的名言,于老板和他的麻醉科似乎一直就是这么做的,原话好像是这样的:只要你敢开刀,我们就敢麻!

于老板工作中高屋建瓴,气吞河山。

休闲里也常携同事和他的徒弟们去西湖边小桥流水,琴棋书画。

要是楼上的听过老于的课,那么估计只能叹服了。

不过,不服气不行。七脏器联合移植、0血色素手术成功,似乎是没有老于支持不下来的手术。

老于到处讲麻醉哲学,没有华山论剑的实力也提不出来。

有时有点同情老于的,曲高虽然和者众,弦断总是没人听。

还好于老板不是寂寞的天才!

遥祝于老板身体健康!

yulei_gg1222:

相信于布为老先生说这话时也有他的适应范围,我们要说的话,嘿嘿!大概得掂量掂量……

一个人上路:

应该根据自己的实际能力,选择对患者最有利的方案,而不是匹夫之勇!

同意上面的意见,我们小医师还没达到那种境,不过是我们终生奋斗的目标!

huolh:

只有不能开的刀,没有不能上的麻醉!

说这种话的人是麻醉科的公敌,是把麻醉科医师把死路上逼,您的能力强我们承认,但现在我国这种麻醉科的发展很不均衡,行医环境这么差说这种话太不负责任,标新立异,放卫星。

钟江:

可能本人的思想境界还没到达于教授的境界,但我有个人想法,某网友说得对,手术有适应证和禁忌证,麻醉是手术的一个部分,本身没有"禁忌"的说法,只是在方式和时机上有选择。假使一个近期患过心肌梗死患者有了威胁到生命需要手术也就谈不上禁忌了,曾看过个案:长海医院做 1 例近期心肌梗死后剖腹产的,在很小心谨慎下很平稳完成了手术;也看到楼上有人提出做声带息肉饱胃情况,这些都是外科没做好的情况。其实这是一个多学科共同完成的复杂体,要外科、麻醉科甚至其他各科室互相配合达到的很高境界,但我相信理论上是可以实现的,就像在工业革命前绝大多数人想不到 100 年后的世界会有如此翻天覆地的变化一样,需要我们和我们的后辈们共同努力,不放弃,默默地在专业上进步,也为我们的后辈作好积淀,为实现于教授说法的广泛性前进! 我想这也是麻醉同仁们的责任。

mikeliu:

于布为说:"当你有能力控制并保持患者的所有可监测到的指标都在正常范围内时,你就有胆量说麻醉无禁忌!"

个人认为,这是一种梦想而已。他这个话有问题,前后矛盾,首先是你能力要足够大,大到可以完全保证患者手术中生命体征平稳,这个能力谁有? 我想除非让上帝亲自来做麻醉,否则没有人有这个能力。顺便说一下,其实上帝是最早的麻醉医师,创世纪二章上面说,上帝使亚当睡去,然后他从亚当的身上取出一根肋骨。请注意,上帝使用的是全身麻醉。

还有就是对于困难气道的处理问题,假如估计这个患者有可能是困难气道,于布为说他不认为必须要用司可林来诱导,他用仙林完全把患者放松可能还是好事情。你看,他敢保证患者可以通气,不会出现意外,够牛吧? 就像刘进教授说的一样,我们要追求的是 10 万分之一,二十万分之一的麻醉死亡率,而不是几千分之一的死亡率。当然,急诊手术除外,就算患者马上要死了,也没有禁忌证。

当然我没有对于老师不敬的地方,他很多文章都让我受益匪浅,但是对于他这两个观点,我还是持怀疑态度。

顺便说一下,于教授在刚刚结束的第十三次长江流域麻醉学术会议、2008 年西部麻醉学术论坛暨四川省医学会第十六次麻醉学术会议这三会合一的麻醉会议上面也讲这个题目。

让我们为中国麻醉的明天而努力!

jymzk:

楼上很多战友都提到一个观点,就是麻醉本身没有禁忌,只不过麻醉时机和方式上有选择。请问,在某一特定状态下不选择某种麻醉方法难道不是这种方法的禁忌吗? 我已说过,麻醉禁忌是一个相对概念,我们讨论的麻醉禁忌应是某一特定状态下某种麻醉方法的禁忌,如果用广义的麻醉,包括局麻,还有广义的时机,讨论还有意义吗?

中华女儿:

我第一次听说"麻醉无禁忌证"这一说法是 2000 年的长江流域麻醉年会,当时是进行病例讨论,由薛张纲教授和蒋豪教授主持,他们先介绍了病情,然后问大家是否可以麻醉?

我记得孙大金教授说"麻醉无禁忌证",但后来薛张纲教授讲这一病例,中山还是没有麻醉,患者后来好像自动出院的。

texasmousedoc:

我看大家有点误解于教授的意思了。

于教授提出的"麻醉无禁忌",我想有两层意思:

(1)外科能开展的业务,麻醉就能配合。你要开展心血管麻醉? 肝移植? 没问题,我派人出去学习,或从外面招高手来。一个医院的业务范围,不会因麻醉而受到影响。实话说,我们医院由于近年来没有好的移植外科医师,外科业务有些落后,麻醉也跟着落后,最近外科新来了人马,我科派出一班人马,到加州驻扎学习半个月,回来后业务迅速展开。这种开放的思想,是业务普及的有效方式;

(2)在麻醉非上的情况下(心肌梗死时嵌顿疝),我们要有准备,不能因为"麻醉禁忌"而取消手术,给患者带来灾难,给自己和科室带来纠纷。当然,这时的风险高,并发症多,但麻醉至少上了,出了并发症也是可以理解和辩驳的。

我想,于教授不会派毫无经验的人去做第一例肝移植,也不会让正在心肌梗死的人去做术嵌顿的灿修朴。理解了于教授的意思后,大家也就不会用不恰当的语言了。

sbnkmaz：

看来于教授对神经外科麻醉接触不多,他说的那些生命体征都是稳定的,患者却不醒或者死了——中枢问题。

呵呵,麻醉的最低境界,是麻醉得很成功,患者却死了。

这是有可能的哦,不知道于教授怎么来回答这个问题。

fcgbhh：

人才进行工作,而天才进行创造。

麻醉无禁忌是否可以引申为麻醉无意外?

医患关系紧张,外科与麻醉科关系难道就和谐了?

你尽心尽力把患者手术麻醉做得很成功,术后由于客观(监护、管理、设备、药品的不完善)和主观(医师的能力和责任心)的原因患者死亡,那时候我们能否对自己说麻醉无禁忌?如果在法庭上律师提出(外科医师当然也可以如此质问)麻醉准备不充分,或者术前准备不充分的时候,我们麻醉医师应该承担什么责任?

于布为前辈的理论可否理解为"我们医院,我的麻醉,无禁忌"?

后学末进,一派直言,没有不尊重前辈的意思,请见谅。

bitterman：

粗粗浏览了一下,总体上感觉我国的麻醉医师确实处于蹒跚学步阶段,大脑里有浩瀚无垠的空间准备接纳这世界上一切对自己而言都可谓是里外皆新的知识。只可惜,有点对不起对我们敬畏有加的患者,因为我们大脑的这张白纸本应该装有关于麻醉架构的基本知识,如果是这样,我们就不会如盲人赞叹大象的腿有多少雄伟一般来仰慕某位名教授一句犹如玩笑般的"麻醉无禁忌"之语。建议大家如果看不懂英文专著那就看看第二版《现代麻醉学》中《麻醉深度监测》一章(注:虽然不是 Miller 翻译版,但绝对将其相关内容忠实再现),然后再来思考大家认为高屋建瓴的教授们的语言,相信大家也就会对某网友的评点真正能够认识,相信大家会从对专家盲目崇拜的迷思中来一点儿清醒。只有带有严肃的客观和批判精神来学习,才能真正提高我们的专业素养。

trip：

虽然敬仰于教授,但很反对于教授在全国的会上向全国的同仁宣讲这样的观点。

麻醉医师在努力地做到这一点,我也相信除了于教授,还有很多的专家也做到了这一点。但我更相信有更多的人还做不到这一点。如果这些同仁信奉于教授的观点,或者这些人周围的外科专家信奉这一点,什么手术都来做,不敢说尸横遍野,但也一定景象恐怖了!

麻醉界的领导对这样的言论实在应该控制!

对群体风险的研究也可以用短板理论,不漏的桶能装多少水,由最短的板决定,为了减少风险,我们的适应证应该能保证绝大多数的同仁能安全完成,而不是以最高级的专家的标准制定。

如果普遍的能力还没有达到没有不能麻醉的水平,而到处宣称麻醉没有禁忌证,实在危险。

人,总是喜欢听有利于自己的话,记住有利于自己的话,可能这话有断章取义之嫌。如果全国的院长和外科专家都信任了这句话,那些水平达不到的麻醉医师和麻醉科主任实在不好做了。

作为一个领导、在全国有影响的专家,应该有群体风险意识。

能力决定活动范围,不同的医院应该有不同的标准。其实,不同的个人更应该牢牢记住哪些是能做,哪些是不能做的!

于教授的观点,应该是说现在的麻醉技术可以做到没有禁忌证,但并不表明什么时候/什么人都能这样。

shlsh:

拜读了各位老师的高见,很受启发。丁香园是一个学术平台,大家发表不同意见,百家争鸣,很好!

参加讨论的老师如果没有亲身聆听过于教授的讲座,请务必仔细阅读于教授的演讲提纲后,再发表观点。真理再往前延伸一点就是谬误——这是绝对的真理;如果断章取义,单纯从字面上理解"麻醉无禁忌",那同样是谬论。还是先看看讲稿(课件)吧:

用控制论的思路来改善麻醉管理兼论麻醉无禁忌

人体生存的基本条件
适宜的环境条件——外部环境
正常的生理机能——内部环境
正常的内外能量交换——内外环境的交流

麻醉期间发生意外的原因
麻醉引起的生理机能过度抑制——诱导期多见
麻醉操作失败或由操作引起的伤害——诱导期多见
麻醉与手术应激导致的生理机能过度兴奋——麻醉诱导期、恢复期与手术早期多见
患者原有疾患在上述因素作用下加重

所谓"麻醉禁忌"
主要是指患者原有内科疾患(心、脑、肺、肝、肾、内分泌腺等)在麻醉和手术的影响下会否加重甚至危及生命
手术切除部分脏器后剩余脏器功能能否维持生命
有关"麻醉禁忌"的实际
在遭遇急诊抢救手术时,很少考虑所谓"麻醉禁忌"
平常发生的"麻醉意外",多是生理功能正常的人
"麻醉禁忌"不过是麻醉医师的挡箭牌?

系统控制理论在麻醉中的应用
自有麻醉以来,麻醉医师就在自觉或不自觉地应用控制理论——比如对生命体征的控制
强调用控制论的理论来指导麻醉,就是要把不自觉的行为变为自觉的行为

系统控制理论在麻醉中的应用——分层控制的概念

首要层次——生命体征

心率、血压、呼吸、血氧饱和度等

第二层次——机体内环境

组织灌注、酸碱平衡等亚层次的控制

危重患者的控制

对所谓"麻醉禁忌"患者的控制

缩小允许波动的范围

比如心率——可能要控制在 55～75 次 / 分

加强反馈控制的频度和强度

当允许波动的范围缩小后,自然要求加快反馈控制的频度

TCI 技术和持续输注技术的普及是进一步提供稳态控制的技术基础

反馈控制系统的建立

首先是监测系统的建立

其次是关键生理监测指标允许波动范围的设定

第三是对超出生理波动范围的干预

针对原因的解决思路

麻醉引起的抑制

减慢诱导速度

增加容量补充

适当应用升压药物

针对原因的解决思路

操作失败或操作造成的伤害的避免

各类建立人工气道的器械、设备、工具

超声引导技术的普及

外周神经刺激仪的普及

针对原因的解决思路

手术应激——各类抑制性心血管活性药物的常规应用

β 阻断药

外周 a - 阻断药

中枢 a - 激动药

钙通道阻断药

针对原因的解决思路

原有疾患

缩小允许波动范围

有针对性地控制特定指标

比如对心脏病患者心率的控制
对高血压患者血压的控制
加快反馈的频度

总结

当你有能力控制并保持
你的患者的所有可监测到的
指标都在正常范围内时
你就有胆量说
麻醉无禁忌!

让我们为中国麻醉的明天而努力!

Yaolinong:

麻醉无禁忌的观点是积极的医疗行为,充分体现了麻醉医师的责任感和救治患者的巨大勇气。但所谓"禁忌"是相对的,与麻醉者的知识技能相关。"无禁忌"也并不意味任何情况下都可麻醉,通过术前积极准备将患者状态调节到最佳水平仍是必需的,只有这样才能最大程度降低麻醉风险。

shlsh:

"当你有能力控制并保持患者的所有可监测到的指标都在正常范围内时,你就有胆量说麻醉无禁忌!"于教授讲的"麻醉无禁忌"是有前提条件的! 因为于教授和他领导的瑞金麻醉团队有能力控制并保持患者的所有可监测到的指标都在正常范围内,所以他们有胆量说麻醉无禁忌! 我做不到这一点,患者到了我科还是有禁忌的。下面我谈谈个人看法,有不妥之处请批评指正。

(1)于教授提出的"麻醉无禁忌",是他个人的学术观点,不是规范性的法律文本,因此没有必要大惊小怪,更不必视为洪水猛兽。相信经过若干时间的检验后,会有合理的评判。如果有指导意义,自然会被大家接受、信奉,如果指导意义不大,自然会被大家遗忘。记得10年前于教授提出"理想麻醉状态"时,也遭受如此境遇。这么多年下来,于教授的"理想麻醉状态"经过不断完善(例如将"急性高容量血液稀释"修订为"麻醉诱导期容量填充"),虽然没有写进权威教科书,但逐渐被越来越多的人接受,甚至有当初强烈反对的麻醉大家。

(2)麻醉有无禁忌,相信有一定功底/水准的业内人士都清楚! 于教授不过讲出了很多教授都在默默地做着却没有勇气说出来的话。你所处的麻醉科硬件、软件条件好,麻醉禁忌证自然就少,如果软硬件都不行,禁忌证自然就多。一个二级医院认为绝对困难的无法完成的气道,到了三级医院可能会迎刃而解。就这个困难气道来说,算不算麻醉禁忌?

(3)某老师说得好,"于教授不会派毫无经验的人去做第一例肝移植,也不会让正在心肌梗死的人去做未嵌顿的疝修补。理解了于教授的意思后,大家也就不会用不恰当的语言了。"

(4)我们没有必要过多纠缠麻醉有无禁忌,而应该更地关注如何提高自身水平来减少麻醉禁忌证。我们术前不应该花过多的时间去讨论万一出了事怎么办,而应该花更多的时间去研究如何才能不出事。

fcgbhh：

楼上说的不无道理，但私下觉得跑题。

当你有能力控制并保持患者的所有可监测到的指标都在正常范围内时，你就有胆量说麻醉无禁忌！

举例：能保证不反流当然饱食患者麻醉无禁忌，能保证术中患者不发生心肌梗死当然新发心肌梗死患者麻醉也无禁忌；能保证血小板低下也不出硬膜外血肿，麻醉无禁忌；能保证高血压危象术中不出脑出血，麻醉也无禁忌；如果各个全麻患者气管切开，当然困难气道无禁忌。

上面说的是玩笑话，关键是你能保证你的麻醉百分百安全，谁能说自己麻醉永远不会出风险？有能力不受问责？

当然，斯大林说过，胜利者是不受谴责的。

fcgbhh：

yaolinong写到，麻醉无禁忌的观点是积极的医疗行为，充分体现了麻醉医师的责任感和救治患者的巨大勇气。但所谓"禁忌"是相对的，与麻醉者的知识技能相关。无禁忌也并不意味任何情况下都可麻醉，通过术前积极准备将患者状态调节到最佳水平仍是必需的，只有这样才能最大程度降低麻醉风险。

把患者状态调整到麻醉医师能接受的水平就没必要谈麻醉禁忌了

再开句玩笑：玩拖拉机的时候手里只有1个A，我总抱怨"我不就缺2个A吗？要不我赢死你们！"

理论有前提，理论就是有局限性的。个人认为于老的理论放之四海的话还缺两个A。

shlsh：

能保证不反流当然饱食患者麻醉无禁忌；能保证术中患者不发生心肌梗死当然新发心肌梗死患者麻醉也无禁忌；能保证血小板低下也不出硬膜外血肿，麻醉无禁忌；能保证高血压危象术中不出脑出血，麻醉也无禁忌；如果各个全麻患者气管切开，当然，困难气道无禁忌。

饱食患者不反流，术中患者不发生心肌梗死，高血压危象术中不发生脑出血，并不是每位麻醉医师能够做到的，但不能排除"艺高胆大"的老师能做到，对这些"艺高胆大"的老师而言，上述病例就没有禁忌。

麻醉禁忌是相对的！"当你有能力控制并保持患者的所有可监测到的指标都在正常范围内时，你就有胆量说麻醉无禁忌！"仔细研读于教授的这句话，不正是说明"麻醉禁忌是相对的"吗？我们努力提升自己的软硬件实力，尽力缩小自己所接诊患者的麻醉禁忌证，才是我们的当务之急！

于教授提出的"麻醉无禁忌"，是我们追求的理想境界，作为中华麻醉学会副主任委员之一，提出这样富有挑战性的观点，无疑会引发争议。我们是否可理解为给我们提出了更高的要求。

王社：

"麻醉无禁忌"是相对的，而不是绝对的。1例妊娠高血压综合征患者，血压200/110mmHg，孕35周，你可以控制下血压，保守治疗至足月行剖宫产；如果导致心力衰竭，你还会保守治疗吗？这种情况下，当务之急是尽快终止妊娠，保障母婴安全，此时你还会认为重度高血压是麻醉的禁忌吗？

也许我是"无知胆更大"，当今的医患关系很棘手，不出问题别人会说你高明，一旦出问题那就是无知。饱胃患者、中重度高血压患者、重度困难气道患者、肝肾功能异常患者，"当你有能力控制并保持你的患者的所有可监测到的指标都在正常范围内时",你可以大胆去做,你也许就变成外科医师的挡箭牌,遭到其他同事的谴责。

我们应适时提升自己的水平,而不是一味地指责于教授的观点。我们有理由相信:麻醉无禁忌在不久的将来会成为现实!这需要各位麻醉同仁的积极努力,而不是消极等待。

lishaoye25:

我刚从成都回来。本想自己开这么一个版块,现在既然楼主开了,你我们就积极参与吧。

于教授的讲座是在7月5日上午10:00~10:30举行的。幻灯片的题目是:用控制论的思路来改善麻醉管理兼论麻醉无禁忌。前面一部分我就不提了,主要是后面,于教授围绕究竟什么是麻醉禁忌而展开讨论。恕小生斗胆,讲座中有些内容我不敢苟同。

首先,幻灯片上有句话:麻醉禁忌不是麻醉医师的挡箭牌。言外之意,只有手术有禁忌证而麻醉没有,我与我导师曾谈论过此问题,他也是持反对意见。我个人觉得不管是从医学发展历史来看,还是从哲学上说都是站不住脚的。无禁忌是相对的,有禁忌是绝对的。这句话说得很对,其实我比较赞同某网友的观点。

其次,他所说的系统控制理论在麻醉中的应用。这观点不错。不过我们在上麻醉时,有意识、无意识都会用上,只是没有形成一个完整的理论而已。但是在后面于教授的幻灯片是这样的

总结(引用自课件)

当你有能力控制并保持

你的患者的所有可监测到的

指标都在正常范围内时

你就有胆量说

麻醉无禁忌!

这就让人匪夷所思了,当然,你把一切准备的都准备好,把一切会发生的情况都已经预料到,那不用言谈了哈。我只是觉得对于一个麻醉医师,特别是像我们这种资历比较小的,尤其应该注意一些原则。否则"天下第一麻"很容易吃官司的,而且对自身的成长和患者的健康都很不利。

这只是小辈的个人观点,不当之处还请各位高手指正。

yuanliyong:

我觉得这个话题"巨闷"呢!

记得老于不仅说过麻醉无禁忌,还说过麻醉前不用随访患者。

所谓的麻醉禁忌都是相对的而不是绝对的。许多老的教科书上说的禁忌,或由于技术原因被淘汰,或由于循证医学证据被否定,或由于最新研究被严重质疑。因此所谓的麻醉禁忌仅仅是一个时期的特定事例。相信过了N年以后,麻醉或许是没有禁忌了。

麻醉有无禁忌还要看麻醉者的水平。选择熟悉的麻醉技术甚至麻醉环境对保证麻醉成功具有重要作用。反过来说,如果麻醉者不熟悉一种麻醉操作、麻醉药物、患者病情,那么对该麻醉者来说,可能就是遇到了麻醉禁忌。

麻醉禁忌还要看麻醉者的权威度。如果你贵为科室主任、医院院长,你说麻醉没有禁忌,谁还会强出头?权贵者亦可就麻醉有无禁忌导致的医疗纠纷定下基调。一样的手术,三级甲等医院可能没有禁忌,而一级医院就有禁忌,没有资格证书的就是非法行医,那就不是

禁忌不禁忌的事情了。可见，同样的手术麻醉，仅就禁忌而言，不同的环境可能结论截然不同。

于教授说麻醉无禁忌就是在激励我们大家在麻醉医学上百尺竿头更进一步。

只是如果麻醉无禁忌，再加上麻醉前不用访视患者，我们麻醉科那就成医技科室了，您有见做 B 超、心电图和病理科医师说"这个患者做 B 超、心电图、病理切片有禁忌！"的吗？

可见，如果麻醉无禁忌，那么任何有关麻醉的医疗纠纷我们都得赔钱，任何手术我们都得接下来，任何手术医师的意见我们都得不折不扣地执行了……那么，真有这一天，麻醉科的地位也就与日俱增了！

shlsh：

"麻醉有无禁忌"的讨论沸沸扬扬，可谓"仁者见仁、智者见智"。我个人非常支持于教授提出的"麻醉无禁忌"，认为于教授讲的"麻醉无禁忌"是有前提条件的——"当你有能力控制并保持患者所有可监测到的指标都在正常范围内时，你就有胆量说麻醉无禁忌！"。虽然我赞成"麻醉无禁忌"，但今天在我科麻醉肯定是有禁忌的，因为技不如人！不过也有一个不争的事实，我科很多以前的麻醉禁忌证，今天都不认为是禁忌证了。

"麻醉禁忌"是什么，我认为没有统一的标准。先看 1 例病例：1 例合并 3 级困难气道的脑瘤患者，如果就诊于二级医院，麻醉科可能会认为该患者有绝对的禁忌证——因为他们无法完成气道管理；如果就诊于很少涉及困难气道管理的三级医院，麻醉科可能会认为该患者有相对的禁忌证——因为举全科之力能够完成气道管理；如果就诊于具有困难气道管理丰富经验的三级医院，麻醉科可能会认为该患者没有禁忌证——因为他们的主治医师带领住院医师能轻松地控制气道。请问：该患者的困难气道到底是不是"麻醉禁忌证"？

既然麻醉禁忌证的定义因人而异，那么讨论"麻醉有无禁忌证"不如讨论"如何减少麻醉禁忌证"有意义！

欢迎各位就如何减少"传统/经典意义上麻醉禁忌证"——饱胃、困难气道、未控制的高血压、新进发作的心肌梗死等发表高见！

chj126218：

看到楼上有人提出做声带息肉饱胃情况，这些都是外科没做好的情况，这是低级的错误，不在讨论之列。

我同意于教授的话，可惜像于教授这样的人太少了，不光是麻醉界，各行各业再多点像于教授这样的人就好了，向于教授致敬。

我是乡镇医院的，没听过于教授的讲课，但我知道于教授绝不是一个狂妄之人。所有没有这种底气的一定不是麻醉界的一流人物。因为他们老了，思维僵化，至少趋向了保守。或者虽然年轻至少有性格上是保守的，缺少向上的、独创的精神。在这里问一句他们：你们每天看书，看资料么？每天都会有问题认真思考么？

潜龙出世：

这话只是相对的一句话，我想，这并不能说麻醉前准备是不必要的，患者不同状态下的麻醉后恢复也应该是我们一个有责任心的麻醉医师应该考虑的，"能上麻醉"和"上好麻醉"和一个"完善的围麻醉期管理"对患者术中安全保障和预后是肯定不同的，所以我觉得，不管是什么原因，都不允许停手术这是错误的！于教授的话也不是没有条件，"当你有能力控制并保持患者所有可监测到的指标都在正常范围内时，你就有胆量说麻醉无禁忌！"我想我现在还保证不了这点，这就是我最大的禁忌！！！

gaogy51：

麻醉无禁忌我想只有于教授所在的医院才能实现。要是把你放到乡下，放来我们西南边陲小镇来看看,你一定不会那么说。

当你有能力控制并保持患者的所有可监测到的指标都在正常范围内时,你就有胆量说麻醉无禁忌!

如果你能监测的指标是用耳听的水银血压计,用手搭脉数着脉搏,气管插管是手控呼吸,请问这样的条件你敢说无禁忌吗?

毛主席说要实事求是,因地制宜。我建议以后开什么会还是要考虑一下我们基层的条件。把如何提高我们队伍的条件、设备,如何帮助老、少、边、穷地区的同行,列为一个主题。不要谈一些不现实的东西。

麻醉无禁忌也许＊＊＊时代能实现!

俺是住院医 0 段:

语不惊人死不休! 嗬嗬! 我觉得应该向 ASA 学习,鉴于对生命的敬畏和致力建立普遍的规范,中国的医学学术界特别是学术界的领导们应该努力、严谨、不浮不躁。我们已经有差距,不希望因为体制或导向的原因而更加大差距! 我相信严谨和开放的思维之间应该没有矛盾!

fcgbhh:

同意楼上!

理论成为理论的前提是:理论一定要具有普遍性,具有普遍的指导意义。不否认于老的理论有积极的方面。对于麻醉医师,通过努力学习业务知识并且做到与外科医师及上级领导的良好的沟通,力争做到麻醉"少"禁忌应该是毕生追求的目标。

医旧如故:

我觉得不应该在一句话上纠缠不休。于教授的麻醉无禁忌是经过严密的假设、推理、求证得出的结论,不要断章取义。高度不一样,看问题的视角本来就不同,站在山峰的人说众山小时,而我们便说山多么多么大,那是因为我们还在山脚。我们还是先到山顶再发表评论吧。

chenlanren:

我是一位有 25 年三级甲等医院麻醉工作经验的麻醉科医师,平时也在不断地学习和知识更新。但于教授的观点总是让我惊讶、无奈和震惊。从"麻醉的哲学定义""麻醉前患者随访要求",直到现在的"当你有能力控制并保持患者的所有可监测到的指标都在正常范围内时,你就有胆量说麻醉无禁忌"等。看了上面各位网友的评论和看法,也有几句话想说,不妥之处,敬请批评。

(1)于教授既是医学教授,而且对哲学和控制论的造诣也是登峰造极,非吾辈能及。因此他的神奇高论只适用于于教授类似的神麻醉医师。

(2)"当你有能力控制并保持患者所有可监测到的指标都在正常范围内时,你就有胆量说麻醉无禁忌",不知于教授在国外讲学时,英文是如何翻译的? 不是用虚拟语气吧???!!! 不知于教授能否做到?

(3)医学是一门不断发展的自然学科,充满了太多的未知和不确定性。外科学、内科学如此,麻醉学也是如此。从全麻药的作用机制到硬膜外的麻醉药物作用部位等。我再次敬佩于教授的渊博学识。

(4)外科手术禁忌证与麻醉禁忌证的关系:如果麻醉禁忌证包含在手术禁忌证之中,那么于教授的理论无疑是正确的;因为外科医师决定手术禁忌证之后,于教授应该没有麻醉禁忌证了;麻醉学科作为临床二级学科可以休矣,于教授作为麻醉学会的副主任委员也可以休矣!

（5）于教授提出"……麻醉无禁忌"高论的动机令吾辈麻醉医师难以揣摩，是表明于教授已经站在麻醉学科的最高处，还是麻醉学科太单纯？顺便想问一下于教授所在的医院是否有麻醉相关并发症和死亡率存在???!!! 医院和外科医师认可吗???!!!

上述纯属个人观点和疑惑，不敬之处请于教授见谅。

麻哥：

"麻醉无禁忌"和"循证医学没道理"是于教授提出的观点，联想到他几年前提出的所谓"理想麻醉"，用降压药也能控制麻醉状态等宏论也不奇怪了。他的这些观点对中国的麻醉事业有多大促进和推动，对年轻麻醉医师的帮助和指导有什么效果，对丰富麻醉学理论有多大作用，也只有天知道了。

其实麻醉是有禁忌的，如：凝血机制障碍的患者是椎管内麻醉的禁忌；饱胃是计划手术的麻醉禁忌；上呼吸道急性感染是全麻禁忌等不一而足。此点于教授自己恐也不能否定。于教授偷换了一个概念，将实施麻醉的禁忌和实施麻醉时机的禁忌混为一谈了。

他的观点实际是后者。

对急症手术，此是对的，因为先处理首要致病因素。对计划手术就不对了，因为我们面对的是没有医学知识的患者，医师的职业道德决定了要对患者负责，应该在最佳时机实施手术，最大可能降低患者的手术和麻醉风险。况且手术医师出于对麻醉和围术期医学知识的欠缺急于手术（怕流失患者或自己的时间安排等），你来者不拒，减少了医疗安全把关。显示自己的才能是建筑在增加患者风险的基础上，与医师的职业操守不符。"麻醉无禁忌"有何难之？任何会麻醉的三脚猫手艺的医师都可上。无外乎血压高了，降；心率快了，降；血糖高了，降；容量不够，补，凡此种种，对症下药，都可操作。直接的后果是仅将患者送出手术室，至于患者是康复出医院，还是送到太平间，于教授恐怕不考虑了。这样的直接后果是变为一个不知围术期医学重要性的麻醉匠，不是麻醉医师。

联想到他提出的"不用麻醉前看患者，只需到手术室直接上麻醉即可"的观点，真不敢设想瑞金医院麻醉的质量控制是如何做的，瑞金医院的麻醉并发症在于教授主政的年间都是零？

中国的麻醉医学的现状还需要大力学习先进理论和技术，努力实践和提高。其实我们已经正在分享世界麻醉学科的先进理论和技术，我们应该虚心学习，融会贯通，与时俱进。我们的许多国际性指南和专家意见指导医疗实践也是通过循证医学而总结的。于教授反对循证医学观点，也行。请提出你的判断标准和理论体系来好吗？

在多次的学术会议上宣传自己的观点没错，错在学术会议的主办方应设反方观点，给予辩论。否则，我们的年轻医师真以为专家讲的都是知识更新了。

我们期待中国的麻醉专家有更多的作为，更多的学术研究和造诣，更多的SCI的文章发表和在国际学会上讲演，如果于教授对自己的观点有信心的话，建议在国际上交流此观点，如何？

结论：笔者不赞成于教授的上述观点，但对于教授领导的瑞金医院麻醉科的业绩表示尊敬。

肖眉：

我同意楼上的观点。不过必须有前提：思考缜密、判断准确、准备充分、处理及时、设备齐全。因时因地因人而异啊。

柳叶随风飘：

看来我们都是于教授的fans，小生很多年前就听过于教授的这句名言，传到科室同事耳中，可就折煞小生了，凡科室有什么重大、疑难手术的麻醉，他们就"会诊"相邀，哪知我心中的痛苦,于教授是麻醉界的大腕、天才,我等是何其低的凡夫俗子,悲哀!

jdyymzk:

如果我们能做到反馈控制系统的建立,首先是监测系统的建立,其次是关键生理监测指标允许波动范围的设定,第三是对超出生理波动范围的干预。也可能麻醉无禁忌! 让我们期待这一天吧!

y0513:

这个论题只能说明现在的麻醉技术进步得非常快,但却又让麻醉回到了以前的层次,为麻醉而麻醉,我想我们要做的不仅仅是让患者活得出手术室吧!

dtygzl:

建议某些专家、教授不要为了显示自己的技术就说一些绝对的话,必定大多数人还是在做着基层的工作,而且也必需有人来做基层的工作,这里的工作条件是你们所不能想象的。

如果麻醉无禁忌这句话真的传开了,那么首先倒霉的是基层麻醉医师!!!

(1)会在与外科大夫的关系中处于很被动的位置。

(2)很不利于本已低微的麻醉科的地位的提高。

czxxd:

麻醉真的无禁忌吗? 我发表一下自己的看法吧。

一、"禁忌"本身是一个相对概念

(1)对于医师来说,最主要的是是否对患者有利。无论是何种医疗行为,其根本目的是为了让患者更健康地活着,或者活着更有生活质量。一个急性上呼吸道感染的患儿在全麻下行择期手术,我们可以毫不犹豫地叫停,因为不仅是麻醉中气道风险大大增加,术后可能会感染加重、恶化,应激反应强烈,而且医疗费用也增长了,此时手术很明显违反了医疗目的;而如果是救命手术,则毫不犹豫就做,因为生命高于一切。

(2)禁忌与否与麻醉医师的行医环境、水平、能力等各方面有关,楼上各位已经说得很清楚了。

二、"禁忌"与否,患者是关键

打个比方,椎管内阻滞,我们的教科书有很多"禁忌",如感染、肿瘤、休克等,真的吗? 美国《临床麻醉学》上只说了一句话,"患者不同意是唯一禁忌",其他都是慎用。因此我们所谓的"禁忌"都是技术、理论上的禁忌,而真正能否进行麻醉,是应该由患者来决定的,即患者同意的就非禁忌。在与患者充分沟通、充分告知的基础上由患者来决定"禁忌",是每一个医师应该最基础的行为。打一个比方,前面讲过,饱胃患者行声带手术,从医疗角度上说确是禁忌,但由于某种原因患者坚决要求做,并签字承担责任,你做不做麻醉? 做! 按"饱胃"谨慎处理,不违反操作常规就行。

个人顾虑在法庭上律师会提出一个问题——签字的人不懂医学! 作为医师的你明知道这样做是有风险的,而且这种风险是可以避免的,为什么还去做? 难道就因为患者或家属的坚持,就不采取更为安全的调整手段让患者尽量达到理想的麻醉前状态?? 患者不做手术或暂缓手术能否有生命危险?

我宁愿相信,国外麻醉没有"禁忌"这个单词,但肯定有"不能去做"这个句子。

至于流程规范,我的理解是国外的法制比较健全,不会有"事先签好字在法庭上也不具备法律效用、照样闹你"的医疗纠纷情况。

理想毕竟只是理想! 就此话题不想再谈论了。在工作中,我宁愿走在希望的田野上,也不想踩着钢丝上天堂。

三、"禁忌"这个词恰当吗?

在国外的麻醉学书上,你是看不到禁忌的。他们有的是流程、Guideline,告诉你在什么情况下该做什么事情,而不应该做什么,而不是单纯的给你一个数据来决定是接受还是拒绝手术。我想要提高我国麻醉科的水平,组织学习这些有用的流程、Guideline,并加以监督、实施、考核,才是正道。

四、"什么患者都能做麻醉"

我想可以在一种情况下实现,我们的各种药物都达到理想状态,我们对患者的各组织器官即时的氧供需、营养等生理状况都了如指掌,并应付自如。我想于教授讲的就是这种状态。

Fcgbhh：

关于楼上的第四点:"什么患者都能做麻醉"我想可以在一种情况下实现,我们的各种药物都达到理想状态,我们对患者的各组织器官即时的氧供需、营养等生理状况都了如指掌,并应付自如。我想于教授讲的就是这种状态。

弱弱地问一句,按此逻辑,难道于教授提出的理论只属于理想状态的理论范畴?

想起了托马斯·莫尔,当真有哲学意义!不失为我们追求的目标。关于第二、三点中"禁忌"这个词恰当吗?在国外的麻醉学书上,你是看不到禁忌的。他们有的是流程、指南(Guideline),告诉你在什么情况下该做什么事情,而不应该做什么,而不是单纯地给你一个数据来决定是接受还是拒绝手术。我想要提高我国麻醉科的水平,组织学习这些有用的流程、Guideline,并加以监督、实施、考核,才是正道。

个人顾虑在法庭上律师会提出一个问题——签字的人不懂医学!作为医生的你明知道这样做是有风险的,而且这种风险是可以避免的,为什么还去做?难道就因为患者或家属的坚持,就不采取更为安全的调整手段让患者尽量达到理想的麻醉前状态??患者不做手术或暂缓手术能否有生命危险?

我宁愿相信,国外麻醉没有"禁忌"这个单词。但肯定有"不能去做"这个句子。

至于流程规范,我的理解是国外的法制比较健全,不会有事先签好字在法庭上也不具备法律效用,照样闹你的医疗纠纷情况。

理想毕竟只是理想!就此话题不想再谈论了。在工作中,我宁愿走在希望的田野上,也不想踩着钢丝上天堂。

hesanqi：

拜读各位的发言,很有收获。

就于教授的理论,我表示赞同。这完全是一个学术问题,与三级甲等医院还是基层医院完全没有关系,这是麻醉技术的最理想化状态,也是将来麻醉技术的发展终极目标。这也是麻醉理论的一种创新。支持!

chengpengcheng：

是基层麻醉同仁的奋斗目标,有鞭策的意义。

顶一下!

杜冷丁 7559：

就像楼上所说,我们的任务是尽可能降低手术的风险,权衡利弊,要好自为之。

benny8：

从哲学方面看,这句话欠妥当。

tong7222：

太绝对化,还是患者安全重要。

cake921208：

我认为于教授这么说可能有什么政治目的吧，你这么说是不是也有什么目的？我不知道，只是说这样的话本身就很狂妄，当你遇到不可收拾的局面时，你才会反省吧？

sbnkmaz：

前几天在北京麻醉年会上，李立环教授讲课的题目是异位心脏移植，不知道于教授的"麻醉无禁忌"是否也包括了做这类手术的患者？麻醉医学是发展的，要给以后的发展留下足够的空间。一句话把自己和同僚的后路都堵死了。

吸引眼球是可以的，但是不要牺牲同僚。

麻醉文子：

讨论麻醉无禁忌问题，似乎意义不大。

麻醉无禁忌很显然是有个前提的嘛：急症的手术麻醉无禁忌，那可是要救命的呀。

择期的手术麻醉还是有点禁忌的比较好吧。

如果我是患者，还是很希望麻醉科是个最后的关卡，不希望听到个这么随便的牛话的。

corticalslices：

看到这个讨论题目时，不禁想到在以往麻醉学考试的时候，喜欢找一些条条框框的东西，无非就是些适应证、并发症、禁忌证之类的内容，但是印象里就是没有"全身麻醉"的禁忌证。可见虽然"麻醉无禁忌"没有在教科书或者是参考书中明确地提出，但是更无"麻醉有禁忌证"的说法。

对于"麻醉无禁忌"的个人理解是：首先当代麻醉学的发展已经能够或者是接近"面面俱到"的水平，麻醉医师对于患者生理和疾病病理的了解超越以往，由于经常直接面对大起大落的治疗过程，因此麻醉医师对于围术期患者生理、病理、药理等各方面变化了解熟悉也超越了其他学科，甚至是外科医师。因此用以往知识衡量认为不适宜接受麻醉的手术患者现在都能够安全地度过麻醉手术期，通常其他医院认为存在危险而不敢从事的手术，换个地方也就可安全顺利地完成了，因此，楼上很多不认同"麻醉无禁忌"的帖子可能更多的是从各自所处的医疗环境和科室医疗装备和技术水平的角度而言的。也有个别是把"麻醉意外"混淆进去了。

因此提出"麻醉无禁忌"的观点体现了当代麻醉学发展的新成就，是对高质量麻醉医疗水平的实现。正如于教授所言，我们只有能够达到：利用你的知识技能设备让患者各项预定指标维持在理想水平，那么实现"麻醉无禁忌"并不是在少数个别大医院能够达到的目标。

因此，要实现"麻醉无禁忌"，首先必须要确定合理的标准，并且使其向理想水平靠近，而完善细致有效的麻醉监测是实现合理标准的必需条件。

实现"麻醉无禁忌"需要提高自己的能力水平，虽然目前各地的医疗水平存在差异，许多麻醉医师的工作实践也不相同，但是这不应该成为借口。面对相对简单的条件，人是最重要的，个人认为应该用更新、更先进的理念要求自己，随着社会的进步，条件都会改善变好的。麻醉医师在临床医疗服务中的地位越来越重要，我们并不是一味地要超过外科医师，而是用我们自己的专业知识提供更加优质的医疗服务，"麻醉无禁忌"本身也体现了麻醉医师在患者医疗服务活动中扮演了更加"主动"的角色，这对于患者，对于麻醉医师，对于学科专业进步都有重要价值的。

因此"麻醉无禁忌"不应该是一句口号，而是我们要努力达到的"目标"，但是在具体临床实践中，还需要从各自的实际工作出发，一点一滴地进步积累，才能够实现。希望对于"麻醉无禁忌"的讨论能够达到这个目的。

wanglizhong0532：

　　我同意于教授的观点。

　　真理往往掌握在少数人手里，许多年轻人参加工作不久只会照书麻醉，动不动就是"美国麻醉协会说……"完全没有自己的麻醉思想，只是一台麻醉机器，根本不是麻醉医师。

　　等你们到了于教授的层次就理解他的本意了。

jhb2121：

　　不应以是否禁忌为说头，手术的成功也不在于是否下了手术台！保证患者平安度过围手术期是每个医师的目标！合适的手术时机和合理的术前准备还是任何时候都不能丢弃的！

小小麻醉：

　　我 2005 年在广州参加全国麻醉年会的时候，有幸听到了于教授的高论。但鄙人窃以为于教授的很多高论，只有极少数医院才有实现的可能，对更多的普通麻醉医师，并不值得效法。

　　我觉得现在的很多医疗法律法规，其中心思想就是"医疗免责"，反正程序要走对，尽量不要让患者或家属找到漏洞、找到赔偿的理由。

　　现在的医疗纠纷和官司可是越来越多，假如于教授去做做医务科的科长，去亲身经历几桩医疗官司，还会说这么牛气的话吗？？？！！！

　　我对各位大教授从来都是很尊敬，如有冒犯之处，请多多原谅。我只是说出一个基层工作者的真实想法而已，在论坛中是鼓励大家各抒己见，活跃气氛的。

trip：

　　麻醉无禁忌，首先得弄清楚什么是禁忌？

　　不管什么样的患者，我相信都能把她对付过去，但是我不敢保证并发症是 0%、0.000000001%、0.000001%、0.001%，还是 1%、10%、100%。禁忌只是说风险太高，危险和并发症的可能性很大，那么多大的风险就要禁忌，多小的风险可以无禁忌呢？

　　是不是说只要能力达到了宣称的那样，所有麻醉的风险都能达到禁忌所说的风险之下呢？我相信没有麻醉科医师敢站出来说是！于教授也不会！

　　按照麻醉无禁忌的观点，人是不可能死的！在他死亡的前一刻钟介入麻醉，他一定会好好的！当然这是极端事例，还有好多可推敲的地方。

　　诚如各位老师所说，麻醉无禁忌只是我们追求的目标，把死人都能医活。但实在不值得去宣称。

　　真理的确掌握在少数人手中，但要看是什么真理了。人总是会死的，我认为这是真理，您不认为吗？

xiawolf：

　　我个人认为我们现在医师有点舍本逐末，还有多少人记得医学生誓言啊，现在医疗环境是很差，但我们就可以用这个理由不思进取了吗？

　　听了于教授的高见之后给了我们一个目标，也是需要我们终生努力的一个目标，我现在很不喜欢现代麻醉学之流的书籍就是因为什么都是禁忌，什么手术都要停，一本不能做麻醉的麻醉书有用吗？当麻醉碰到禁忌的时候我们是不是不应该一停了事，能不能想办法解决这个禁忌。这才是麻醉发展的方向。当然这在现阶段不是每个麻醉医师都可以解决的。但我们可以在评估我们自己的能力、知识、设备情况、心理状况等条件下应该尽量减少麻醉禁忌证。

　　我理解，于布为教授的意思恰恰是要充分做好麻醉前评估的前提下，有目的、有方向后再去找内科医师会诊。不是像我们现在这样一点小问题就停手术,要求内科医师会诊,延期手术。

用陶教授的话说,要充分考虑到停一台手术的社会效应。所以我们的追求就应该是保证患者安全的条件下尽量减少麻醉禁忌证,直到达到于教授的水平,没有麻醉禁忌证。

如果从循证医学的角度看,我们在急诊麻醉的时候麻醉意外的发生率并不比平诊高。

texasmousedoc:

本来已经挂靴了,昨天大查房一例讨论,似乎和本题有关,提出来看看:

上周五夜间,一位 47 岁患者下肢开放性骨折,患者说有用可卡因史,最近一次为 1 周前(但患者说话似乎不可靠)。住院医师在急诊室里要了个心电图,显示心率 50 次/分,Ⅰ度房室传导阻滞,QT 间隙异常(具体不详)。当班主治医师认为患者年轻,但心电图显示变化明显,可能是可卡因作用,但更可能有其他情况,时逢周末夜间,请心内科会诊,做超声检查等不易,就把手术取消了。

第二天另一名主治医师接班后,骨科再次提出行手术治疗,手术做了,患者没事。

讨论会上,主持人问大家,在座的,有多少人会在这种情况下取消手术? 当时只有 1 名主治医师(非当事人)举手(事后此人对我说,主持人在全科大会上公开批评 1 名主治医师的决定,是没有职业风范的,她只是想为当事人撑一把,实际上她并不主张停手术)。大家一致认为,为了一点可能的心脏因素,让患者承担下肢感染的风险,是没有必要也是很危险的。

试想,如果手术做了,心脏有并发症,甚至死亡,法庭上你可以说:我当时尽可能做了心脏方面可能的检查,手术中,完全是按患者有可卡因和冠心病的方式处理的。麻醉之所以进行,是为了保住患者的下肢,并预防下肢缺血、坏死、感染的更深层的后果。用可卡因的患者,以及有可能有冠心病的患者,其手术风险高,文献中写得很清楚,也是我知道的,我采取了防范措施,但防范措施并不等于不出并发症。

如果手术等到内科会诊完后再做,患者大腿缺血坏死、感染、截肢,或死亡,法庭上专家会提出:每年成千上万的可卡因患者或有潜在心血管疾病的患者,经受急诊手术,但总的来说,在采取了有效防范措施后,并发症不高。你为了躲避很小的风险,而让患者丢掉了大腿(或生命),这是决断错误。大多有能力的(competent)麻醉医师都会选择手术,你的失职给患者带来了伤害,应该赔偿。

另外 1 例,几年前,发生在一位年轻的女主治医师,患者因术后心包填塞,被紧急拉到手术室,但她迟迟不做麻醉诱导,因为患者血压不稳。外科医师在一旁心急火燎,最后大喊:put the patient to sleep! 但她说:He is too unstable. 外科:What are you waiting for? He is not going to get better! 两人争执,大伤和气(女医师事后流产),但关键是患者受到了伤害。

这样看来,一方面,把没有准备好的患者拉上手术台,是给自己找麻烦。另一方面,盲目信从"禁忌",也并不就意味着是最安全的,有时也会因为过于保守而吃官司。

大家认为,这样的病例,是麻醉禁忌吗?

换个环境问问,当某些外科手术需要进行的时候(肠梗阻引起的败血症、休克、颅内高压、脑疝、心包填塞),但因为患者病情重,麻醉禁忌的话,剩下的选择就是没有麻醉下手术,或因不能手术死亡。大家不觉得可怕吗?

sbnkmaz:

texasmousedoc 应该对国内的"医师"和与美国医师做一下区分:

国内有些学历高、职称高、学科带头人等"高级医师"其实并没有像美国医师一样接受过临床培训,有时会笑话百出。

目前很多医学院要求博士毕业要有 SCI 发表,做临床课题以求毕业? 不可能!

很多长期接触尸体和小白鼠的人,一转眼就成了高级医师,这样的人怎么可信? 就算他扯破喉咙对我大喊:put the patient to sleep! 我也不会理他。

对这样的医师做的术前准备,也一样不能相信,这时候能保护我的,就是"麻醉禁忌"。

texasmousedoc:

于教授的提法,以及教科书的编写,是以称责医师为前提的,是我们的努力方向。

当然,自己心里有底,做正当的事,让患者在合适的时候,经受合适的麻醉和手术方式,这是有必要的,但这只是时机和方式的不同,不是禁忌。

麻一片:

我认为,无论如何,患者的生命安全是第一位的,没有必要为了显示自己的麻醉技术如何如何就硬着头皮不顾手术所带来的风险上麻醉。的确,麻醉可能不会有事,但是不代表患者不会有事。除非急诊,否则,还是按照常规来比较好,不然,以后就乱套了,没有规矩,不成方圆。你喊出,没有不能上的麻醉;外科再喊出,没有不能开的刀。

完了,患者完了,还有啥生命保障呢? 所有的检查都可以不做了,直接住院上麻醉开刀得了。

狂一点可以,不能太狂。

sbnkmaz:

麻醉科最怕类似的话:"第二天另一名主治医师接班后,骨科再次提出手术,手术做了,患者没事"。不利于科室团结,完全出卖了团队。

如果在有"麻醉禁忌"的中国,接手的人会被认为是素质有问题吧。

原则上看,手术是要做的。接班后不做,等于将错误继续下去。这时感染风险更大,你不做,责任都到你头上了。主治风格不同,没什么出卖的意思。

有一次,患者血小板 5 万,产科要拔硬膜外插管,我没同意。某人接班后拔了,我为他鼓掌,他有本事,好。He has balls。Good for him! 我一点都没觉得冒犯。

"患者血小板 5 万"其实不是"麻醉禁忌",而是手术禁忌。

麻醉可以采用全身麻醉而不进行有创操作——喉罩应该属于无创操作吧? 外科手术就没办法"无创"。

sbnkmaz:

如果在有"麻醉禁忌"的中国,接手的人会被认为是素质有问题吧。

最近老是听说所谓的"麻醉的 3 个层次":

第一层,维持围麻醉期患者生命稳定,也就是把麻醉维持下来。

第二层,干预预后。就是说,围麻醉期的工作,要以改善患者的预后为目标。

第三层,麻醉前基因筛选,可以把麻醉中可能遇到的问题在麻醉前用基因筛选的方法预料到。

应该来说,做到第一层,已经是一个合格的麻醉医师了。但是要想做到第二层就非常的困难,总是会遇到这样的难堪:麻醉做得非常好,患者却死了。如果从这个理论说,那于教授是始终在第一层次里盘旋。

备注:3 个层次是我自己听人讲课顺便提到然后自己理解的。据说丁香园的很多人都在杭州听到了这个说法。

texasmousedoc:

sbnkmaz 写道,

麻醉科最怕类似的话:"第二天另一名主治医接班后,骨科再次提出手术,手术做了,患者没事"

不利于科室团结,完全出卖了团队。

如果在有"麻醉禁忌"的中国,接手的人会被认为是素质有问题吧。

从原则上看,手术是要做的。接班后不做,等于将错误继续下去。这时感染风险更大,你不做,责任都到你头上了。主治风格不同,没什么出卖的意思。

有一次,患者血小板 5 万,产科要拔硬膜外管,我没同意。某人接班后拔了,我为他鼓掌,他有本事,好。He has balls。Good for him！。我一点都没觉得冒犯。

Sbnkmaz：

"患者血小板 5 万"其实不是"麻醉禁忌",而是手术禁忌。

麻醉可以采用全身麻醉而不进行有创操作——喉罩应该属于无创操作吧？外科手术就没办法"无创"。

trip：

sbnkmaz 和 texasmousedoc 老师都有理,但讨论的点不一致。

在中国麻醉一定有禁忌。可能几十年后没有,但现在必须有,有人说屁股决定思维,在这里也很适用！

像楼上某老师说的病例,于我是不会停的,两者相权取其轻。但是并不是说我没有禁忌,只是在不同的环境我对禁忌的把握是不一样的。在美国我会宽泛一些；在北京我会缩一点；在下面医院手术,可能更严格；急诊我会放的很宽；择期则会很严。在美国患者对医师很信任,相信医师做出的决定是正确的,但是在中国,没事才会说正确,一旦有事,肯定会挑出你的很多事,这个时候教科书中所列的禁忌证很可能是你一生坠毁的理由。

在中国这样的环境之下讨论麻醉无禁忌,早了！

(1)环境不一样。某网友老师的病例,在美国如老师的解释,在中国可能是另一种解释了：手术做了,但因心脏问题死了,那你是严重违反规范,患者在坏死之前完全有时间查出心脏的问题再手术,有检查的指导患者还会死吗？再说一条腿和一条命那个更值！

(2)医师的层次不一样。在美国独立的医师基本上都达到了一个基本的水平。经过规范的训练,不会去犯原则性的错误,在中国,只会插管和打硬膜外就独当一面的比比皆是,其中感觉良好、习惯冒进者多得不行,在网上见识了那么多的惨痛病例都与禁忌有关：不是术前准备不充分,就是手术室条件不好,要不自身水平不高,硬闯难关。可能有人会说这哪是禁忌？手术时机不对,当然是禁忌,手术室没有条件难道不是禁忌,我的水平就只做阑尾炎,非要我去做急诊肝移植,或者说我就是要去做,难道还不是禁忌,可能于教授讨论的只是纯学术问题,理想状态,但是真理也是有局限性的,不同的环境真理是不一样的。

其实我们更应该讨论：我们应该在什么情况之下讨论这个话题！什么环境之下适用这个话题！

在中国一定有这样的思维：害死人的思维！

于教授敢说麻醉无禁忌,谢教授为什么不敢？吴教授为什么不敢？岳教授、黄教授、李教授、刘教授——为什么不敢？医院领导会这样想：于教授能,我们的教授为什么不能？不就是把风险提高吗？舒张压为 180mmHg 时行手麻醉,风险为 1%；舒张压为 250mmHg 时,风险为 10%,不是还有 90% 的机会没事吗？我干嘛留下个比人差的名声。

所以 texasmousedoc 老师是美国思维,sbnkmaz 老师是中国思维,您说在中国该用哪种思维！

讷莫尔：

请老于给你的徒子徒孙留一碗饭吃！！！你说无禁忌！！有什么理论依据？？？别说这些

了!! 整个麻醉学的理论基础都不清楚!!! 最简单的例子,谁能把硬外的麻醉理论阐述明白???? 写进教科书!!! 成功几次就了不得了吗??? 这样只会使麻醉更没地位!!! 连禁忌都没有? 是巫婆吗???

liujianxin1980:

什么麻醉无禁忌? 装大腕,敢问哪种麻醉方式是你发明的? 都不是从国外学回来的吗? 哪种麻醉药是你发现的? 还不是步别人的后尘,你这种荒谬的提法真正的目的恐怕想模仿范跑跑引起媒体的关注吧?

texasmousedoc:

看了楼上几位战友讨论,我对这个问题的理解又深了一步,谢谢大家提示(但大家最好不要用激进语言)。

设想如果是我自己,在条件极差的基层医院,夜间一人上班,监护和抢救设备都没有,来了重病号,我接麻醉活,等于是让我来填死亡通知书啊。

加上外科医师评估患者不足,更让麻醉不公平地担当风险。

举个例子:1位患者,有明显的困难气道史,过去在某大医院用纤维支气管镜插管成功过,但现在某边远地区旅游阑尾炎发作,但背部既往有手术史不能做椎管内麻醉。这里一名麻醉医师当班,没有纤维支气管镜,没有喉罩,盲目诱导可能是要出问题的。虽然在大医院这也算急诊要马上手术,这时在边远地区,也只好对症处理(液体,抗生素),转往大医院了。

教科书或文献中,本身虽然没有麻醉禁忌的概念,但各人各地,具体情况下,有不能施行的麻醉。

当然,条件好的又不一样了。

天使之醉:

我同意于教授的观点,只是理论上的同意,什么手术都可以上麻醉,在不考虑患者的生命安全的情况下,在不考虑患者是否能下手术台的情况下,要是这样的话,麻醉医师还是手术患者的"守护神"吗??? 急诊手术可以做到麻醉无禁忌,择期手术就没必要,我们的职责只是让患者平安地度过围手术期。择期手术既然能让患者状态得到更好的改善,安全系数更高,有何必为了显示自己所谓的高超技能让患者去面临更大的风险呢?

本人愚见!

5330832:

"艺高人胆大,无知胆更大"!

做麻醉就如走钢丝,总是要把握平衡的!

风大雨急时,你还敢吗?

无禁忌是相对的。

有禁忌是绝对的。

不管是谁都要把患者生命摆在第一位!

linmu0309:

于布为教授又提出了麻醉无禁忌的观点,是对麻醉人的挑战和高标准。

marygoldsun:

有什么禁忌的啊,无非就是患者来医院的目的,就是看好病并且走出医院。

禁忌就是权衡手术、不手术、疾病的发展、患者之后的生活质量之间的利弊,权衡之后再来讲有没有禁忌。否则手术是做得漂亮极了,就是患者死了有什么用呢? 我们从医的目的又在哪里了?

现在的医疗环境好恶劣,尤其是市级的三甲医院,两头受气。实在是要小心、小心、再小心，因为我们的抗击打能力太有限。

wwfangcn：

医者，仁术。离开患者的生理、病理、心理、社会关系来谈论麻醉禁忌本身不全面。就生理病理来讲，现在恐怕还没有达到谈论禁忌的程度。因为在此之前要有准确的评估做基础，可惜现在还有很长的路要走。所以本人觉得应慎谈结论，讨论是有益的。

Rokosawa：

讲了半天"麻醉无禁忌"，说点实际的！

某天值班，遇普外急会诊抢救：1例79岁肠梗阻（未手术）、呼吸衰竭的男性患者，要求行气管插管准备上呼吸机。跑步到病房观察患者：半卧位，呼吸急促（约40次/min），血压80/60 mmHg，心率130～140次/分，储氧面罩10L/min，脉搏氧饱和度<90%，腹部膨隆、触如石头，胸片横隔明显上移致心脏呈横位，静脉输液含多巴胺。外科主主管医师述患者急性肠梗阻数日，家属始终犹豫/拒绝手术，才导致现状，外科已无能为力，错过了手术时机。我说叫麻醉科插管上呼吸机解决什么问题？肠梗阻不解决，呼吸机能救患者命吗？此时气管插管的风险，不亚于立刻要患者命！除了冒险插管暂时"改善"患者呼吸功能，应尽快手术解除肠梗阻，缓解腹压，从而在根本上改善呼吸功能等一系列问题；当然，外科和麻醉科谁都不会出头向家属谈而担当责任！请我会诊的目的是行气管插管，当然需家属同意签字！在与患者家属谈话时，首先交代气管插管风险，因为患者有部分"意识"，咽喉反射更是活跃，肯定需要用药，不然插管操作很可能导致呼吸循环停止，招惹麻烦！况且，插管也救不了患者的命！家属听后自然害怕，与其远在国外工作的姐姐（是注册麻醉医师）通话商量，她了解患者情况后，强烈要求积极治疗（气管插管、上呼吸机并争取手术，她尽快赶回国）；有了患者女儿的"尚方宝剑"和儿子的签字，我在静脉注射1mg咪唑安定和1mg/kg琥珀胆碱后成功行气管插管；之后直接转SICU（由麻醉科负责）呼吸和循环支持，放动脉和CVP测压，简单术前准备（血气、电解质、急备血，尽可能纠正紊乱），约1h后患者接入手术室。

麻醉其实并不复杂，因气管导管、动静脉监测已到位，大剂量芬太尼加肌松剂复合低浓度吸入足矣；关键是生命体征的维持，没有接近正常的内环境，生命体征是不会稳定的，当然尽可能降低麻醉影响（免用抑制循环麻醉药）；此类肠梗阻病因不解除，患者内环境不可能真正纠正，更不可能生命体征平稳。手术很快开始（术前与外科医师达成共识：手术越简单越好，时间尽可能短，解决梗阻、缓解症状即可），腹壁像石头一样，真担心切皮后肠管"爆出"，外科医师小心切皮、逐渐减腹压，进腹腔后发现肠压巨高并大段小肠坏死；嘱外科医师缓慢松解肠粘连、扭转，之前输入有效抗生素基础上，应用100mg氢化可的松以增加患者抗菌和大量内毒素能力，缓解中输入$NaHCO_3$以纠正酸中毒；手术切除约2～3m坏死肠管，肠吻合后顺利关腹结束手术；术后带气管插管回SICU。患者真正的麻烦在术后ICU期间，由于手术时机延误，加上患者79岁高龄和原有伴随内科疾病，造成患者已有多器官失代偿，术后多器官进一步衰竭；肺部感染、心肌缺血、肾衰竭等，经ICU（麻醉医师）通力努力下抗感染、血透、纠正维持重要脏器功能等；患者1d后清醒，10d后拔除气管导管，两月后好转出ICU，最后基本"痊愈"出院。如此，患者的结局不是奇迹吗？术前ASA评级至少IV～V级，外科医师术前不敢相信这样的结果，家属的支持，能有不能麻醉的患者吗？有麻醉禁忌证吗？"麻醉无禁忌证"是有前提的（必要准备），需有合作的外科医师（外科医师训练时转麻醉科在我院是几十年前就开始了），需有患者家属充分知情和授权，缺一不可；当然，最重要的是麻醉医师自身的技术和知识以及经验、自信和承担责任的勇气，还会规避风险。

texasmousedoc：

楼上描述的情况，说明了是否"禁忌"，还要看大环境。

国外患者与医师间的诚信，是使医师能从病情出发，do what is the best for the patient，家属不会有什么异议，结果不好，家属也理解（当然玩忽职守的，哪里都不行）。我想，很多大家遇到的"禁忌"，实际上都是"顾虑"。

baofanyuzhi：

大部分医院达不到他们的水平，我们得现实点。

雪飘飘：

医学的发展不断扩展了临床麻醉工作的需求，一些门诊检查和治疗的麻醉病例不断增多，他们有禁忌吗？

暗页_1227：

网友们：千万不要断章取义，于老师说的是：当你有能力控制并保持患者的所有可监测到的指标都在正常范围内时，你就有胆量说麻醉无禁忌！呵呵！

风中飞尘：

美国没有战争禁忌，想打谁就打谁；我们什么都是禁忌，武器都卖进家门了。实力啊！

地球上谁敢给夏威夷卖64亿武器？

月之父：

＜临床麻醉的观念碰撞（上）＞之思考

于布为教授在2005年全国麻醉年会上提出的都是我们日常熟视而思考较少的问题，虽不能谓之理念如何新颖高深，但在临床工作中涉及面之广，思考之深刻，提议之大胆，仍值得我们反思。于教授在文中也希望能达到抛砖引玉、活跃学术争鸣氛围的目的，本人愿意响应号召。

一、麻醉前需要术前准备吗？

合并内科疾病的外科手术患者术前接受内科会诊，由内科提出围术期（而不是麻醉期间）的治疗建议，是运行多年的医院工作模式，这种模式在现代医疗体系中是否合理，效果是否最佳，国内肯定无人研究并作出明确回答。

是否这些患者在术前免除正规的内科治疗，可以不增加麻醉的风险？可以不增加术后相关并发症的发生率，并且不增加由此带来的医疗费用及住院时间？国外有少量研究做了相关研究却没有形成定论，也没有依此形成工作指南。相反，一些术前的内科治疗，如冠心病患者术前开始应用β-阻滞剂和糖尿病患者术前的胰岛素治疗调整，已经被证实有利于围术期的管理。既然如此，麻醉医师希望患者在接受手术麻醉之前处于合理的内科治疗状态，未尝不合理。

在实践中经常发生的问题是两类：

（1）麻醉医师在术前一天访视中针对此类患者与外科系统产生了矛盾，接下来的结果确实是经常拖延时间去找内科医师会诊治疗，或延迟手术或取消手术，如果有双赢这个概念，那这种局面只能称之为"双输"。

（2）内科会诊的滥用。如果很多低危的情况术前内科会诊治疗确实无助于麻醉中或手术后的管理（如不伴器质性心脏疾病的一些心律失常），或内科也无有效治疗方法降低围手术期风险（如既往脑梗），那么这时请会诊可以说是滥用会诊。

传统模式是由外科医师首先来决定术前是否请内科会诊治疗，然后是麻醉医师对患者进行术前评估，如果由此产生了矛盾，那么是否存在工作运行程序的不合理呢？现代社会逐渐步入老龄社会，各种内科疾病发病率日益升高，同时外科手术量不断激增和手术类型飞速扩展。相对于麻醉医师经常接触并处理内科问题，外科医师确实表现出针对手术患者的内科问题的认识局限性，或滥用会诊，或对真正的风险不能预见，或不能正确理解内科会诊提出的治疗建议而事倍功半。参照国外麻醉门诊的工作模式,是否我们也应该建立麻醉医师的首次会诊制度(即使没有建立麻醉门诊),即由麻醉医师在第一时间来评估此类患者,由麻醉医师决定其术前是否接受内科会诊治疗,并向患者和家属详细介绍存在的风险及麻醉医师将采取的措施,从另一个角度来看,此举也正为麻醉医师创造了一个与患者接触交流的平台,有利于患者了解、重视麻醉工作。

那么,假设针对某一特定内科疾病,麻醉科医师们对其术前的内科会诊治疗与否会统一吗?答案很有可能是否定的。在不同的医院,不同的麻醉科,不同的麻醉医师可能对同一个病例都会有不同的术前处理方式,为什么?因为其实涉及具体病例,我们并没有可以参照的工作指南可以遵循。解决的方法可能是需要各麻醉科依照自己科的具体技术水平,在考虑自己医院内科和 ICU 的具体情况下,制定适合本院的术前策略指南,然后与内外科共同做好此项工作。

下面以摘自 ASA2005 年会某文中的一个问题结束这个话题:

Can we develop a system for preoperatively evaluation that utilizes the expertise of anesthesiologists, surgeons, and internist to deliver high quality, cost conscious, and efficient patient preparation for surgery?

二、对预计气管插管困难者,是选择清醒插管还是快速诱导气管插管?

清醒还是用药?这是个问题。

对预计气管插管困难的患者,麻醉医师确实要问自己这个问题。根据原文,相信于教授所指的清醒气管插管是表麻后经口用喉镜明视插管。虽然有很多麻醉前预计困难者在静脉快速诱导下较顺利直接明视下插入,但也应该看到这种情况下插入导管确实存在不同程度的气道损伤,更应该看到其中也有因无法插入而气管切开甚至更严重的后果。

现在的麻醉医师可用于此类患者的技术方法和特殊器械较过去更为丰富,如喉罩、联合导气管和光导纤维喉镜等技术,可最大限度地有效避免恶性事故的发生,但由于各地区医院技术水平和经济状况的不同,各麻醉科都配备这些设备还不现实,显然不能保证都能快速有效地处理真正的气道困难。即使在条件好的麻醉科,由于手术室的楼层分离甚至手术室的分散在这些医院较为普遍,也难保证在较短的时间里获得需要的设备支持。

ASA 制定的困难气道处理指南仍然是我们所要遵循的原则,清醒插管在其中占重要地位,我们能舍弃它吗?真正的气管插管失败导致无法通气、心搏停止者罕见(原文),可依作者理解,指南就是针对极端的小概率事件而制定的,不知大家如何理解这一问题?

还有一个重要问题是:气道困难所包含的两个方面是插管困难和通气困难,而它们的麻醉前诊断至今依然困扰着麻醉医师,虽经众多研究确定了多种危险因素,但从诊断试验的角度来看,它们的敏感度和特异度仍不令人满意,如果说单纯插管困难还可以为麻醉医师所接受(其实麻醉医师经常不得不无奈地接受),可插管困难合并通气困难则是灾难性的,最不幸的是通气困难在麻醉前更难预测,我们如何面对?虽然于教授在文中不是直接谈论此问题,可引申开去,就无法绕开这一问题。作者认为,这一问题显然现阶段无解,鉴于此,是否应该将所有具有高危因素的气道都设想为潜在的通气困难并予以准备和处理呢?

原文中还提到:清醒插管作为一种方法去训练住院医师是有必要的,但实际使用机会不多,实用价值不大。本人难以理解的是如果实践中不推荐用,那如何让住院医师去训练,训练的意义又何在?

三、全身麻醉气管插管时,使用去极化肌肉松弛药还是非去极化肌肉松弛药?

于教授认为非去极化肌肉松弛药终究会取代去极化肌肉松弛药用于气管插管,相信大多数麻醉医师(包括本人)都会同意,因为琥珀胆碱确实不良反应很多,不能算理想的肌松药。其优缺点在此不再赘述,但其存在毕竟仍有合理性,相信近期内仍将得到广泛使用,问题在于如果在应用中无视其不良反应,则不合理性更为突出。预注小剂量非去极化肌肉松弛药可以解决琥珀胆碱大部分的不良反应,包括避免胃内压、眼内压和颅内压的升高和消除肌颤,在小儿和重复应用的情况下,预注阿托品以防心率减慢应得到提倡。如果一个麻醉医师决定用琥珀胆碱,就应该避免这些本可以避免的不良反应。如果加强术后的随访,就会发现即使是全身肌肉酸痛也会使患者难以忍受。

在 ASA 困难气道处理原则中,使患者恢复清醒和自主通气状态占据重要地位,如果用非去极化肌肉松弛药,显然不能做到。在可疑气道困难的情况下,权衡利弊,可能麻醉医师更会选择在充分吸氧去氮的基础上应用琥珀胆碱(如果麻醉医师已决定用快速静脉诱导法建立人工气道)。

与箭毒时代相比,现今的非去极化肌肉松弛药更为安全并具有较快的起效时间,在临床也越来越广泛地应用于诱导插管,作者认为:在气道评估安全的前提下,应以非去极化肌肉松弛药为主来实施插管,并且对起效略慢的非去极化肌肉松弛药可采用预注法加快起效。

四、结语

以上问题的讨论,其目的应促成统一观点,形成工作指南,使广大麻醉医师在临床实践中有所遵循,而不是各有各的"个人经验",实践证明"个人经验"是危险的,尤其在困难气道等问题的处理方面。换句话说,麻醉工作需要"法制建设"。中国的麻醉医师是照搬 ASA,还是由我们自己制定适合国情的麻醉工作指南? 希望中华麻醉学会或地区的麻醉学会能给出答案。

以上本人是 2005 年写的,百家争鸣!

luzheng85:

妇产科主任问:"患者麻醉能做吗? 是禁忌吧?"麻醉医师回答:"你让患者等死吗?"

17 年前,国外工作经历:在家 24h-standby 值班,清晨不到 6 点电话把我叫醒,医院 Operator 告知产科急会诊,医院车马上就到。20 分钟赶到产科病房,妇产科主任已焦急地在等待,带我到一病床前说:昨晚午夜入院的 39 岁孕 34 周极重度子痫患者,高血压很难控制,一直持续在 200/120mmHg 左右,全身水肿,重度蛋白尿,由于患者入院前后一直处于抽搐持续状态,意识早已消失,反复抽搐时把舌头和嘴唇咬得血肉模糊,血常规三项全低,血小板才 4 万多;观察患者俯卧位、头偏向一侧,呼之不应,双瞳孔等大,压眶无反应,面罩吸氧呼吸尚可(当时 SpO_2 尚未普及),血压高、心率快,幸运的是胎心尚可;静脉输液含有肼苯达嗪降压,苯妥英钠、安定止抽,但对症控制效果并不理想。请我来的目的是:怎么办? 提出术前准备方案? 帮忙控制病情,不然,你们能麻醉吗? 他们已尽了所有努力(包括内科会诊),已无能为力! 因为,通常他们有了急诊手术,从不叫我们会诊,按常规即可,电话通知车接我到医院后直接进手术室,患者早已在手术台上,巡回和洗手护士已到位,我进屋开放静脉、放监护、抽药、给药 10 分钟内搞定全麻诱导(有麻醉助手准备器械和机器)。妇产科主任以怀疑的口吻对我说:准备了一夜仍如此,你能麻醉吗? 我们还能做什么? 我反问:因为麻醉你就让患者等死吗? 我们都清楚,不尽早终止妊娠,子痫患者能根本解决抽搐? 能有效控制高血压、蛋白尿、水肿以及凝血问题吗? 能给胎儿一线存活的机会吗? 此时,没有能不能麻醉的问题,时间就是(两个人的)生命!!! 产科与家属沟通后,患者很快被拉入手术室(这次是后从家里请手术室护士小姐们),在全麻下剖腹产;麻醉诱导采用 2.5% SP + Scoline,由于患者很胖、颈短、口舌被咬得血肉模糊,水肿,气管插管第二次才成功,麻醉维持吸入笑气和氟烷,胎儿娩出再用芬太尼肌松剂,术毕患者未醒进入 ICU;产出一 2000 克女婴,经抢救存活;母亲术后高血压控制仍不理想(在高位),因内科医师主持术后治疗,说什么患者术前已"适应"高血压,不宜积极"过度"降压,实际血压始终控制在(160～180)/(100～110)mmHg水平;患者术后一周后才先后清醒并拔除气管导管,但发现一侧肢体麻痹(脑出血,因低凝、高血压),两周后好转,但另一侧又出现类似问题(因血压仍不稳定),总之,终于术后两月后基本痊愈出院,无"后遗症";皆大欢喜,在当地可算创造奇迹。遗憾的是:又半年后,原主管治疗内科医师告诉我,他在急诊又接诊了这个患者,急性肾衰竭,并很快不治死亡! 说明什么问题? 围术期忽略了肾功能的保护,沉痛教训!!!

仅补充 Rokosawa 兄此一实例,供大家思考"麻醉有无禁忌"!

bird6550475:

没有太多的话,只是一场文字游戏,就如理想的麻醉药一样,理想就如梦想,很美妙,但实现梦想就很残酷。

consultantNo1:

跟着于教授的玉抛砖,跟着月老的汉白玉抛石头,以活跃丁香园学术争鸣氛围,引出更多的金玉。

麻醉需要术前准备吗? 如果不用,可建议中文(英文人家肯定不同意,中国特色)麻醉学著作都删掉麻醉前准备和用药章节! 不会有人同意,于教授更是不会,因为他"麻醉无禁忌"的前提就是必要的麻醉前准备。

关键是由谁来准备,麻醉医师吗? 还有谁? 外科医生? 外科医师只能常规准备(尽管他们轮转过麻醉科和 SICU,但他们对重危患者麻醉又知道多少?),只能应付你别停他手术。内科医师吗? 他们对手术能知道多少? 手术步骤本身和生理改变会如何? 绝对文盲! 内科医师对麻醉知道什么? 什么是手术刺激的应激反应? 麻醉怎么能解决问题,而且维持生命体征平稳? 他们更是文盲,看咱们做麻醉他们更多的是看热闹! 内科对循环的控制、容量治疗与麻醉科更是南辕北辙,添乱! 呼吸治疗他们更"业余"! 复苏如何? 意外事件复苏没一个科室能达到麻醉科水平! 汶川地震现场抢救如果有足够"专业化"的麻醉医师,创伤抢救成功率提高何止 50%。因此,麻醉前准备必须由麻醉医师来进行,尤其重危、大手术患者以及水平不高的外科医师(你水平再高,没好的、合作的外科医师,你敢做重危患者?),同时有好的团队(内、外科,ICU),相互尊重、合作的团队。合作的好外科医生有 VIP 会找你帮忙,内科医师会更佩服你,传你佳名。日常麻醉准备不说(给外科强制性常规),急诊手术肯定难达要求,怎么办? 接到急诊手术电话通知,在初步了解情况后如果心里没底(有拿不准情况),千万不要同意患者直推手术室,亲自去看一眼"术前准备详情";例如一位 70 多岁化脓性胆管炎患者,伴随糖尿病、高血压甚至冠心病(其实 70 多岁老人潜在冠心病可达 50%～70%,只不过无症状罢了,更何况有重感染和急腹症)、COPD,厉害吗? 急诊时如何评估? 第一,急腹症发作时间,感染严重度,是否达休克,外科诊断明确吗?(需要学习点外科知识,麻醉医师应是多半个外科医师)别一进肚子不是胆管炎,就是胃穿孔、肠梗阻或肿瘤做不了再关腹,这样就要了患者命了。如果麻醉师懂半个外科(术前诊断和准备),那他们瞒不了你! 手术要做什么? 做到什么程度? 可以对他们提出要求(讨价还价),尽快手术解决患者外科问题! 不要弄两个住院医上去应付,解决不了再找主治医、副主任医、主任(时间就是生命)! 丑话说在前头,不要出问题后扯皮! 糖尿病患者应激时变化很大,不要相信既往任何结果,测一个即时的应很快,以决定围术期是否该用、如何用胰岛素;高血压应了解患者最适血压、最高血压和伴随症状,高血压快心率不可怕,β阻滞剂为最佳选择,小剂量开始心率低于 100 次/分即可,血压仍高辅以降压药降到最适高限即可,注意给麻醉诱导留点降压空间(麻醉药很少有不降压的);快心率、低血压是最危险的,可以说是容量失代偿心衰体征,用快速输液 250～500ml 不难鉴别(建议用乳林,因为胶体进去如果是心衰可出不来了),如血压稳定心率下降肯定是容量问题(可能比 CVP 都准),心衰就要小心了,可以洋地黄强心治疗、慎(免)用抑制循环的麻醉药,此时,如果用 β 阻滞剂降心率会立刻杀了患者;此循环问题(休克)往往是重症感染引起,手术不赶快开始解除引流梗阻胆管,感染休克不可能纠正,延误时机、死人,是外科责任吗? 他赖你麻醉(如果你拒绝)也不无道理! 他手术做不好,诊断失误(你提醒过他),咎由自取! 以上有关高血压、循环、休克的纠正和介入最好在手术间进行,抢救设备、药物齐全;若在病房进行而出了问题,担不起那责任! 总之,心功能的简单评估,几句话(活动能力、能否平卧),观察体征(呼吸窘迫、颈静脉怒张、下肢水肿),听听呼吸音、心音甚至亲自量个血压,不耽误时间吧;凝血来不及查,全麻就是了;胸片没有听听、叩叩,行吗? ECG 没有,监护导联也能凑合,关键是肝肾功能,没办法时就当患者肝肾功能不好处理就是了(免用影响药);电解质、血气等内环境指标最重要(等结果应很快,更是外科常规准备项目)。总之,以上必要的准备容易吧? 快吧? 在基层医院如何? 肯定没问题! 就是 20 年前在国内大医院也不过如此,这些是当时麻醉医师最基本术前准备技能、思路。有不能麻醉的患者吗? 不敢说,为什么? 不光要有必需的术前准备和评估,更重要的是一个医院的综合实力,内外妇儿、麻醉科及手术相关科室的综合能力,合作精神,一个医院的良好工作氛围、优良院风,你科里风气好、能力强,哪个合作科室不对你刮目相看,各尽其责!

20～30 年前,就有"没有不能麻醉的患者"一说,当时什么条件? 袖带血压、摸颞动脉、手捏皮球,ECG 是各手术间麻醉医师抢的奢侈品,敢有此提法,何等勇气和治病救人的责任感! 能不受外科医师尊重、医院重视吗?

问题是,麻醉界谁有勇气提出"零麻醉死亡率"? 这应是麻醉界为之努力方向! 麻醉本身就是幕后英雄,几十年如一日,只争朝夕!

于布为:

战友功力深厚啊!"零麻醉死亡率",这应是麻醉界为之努力的方向! 佩服!! 学习了!! 添一句:一个麻醉医师如果没有深厚和扎实的、正确的理论基础,一切技巧和经验都是无本之木,也很难从"匠"升华到"师"的水平!

原本应去美国出席 ASA 年会,但恰逢上海市教委组织全市重点学科申报,我们交通大学麻醉学科虽然底气不那么足,毕竟也是一次检验我们多年学科发展成绩的机会,便留了下来。下午通过学校初评,下周还要到市里去打擂台,与理、工、农、医各科去拼,但愿能幸运过关,也为麻醉学科发展添一喜事。

饭后关注三明事件的进一步发展,可惜除了院长撤职,并无事实真相的披露。遂浏览丁香园,见一讨论,是关于我在几次学术会议上所做"论麻醉无禁忌"。众网友言辞激烈,反对者居多。反复思考多时,还是决定回应几句。反正在网上大家都是战友,如有言辞不妥之处,也望众战友海涵。

(1)我看了很多网友的帖子,感觉多数人既没有当场听过我的课,也没有认真读一下战友在网上转的我讲稿的帖子,便揪住"麻醉无禁忌"大做文章。甚至把＊　＊　＊时的笔风也拿了出来。我以为不妥。有不同的观点是非常正常的,但扯远了就不太好了。人身攻击就更没必要了。

(2)诚如有些网友所云,很多老教授在很多年以前就在不同的场合表示过类似的观点(如帖子中提到的几位上海非常著名的老教授),只是没有像我这样专门来讨论这个问题而已。我在数年前就想讲这件事,甚至在十几年前就曾专门写过一篇文章投到临床麻醉学杂志,大意是说麻醉根本没有什么意外,出事情的都是各种失误而已。当时的主编李德馨教授亲笔回信,同意我的观点,但他认为,麻醉还是一个新兴的学科,如果过早地讲这类的问题,对保护基层麻醉医师不利。此事作罢。但回过头来看,可能当时如果发表我的文章,也许会对麻醉学科的发展更为有利。我的意思是说,如果我们不是用"麻醉意外"这块遮羞布来遮丑,而是对每一例发生的事件都来认真讨论,不断改进我们的工作流程、麻醉设备和技术,以及完善各类规章制度,我们的现状也许不是目前这个状态。我之所以选择在今年讲,是我感觉中国麻醉学已经非常进步了,我在10年前讲的"理想麻醉状态",当年极力反对的人也把它做进自己的PPT了,于是就把"麻醉无禁忌"也讲了出来,没想到还是早了一些。那就再慢慢地等下一个10年吧。中国的习惯势力是非常强大的,有些现象可能大家都知道不合理,但慑于各种压力,也就睁眼闭眼。希望网友闲暇时重读一下"皇帝的新衣",聪明者当会会心一笑的。

(3)我在11年前初到瑞金医院时,麻醉科的条件未必比现在的基层医院好多少。当时22个手术间,只有12台麻醉机,监护仪也不是每个手术间都有。但通过向医院领导游说,麻醉设备在2年内逐步得到了完善。我知道基层医院经济状况肯定不如上海或北京,但每年或每两年添置一套麻醉监护设备,应该还是有这个能力的。积极游说医院领导,改善麻醉科的工作条件,应该是每个麻醉科主任的职责之一。不思进取,得过且过,不愿接受新的技术,不愿积极改善工作条件,那也只好永远怨天尤人了。

(4)转变思路,是我讲的主要意思。我们很多医师说,麻醉有禁忌,不能做。那么患者怎么办?患者家属怎么办?外科疾病不手术解决,那不是让患者回家等死?你这里不做,他自动出院,换到另一家,也不做?这样就是对患者的生命负责?那不过是转移矛盾罢了。把烫手的山芋传给别人罢了。患者回家死了,你的责任是没有了,可是我们真的心安吗?这样的处理,一定比为患者麻醉,而患者又因为麻醉或手术而去世或手术后去世更正确、更高尚、更有道德吗?医学要进步,靠什么来进步?靠说我不能做这件事就进步了?医学的进步永远是通过挑战现状、挑战禁区来获得突破的。你不愿去做,可以,但你不能摆开一副架势,通过漫骂或嘲讽,来打击想挑战、想获得新的突破的人。有网友说,我的意思是世界不会死人了。我不知道他是怎么想到这上面来的。人总是要死的,但既有寿终正寝的,也有各种意外早逝的,更有众多因病而短于正常寿命去世的。医学的目的,就是通过救死扶伤,使大多数的人能够活到正常或接近正常的寿命。这是我们一直这样认为的,或者说是我们一直被这样教育的。我们努力去挑战现状,本身就是为了推动医学的进步。可是我们不要忘了,哲学还有一个命题:"医学的进步是对社会的反动"。有人说这是希特勒的理论。我没有查过。可是这个命题是个真命题。医学的进步,使得罹患各种先天性显性遗传疾病的患儿得到救治,他们长大成人,再娶妻生子,就把致病基因传给下一代。而在古代斯巴达人那里,新生儿出生后要先在外露宿一夜,活下来的继续抚养,先天不足的自然淘汰。从生物学或"纯科学"的角度,斯巴达人的做法是否更正确?是否有些类似我们某些麻醉医师的做法?医学的进步使得人类的预期寿命大大延长,可是延长的寿命,并没有带来年轻健壮的体魄、精力充沛的体能、睿智无比的头脑,反而是逐步成为社会的负担。大量老年人希望继续工作,可是社会能提供的工作岗位是有限的。老年人继续工作,就意味着年轻人失业增加。而医学进步所带给社会的,是更多的对社会逐步失去贡献能力而逐渐变为要社会负担的人。我们如何处理这类问题呢?我们思考过这个问题对麻醉这个专业有什么影响吗?

我讲转变思路,特别要强调一点,那就是很多医师或主任说,我们学美国,搞规范化,就是为了避免那1/200000的发生率。如果照你说的那样,万一出了事怎么办?我的思路与他们完全相反,既然承认有麻醉不幸事件的发生(请允许我随意杜撰一词,因为麻醉意外这个词儿在这两天有点儿犯忌讳),很多情况下又是不可避免的,那我们就努力去想办法预防它、解决它,使得事件不会发生,或者发生后通过找出问题所在,使得类似的问题不会再发生。这就是质量控制的做法。反复循环,反复积累,反复改进,最终使麻醉越来越安全。但麻醉永远不可能做到零死亡。这也就意味着这样一个循环反复的过程会不断往复。所以我讲麻醉无禁忌,前提条件摆在那里,不代表麻醉无死亡,更不代表瑞金医院麻醉科无死亡病例。人的失误是永远存在的。但这种原因引起的死亡,和我说的不是一回事。希望网友们也能区别这一点。我对我的研究生们经常讲,要抽时间读一点中外的经典。一个医师,除了爱心、仁心、医术外,最重要的恐怕是正确的思路了。有足够空闲时间的网友可以读一读公孙龙的"白马非马",中国历来把他归为诡辩家,其实不然。他把"马"这个抽象概念和"白马""黄马"这些具象概念做了很好的阐述。其他如庄子的《逍遥游》,还有谁(原谅我忘了)的《鱼之乐》,都是非常有意思的。可以有效避免在今后的讨论中发生南辕北辙的事。

讲转变思路,我还要提一下美国的指南。我们很多专家将其奉为经典,大有言必称希腊之气势,可惜毛主席在 N 多年前就讲过他们了,拉大旗做虎皮,包着自己,吓唬别人而已。美国人讲的就一定对吗?还有那个循证医学、荟萃分析,沸沸扬扬,好像搞个扬州炒饭就一定比单炒个小炒好吃?再如网友讲我在广州讲困难气管插管,折腾 2 个小时终于成功,所以天下没有于布为插不进的管,似乎我在那里自鸣得意、自吹自擂。我就讲了这么一点儿吗?别的都没有听到吗?坦率地说,我经常会碰到一下插不进的患者,换用多种方法才成功。一头汗的时候也是有的。重要的是要掌握多种有效方法,保证正常通气。正是因为使用的是非去极化肌松药,你才可能保证长时间地插管。我前两天听了古妙宁主任关于将气管插管这样在过去认为是一个非常紧迫的"点"的概念转化为从容不迫的"时间窗"的概念,非常受启发。可以认为是对于使用非去级化肌肉松弛药进行气管插管的最佳解读。此外,有兴趣的网友可以去找北京整形医院的邓晓明主任,或是薛富善教授,看看他们现在对困难气管插管的患者还用琥珀胆碱吗?还用清醒插管吗?他们可是天天对付困难插管的独特单位呀。

(5)关于"艺高人胆大,胆大艺更高":这是我在上海某年年会上所做病例讨论时说的一句话。或者正确地说,是我引用的中国的一句老话。麻醉工作中有很多操作性的东西,基本类似艺人要把式。这句话用在这类操作时是很贴切的。再举困难气管插管,同样一个患者,碰到技术熟练、经验丰富的(或者说悟性好的)人,一下就插进去了,也就没有什么困难可言。而换一个不熟练的人,可能就会搞得一团糟,最后演变成一个困难气管插管病例。这没什么可非议的。只不过是在讲技术、心理、信心与成功之间的关系罢了。但有人一定引申出"无知更胆大",且在全国到处讲,我只有无语。

(6)关于"三个层次":我在数年前曾为上海一位教授所写的书作序,其中提到麻醉医师的三个发展阶段:早期是操练为主的阶段,学习掌握各种操作技术,同时积累临床经验。到了主治医师阶段,则主要是发展预警能力和科研能力。而到了教授阶段,就不能只是抄书,而应该发展自己的理论,建立自己的体系。这是我的认识。至于说三个层次,我不大相信一个没有多少临床麻醉经验、遇事还要打电话求教的人,会全面认识三个层次。一个麻醉阶段都没有做好的人,会把麻醉后阶段的事情做好,也是令人佩服的。至于说今后可以通过每个人的基因谱,就可以按图索骥,看人下菜碟,把麻醉做好,不是不可以,但可能更为遥远了点儿。毕竟基因图谱和不同发育阶段的表型之间还是有很大差别的。

一路写下来,回头一看,像个怨妇。唉,谁都是愿意吃马屁的。我也不能免俗。就此打住。

月之父:

哈哈!于老师终于发话了!先向他问个好,毕竟是当年投了我一票让我毕业的嘛!如果投个反对票,估计我现在是民工了。

我得承认,虽然他不是我的导师,但是正因为看了他那篇《临床麻醉的观念碰撞(上)》一文,使我在思维上有了新的认识,也对写这类阐述自己新想法的文体有了一个概念,所以后来才有不断的文章出来。再加上我本来也不是喜好循规蹈矩之人，与别人的思想一致是我自己不能忍受的。再一次向他致敬！

就拿气道困难来说，可以肯定各家先进的麻醉科在现在丰富的条件下，其处理有了极大的发展，但是，让广大的临床医师到底是按照新思维新技术行事呢？还是按照 ASA 指南？如果我们国家没有指南，似乎只有按照 ASA 的了，要不然发生了问题以什么为依据论理呢？

"讲转变思路，我还要提一下美国的指南。我们很多专家将其奉为经典，大有言必称希腊之气势，可惜毛主席在 N 多年前就讲过他们了，拉大旗做虎皮，包着自己，吓唬别人而已。美国人讲的就一定对吗？"于老显然是爱国和不服输的。可是我们看着米勒的书，用的是外国药，应用的麻醉机都是……其他太多就不说了。让我们跟谁学？我也不服老外，可是现阶段看来还是得先跟着学好他们的规范，再图发展。

有些医院麻醉科能做到的事情肯定不是大多数医院现在就能做的，他的话的意思可能也没让大家跟着学吧？就是抒发一下自己的情怀而以，当然相信他会完善补充，希望最后大家都接受。

于布为：

luzheng85，给您提个醒，我们这把年纪的人是 1970 年就参加工作（当兵）的，你不会认为现在的贫困县医院的麻醉设备连那个年代都不如吧？

我是从乙醚开放点滴做胃大部切除开始学麻醉的（1974 年）。每天晚饭都是吃了就吐；是耳朵里塞着听诊器，手里捏着血压表的打气球监测患者生命体征的；是腰麻/硬膜外时给患者的鼻头上贴个棉花毛看呼吸的。我就是这样开始走上麻醉之路的，怎么你做过，其他人就连 5 天都待不下来呢？还要让别人到贫困县去工作 5 年？我在考上研究生以前，在部队医院工作近 10 年，每年都要野营拉练，到农村卫生室做手术，用一个小蒸汽锅消毒器具，那设备更简陋，我们可没时间去考虑什么麻醉禁忌，当然，到农村做的手术不会太大，但老乡肠梗阻的手术也是做过的，写下这些，不知是否回答了你的问题？我那个部队医院可能比县医院高上一级吧，但肯定不是医学院附属医院，我接受的也肯定不是规范化的培训。可是，在那个年代，又有几个接受的是规范化的培训呢？甚至回溯到 20 世纪五六十年代，现在已退休的那些麻醉界元老们。他（她）们接受的是规范化培训吗？那些年代是隔三岔五地就要玩儿两个麻醉意外吗？最后再提醒您一下，哪怕你自认为是泱泱大国中人才辈出的可畏后生，也不要动不动就想让别人到什么贫困县去发配 5 年。"己所不欲，勿施于人"。

于布为：

（1）如果完全参照 ASA 指南来做，可患者还是出事了，怎么办？按此次三明事件所披露的只言片语，他们完全按照规范做的，且所有用药都是大家每天的常用药，可还是死了 4 位患者（默哀）。又怎么办？

（2）您读 Miller 的书就不去思考吗？全盘接受吗？您是否忘了"条条大路通罗马"这句话？麻醉只有 Miller 书上的一种或几种方法吗？

（3）我之所以讲一些观点，都是我通过自身实践，或是在瑞金的实践所得来的体会或总结。之所以讲出来，就是我从没有把自己放在什么权威的立场上。我只是认为，我可以做到，瑞金麻醉科的年轻人可以做到，全国很多单位的同道们可以做到，那么其他单位的同道也是可以做到的。我已在不同的场合讲过多次，我是从基层医院走上来的。我是从捏皮球、量血压、鼻子上贴棉花毛的时代走过来的。我也讲了我刚到瑞金医院工作时的窘态，讲到我们经过多年的努力，才走到今天。我的帖子中也有很多我认为是很有见地的观点，如古妙宁教授的时间窗概念，怎么你们就不去想一想它有没有道理呢？我不认同某些战友那么激愤的情绪。你有这么高温度的一腔热血，为什么不去用来改善你的工作环境呢？为什么不去更多地思考一下呢？当然这些不是说月战友，但月面温度受日照影响，表面温差极大（摘自神七新闻稿），再开一玩笑，OK？

月之父：

还真没想到于老再次发话呢！许久不见，祝快乐！

我也不会只看 Miller 啊，很多很专题性的东西不是教科书能看到的，只有看专题文献。问题在于你们作为麻醉界的领头人，不积极致力于建立中国的临床指南，那让我们以什么为准绳呢？那只好以 ASA 的了。或许您说不需要指南性的东西来指导临床，可是在一个标准化的世界，麻醉学科能幸免于标准之外吗？麻醉是科学还是艺术？就算是混合体，也是以科学为基础的，个人的艺术是次要的，那还是得以规范和标准严格要求吧？

如果完全参照 ASA 指南来做，可患者还是出事了……那打官司的时候起码能说自己按规范做事情了啊！如果打官司的时候说自己完全与 ASA 规范反着做估计更没好下场，哈哈！

三明的事情显然还不清楚，您不相信所谓的意外，我也不相信。如果没有您所说的刑事原因，我更不相信在那样的医院会怎么样的规范，这个就不谈了吧？事件结果都不清楚嘛！

确实林子大了什么鸟都有，针对专业的问题请不要太激愤，希望广大战友说话请三思。

月之父：

通气困难预知现今"无解"，非也！实际很容易：把可能的通气困难定为快速诱导插管的"禁忌证"就是了，而且是绝对禁忌证，怎么可能？原因多了，口鼻腔畸形、重症鼻息肉、巨舌、巨大扁桃腺、鼾症、巨肥胖短颈、巨大甲状腺肿、声门上下肿瘤、头面颈外伤等等影响上呼吸道内外受压可能患者，更别提气管异物，在这些可能时有无快诱没事的，肯定有，但下次可能就没那么幸运了！真要"麻醉意外"了！因此，可能发生是"相对"，但是，真发生通气困难就是绝对的生命危险！

把你说的那些都预先作为通气困难处理？打击面广了点吧？

某 30 岁壮汉、因鼻息肉手术需全麻，在硫贲托钠和 SCOLINE 诱导下插管，给药后辅助呼吸即通气困难，气体几乎无交换，眼见患者 SpO_2 降低＜90％颜色变紫，时间持续约 3min，血压升高、后降，心率 50—30—20 次/分，几乎停止；麻醉医师突然醒悟做了一项处理，患者立刻转危为安！什么处理，猜猜？？猜一下：患者是因为 SP＋SCOLINE 使用后出现通气困难，问题出在气道梗阻，喉痉挛不予考虑，已经危险万分，托下颌一定是非常有经验的老师在做了，那么梗阻的原因？

（1）壮汉（肥胖？），肌松后舌根后坠，气道受阻。

（2）鼻息肉太大？经鼻通气困难？处理：打开口腔通气，仍然不能上个原始的口咽通气道，还是不行，来个先进的 LMA？最直接快速的：环甲膜穿刺，下一个患者也这样做的。

清醒插管作为一种方法去训练住院医师是肯定必要，不管实际使用机会多不多，非常重要！能救患者命啊！好像国内有个顶级军队医院，全麻时，常规就是"慢诱清醒"插管，非常经典、便捷！

301 医院完善了清醒插管，值得借鉴，但是我听很多人说他们常规每位患者都这样插管，这我就不敢苟同了。

什么叫慢诱导？清醒插管叫慢诱导？我是只知道快速静脉诱导的，也没见到慢诱导这个概念的介绍，似乎有的人把清醒（或在神经安定镇痛下）插管叫慢诱导，而另一些人把用斯克林诱导叫快诱导，非去极化药诱导叫慢诱导，我的理解可能是相对于静脉快速诱导吸入麻醉气体一步步到所需要的麻醉深度叫慢诱导，孰是孰非？诱导者，以应用药物达到能插入气管导管的过程也！

这两个例子,第一个一般情况下是鼻的堵塞引起的,那只好把口咽这条路搞得再通畅些,口咽通气道可以选择,实在不行把喉镜片放进去? 我是不会这样做的,哈哈,也是因为有人这么干过,成功,很得意。第二个的呼吸道突然梗阻看似与麻醉无直接关系,按这样的情况他也不该是就这时候会突然梗阻,平时很可能也发生过,那似乎选择先插管也不妥当啊? 原因为肿物位置改变至声门下? 后反向压力变化使之复位?

雪飘飘:

清醒应该不能等同于镇静镇痛吧?

consultantNo1:

所谓"清醒"(引号)的确不是完全清醒,谁愿意在这种状态下被插管,尽管有"表麻",痛苦、恐怖、受刺激,更强烈点,不人道。现在很多胃肠镜都在 monitored anesthetic care 下进行,更何况我们常规的全麻了,必须在镇静、镇痛辅助下完成,这一过程肯定不会像硫贲妥钠、异丙酚那样快捷,自然是"慢诱了"。这是我的理解,供讨论。

Sbnkmaz:

consultantNo1 写道,

"非常对,巨大鼻息肉阻塞了鼻咽腔,肌松后加重使通气不能! 我们知道,面罩通气时,正压通气是经鼻腔进气的,口唇一般是闭合的;很简单,放一个口咽通气道,患者立刻转危为安;无任何后续问题,仅苏醒期短时少许躁动。因此,口咽通气道在所有全麻诱导患者均应备好,哪怕是'容易'的插管"。

感谢支持!

我对住院医生,尤其是女同志,要求是诱导时候常规准备一个口咽通气道和一个鼻咽通气道在手边。

cynthia800324:

我觉得单独讨论这个问题太孤立了,事实上,这个问题并不是孤立的,受许多因素的影响。举例:我院的一位冠心病患者,以"便血6个月余"为主诉入院,诊断:直肠癌。既往史:一年前因"冠心病"在外院行心脏搭桥手术,入院后在我院行冠脉造影,左冠三支搭桥血管全部阻塞,右冠两支,一支尚通畅,一支部分阻塞。患者由于知道了这项检查结果,考虑自己便血、癌症的问题无法解决,郁郁不能终日,频繁地发作心绞痛,饮食也非常差,体重一周下降3公斤。外科医师告诉他们,病变尚属于早期,如能行手术治疗,预后较佳,患者用非常急切、渴望的心情,期盼着这次手术,患者家属决心非常大,术前反复与我们沟通,要求手术。

我们的做法是:

(1)与患者进行沟通,消除紧张焦虑的心情,积极配合治疗,改善营养状况。

(2)与家属进行沟通,将术中预计可能发生的问题与结果向患者家属进行详细的交代,充分尊重他们的意见,并获得他们的理解。

(3)与外科医师进行交流,考虑各方面的因素,达成统一的围术期治疗方案。

(4)手术前进行全科讨论,集思广益,群策群力。

(5)与 SICU 形成统一的术前、术中、术后治疗体系。

最终决定手术,这个患者知道自己能手术后,心情一下开朗了,通过术前扩冠治疗,营养状况、心绞痛得到了明显的改善。术中尽最大力量确保心脏氧供、氧需的平衡,术后在 SICU 行扩冠、严格控制入液量等治疗以及其他外科治疗。患者平稳度过了围手术期,目前已康复出院。

所以,我认为禁忌或不禁忌这个问题,不能单纯由麻醉医师来考虑,外科医师、患者本人、患者家属等多方面的因素都在对事件的发展起着推动的作用。在医患关系日趋紧张的今天,三明市的事件将麻醉医师推上了风口浪尖,所以我认为,多沟通,多交流,不但可以有益于患者,同时也分散、降低了麻醉医师的风险,最终,手术的进行,是大家的意见达成一致的结果,而不是由麻醉医师以是否为麻醉禁忌来单独承担。

月之父:

但平时并未出现类似情况,仅夜间平卧与体位有关的短暂气憋不适,改变体位好转。那还不能说明问题吗?

luzheng85:

丁香园本主题告别贴

于教授的"麻醉无禁忌"论述出台背景既已充分理解,况且,于教授也坦言是否公开提早了 10 年(针对自己科室不早,应在 20～30 年前就提出),引发如此争议! 本人同意,10 年后不迟,那时中国麻醉界软硬件水平的城乡差别、发达和不发达地区差别等诸多差别肯定明显改观,再加上新人、新思维、新观念、新科学技术的涌现,中国人总体素质的提高,法制的健全,可能容易达成共识,不行再 10 年,肯定会实现,任重而道远!

"麻醉无意外"亦是如此,水到渠成! 随着中国社会进入老龄化,进一步延长人类寿命、关爱老年人、提高生活质量,永远是人类社会进步、医学发展的努力方向! 拯救生命、手术安全、麻醉安全,极大地降低麻醉相关死亡率——"零死亡率"应该永远是我们麻醉人为之努力的方向(保证个人比较容易,一个科也应不难,1 年、2 年、3……)! 人人都希望长寿,今后活 100 岁算什么,即便惹人烦;得了不治之症,人也想多活哪怕 1 天,人之本性! 我姐姐 66 岁因癌症去世,我内心的痛苦远大于父母去世,姐姐患病期间对学医弟弟的期盼,临终前握着弟弟的手,望着我无助的眼神,至今历历在目;医师啊! 我们能做什么? 如果你是患者,会如何体验? 会如何期盼更好、最好的医师?

与几位知心网友通过短信交流,终止此目前无"意义"的主题参与,并尽可能删除个人欠"三思"的帖子,并向今后观看本主题感觉讨论不连贯的网友致歉!

今后仍会继续支持和关注丁香园麻醉版的其他主题,尤其"精彩"帖子(2～3 拇指),未免再发谬论! 谢谢!

今天下午,接院方短信通知,要求(邀请)大家登陆"国家发改委"网站(www.sdpc.gov.cn/yg/),积极参与"关于深化医药卫生体制改革"的献计献策,史无前例呀! 上网看了一下,六大方面:①改革重要性、紧迫性、艰巨性;②改革的指导思想、原则、总体目标;③完善医药卫生体系;④完善体制机制,保障医药卫生体系有效规范运转;⑤抓五方面工作,力争近期起效;⑥积极稳妥推进医药卫生体制改革。好哇! 政府动真格的了,尤其③④⑥与我们医师关系最密切,可能涉及医师的资质、(规范化)培训、国家医学指南、医师权益、收入、保险、法制等,要想再进入医师行业,难! 如何控制医师的收入水平符合其社会地位? 目前医院科室奖金的二次分配,合理吗? 低"效益"科室教授的奖金可能远低于高效益科室的住院医,能不存矛盾甚至腐败吗? 又说回本主题,医师的收入与其社会价值相符,医师能不尽力工作吗? 否则失业! "麻醉无禁忌、麻醉无意外"的医师才能持续上岗,体制最重要! 对吗? 不要只看到狭隘的"麻醉范畴"! 美国麻醉 Guideline 只是其国家医学 Guideline 的一小小"基因"片段,政府、卫生部、医学会说了算,抱歉又扯远了。

Rokosawa:

跟于教授的贴:

麻醉医师的做法类似于古斯巴达人,优胜劣汰? 麻醉药物已介入死刑的执行,难道再介入"安乐死"? 正常寿命多大年龄? 到了怎么办? 害怕! 到我正常寿命没几天了——谁不想长寿,80? 90? 100? 如果 VIP 的老年患者们、老干部们知道这些,何想?

麻醉永远达不到零死亡率吗? 不该向这方向努力吗? 美国医学指南正是规范医师的职业行为,避免/降低相关死亡率,在此规范医学行为下出现"意外"对医师起到保护作用,中国麻醉学界更是如此;看医改新政出来后,国家卫生部、医学会必会要求各分会去做。

有关插管选用非去极化、去极化或"清醒"插管各有其用途,患者不同,其各自优势自然不同,"因患者而异,因条件制宜";不同插管技术是规范化训练出来的,正确方法的教授和掌握可以使 3～5 年的住院医在日常工作中就能达到没有插不进的管。

有关 3 个层次:没掌握、做好第一个层次(麻醉),论文多多的人少吗? 很佩服他们为麻醉科研所做贡献;教授阶段都发展出自己的理论、建立自己的体系,不天下大乱吗? 中国麻醉教授多少? 都自成体系,如何达共识? 如何编纂行业教科书? 如何规范行业行为? 如何使行业业绩受社会公众认可? 所谓"理论、体系"没有同行业认可、仿效、普及、产生社会效益,推动行业进步并取得大飞跃,叫什么?

一麻就醉:

我觉得麻醉跟药物、医疗设备、器械有很大关系。如果医院的条件不够,还是严格遵守麻醉学上的理论好一点。如果一出什么意外,打起官司来违反了麻醉学上的常规肯定是输的。不要拿患者的生命来做赌注,打响自己的名声! 在医院没人会说你麻醉水平最高,只要你一出事,肯定人人说你麻醉水平最低! 好像我们医院,6 间手术室,才两台麻醉机,每个月要完成 350 台手术。我们看患者,有基础病没控制好的,我们肯定停手术! 急诊是没办法的,那时是以抢救患者生命为主,肯定没生命禁忌证啦! 禁忌证是个参考的东西,我觉得还是要把握好,麻醉医师最基本的要求! 一定要掌握! 手术有大小,麻醉没分大小啊!

于布为:

回 Rokosawa,先把别人的论点看清楚再回帖不迟。全国所有的教授都以自己能背诵 ASA 指南正确为荣,就天下太平了? 中国麻醉就会现代化了?

goodbaby138:

DJ123123 写道:

30 岁壮汉,因鼻息肉手术需全麻,在硫贲托钠和 SCOLINE 诱导下插管,给药后辅助呼吸即通气困难,气体几乎无交换,眼见患者 SpO_2 降低＜90%,颜色变紫,时间持续约 3min,血压升高、后降,心率 50—30—20 次/分几乎停止;麻醉医师突然醒悟做了一项处理,患者立刻转危为安! 什么处理,猜猜?? 猜一下:患者是因为 SP＋SCOLINE 使用后出现通气困难,问题出在气道梗阻,喉痉挛不予考虑,已经危险万分,托下颌一定是非常有经验的老师在做了,那么梗阻的原因? ①壮汉(肥胖?),肌松后舌根后坠,气道受阻;②鼻息肉太大? 经鼻通气困难? 处理:打开口腔通气,仍然不能上个原始的口咽通气道,还是不行,来个先进的 LMA? 最直接快速的:环甲膜穿刺,下一个患者也这样做的。

这个患者正确做法是立即插管,立即解除气道梗阻,因其所用之药皆快速,患者已肌肉松弛且意识丧失。

当然应该先考虑气管插管。但原帖好像提到,已经困难插管了。

goodbaby138:

于教授说出了一个理想,是所有麻醉科医师的理想。但理想毕竟和现实有着太大的距离,有点遥不可及。因为他的限定条件就决定了这个人接近神人。人的未知性决定了医学的复杂性和经验性。人体并不是像工业零件一样易控。理论知识和实践知识强,可控性就强。但是,是人就有缺陷,包括患者和医师。水平高不是天生的,他也从不高的时候来的。天外有天,人外有人。这个高人在不如别人的时候,他就有缺陷、有禁忌。教科书说了一个理想麻醉药的所有特性,但到今天也没看到希望。当然,如果真的有幸,奇迹诞生之时,就是麻醉医师下岗改行之时。

思考 1972：

　　于大佬,麻醉科目前的工作环境已经是很被动了,既要在患者那里不能出现差错又要在外科医师面前不能有差错(也就是既要经得起外行的考验,又要经得起内行的考验),你这么说我们麻醉只能处于四面楚歌的境地了。不知道你说这话是哗众取宠呢,还是为了标榜自己。作为领军人物,你应该尊重科学,理解同行,搞好科研,在发展学科上做大家的指路灯,而不是在那里说一些违反科学规律的话。

cws63664034：

　　有些话经一传十、十传百,都变了味,走了样,如果于教授说出这种没前提条件的话,那也许他脑子进水了！顺便说一句,是人终归是要死的,现在不死在医院,总会要死在某个时刻某个地方的。放眼天下,有哪位麻醉医师敢拍着胸脯说绝对保证患者的麻醉安全？除非他不想活了,骨头发痒了,想给患者家属松一松了？

　　谈到这里,我想到了那个荒诞时代的一句话"人有多大胆,地有多大产",哈哈！许多患者不该死的,即使因为大医院医师的技术、责任原因而挂了,一般而言,其家属也不敢闹事,而有些该死的也确实死在小医院的,其基层小医院却吃不了兜着走。原因何在？因为上海、北京代表了大陆医疗最高水准,在这里的大医院死了,是正常的。特别是那些来自贫困、边远地区的患者,也没有背景的,比较纯朴、老实的患者,他们一般是不敢在大医院闹的。我想,如果把三甲医院的所谓专家、大腕,拉到边远、落后的基层医院来干活,哈哈,情况如何？

　　总而言之,办事要尊重科学规律,不要自以为是,一切都可以搞掂。

cws63664034：

　　希望这本不是于教授的原话和原意,却给一些马屁精荒谬地大吹特吹一番,变成了一句哲学上根本说不通、现实中根本行不通的谬论。

2 麻醉理念误区 TOP10

月之父：

中国麻醉特色 TOP10，您认同吗？

（1）以麻醉意外解释可以避免的和/或不可避免的工作失误。

（2）局麻药的混合使用。

（3）吸入麻醉药挥发罐浓度的频繁调节。

（4）麻醉复苏期的培养呼吸。

（5）异丙酚与吸入药的联合使用。

（6）相信自己的插管技术而不相信有困难插管。

（7）咪唑安定的滥用。

（8）相信阿片类会显著影响苏醒而少用或不用此类药。

（9）对麻醉维持中亢奋的心血管反应熟视无睹。

（10）全麻苏醒期刺激患者有助于清醒。

Asmaylanda：

严重反对！楼主你的动机不纯啊，我嗅出明显的蔑视和偏见！还以为是什么好帖，有了新的总结呢！

如果你这样误解中国的全体麻醉医生，我相信你的水平也有限。

月之父：

只论对错，不针对人，而且我也没说全体。

如果我哪点错了，我自愿退出丁香园。

luzheng85：

有意思，部分支持！可能不限于国内，应属麻醉技术的误区！第（4），培养呼吸，什么意思？

虎形山侠：

有些东西不懂。挥发罐的浓度不该调节的吗？异丙酚和吸入药不能联合使用吗？

ming9008：

我不知道你的"中国特色"什么意思？你对国外的情况非常了解吗？国外都不这么做吗？国内都在这么做吗？关于你的意见中，第（2）、（3）、（4）、（5）点你认为这么做好还是不好？

Tangshiwu：

楼主既然认为这是有中国特殊的，那么就介绍下国外的做法哦。我想还是有很多的战友没有去过国外看过哦，不知道国外具体是怎么做的。难道吸入麻醉药挥发罐浓度的频繁调节错吗，真的没听说过不能频繁调节。

luzheng85：

（1）多数"麻醉意外"可以预知和预防的，应提高麻醉前评估水平，制定"意外事件"预案，增加处理"意外"的能力，避免工作失误。

（2）局麻药的混合使用应有条件，如酰胺和酯类局麻药复合用因代谢途径不同，可能降低毒性反应；起效快和慢局麻药混用（利多和罗哌），长效和短效混用，应有其道理。

（3）吸入麻醉药挥发罐浓度的频繁调节，应有前提，如麻醉维持早期可辅以阿片类镇痛药，以降低其 MAC 值，节省用量，因此可维持一浓度，没必要老调节。另外，应依手术刺激需要主动调节，在麻醉维持后期，应以吸入为主，发挥其苏醒快的优势。

（4）麻醉复苏期的"培养呼吸"，不明白版主意思？

（5）异丙酚与吸入药的联合使用，肯定无益，因为单用异丙酚或吸入苏醒都很快，联合应用后其优势全无，往往苏醒延迟，术中血循环维持难以稳定，异丙酚又不可能降低吸入麻醉药 MAC。

（6）相信自己的插管技术而不相信有困难插管：这是过于自信的体现，不见得是坏事，人必须自信，但必须有应变能力，其前提是熟知气道评估困难气道处理技术，这样才没有你完不成的气管插管。

（7）咪唑安定的滥用：咪唑安定不是好麻醉药，至少不是理想麻醉药，其麻醉作用极弱，而且无镇痛作用，极大剂量才有"全麻"作用，而且抑制循环，可有弱肌松作用，个体差异又大；唯一的"优点"是可能的遗忘作用。因此作为全麻诱导减少循环影响不如依托咪酯（因其小量患者往往不睡，体弱患者可能耐量，健康人可能小量即可，因部分患者尤其老年长期用其作为治疗药）。全麻维持辅助药时，减少吸入量有限（甚至￥）；辅助异丙酚时，可减少用量，但异丙酚苏醒快的优势全无；因此，作为全麻辅助药通常使全麻可控性降低，苏醒延迟。辅助椎管内麻醉或阻滞麻醉，其前提是麻醉效果必须好，反之，患者多会更不配合，既不"安定"，又不能忍受疼痛，自添麻烦！

（8）相信阿片类会显著影响苏醒而少用或不用此类药：阿片类镇痛药会明显减少吸入麻醉药用量，尤其在没有笑气供应的医院可采用；如芬太尼在血药浓度 $1\sim3ng/ml$ 最佳，可降低吸入麻醉剂 MAC 值 $39\%\sim69\%$，但其有封顶效应（ceilling effect），过量使用不会再减少吸入药 MAC 值，可能会影响患者"苏醒"，主要是肌松拮抗后的呼吸恢复，但是，多数患者应用 $0.2\sim0.4mg$ 纳洛酮拮抗后可解决，问题是其镇痛作用可能也部分被拮抗。超短效阿片瑞芬的应用使吸入或全凭静脉麻醉的可控性更容易，使麻醉医生的水平可达到近乎"让患者睡就睡，让他醒就醒"的境界！

（9）对麻醉维持中亢奋的心血管反应熟视无睹：麻醉中（尤其全麻）控制患者的应激反应（ANS）是主要控制因素之一，另外是入睡和肌松；应激反应和麻醉和手术操作是一对矛盾体，控制应激实际就是满意的镇痛，麻醉中心血管系统"亢奋"除镇痛不佳因素外，还可能因患者紧张或原发心肺疾患或内环境紊乱所致，要依麻醉医生的经验依轻重缓急依次处理，盲目的介入往往会造成医源性问题。

（10）全麻苏醒期刺激患者有助于清醒：这是绝对错误的，全麻应鼓励患者自然苏醒就像睡觉清醒一样；要熟悉每种全麻药的药代动力学特点，长效的全麻药在维持早期用，短效的全麻药后期用，手术结束停药后，所有麻醉药都应在消退期，肌松拮抗，呼吸和保护性反射恢复即可拔管，患者肯定会舒适的苏醒；慎用"催醒药"（目前根本无特异性催醒剂），因其应用往往会适得其反，多引起患者躁动不安，难以收拾。

麻醉其实是很有意思的专业！

DJ123123：

（1）以麻醉意外解释可以避免的和/或不可避免的工作失误。

大环境使然，可以这么含含糊糊的，算给自己留退路吧！

（2）局麻药的混合使用。

正如楼主看重的药理学说的一样，PKA 不同，混用一定会有影响的！从临床看。利＋丁（?）还是经得起考验的！利＋罗（?）就有点扯淡，偏偏就有人这么做！

(3)吸入麻醉药挥发罐浓度的频繁调节。

调节麻醉气体浓度有吸入浓度和氧流量,没看出有什么特别的不对劲啊!

(4)麻醉复苏期的培养呼吸。

在丁香园楼主问过说这话的人,估计是很看不顺眼吧?

(5)异丙酚与吸入药的联合使用。

属于对药物不很明了的做法!但不得不承认,两者合用确实可相互减少各自用量,尽管楼上有同道说并不降低MCA值!

(6)相信自己的插管技术而不相信有困难插管。

牛人的做法,不屑!

(7)咪唑安定的滥用。

往往是导致麻醉后清醒延迟的主要原因!用这药做麻醉,镇静、遗忘是目的,无须大剂量!

(8)相信阿片类会显著影响苏醒而少用或不用此类药。

一般来说芬太尼类药不导致清醒延迟,但它会抑制呼吸,会因为药物的残留而影响清醒后患者的状态,其他的药如吸入麻醉要一样有镇痛效应(以前看哪里明确写过的,忘记出处了,对不起!),为使清醒更好,减少芬太尼的使用也不是没道理的!顺便,诱导期间患者是无痛的,使用芬太尼类只是为降低应激反应,个人以为无须大剂量!大家是怎么理解的?

(9)对麻醉维持中亢奋的心血管反应熟视无睹。

要看程度说话吧?略有亢奋和略抑制对心肺功能正常的患者有显著差别吗?具体在哪?谁敢不理睬剧烈波动?反了?

(10)全麻苏醒期刺激患者有助于清醒。

传统的错误的做法!

xiaolin_2009:

(1)以麻醉意外解释可以避免的和/或不可避免的工作失误。

加强检测、观察患者,发现即可及时处理,避免发生失误。

(2)局麻药的混合使用。

我想只要是为了在短时间内使药物发挥作用,达到患者镇静、镇痛、肌松等效果。

(3)吸入麻醉药挥发罐浓度的频繁调节。

一般情况是不会的,患者体质差,或挥发药对患者影响比较明显时才会不停调整,不过也是一个过程,患者生命体征平稳后即维持在同一个水平。

(4)麻醉复苏期的培养呼吸。

我想楼主的意思是不是指复苏时插管维持呼吸道,使用药物恢复患者的自主呼吸??

(5)异丙酚与吸入药的联合使用。

笔者也不喜欢联合使用,但有时患者的药物敏感性不同,试过使用"丙泊酚+芬太尼"不能降压的患者使用异氟醚后减压比较明显。

(6)相信自己的插管技术而不相信有困难插管。

楼上二位战友说得很好了。

(7)咪唑安定的滥用。

只用于紧张或许恐惧的患者。

(8)相信阿片类会显著影响苏醒而少用或不用此类药。

(9)对麻醉维持中亢奋的心血管反应熟视无睹。

我们检测的目的是什么?如果麻醉维持中亢奋的心血管反应都不给处理不如不用检

测！如果麻醉维持中出现亢奋的心血管反应,这样的麻醉效果也算好吗??

(10)全麻苏醒期刺激患者有助于清醒。

鼓励患者自然苏醒的做法。

Lichaokms：

无法接受,偏见。误解中国的全体麻醉医生。

月之父：

谢谢各位的支持和反对,可是——可是——我想说很多,可是一下不知道从哪里说起。

麻醉意外这个词的出现有其历史原因,但是沿用到现在就不合适了,而且如果麻醉医师的思维中把它放在重要位置的话,将不利于自身水平的提高。我常听到的说法是:麻醉的事情又讲不清楚的,出了事情怎么办？几位高人谈了一些,我深表赞同,我从社会影响这方面谈谈自己的看法,用麻醉意外来解释的坏处在于:患者家属如果认可意外是无法避免的话,会在社会上造成一种假象,那就是麻醉可能会造成意外死亡,是那种没有道理的意外,麻醉医生技术的好坏是次要的,反正都不能避免。你得和家属说:这个患者存在什么样的问题,可能会发生什么样的严重问题,你准备如何应对,但是仍然可能存在严重的后果,这样说不好吗？

月之父：

培养呼吸:在患者复苏阶段,麻醉医生有意地让患者处于一种较高的血二氧化碳水平以刺激呼吸恢复,常用的做法就是患者无呼吸的时期不予通气一段时间和患者通气量低下的时候不予辅助通气或间断辅助。

殊不知,在用吸入麻醉药的麻醉苏醒期,通过有效的通气才能降低血乃至效应室的气体浓度,麻醉药的浓度降低了,自然患者会有合理的通气(当然也要合理使用阿片药和肌松药),我的做法是无自主呼吸则机械通气,有自主呼吸则加强辅助,而大多数患者都可以从无自主呼吸到我唤醒他并嘱其呼吸后就立即开始正常地通气,随即拔管。所以,呼吸绝对不是培养出来的,是麻醉中用药的必然结果。所谓的培养呼吸只会减慢气体排出的速度,延长清醒,并使患者接受长时间的导管刺激而引发潜在风险。

在清醒前也要注意不予吸痰或移动头位等刺激(麻醉尚深时可以考虑),患者的呛咳只会阻碍有效的通气,结果仍然同上。

Fengyuzhea：

以麻醉意外解释可以避免的和/或不可避免的工作失误。何止是我们麻醉医生,医院有时也拿此当挡箭牌啊。

ming9008：

关于"培养呼吸",我仍然觉得楼主的意见有问题。你是说做吸入麻醉苏醒时需要加强辅助,那么静脉麻醉呢？

我觉得在静脉全麻患者苏醒初期,让患者处于轻度的二氧化碳蓄积,以刺激患者的呼吸中枢这没什么问题。

寻梦泓泉：

丙泊酚和吸入麻醉药的联合麻醉在各地都在用,丙泊酚具有一定的遗忘作用,对于心血管较好的患者,这种联合用药不能说不合适吧。

月之父：

咪唑安定的滥用问题我从多年前上海某著名医院的死亡病例谈起:那时候此药刚开始正式上市,医药代表大力宣扬其半衰期短的优势,推荐可以静脉连续泵注使用,在这家医院曾有一例行手外科手术的年轻健康患者,由于手术时间较长,10来个小时竟然用了100多毫克,麻醉结束自然是很长时间不能清醒,等后来唤之有反应了,就拔管送回病房,后来的结果自然是呼吸道梗阻死亡。就算现在,仍然有国内的书籍介绍其连续使用的方法,但就是不说这样使用是根本不指望患者手术后不拔管的情况下才可考虑。

那么小剂量的麻醉诱导前应用有其必要吗? 只在有些情况下需要:

(1)患者入手术室后明显紧张焦虑。

(2)如果是老年患者,你又要用异丙酚。

(3)你准备用乙托咪酯。

(4)你准备进行一些让患者不舒适的操作。

有人拿良好的遗忘作用而鼓励使用它,我就不明白了,当你诱导剂量的芬太尼和异丙酚进入人体了,还会有记忆吗? 需要那点咪唑安定来遗忘吗? 还有人说了,可以减少麻醉中的知晓,真的不管麻醉时间长短都可以吗? 规范合理地使用常规麻醉药何来知晓? 对短时间的手术,小剂量咪唑安定会显著影响清醒吗? 很可能会!

我们来看一个国外文献对其使用的报道:胸科手术患者在外周静脉开放后,注射小剂量咪唑安定,然后行颈静脉穿刺和动脉穿刺。希望对大家有所裨益。

再说阿片类的使用,武汉××医院算是平衡位置的哪一头? 在瑞芬出来之前全麻是不用芬太尼的! 理由是他们手术太多会影响苏醒、影响周转! 上海某知名儿科医院,在相当长时期内全麻也是不用阿片的,解释的理由是小儿心血管储备能力比成人强,我看到的麻醉中血压基本都是成人的高血压,比如(130~160)/(80~90)mmHg。

阿片类药物是现代全麻的基本组成,其强效镇痛作用不是笑气等能取代的,这个我就不多说了吧?

我很想说:你看到的只是循环的亢奋,你看不到的呢? 那些强烈应激造成的很多内环境变化是当时看不到的,但是必然会对人体形成伤害!

zj67:

说得很有道理啊,很多情况我也看到过,体会到过。

调节挥发罐在我刚接触麻醉时前辈都这么调节,我不太赞同,硬外试验剂量起效后血压下降难道不再继续硬外给药了么,适当输液、给予麻黄碱不就成了。

布比卡因并不是洪水猛兽、一用就中毒的,硬外用药也不是只有利丁合剂的,在硬外复合全麻中布比怎么不可以用呢。

在确保麻醉效果的情况下,我是很喜欢用咪唑安定的,可惜现在要开精方比较麻烦,如果没有别人多余的几毫克,我也懒得再开方子用了啊。

静脉诱导阿片类药物也不是只有芬太尼的,同样也是开方的关系,如果有别人镇痛多余的吗啡我也会用来替代芬太尼的。也许不太正规吧,哈哈!

goodbaby138:

支持一半,欢迎继续讨论,把话讲透彻。有些教科书里已经明确反对,有些只是一家之言,尚无定论,不宜大张旗鼓。

(1)以麻醉意外解释可以避免的和/或不可避免的工作失误。

需要界定两者定义,做出科学判断。当然,如果你出现严重失误,你会主动和医院说,我错了,开除我吧?

(2)局麻药的混合使用。

是有理论和实践证明的东西,不能因为外国人不用我们也不能用。但要有依据地用,不能随意,否则有可能出纰漏、吃官司。

(3)吸入麻醉药挥发罐浓度的频繁调节。

应该根据药物的药理作用、患者指征和手术步骤合理主动调节。

（4）麻醉复苏期的培养呼吸。

错误，楼上诸位说得很明白。

（5）异丙酚与吸入药的联合使用。

是可以的，可加快苏醒速度，但还没有标准，实践操作有些麻烦，个人认为可用 BIS 监测麻醉深度。

（6）相信自己的插管技术而不相信有困难插管。

只有盲目无知的人才会这样，不宜作医生。

（7）咪唑安定的滥用。

有风险，目前提倡小剂量与其他全麻药协同麻醉诱导，能相互减少用量，并有较强顺行遗忘作用，也让我们远离术中知晓的官司中。

（8）相信阿片类会显著影响苏醒而少用或不用此类药。

不人道，单纯吸入全麻药没有足够镇痛作用。剧烈疼痛引起的应急反应可诱发后果严重的心脑血管并发症。从患者安全和自身安全考虑都要改变此观念。

（9）对麻醉维持中亢奋的心血管反应熟视无睹。

想死。

（10）全麻苏醒期刺激患者有助于清醒。

过多、过度刺激不人道也不必要，并对患者有伤害，如牵拉气管导管刺激血压上升，按压眶上神经刺激患者反应。但有的刺激必不可少或不可避免，比如呼唤患者也是一种刺激，吸痰操作在患者反应剧烈时不宜进行，但拔管后还有必要吸尽痰液。

幕后人：

频繁调节最显著的表现是：在麻醉诱导并开始吸入维持后，由于没有相应的手术刺激（等待手术），出现了明显的低血压（尤其在老年人），然后就关掉挥发罐，我说的绝不在少数。这时的问题究竟在哪里？真的是那维持期不高的呼出浓度吗？和诱导药物有关吗？更别说患者相对血容量不足的因素，该如何处理？关掉吸入真的见效了吗？马上切皮开始，麻醉深度足够吗？

赞同楼主。一般 ASA1～2 级的年轻人我不管，只要 MAP 在 60 以上或老年人，则频繁调节挥发罐浓度，有时在切皮前给静脉药如丙泊酚。不知楼主是怎么做的，想学习学习！！

于布为：

回月之父战友，

昨天回帖，开了一个小玩笑，未见回音。想来可能是玩笑开大了，伤自尊了。我在此正式道歉（还是玩笑）。

言归正传，谈谈你的中国特色麻醉 TOP10。你在讨论我的帖子中说，"老于是爱国者和不服输，但现在中国麻醉，看的书是 Miller 的，麻醉机是进口的，用的药……怎么办？恐怕还是要先全盘西化，然后再谈发展"。后几句是个大意，原文我记不清了。但看你的中国特色麻醉 TOP10 的意思，这十条似乎是中国麻醉所特有的，我又不敢苟同了，就再来凑个热闹。

（1）关于"以麻醉意外解释可以避免的和/或不可避免的工作失误"。

这确实是个特色。我在讨论麻醉有无禁忌的回帖中提到，在十几年前，也就是我在长海医院工作时，我曾写过一文，大意是说，麻醉根本没有什么意外，只有工作中的失误。投给临床麻醉学杂志。李德馨主编回信表示同意我的观点，但他认为，麻醉学科太年轻，基层医院条件太差，如果发表出来，可能会给基层医院造成麻烦，所以婉言拒绝了我的文章。但我一直认为，只有我们早一点抛弃这块遮羞布，我们的学科才会得到更快的发展。我在看很多基层医院战友回帖时那么慷慨激昂,实在是不理解。难道你那里经常会发生麻醉相关的问题吗? 发生问题难道不去查找原因,改进工作,仅凭一句是"麻醉意外",就心安理得了吗? 就算是如此次三明事件的新闻报道所言是"麻醉意外",麻醉人员就可以脱离干系了吗? 一个麻醉意外,把太多太多的手术意外,管理失误,麻醉失误,还有其他部门的失误,统统包揽了进去,这对麻醉学科究竟是好事还是坏事? 月战友抓住了中国麻醉的一个辫子,给你记一功。但我要补充的是,麻醉意外其实还是舶来品,君不见欧美国家的文献,不还是在讨论"unwanted events"吗?

(2)关于"局麻药的混合使用"。

这可实在不是中国麻醉的特色,这一点恰恰是美国麻醉的特色,早在 20 世纪 60 年代,美国著名局部麻醉专家 Moore 所发表的论文就都是关于脂类局麻药地卡因与酰胺类局麻药利多卡因混合应用的内容。月战友有闲时不妨查一下那个年代的 Anesthesiology 或 A&A,就不会把这一条列入 TOP10 了,欧美国家现在不再用利地合剂,只不过是现在有其他的新药了,医药公司推着他们不再混合使用了,而中国因为经济条件或国家卫生政策所限,还没有完全跟上美国"老大哥"的步伐罢了。

(3)关于"吸入麻醉药挥发罐浓度的频繁调节"。

这个勉强算是个特色,吸入麻醉在中国本无很好的基础。当年吴珏、谢荣、尚德延、李杏芳、王源昶、谭慧英等教授在国外所学的吸入麻醉,还是乙醚开放点滴吸入麻醉和使用乙醚挥发瓶的吸入麻醉。等他们回国后的 20 世纪 50 年代,麻醉进入了以氟烷、甲氧氟烷为代表的时代,而那时的中国正遭受美欧等西方国家的封锁,与苏联的关系也很微妙,且苏联本身也没有强大的麻醉药研发力量(缺乏基础,国家也不重视。当然,苏联的局麻药还是很强的)。所以,中国麻醉错过了氟烷时代。有心人应该记得,直到 90 年代初,苏联新西伯利亚的丽达索娃教授还到中国到处表演乙醚麻醉下深低温停循环做复杂先心手术。而从 60 年代中期到 70 年代中后期,中国的日常麻醉形成了以静脉普鲁卡因为主、少量吸入乙醚为辅的全身麻醉和以硬膜外麻醉为主、其他阻滞为辅的局部麻醉这样一个特殊的麻醉体系。加上针刺麻醉的强制性推广,使得现代吸入麻醉的发展基本陷于停顿。直到 1984 年,美国雅培公司才到国内推广安氟醚和异氟醚,而这个时候,前面提到的那几位中国麻醉的奠基人,或已退居二线,或移居国外。我记得当年(1985 年)到上海开异氟醚的推广会时,主讲人是广州珠江医院的肖广均教授。他那时也就是四十几岁,还算不上当时的大腕。后来认真研究吸入麻醉的也不是很多,哈尔滨郑方教授那一组是一个。再到后面,就是刘进教授等人了。所以,尖刻一点讲,即使到今天,在中国能够把吸入麻醉的理论、实践、经验、技巧,讲得头头是道的教授也没有几个,遑论广大麻醉医师了。之所以会造成频繁开闭挥发罐这样的操作,还有一个客观原因,那就是麻醉到现在也没有解决伤害性刺激的监测。麻醉医师仍然主要依赖血压和心率来判断麻醉深度,所以就会跟着血压的变化来玩儿挥发罐了。不过,我之所以说这一条只能勉强算一个,是因为即使在美国,上麻醉时没事把手搭在挥发罐上拧来拧去的麻醉医师也是大有人在的。

(4)关于"麻醉复苏期的培养呼吸"。

这算上一个特色。所谓培养呼吸,大概就是在麻醉苏醒期,患者自主呼吸恢复不完全时,通过"憋"患者来促使自主呼吸恢复。实质是通过体内 CO_2 蓄积来刺激呼吸中枢。这种做法的本意是促进自主呼吸早日恢复,实际上却延长了苏醒时间。因为在"憋"的过程中,只能使用低流量的氧气。由于没有高流量氧的冲洗,回路内和肺泡内的麻醉气体浓度便无法快速下降,导致苏醒延迟。这种做法一定要等患者自主呼吸恢复,然后脱开回路,让患者直接呼吸空气,使肺泡气中的麻醉药迅速呼出,患者方可苏醒。所以是欲速则不达。我们现在的做法是：在手术结束前 5min，停止吸入麻醉，用高流量氧冲洗回路。手术结束后，拮抗肌肉松弛药的作用。通过观察 $PetCO_2$ 波形来判断自主呼吸的恢复情况。一旦潮气量满足要求，肺泡平台形态正常，呼吸次数在 20 次/分以内，即可拔除气管导管（麻醉下拔管，deep anesthesia extubation）。拔管后可能会有舌下坠，托起下颌即可。通常患者经 1～2 口自主呼吸即可完全清醒。其实诚如网友所言，现代麻醉技术都是来自西方。这种培养呼吸的做法，我猜大概也是当年前辈们从美国学来的，否则怎么从南到北，大江上下，全国麻醉界都会用。

（5）关于"异丙酚与吸入药的联合应用"。

这也算一个特色，对此我持积极支持态度。欧美国家在临床用药方面的差别，表面上是学术之争，背后其实都有利益集团的影子，否则就不会有阿斯利康退出美国市场，美国的吸入药以地氟醚为主，而英国的以七氟醚为主的现象了。另外一个原因是，欧美人不习惯吃中药复方，生怕搞不清楚药物的相互作用。而中国人骨子里就喜欢搞复方，只要结果好，管什么相互作用。反映在临床上，就是异丙酚与吸入药的联合应用。这既是中国国情逼出来的，即这种方法的效价比较之单用任何一种药（不论是异丙酚还是异氟醚）都好；也是中国临床麻醉的经验总结。联合用药，不仅使麻醉更为平稳，而且还可避免很多吸入麻醉药的不足，如恶心呕吐，加快苏醒。此外，这种方法也可避免 TIVA 或 TCI 时的术中知晓。目前所要做的是马上做一批临床验证并发表出来，与全球同道分享。也不枉月战友将他排在 TOP5。

（6）关于"相信自己的插管技术而不相信有困难插管"。

这一条好像是意有所指了。我相信中国没有哪个麻醉医师会不相信有困难气管插管，只是面对困难气管插管每个人所持的态度不同罢了。有人一定要照搬 ASA 的指南，12345、ABCDE，坚持用琥珀胆碱，坚持清醒插管，脑子里把流程图背得一清二楚，什么时候是 YES，什么时候是 NO，下一步做什么，都非常清楚。可是效果呢？我问了月战友一个问题，如果你照 ASA 指南做，还是失败了，那该怎么办？他没有回答。我相信美国的麻醉医师都是按 ASA 指南正规化培训出来的，那么美国从此就没有因为插管插不进而死亡的患者了吗？如果真是这样的话，ASA 就不用还在每年年会上讲困难气道的处理了。那么多的公司也就不用年年推出各种对付困难气道的镜子呀、喉罩呀等一众劳什子了。其实，最近十年来，麻醉学在理论上并无大的突破，倒是各种对付困难插管的器械发明了不少，效果还都不错。这些东西的出现，反而挑战了 ASA 的指南。你用琥珀胆碱吗？它只有几分钟的作用时间，还没等你看到喉头，对不起，肌肉紧了，牙也咬起来了。只好准备下一次。下一次还打琥珀胆碱吗？不怕心律失常吗？那么改清醒插管，继续等待患者醒来？可能患者已经呼吸不好，需要你紧急插管了。也可能因黏膜出血，分泌物刺激而引发喉痉挛了。剩下的只好是气管切开造口了。其实换个思路，效果可能要好得多。对预计困难插管的患者，先看看颈、上胸部的 X 线正侧位片，就应该心里有数了。然后准备口、鼻咽通气道，喉罩，纤支镜，视可尼，可视喉罩等一干物品，再准备几根不同型号的导管和管芯。先面罩吸氧，使 SpO_2 升到 100%，然后开始快速诱导。先打 $4 \times ED95$ 的非去极化肌肉松弛药，30s 后给予异丙酚，人工呼吸可做最好，不能做也无妨。1min 后就可以插管了。一次没插进怎么办？放喉罩或鼻咽通气道维持通气，追加异丙酚后换一根细导管再插就是了。反正肌肉持续松弛，不会挣扎抵抗，更没有牙关紧闭，比琥珀胆碱不知要安全多少倍了。你去问上海各大医院，除了复旦系统还有人在用琥珀胆碱，交大系还有人用吗？你觉得上海不行，那问问北京整形医院的邓晓明主任，他可是专攻困难插管的呀。我有时搞不清楚美国人在写指南的时候是怎么想的？大概也有与国内类似的地方：继承传统，你抄我抄，写的人不干，干的人不写。

（未完待续）

月之父：

我现在真正感受到于老的拳拳之心了。

如此知名教授能在此等网站热心发言，只能说他是真正对中国麻醉的整体发展之关心。

所以，我希望不要再对他说什么少开点会，少办点学习班，拿钱去赞助麻醉落后地区的话了，虽然我也对麻醉界的这一风气深感不满甚至不去开任何会议，不听任何讲座。

再提一个意见：现在的会议据说都是以病例讨论为热点了，听说人那个多啊！有意义吗？有！不大！一些基础好的医院不能再以单纯的细致的高质量的临床规范化管理和稀奇的病例讨论为卖点了！你们还不以提出新思想新技术为主，中国麻醉不要谈发展！

于老的意见我接受，最感动人心的还是那句——未完待续！

liugang_sz：

于教授，不对吧，我记得你们长海的老主任王景阳不是研究麻醉机和吸入麻醉的吗，他和郑方教授算是老一辈里的佼佼者，怎么现在不出来了，一点声音也没有了

刘进教授在 Eger 那里搞研究还行，但 Eger 的 MAC 理论本身就是错误的，现在吸入麻醉的药代动力学还不是非常清楚，像第二气体效应，浓度效应本身就是错误的，所以书上写的就是错的，让我们怎么办呢。所以我建议大家看书不要多花心思在吸入麻醉的药代动力学上，如果要看，可以看看台湾人写的东西，他们对吸入麻醉的药代动力学理解得深刻一些。

我几次向刘进教授探讨吸入麻醉的药代动力学，可他就是不理我，想想我们对吸入麻醉的药代动力学都不能很好了解，如何做好吸入麻醉啊。

于布为：

回 liugang_sz 战友：

我讲的是现代吸入麻醉，我的导师王景阳教授研究的主要还是乙醚麻醉时代的吸入麻醉。在吸入麻醉方面，他的主要功绩是在 20 世纪 60 年代初研制出了简易空气麻醉机，可以在没有电和高压氧气源的野战条件下和农村条件下施行乙醚或后来的氟烷、异氟醚麻醉。他的麻醉机被总后作为战备器材采购和储备，在对印自卫反击战和以后的年代都发挥了重要作用。后来在 80 年代，他对这种麻醉机做了重大改进，使之既可以用于野战，又可以作为普通麻醉机应用于一般手术室。但中国改革开放的速度太快了。他的麻醉机就相对显得有些落伍了。加之他已退休，也就没有太多的公司或领导来关注他的麻醉机了。我讲他研究的吸入麻醉仍是乙醚时代的吸入麻醉，主要是因为他的研究并没有涉及太多的现代吸入麻醉的药代学。虽然在 90 年代初我和他曾做过一点儿低流量紧闭麻醉的工作，但毕竟没有坚持下去。至于现在为什么他不出来了，恐怕还是要问别人了。我已离开长海 12 年了。

关于吸入麻醉的理论，主要是 Eger 的 MAC 理论和林重远基于低流量紧闭麻醉所提出的理论之争。MAC 理论显然是有缺陷的。但林教授的理论在当代麻醉界并没有得到完全承认也是事实。我在给一位战友回帖时曾对他们的争论作过较详细的介绍。林是台湾出生，后到日本学医，毕业后做心脏外科医师。聪明能干，很快升到讲师。但与老板关系不睦，遂到美国。在美国，他先与谭培炯等人跟着 HarryLow 做低流量紧闭麻醉的研究，他因为数学功底不错，所以主要负责理论部分的工作。实际上，低流量紧闭麻醉的大部分理论应归功于林。这项工作在 20 世纪 80 年代初达到顶峰。但因 Low 在给一位黑人做麻醉表演低流量紧闭麻醉时，坚持用代谢流量的氧流量，而那时还没有 SpO_2 监测，导致患者死于手术台上。Low 被吊销医师执照。从此低流量紧闭麻醉开始走下坡路。林与 Eger 曾在美国的学术会议上激辩，Eger 是已成名的教授，林是亚裔，且林的性格还是比较张扬的。在美国的领地上，美国医师的倾向是很自然的事。20 世纪 90 年代林教授多次到大陆、台湾地区、日本等地讲学，推广低流量紧闭麻醉技术，长海、瑞金都去过。近年估计年事已高，很难再见到他

了。他的理论,要求麻醉医师有比较好的数学功底。而 Eger 的 MAC 理论,则很简单。所以,就广大麻醉医师的接受度而言,也是 Eger 的 MAC 比较讨巧。毕竟没有人愿意在学麻醉前,再回去先攻高等数学吧。我个人认为,林教授的理论更完美。但之所以在国内低流量紧闭麻醉开展不多,恐怕还有其他的因素在。台湾人写的书之所以不错,是因为当年跟着Low 干的骨干,都是台湾去的。

月之父:

鼓掌! 竟然把中药复方和这联系起来了! 哈哈!

我们谁也没有两者混合的理论根据,因为无论如何它不是主流方法。我也尝试过,当两者均以低剂量使用的时候,我并没发现能获得更好的麻醉平稳,相反如果我在手术前同时停止它们,难以理解的苏醒延长总是发生,我不知道人体两者均低剂量的时候是否仍会有协同的强效的镇静效果。如果有人说他做得不错啊,苏醒不慢啊,那您再试验同时停止两药而不是很早先停一药,因为我也可以在别人这样做了后接别人的麻醉,同样能获得苏醒快速的结果,因为我一接就会关掉 PROPOFOL。

再如我冲浪帖子所说:我个人认为一个平稳的适度的麻醉造成的心血管参数应该是人体正常值的较低水平并且在麻醉中始终维持。大家可以两者联合时看看心血管参数,有条件的看看 BIS 如何表现。

相信自己的插管技术而不相信有困难插管:这一条好像是意有所指了。——那肯定不是说您,我没听过或看过您最近的东西,不会断章取义的。

我问了月战友一个问题,如果你照 ASA 指南做,还是失败了,那该怎么办? 他没有回答。——我哪里敢不回答呢? 诚惶诚恐还来不及呢! 我一直以为我回答了呢? 现在却怎么找也找不见啊,可能只在心里回答了您而没付诸文字,希望您的心能感受到。当然了,现在我们手段丰富了,确实也不大会插不进,我只是针对很多不具备条件的麻醉科。如果发生了问题,如果他按照 ASA 指南去做还可以有理可据,如果他在无法插管后用了非去极化药,当单纯的插管困难在他不断的尝试中最终变成了通气困难,最后导致了灾难性后果,那鉴定的人可能会问:你为什么不遵照指南使他清醒呼吸恢复,再图他法?

先面罩吸氧,使 SpO_2 升到 100%,然后开始快速诱导。先打 $4\times ED95$ 的非去极化肌肉松弛药,半分钟后给予异丙酚,人工呼吸可做最好,不能做也无妨。一分钟后就可以插管了。一次没插进怎么办? 放喉罩或鼻咽通气道维持通气,追加异丙酚后换一根细导管再插就是了。反正肌肉持续松弛,不会挣扎抵抗,更没有牙关紧闭,比琥珀胆碱不知要安全多少倍了。

4 倍的 $ED95$? 为什么? 如果是快速的手术(现在也很多)比如声带息肉腹腔镜手术等,你用了那么多非去极化药插管,我难以想象能在手术后迅速拮抗恢复。在上海××医院,我听说腹腔镜手术现在不敢用非去极化药,只用琥珀胆碱;在××医院,所有手术术后一律不拔管,送 PACU 拔管。有了 PACU 我们麻醉科的医生就这样要求自己? 即使 PACU 有这样的功能,作为著名医院麻醉科的同志是否应该在麻醉中稳而麻醉后更能平稳快速苏醒呢?

再谈个人经验。

什么样的知识应该成为个人经验呢? 比如说:在我最早接触的胸腹部手术中,应用的就是硬膜外加浅全麻的方法,大家也知道其麻醉中循环稳定,苏醒迅捷,也有研究认为其应激反应程度没单纯全麻那么高。同时科主任也总是在宣扬它的优越性。那个时候的个人经验就是此法非常适合此类手术,单纯全麻看来简直是不可理喻。再后来,做得多了,看的文献多了,也知道其并不是像自己想的那样有多美好。

浅全麻的维持当时只用笑气加芬太尼,现在回想简直是……随着对麻醉中知晓的进一步认识,现在谁还会那样的浅全麻? 要做到全麻深度能达到目标,两种麻醉联合对循环的抑制,相信大家也了解,那怎么办呢?大量的输液!回过头再看呢?这样的输液对术中术后患者组织(尤其是肺脏)含水量没影响吗?曾经认为此法必将对患者术后的呼吸功能产生保护作用,可以使肺功能不至于降低那么多,可是看文献并不支持,自己也曾经拿着床旁肺功能测定仪在术后进行监测,并没发现有什么优势;在大量液体转移甚至可能出血较多的手术,此麻醉方法究竟是否还应该被采用呢?全麻下患者体温的降低是不是被联合麻醉所进一步加剧呢?当然了,硬膜外的术后镇痛仍然有优势,不是静脉镇痛可比的。

个人经验是怎么样形成的?往往是在环境和个人的偏见中形成的!你的科室是这样做的,做得比别的医院好点,科主任和同事经常很得意地在说这个方法如何好,基本不谈其缺点或者轻描淡写,你自己也很熟练地掌握了这一技术,其他的可比较的技术你既没尝试也不想尝试或者没掌握要领的尝试结果不是那么好,这时候,个人经验油然而生!

我们该如何形成自己的经验?首先要提出合理的想法,比如说腹腔镜手术后患者容易恶心呕吐,那你得想:什么样的患者是高危人群?用什么样的方法加强对这类人的预防?什么样的药物既便宜又有效?联合还是单一用药?可能的不良反应如何?然后去查文献,接着按照文献推荐的去尝试并认真做一个对比观察,最后形成自己的方法。这是个人经验吗?不是也是!因为你毕竟不是空想的,是有那么多的人在支持你的,所以不是你个人的;但是在你的科室,别人没那么考虑,没那么尝试,只有你自己在这样做,哈哈!外科医生会认为你的麻醉后患者都不吐或者发生率小,说你有本事,这时候个人经验又被别人说成是你的了。

什么是不合理的想法?全麻当中看到血压高了,PROPOFOL推一个剂量?下去了,等会又上来了,这样的想法从理论上来说本身就不可理喻,所以你不会找到别人支持你的,也不要把它作为个人经验。

总结一下:个人经验建立在自己扎实的理论与实践基础之上,不要凌驾于基本原理之上,个人经验依然来源于大众。

风中飞尘:

一个麻醉意外,把太多太多的手术意外,管理失误,麻醉失误,还有其他部门的失误,统统包揽了进去,这对麻醉学科究竟是好事还是坏事?——于布为

现实就是如此。经典!

于布为:

回月之父战友:

上周奋战上海市重点学科申报,在团队的努力下,总算把市里的擂也打完了,结果如何尚待分晓。周末全科秋游,酒是不能少的,牌也是要打的,自然人也半醉半醒。今天见月战友召唤,想起还有半帖未复,赶紧把此事补完。

(7)关于"咪唑安定的滥用"。

这一点我实在没搞明白,是说单一患者用量过大?(按月战友举上海某大医院例,似如此。可那不是滥用,实在有其他原因,见下述)那是说所有患者都用?如果我们认可安定类药在消除不良记忆方面的作用,似乎每例患者都用也未尝不可。其实,讨论到这里,我觉得所提的 TOP10,大抵都是国外曾经使用过或推荐过的技术,传到中国后得到普及,只是人家现在不用了,我们还没有改过来罢了。比如咪唑安定,在异丙酚还没有普及以前,咪唑安定在麻醉中的应用是非常普遍的(欧洲)。当时(90年代初)的心脏麻醉,除了大剂量芬太尼麻醉外,还有大剂量咪唑安定麻醉。即使在《现代麻醉学》等书上,也有较详细的介绍。使用0.3mg/kg 的剂量诱导,持续输注维持,最后总量达到100mg 以上,也不奇怪。1993年我去了德国,几家医院都是这么干的。只是他们有很好的 ICU,心脏手术后持续人工呼吸也就没什么问题了。发生上海那家医院的是一位手外科患者,用这种方法进行麻醉,拔管后直接送

入普通病房,结果也就可想而知了。另外一个原因是,欧洲人与亚洲人对某些药物的敏感性可能有差异。20世纪90年代后期,罗氏公司找到我,希望我们做一个将咪唑安定替代安定作为术前用药的临床观察。我们拿到欧洲人的方案后,感到他们推荐的剂量太大,比如说最低遗忘剂量是5mg,有效剂量是10mg,完全遗忘剂量是15mg,简直不可想象。所以我们设计了一个从0.01mg/kg到0.1mg/kg的观察方案,并分为两组,一组患者行肌肉注射,另一组患者行静脉注射。结果显示,对于中国人来说0.03～0.05mg/kg(对于70kg体重的人来讲,大概在2～3.5mg),这是比较适宜的剂量。剂量过小则遗忘作用不明显,剂量过大则呼吸明显抑制。另一结果是,肌肉注射只是延长达峰时间,即静脉注射3～5min达到峰效应,而肌肉注射在30～60min达到峰效应,肌肉注射并不比静脉注射更安全。由于这个结果不对公司的胃口,所以他们没有采纳。现在大家在行全麻诱导时,不约而同地选用2～3mg,实为殊途同归。至于将咪唑安定用于阻滞不全,相信任何一位麻醉医师在没有用足够镇痛药的前提下都不会干的,只要他(她)有过一次患者大闹天宫的体会就够了。

(8)关于"相信阿片类药会显著影响苏醒而少用或不用此类药"。

我怎么越看越觉得月战友有点问题了,好像都是意有所指。要知道,在舒芬、瑞芬普遍应用前,国内主要使用芬太尼作为手术中的镇痛用药(现在也如此)。无论是间断给药,或是持续给药,当其总量达到0.01mg/kg时,它的药代曲线会变成什么样的,月战友应该清楚吧?所以手术后主要不是影响苏醒的问题,而是影响自主呼吸的恢复,这才是问题所在。换了舒芬或瑞芬,自然这个问题不明显。但即使如此,阿片类药物在手术中究竟应该怎么用?用多少剂量?麻醉中究竟是意识消失最重要?还是镇痛最重要?在世界范围内也还是众说纷纭、莫衷一是,怎么就成了中国特色呢?如果我曾经设想的麻醉可以不用或少用阿片类药,而患者又没有痛苦记忆,那作为中国特色,对世界麻醉的发展也可以算是个贡献吧?我在西安年会讲课时提到,中国麻醉界(或者放大一点儿说,整个中华民族)需要破除殖民地思维,即什么事都相信高鼻梁大眼睛说的,不相信中国人也可以有发明创造。有战友在麻醉无禁忌的讨论中,劝我少哗众取宠,多做点科研。他怎么知道我不做科研?我们团队在美国麻醉学杂志第11期发表的文章排在什么位置?大家看一看就可以了。

(9)关于"对麻醉维持中亢奋的心血管反应熟视无睹"。

同意此观点,在中国有不少人不太注意这个问题,但不能称为中国特色,至少我们不这么做。我在10年前提出的理想麻醉状态,月战友可再翻出来一读,各项生理参数都是维持在低水平的。国内大佬们近来在讲课中,也把我的理想麻醉状态做进他们的PPT,借此机会表示感谢。我曾参观某著名年轻教授所在的著名医院,每个手术室传出的声音都像打机关枪一样,心率太快了。但他的解释却说,他是在我的理论启发下,知道了如何在麻醉中通过调动人体的各项生理功能来维持麻醉的。我听后几乎当场昏倒(那当然是不可能的)。

(10)关于"全麻苏醒期刺激患者有助于清醒"。

事实如此,虽然不好,当我们碰到有心脑血管疾患的患者时,更应避免。其实这大概也是老前辈们从美国那里学来的,虽然已过时,但很有效,所以也就难怪连刚入科的小年轻都能无师自通了。

风中飞尘:

老一辈的基层麻爷,往往认为浅全麻安全,社会上(包括很多医务人员)大多数都是一听说术中有什么风吹草动,首先怀疑是不是"麻药"给多了。

这就造成我们很多麻爷一旦遇事,就一再辩白自己"麻药"如何如何给的很少,甚至远远少于正常用量。

这是我们很多人频繁调节挥发罐(/微量泵)的始动因素。

现在我们知道：过分的浅全麻绝对不安全的。

至于在麻醉中、通过应激反应——即调动人体的各项生理储备功能来维持麻醉的，更是应该尽快摒弃的陋习。

月之父：

对咪唑安定的问题可能是我没说清楚。

我不反对在良好的区域阻滞下应用它；我不反对在某些危重患者的诱导时以它为主；我不反对在极少数需要的手术中以它为主要维持麻醉成分；我不反对在应用依托咪酯前小剂量用它；如果患者在入室时紧张焦虑话很多我更不反对先用小剂量。

我反对的是所有麻醉诱导时不加选择都用它（甚至见过脑外伤昏迷的患者也先用）；我反对在那种20分钟甚至更短的手术前也用2～3mg；我更反对认为用了它就能有效避免全麻中的知晓，比如在全凭异丙酚静脉全麻中诱导剂量后就开始一个恒定速度的泵注，不知道这不是异丙酚正确的使用方法吗？难道不合理的异丙酚使用冀望靠咪唑安定来补救吗？

关于芬太尼的问题：

正如于老所说，阿片类的使用剂量确实没什么统一说法，我也认为如此，因为你用的阿片类药代特点不同，手术不同，你用的其他麻醉药不同等等，但是很现实的问题是正如武汉某著名医院都在相当长的历史阶段都不用此药，它会影响多少周边医院？我也看到很多医院不敢用或者整个手术就用0.1mg的芬太尼。我没有意有所指啊于老！冤枉啊！

这里必然涉及一个问题：阿片类药究竟是否影响苏醒进程？两个现象供大家思考：

（1）很多手术结束前患者有良好的通气（频率正常或偏快一点），但是患者没醒，这时候阿片类药浓度高吗？

（2）应用瑞芬的时候可以在麻醉结束时轻易唤醒患者，顺畅拔管患者无任何呛咳，但是如果你不叮嘱他做呼吸，他会出现遗忘式呼吸，严重者低氧血症，这时候阿片类浓度低吗？可能——你会在临床上发现，患者不醒，你用了纳洛酮之后患者开始呛咳不耐受导管并能唤醒。就在昨天一毕业的硕士还问我芬太尼究竟是否会影响苏醒？

大家都知道阿片类本身是不影响意识的，除非大剂量，为什么临床会有那么多现象让人无法解释？大家也都知道单纯吸入麻醉药的0.4MAC是半数清醒浓度，可是你见过在此呼出浓度下有一半患者醒的吗？我没见过！所以，既然吸入麻醉药可以协同阿片类的作用可以使之减少用量，反之阿片类也可以协同吸入药的抑制意识作用，只要你能让吸入麻醉药或者静脉全麻药的浓度进一步降低，临床常用剂量的阿片药不会影响苏醒！

有很多人认为有了笑气就可以不用阿片药，就在前面的网友中也有类似想法，错误！笑气的作用位点在哪里？同一作用位点的药我们用过，能用来作为稍大手术的镇痛主要成分吗？能和阿片类的强效镇痛效果相比吗？

于老的理想麻醉理论我确实只看了一点，说实话给我的初步印象是把所有大家都知道的东西罗列在一起，没见新意，可能是我没耐心看并体会。

于老说——我在十年前提出的理想麻醉状态，月战友可再翻出来一读，各项生理参数都是维持在低水平的——我一看这句话似乎与我前面帖子谈的冲浪有一致之处，心里舒畅许多。请于老原谅我，以后一定仔细拜读您的文章。

第十一章　专访选录

1　从日本思维看麻醉学科发展

栾雪梅

在日语字典里可以看到，日语的麻醉一词与中文的写法极为接近，两者的读音也很近似（日文的发音是 ma suyi）。"中文中有大量的医学术语源于日语。"早年曾留学日本，现为上海瑞金医院麻醉科主任、博士生导师、中华医学会麻醉学会副主任委员的于布为教授这样告诉记者。这也从一个侧面反映出中日两国在医学方面的交流源远流长。事实上，由于中日两国是一衣带水的关系，日本在明治维新后在科技等方面获得了突破性的飞跃和进展后，使得中国的许多医学学科的建设和发展都受到了日本很大的影响，起步较晚的麻醉学科当然也不例外。虽然在 20 世纪五六十年代中国曾经以苏联为蓝本进行学习和模仿，但日中友好关系建立后，日本医学界在 80 年代和 90 年代对中国麻醉学科的发展提供了许多友好的帮助和支持。

1.1　确定权威性的资格认证制度

在于布为教授看来，日本的麻醉学科虽然与欧美等国不同，但其发展也已经比较完善和成熟，科室的人员结构也比较固定，通常是 1 名教授，2 名副教授，4～5 名讲师（相当于中国的主治医师）这样的设置情况。相对而言，国内的麻醉学科在人员结构等方面则比较混乱。虽然近年来已建立了相对统一的资格认证体系，但仍因各种历史原因，还遗留大量问题有待解决。在日本，从 20 世纪 60 年代起，厚生劳动省就引入了麻醉科标榜医师资格审查制度。要求在专门的麻醉医师指导下，经过两年的临床麻醉经验或是做过 300 例以上的全麻经验者，再经考试合格，由厚生省麻醉科标榜资格审查委员审批后给予标榜医（即麻醉专科医师）资格。只有那些已获得此类认证资格的人，才可以正式成为麻醉科的工作人员。因为在日本，麻醉被看成是一项专业技术难度很高的工作，一步之差就会危及生命。因此麻醉科的医师也得到了特殊的待遇。还有一种资格叫"麻醉专门医师"，这是日本麻醉学会的考核资格。要求有 5 年的临床麻醉经验，经过麻醉学会的笔试、口试及实际操作＋麻醉学会参加学分、发表学分及论文学分，综合评定后给予认证资格，此项认定始于 1963 年。比上述两种资格认定更高一个级别的就是麻醉指导医师，这也是麻醉学会的一个资质认定，要求被审核者必须有从事 10 年以上麻醉工作的经验，其中 5 年做过麻醉专门医师，具有指导和培养麻醉专门医师的能力，有临床成果、研究成果、指导成果等，所有条件一并满足才有资格参与评定。

这些资格认定制度一方面确立了麻醉医师的权威性，另一方面也有利于人才的流动。

于布为介绍说,日本大概有 80 所大学附属医院,有些住院医师如果觉得升职无望,就会选择离开大学医院,或自己开业或去私人医院就职。而目前在中国,由于人事制度和一些体制的限制,人员的流动通常是缺乏自主性,加之就业形势的日益严峻,国人传统观念的束缚,更进一步限制了人才的流动。相对来说,在日本的麻醉科,年轻员工的流动性更大一些,而老员工则较少。不过从社会的角度看,这反倒是个好事,有利于团队的稳定和发展。

在日本,麻醉科医师拥有手术室的主导控制权,所谓患者的一呼一吸都掌握在麻醉医师的手中。在刚刚结束的第 28 届日本临床麻醉学会年会上,弘前大学名誉教授松木明知先生就做了一篇题为《麻醉科医师的本质——Who is the Captain?》的演讲,就麻醉科医师的工作本质及其在手术室中承担的责任等话题和与会者进行了探讨。

近年来,随着全麻手术在日本的不断增加,麻醉医师的不足也日益凸显。目前,麻醉医师和产科、儿科医师并列为日本医疗界的三大紧俏资源。2007 年,日本产经新闻上赫然登出某公立医院年薪 3 500 万日元(合约 230 万人民币)招募常驻麻醉科医师的广告,一时间引起了人们广泛的争议。人员的不足导致工作量过大,心理负荷太重,一些麻醉科医师开始辞去公职做起 SoHo 一族(自由职业者)。去年,在日本某医疗中心麻醉科主任的带领下,6 名麻醉医师一起辞职。在这些人看来,做自由麻醉医师的好处有很多,比如不需要应对紧急手术,没有杂事,不需要开会,夜间和休息天可以自由支配等。另外,许多女性麻醉医师在结婚或生育后也不再考虑重返工作岗位。日本政府目前正在推出一些相关的项目计划试图改变这种局面。麻醉医师人手的短缺,也催生了日本特有的麻醉医师派遣事务所,即中介公司。

1.2　中国麻醉学科 正逐渐受到重视

于布为坦言,与日本麻醉医师如此受到追捧相比,国内麻醉同行的地位相对来说还不是很乐观,毕竟麻醉学科在我国还是一个相对落后的学科。1986 年,麻醉学科才被国家教委指定为二级学科。1989 年,卫生部下发 12 号文件,正式宣布麻醉科为一级临床科室。传统上麻醉科室在医院被称为医技科室,过去许多从事麻醉的人是由护师或其他科室的医师转过来的,真正受过麻醉专业知识系统培训的人并不是很多,这也使得麻醉科医师在和外科医师就患者的手术问题进行沟通时缺乏像日本同行那样的话语权。

由于麻醉科工作人员的心理压力普遍较大,而且更多的时候做的是幕后英雄的工作,鲜花和掌声经常给了外科医师,麻醉医师所发挥的作用常常被忽略;麻醉学科又不太容易出高水平的研究成果,围术期还要全程陪同患者,每日早出晚归,而收入却相对其他科室要低一些,因此有时很难吸引到优秀的人才。记者曾在网上看见一位麻醉科同仁称,该科今年从院里争取了一名博士生、两名硕士生的名额,但至今没有录取到合适人选,反衬目前如此紧张的就业形势,可以想象对麻醉医师的认可和地位提高之任重道远。谈及人才吸引方面,于布为戏称,医学院过去流行着这样的话语:"金眼科,银外科,马马虎虎妇产科。"麻醉科根本排不上号。以前来麻醉科的学生常常是其他科室挑剩的。不过近两年来,随着中国麻醉学科的迅猛发展,与欧美等国家交流的机会日益增多,一些有良好英文或法文基础、专业基础知识也很扎实的医学生开始逐渐看好麻醉专业的前景,这还是令人欣慰的。

1.3　当代麻醉学科,医院的枢纽科室

作为瑞金医院当年从第二军医大学附属长海医院引进的学科带头人,在于布为的眼里,麻醉科在现代医院中的作用并不普通。他对记者说,传统的观念认为麻醉科是为其他科室服务的辅助科室,但实际上,麻醉科应是医院中具有枢纽意义的临床治疗性科室。所谓枢纽是指麻醉科首先承担着围术期患者的生命保障工作,只有麻醉科把工作做好了,外科才能顺

利实施和完成难度系数更高的手术,从而减少患者的病死率。其次,麻醉科承担着其他各个科室的后勤保障工作,尤其是手术科室,麻醉科工作完成得好,各科室患者的周转率相应也会提高。最后一点,于布为指出,瑞金医院的麻醉科在减少医疗纠纷方面也发挥了其特殊的作用。他告诉记者,到瑞金医院工作后,他曾多次建议医院对全院新入院的医师进行麻醉急救技术的培训,最终得到医院领导的认可。使得毕业后到瑞金医院工作的各科医师都要在3年轮岗期到麻醉科工作半年,这在全国医院也属首创。虽然倡议当初受到其他科室的反对,但最终收效很好。麻醉医师的工作被其他科室感同身受,重要的是,在麻醉科轮岗后的医师真正学会了如何去"救死扶伤"。于布为教授解释说,国内医学院校培养的医学生,知识结构和临床技能都是有所偏重的,过去,常有急诊室里患者处于濒死状态而医师束手无策的情况出现,需要气管插管等紧急操作,只能打电话让麻醉医师赶去,往往延误了救治患者的最佳时机。自从开展年轻医师到麻醉科轮岗这一制度后,其他科医师们也学会了如何在紧急情况下救治患者,如做一些简单的插管处理等,使更多的生命得到挽救,医疗纠纷自然地也就少了。

1.4　麻醉学科未来发展之路

说到麻醉学科未来的发展方向,于布为提到了"舒适治疗"这个概念,他说,麻醉药品发明以前,从人体摘除器官和组织的痛苦是患者难以忍受的,患者的病死率也很高。随着现代麻醉的出现,各种先进的麻醉监护设备的发明和应用,使人们知道了有些治疗是可以在没有痛苦或者痛苦很小的情况下进行。在他看来,这种舒适治疗也是未来麻醉学科发展的一个方向,因为这将会满足社会的需求,就像一种新药致力于提高患者的生活质量(QOL)一样。

谈到国际交流方面,于布为说,日本在这方面做得并不是很好,虽然表面上看,日本的麻醉学会年会和临床麻醉学会年会都会邀请一些欧美学者讲学,但因为日本民族特有的文化特点导致了其一定的封闭性。他记得自己20年前在日本留学时,去参加一些讲座和会议,当时会议的工作语言是日语,而20年后的今天,这种情况仍然没有改变。虽然日本同行在提高英语方面也做过不少努力,不过收效甚微,所以会出现英语讲者讲完后台下听众已不多的尴尬局面,而这对于一个学科的发展无疑不是好事。这种问题目前在中国也同样存在。作为中华医学会麻醉学会副主任委员,于布为说,学会里的年轻人在内部交流方面表现得都非常好,也很积极,但真正能够熟练地用英语听说读写的人还是少之又少。他希望年轻的麻醉后辈们能把这个问题重视起来。毕竟在全球化的今天,具有国际交流能力的人才能真正融会贯通,汲取各家精华,麻醉学科的发展也会提高得更快。

在接受完记者的采访后不久,于布为就要率中国麻醉学会代表团飞往京都参加一年一度的日本临床麻醉学会年会。11月中旬的京都,正是一派红叶漫飞、绚烂多姿的盛景,相信在中日两国麻醉学家的共同努力下,两国麻醉学界的交流,也一定会像那无边的红叶一样,更加灿烂。

[本文原载于《中国处方药》,2018.11(80):46-48]

2　麻醉学发展成就舒适化医疗

郑颖璠

无痛分娩、无痛胃肠镜……太多的无痛技术让临床医疗对麻醉的依赖越来越强烈;而同时,在其他学科的光环下,麻醉学科的发展又似乎不那么重要,事实果真如此吗?

2.1　舒适化医疗,拓宽麻醉世界

今后的医疗服务,毫无疑问会向舒适化的方向来发展,而这方面的发展,麻醉科毫无疑问将是主导学科。

——于布为

人类对生理需求的忍耐力通常要远远低于对心理需求的忍耐力。人可以不听音乐,但不能不吃饭、喝水。人可以忍耐粗暴的服务态度,但很难忍耐开刀不给麻醉的痛苦。因而,在麻醉出现之前,外科手术都是在将患者捆绑、击晕、灌醉以至放血造成休克后进行的,这种血淋淋的惨状是现代人很难想象的。直到 160 多年前麻醉的出现,才彻底改变了这种情况,让患者从此能够舒适、安静地接受手术。麻醉的发明,当之无愧地成为到 20 世纪末为止排名第 4 的改变人类命运的最伟大发明。

如今,人们已不再满足于麻醉仅仅与手术相伴,而是更多期盼从检查到治疗的整个医疗过程都能够在无痛中完成,乃至在精神层面上也要有尊严,此即于布为教授提出的"舒适化医疗"的内涵。从无痛分娩、无痛人流、无痛胃肠镜、无痛支气管镜乃至多种美容手术等,麻醉的应用已越来越普遍。

按照国际上比较公认的合理比例,麻醉科医师和医院手术床位的比例应该是(1.5~2)∶1,而即使如于布为教授自己所在的上海著名的瑞金医院,48 个手术床也只有 47 名麻醉医师,还不包括近年来急剧发展的门诊无痛胃肠镜检查和无痛人工流产的麻醉工作岗位;而同样规模的医院在发达国家通常会拥有由 120~150 名麻醉医师组成的团队。一边是对麻醉科医师需求的大量增加,一边是原有的麻醉科医师远远不够。因此,于布为教授认为,在今后几年内,伴随着舒适化医疗的发展,我国的麻醉学科将进入急速发展扩大的阶段。

2.2　可视化器械,降低麻醉风险

从以往的盲探穿刺,到目前在可视化器械辅助下穿刺,看似简单的想法,却促进了麻醉学科的飞跃发展。

——于布为

在十多年前,临床麻醉基本上都是盲探穿刺,神经阻滞中的腰丛穿刺、硬膜外腔穿刺、蛛网膜下腔穿刺等操作的进针位置与深度,完全凭借麻醉医师根据自己手的感觉、患者的体表骨骼标志以及与神经丛神经干的关系等决定。近年来,人们逐渐开发了各种可视化器械,借助超声、神经刺激器等技术,将气管插管和各种穿刺技术等逐步发展为在可视或半可视化器械辅助下操作的技术,从而大大降低了麻醉的风险。

伴随着麻醉学科的发展和可视化器械应用范围的扩大,麻醉风险已得到了明显的降低。以上海为例,2005 年因麻醉造成的医疗纠纷比例为 1/30000,到 2009 年这一比例已下降到1/100000;2005 年之前因麻醉导致的医疗纠纷在上海各科医疗纠纷中位居学科第三,而目前已后退到 15 位之后。同样,美国同行进行的调查也显示,近些年各科手术相关并发症都在增加,唯有麻醉科的并发症在持续下降。于布为教授认为,这一进步中可视化器械的普及功不可没。而在今后几年,随着可视化器械在我国的逐步普及,一定会给我国麻醉工作的安全带来进一步质的飞跃。

2.3　理想麻醉状态,提升麻醉质量

接受麻醉的手术患者从表面上看似乎都一样,但有的患者术中心率、血压波澜不惊,患者术后很舒服;而有的患者则像马拉松运动员一样,在术中经受着超快的心率和不停波动的血压,术后则疲劳不堪。因此,如何努力让患者达到理想麻醉状态是麻醉医师更高的追求。

——于布为

麻醉的含义是对创伤和手术完全无知觉,是一种意识消失的状态。而在乙醚麻醉时代之后,神经阻滞也成了临床麻醉操作的重要手段之一,它是通过阻断某一部位的神经传导或某些受体功能来实现麻醉的。两者的区别关键在于意识是否存在。于是新的问题出现了,其一是患者意识消失后,就真的不再感觉疼痛吗,那么术中伴随手术操作而波动的血压、心跳该如何解释?其二是如果患者仅仅通过阻滞不再感觉疼痛了,但术中意识清醒,该如何避免术中知晓和术后回忆对患者造成的伤害。更进一步说,到底该麻醉到什么深度、怎样麻醉,才能让患者术中血压心率都平平稳稳、术后能够舒舒服服,也没有可怕的回忆呢?这些问题一直是于布为教授所思考的问题。为此,他在多年临床实践的基础上,结合国际麻醉学的最新研究成果,创造性地提出了"理想麻醉状态"的理念。

如同美国著名麻醉科女医师 Apgar 制订的 Apgar 评分使得围产期的医护标准和新生儿出生质量不断提高一样,理想麻醉状态概念的提出,使得麻醉也可以借助新的监测手段,制订新的麻醉内在质量标准,从而使麻醉更为安全和舒适。

于布为教授所追求的理想麻醉状态是:针对不同手术操作,区别麻醉的不同成分来选择药物,使临床麻醉在安全有效的前提下,能够保证对患者生理功能的干扰减到最小,使患者在自然舒适、近似睡眠的情况下接受麻醉手术。依据这一原则,他创新性地借助脑电麻醉镇静深度监测指数、心率变异性指数、血压等 8 个指标对这一概念进行了量化。使得以往很多被归为麻醉禁忌的患者安全平稳地度过了手术。如今这一理念正在被越来越多的麻醉医师所接受和应用。随着这一理念的逐步普及和推广,已有越来越多的麻醉科医师,能够在面对各种危重、疑难、重大手术患者时从容自信,对患者的生命体征掌控自如,真正担负起了围手术期患者生命守护神的重任。

［本文原载于《健康报》,2010 - 12 - 22］

3 七种疼痛不能耽误

徐 慕

慢性疼痛本身就是一种疾病。目前,国际上已经将它与呼吸、心率、血压和体温等,并列为人体的五大生命体征,是机体隐患的信号之一。"据保守估计,约近一半成年人都遭遇过慢性疼痛。人们往往靠扛过去来应对疼痛。"专家于布为说。人体的许多部位都会遭到各种慢性疼痛的侵袭。像肌筋膜劳损、颈椎病、椎间盘突出症、三叉神经痛、四肢关节痛、骨质疏松症、癌痛、带状疱疹后遗神经痛、偏头痛、肩周炎、网球肘、脉管炎、截肢后痛等。长期忍受疼痛,神经细胞不断受到刺激,有可能使神经结构发生可塑性改变,而把正常的神经刺激当成疼痛来反应,极大地影响了正常生活和工作。因此,于布为呼吁,大家更新观念,认识到疼痛是疾病,要及时就医,否则,就是雪上加霜!对此,美国"网络医学博士网"近日也刊文表示,有 7 种疼痛是绝对不能忽略的:

(1)剧烈头痛。美国医师协会专家桑德拉·福里霍弗博士表示,突然严重头痛可能是脑溢血或脑动脉瘤的信号,要立即就医。

(2)胸痛胸闷可能是肺炎或心脏病症状。心脏病专家杰罗姆·科恩博士表示,心脏病不适感还可能出现于前胸上部、嗓子、下颚、左肩或左臂等。

(3)腰部或肩胛骨之间疼痛。纽约州立大学北部医科大学老年病学教授布朗曼博士表示,除了关节炎之外,这可能是心脏病或内脏疾病的症状。

(4)严重腹部疼痛。感觉右侧剧痛,同时伴有恶心和发烧,那么阑尾炎可能较大。

(5)小腿疼痛。小腿疼痛且伴有水肿可能是深层静脉血栓症的症状。局部按摩和及时走动有助于缓解疼痛。

(6)双脚或双腿灼痛。脚部或腿部出现灼痛或针刺样疼痛,可能表明有神经损伤发生。

(7)莫名疼痛。精神病专家托马斯怀斯博士表示,这可能是抑郁症症状。

对于治疗疼痛,除了治疗其原发病症,还可采用微创手术。

[本文原载于《西宁晚报》,2011 年 8 月 7 日]

4　"舒适化医疗"打开麻醉新境界
——记瑞金医院麻醉科主任于布为

郭　霞

他先后承担国家自然科学基金资助项目 9 项。

2007 年获得广州市科技进步二等奖一项,拥有发明专利 2 项;担任《中华麻醉学杂志》《临床麻醉学杂志》等杂志的副主编;他乐于看书,更善于思考,有人说他标新立异,但他认为一个优秀的医生就应该有自己的想法,而不是被教科书所禁锢;他提出"麻醉的哲学意义与临床意义""理想麻醉状态"等麻醉学新概念,使人们重新审视了这一学科;他就是上海交通大学医学院附属瑞金医院麻醉科主任于布为教授。

4.1　麻醉领域的思想者

也许很难相信,已是业界知名专家的于布为每天的睡眠时间只有 5 个小时,每天的清晨两点到七点是他的读书时间。这样的习惯让他比别人有更多的时间思考,从而也使他对自己的专业有更深入的见解。"那会儿是最安静的时候,空气最新鲜,背景噪音最低,没有任何人打扰,我就可以静下心来读书、上网、写东西、改学生的论文,思考些事情。"他说道。

"不会思考的医生不是好医生。"于布为教授经常说的一句话是:"不怕做不到,就怕想不到,'胡思乱想'是科研突破、创新的前提,要养成正确的思维方法,进而做出正确的判断。这要比把教科书、指南背得滚瓜烂熟要好得多,一个不会思考的医生肯定不会是好医生。"

于布为认为:"一个麻醉医生的早期发展阶段应该是熟练掌握各项技能的阶段。低年资主治医生阶段应该有意识地培养临床麻醉中对各种危重、疑难病例的处理;到高年资主治医生阶段应具备处理各种各样复杂、疑难、特殊手术、特殊患者的能力;还需特别注意培养预警能力,在别人看不到风险的时候看到风险;此外,从思维方面讲,应该敢于挑战现有的教科书,应该有自己的想法。"

4.2　独特视角看麻醉

1999 年,于布为提出"理想麻醉状态"的概念。这一概念的提出源于于布为对麻醉品质的追求。于布为担任瑞金医院麻醉科主任以后,他和科里的两位老主任分工承担特需患者的麻醉,但具体实施麻醉的是同一名助手。一段时间以后,助手问了于布为一个问题:"为什么你带我做的麻醉,术后随访的时候患者都感觉很舒服,而另外两位老主任做完麻醉后,有些患者会感觉到累、疲劳,我看了一下麻醉记录单,你们用的药、液体都差不多,可是为什么会有这么大的区别?"这引起了于布为的思考:"我们究竟区别在哪里?"

"麻醉的基本定义是药物产生的一种可逆的意识消失状态;还有一种麻醉是使患者保持意识存在,只是暂时阻断神经的传导。这两种麻醉有什么区别? 麻醉的本质究竟是镇痛在先,还是意识消失在先? 意识消失这样一种状态跟痛觉又是什么关系?"喜欢思考的于布为列出了一连串问题,并开始着手探索。

于布为想到:"区别在于麻醉医生所控制的患者处于麻醉时的状态,很多麻醉医生做麻醉时,患者心跳很快,血压也比较高,也就是通过浅麻醉,使患者对伤害性刺激有比较强的感受,来维持一个看起来正常的血压和心率,这样一来全身的血管有很多部分就会灌注不良,时间一长患者就会发生代谢性酸中毒、乳酸堆积,醒了以后患者就会浑身酸痛。而我所做的麻醉的特征是注重全身组织的灌注,麻醉相对比较深,血管扩张比较明显,这样一来血压就要用超出教科书所写的常规量的额外容量来维持。"

由此,于布为提出了理想麻醉状态及如何操作的概念:理想麻醉状态——即在人体的生理标准范围内所做的麻醉,这样第一麻醉更安全;第二麻醉更有效;第三患者术后更舒适。但是要达到这一点不主张用升压药来维持血压,或者用浅麻醉、伤害性刺激来维持血压,提倡用补充更多液体来做。理想麻醉状态为麻醉建立了内在质量标准,从而显著改善了临床麻醉的安全性和麻醉质量。

4.3 只有小手术,没有小麻醉

总有不少争议围绕着麻醉科医生。在大多数人看来,麻醉科医生既不需要像外科医生那样小心地进行手术操作,也不需要像内科医生那样不停地在药物与疾病之间进行权衡,更多的时候,他们都是待麻醉药物起效后就安静地坐在麻醉机后面,似乎打一针让患者入睡后,他们的主要工作就结束了。

即便在麻醉学科很发达的美国,质疑的声音依然此起彼伏。除了早先对麻醉科医生高收入的争议,还有对他们临床价值的质疑。美国《纽约时报》就曾报道过一个引起强烈反响的调查。该调查由美国麻醉护士协会和美国外科医生协会联合进行,跟踪手术患者10年的结果发现,当初由麻醉科医生和麻醉护士分别进行麻醉的两组手术患者,病死率、并发症发生率以及麻醉质量都没有明显区别。报道一出,一片哗然。

对于这个结果,于布为教授却不以为然。他认为,由麻醉科护士进行操作的往往都是风险低、手术简单的轻症患者手术的麻醉;而诸如脏器移植手术、心脏大血管手术、神经外科手术等充满巨大风险的麻醉,则通常需要麻醉科医生来操作。由此得出两者效果相当的结论是不足为信的。"其实手术的技术并无本质差别,而对于如何在手术过程中以至于术后呵护患者的生命安全,则是完全不同的两回事。"

媒体上时常会有"某某医生妙手回春,将百岁人瑞的阑尾顺利切除"的报道;或是"某某医生华佗再世,成功切除某小儿的阑尾,从而挽救了患儿的生命"的报道。在于布为教授看来,目前社会上对于麻醉学科还普遍缺乏了解。这使得在很多情况下,患者、亲属、媒体将本应是送给麻醉科医生的掌声和鲜花,却因为对麻醉缺乏了解,而送给了手术医生或其他科的医生。这些情况再经媒体反复播放,使得人们牢牢记住了手术医生和ICU医生的重要,而完全忘记了麻醉科医生在挽救生命过程中所起的最为重要的第一步的作用。这种对于麻醉学科的普遍误解,不仅深深伤害了麻醉医生的心,同时也为临床诊疗操作埋下了严重的安全隐患。

"在手术台上,外科医生专心致志地在病变部位动刀子,麻醉科医生则必须眼观六路、耳听八方。既要保证患者处于无痛状态,又要管理好患者的重要生命体征。"于布为教授告诉记者,麻醉学科理所当然应该承担起主导舒适化医疗的重任,也希望麻醉学成为保障医疗安全的关键学科,并得到社会的熟知和认可。

[本文原载于《华东科技》:2012.02:72 - 73]

5 未来麻醉学科发展之我见

上海市医师协会麻醉科医师分会首届年会暨全国麻醉质量控制数据云平台管理研讨会于2014年11月29日在上海举行,上海市医师协会会长徐建光教授,上海市医师协会麻醉科医师分会会长于布为教授,中国医师协会麻醉学医师分会会长俞卫锋教授。日本麻醉学会事务局长、日本冈山大学校长、医学院麻醉与重症科室主任森田洁教授,上海交通大学医学院附属瑞金医院副院长陈尔真教授,上海交通大学党委副书记、上海交通大学医学院党委书记孙大麟教授分别受邀致辞,来自国内外的诸多麻醉学界专家出席开幕式,并提出很多新的理念和想法。作为中国医师协会麻醉学医师分会的官方杂志,《麻醉·眼界》杂志有幸就麻醉学未来发展的相关问题对于布为教授进行了独家专访。

5.1 新发展趋势下的麻醉学科现状及背景

麻醉学科发展到现在取得了很大的进步,甚至是巨大的进步,也推动了医学领域其他学科的进步。麻醉学突破了年龄的界限,许多三级甲等医院可以为新生儿及百岁患者实行麻醉。对于这些极端生理年龄的患者,麻醉操作的本质是如何使其能够平安度过围手术期。不仅保障安全,而且促进术后恢复,保护器官功能,不影响新生儿的智力发育或引起超高龄患者的认知功能衰退。相较于其他科室,20万～30万例麻醉才有1例与麻醉直接相关的死亡事件,远低于手术直接造成的死亡率。中国麻醉学科临床实践的安全性已经和美国不相上下。在此基础上,中国的外科医生才得以开展各类高精尖的手术,这一切都是源于麻醉学科的进步。

与此相成鲜明对比的是,麻醉医生频发猝死和过劳死,于布为教授认为和以下因素有关:

(1)麻醉技术提高导致手术的安全性增加,手术数量激增。这种现象背后的原因是我国目前的医保价格体系,其利润导向直接推动了手术量的剧增。医院的经营者会把资源投入到能产生更多效益的科室,无形中增加了麻醉科的负担。

(2)麻醉学科自身对于医学的贡献。过去很多外科操作基本不考虑患者的感受,甚至中华民族比较推崇的刮骨疗毒,认为这才是英雄本色。这种观念和过去的经济水平限制直接导致了我们当时的麻醉数量很少,比如胃肠镜检查,刺激胃壁肠壁,患者感到内脏疼痛、发生恶心呕吐,患者很痛苦但并没有麻醉。随着麻醉技术的进步,麻醉学科能够提供无痛胃镜检查,使其甚至变成每年常规体检的组成部分,同时也导致麻醉工作量的剧增。

(3)麻醉人员的培养并没能同步跟上。近期开始的麻醉医师三年规范化培训导致大多数的基层医院没有麻醉医生。

因此,几方面矛盾交汇在一起,导致麻醉医生加班成为普遍现象。每天加班和工作的高度紧张,导致慢性疲劳,麻醉医生长期处于亚健康状态。如果突然面临一个很大强度的麻醉操作,就非常容易导致猝死。所以,在麻醉学科取得巨大进步的同时,麻醉医生的劳动强度也越来越大,这些因素综合作用就呈现出目前麻醉学科面临的窘境。

5.2 医院重构或能破解困局

医院重构是因为传统医院发展到今天暴露出越来越多的弊病,麻醉学科的发展方向融合在现代医学重构之中。回顾传统医院的发展,科室划分越来越细。人身体任何一个部位,都可能发展成为一个单独的学科。传统医院模式的优点在于研究的机理集中、精确,但从另一个角度看,过细的科室划分会产生人际方面的矛盾,众多分支科室的负责人不能很好地协调,无法有很好地保障人才流动机制。对患者而言,看病难度增加。比如老年患者多罹患几种慢性疾病,高血压会带来肾脏、心血管的损害和眼底病变,而糖尿病加剧这些病症,患者来到医院就诊,需要去眼科、心内科、肾内科分别挂号、排队,拿不同的检验报告,拿不同科室开的药,花费很多时间,同时还需要家人陪伴,所以中国医院的门诊大厅人满为患,其实众多来院的人群中只有 15% 左右是患者,这样的机制不能真正符合"以患者为中心"的需求。另外还有一个重要的问题,有些病症既可以进行内科治疗也可以进行外科治疗。如果患者首先采用内科治疗,治疗不好再转到外科,无疑增加了患者的经济负担。基于此背景,新的医院机制应当根据患者的各种病症综合观察,经过内外科协商患者适合的治疗方式。

医院重构是现代化医院发展的方向:第一,内外科结合组成混合团队,在手术的不同环节,内外科各自发挥所长、相互协助,减少患者在内外科之间转换治疗的时间和流程,对患者而言风险最小。效益最高,同时节省大量的时间。比如对于心血管疾病的治疗,内外科医生诊断患者需要放置支架还是适合行搭桥手术。如果心内科医生觉得放置支架存在难度或风险,外科医生马上行搭桥手术,或者在同一时间内完成支架置入和搭桥手术,这样就避免了放置支架后要花费几个月时间抗凝,抗凝稳定后才能行搭桥手术的问题。第二,建立学科群的概念,有些疾病需要不同学科相互联系才能找出最有效的治疗办法。第三。建立多学科协作诊疗模式(MDT),由首诊医生根据患者的症状、体征初步诊断,然后邀请相关学科的医生共同来为这个患者诊疗。

不同学科的结合就像"分久必合,合久必分"的理念。于布为教授认为,首先应该建立以内科学为主,结合检验、影像学科甚至计算机中心的诊断群,第一步明确诊断,第二步提供保守治疗意见。诊断群需要发挥内科学的特长,每个患者来院就诊,都应该在当天得到一个明确的诊断,随着分子遗传学诊断的介入,一些罕见病的诊断会越来越便利。其次,基于学科的不同优势,取长补短,把外科和内科学结合到一起,建立一个有效的治疗群,即患者一旦明确诊断马上开始治疗。例如突发心脑血管疾病的患者的有效治疗时间非常短,诊断和治疗越快越明确,患者的伤残率就越低,恢复正常的可能性就越大。

医院重构需要我们改变以往的医疗流程,建立有效的诊断群和治疗群。对于麻醉学科,应当介入患者的术前评估、准备、麻醉诱导、术中维持、术后恢复各个环节,并指导患者术后的快速恢复,从而建立患者安全、舒适的保障制度,以麻醉科为基础,在整个医院层面上得到所有相关科室的共同参与,这就是现代医院的重构,即国外所谓的第五代医院,这样的重构能有效提高医院的工作效率。于布为教授在瑞金医院嘉定北院就坚持实行内外科混编,内科医生值班时外科医生协同值班,外科医生值班时内科医生协同值班,共同处理跨学科问题。如果患者符合内科保守治疗的条件,那么内科先治疗,病情缓解后再行外科治疗,否则一旦诊断明确,立即外科手术治疗,大大缩短患者的住院时间日。麻醉医生基于电子化的门急诊病例和住院病例与内外科医生进行沟通,患者第一次就诊时就可以完成术前访视、知情同意术的签署,入院后可以立即手术,大大提升医院的效率。增加患者的安全性和舒适度。

现代化医院的重构能不能在三级甲等医院实行,能不能在分科已经十分细致的情况下再按新的原则实行,目前还有待探索和尝试。但是一旦这条路走通了,它会推动整个医院内部产生颠覆性的、创新性的发展,无论是医院管理还是对患者和疾病的治疗理念都会发生重大的改变。

5.3　构建理想的第五代医院困难颇多

第一,任何的医改都应该符合国家、主管部门规定的大方向,可以做探索,但是不能偏离得太远。我们目前设计的这些想法都是围绕国家的医改方向,符合社会大众对医疗、医院的期望,也有助于重建社会对医师的信任和尊重,这也是重构医院的第一个初衷。

第二,医院内部存在的障碍。目前医院模式下,各科主任在既有的轨道上走惯了,医改的实施会损害各个科室的利益,比如说内外科要共同建立一个病房,本来一个病区 50 张床位全是一个科室的,现在两个科室要相互协调共同分配资源。另外医改还涉及权利的分配问题,比如内外科合并后大病区谁来负责等问题,针对这一矛盾,中国香港地区的医院提出的经理人概念来管理合并后科室的非纯粹、直接医疗事件,比如药品的采购,耗材的使用,医疗器械、医疗设备的选购等都不再由科主任来决定。这一方法在一定程度上缓解了权力分配的矛盾,如何缓解合并后科室的关系,是解决医院内部障碍的首要问题。

第三,医院改革非常紧迫。现代化医院从 2015 年开始,将会受到电子医疗的重大冲击,比如阿里巴巴组建的阿里电子医疗、平安保险的平安电子医疗、银行房地产商和各个医药公司组成的电子物流,让医院面临着电子商务和电子医疗的挑战。以淘宝为例,其逐渐成熟的交易模式和影响力巨大的交易平台,可以让药品跨过医院药房这个环节直接从药厂到达患者手中。当然,电子医疗配送药品开始肯定会出现拿错药的可能,但是先进的技术手段会很快弥补这些缺陷。随着电子医疗的迅速发展和可诊断电子设备的出现,可将测得的呼吸、血压、心率、血糖、氧饱和度等数据传输到数据库,由后台的医生远程诊断,并将诊断结果传回患者手中,如果患者认可就可以在线支付、收到药品了。面对电子商务的挑战,医院需要加快自身转型,把一些预计会受到重大影响的科室比如药剂科等及时向临床科室方向转变。或在医院内部创造新的岗位,消化这部分人员。随着电子医疗的发展日趋成熟,对传统医院的生存会造成重大威胁,所以建设现代化医院是目前面临的非常紧迫的工作。

(本文原载于《麻醉·眼界》,2016)

6 三方观点：麻醉科护士是否需要具备麻醉监测的职能？

参与访谈的专家：
刘进教授 中国医师协会麻醉学医师分会首任会长
四川大学华西医院麻醉科、转化神经科学中心主任
姚尚龙教授 中国医师协会麻醉学医师分会前任会长
华中科技大学同济医学院附属协和医院副院长
于布为教授 中国医师协会麻醉学医师分会副会长
上海交通大学医学院附属瑞金医院卢湾分院副院长
（排列顺序按姓名拼音）
主持人
刘艳红 中国人民解放军总医院（301）医院

6.1 麻醉监测护士的前世今生

于布为教授：
观点 1：模糊医护工作界限势必降低麻醉学科在医院中的地位

美国麻醉界曾经在麻醉科护士工作界限的问题上犯过严重错误，我们需要吸取他们的经验和教训，以免重蹈覆辙。美国政府源于对麻醉医生人员紧张以及提高医院经济效益的考量，美国许多州的医院将无痛消化内镜的麻醉实施和术中监测交由麻醉科护士来完成，后续更将这部分工作交由麻醉技师来完成，美国 17 个州的医院甚至允许麻醉科护士不在麻醉医生的监管下单独实施麻醉操作。

当然模糊医护工作界限带来的后果也十分惨痛。后续，美国多家医院在麻醉医生人员充足的情况下，也拒绝由麻醉医生来进行无痛消化内镜的麻醉操作，麻醉医生完全被麻醉护士甚至麻醉技师所取代，这在很大程度上也降低了麻醉医生和麻醉学科在医院中的地位。

观点 2：麻醉监测是麻醉医生不可丢失的核心技术

麻醉科护士具备麻醉监测职能确实可以辅助麻醉医生完成部分工作，将麻醉医生从烦琐、低效的工作中解放出来，但是，赋予麻醉科护士麻醉监测的职能，于布为教授对这一观点持反对态度。

首先，临床麻醉工作属于医疗工作的一部分，麻醉医生必须具备独立诊断能力，并依据病情诊断执行医疗行为。麻醉科护士一旦具备了麻醉监测职能，很有可能模糊医护工作界限，重蹈美国麻醉界所犯的错误。

我们试举一例，麻醉科护士如果在手术监测过程中发现患者病情发生变化，是否允许麻醉科护士进行紧急抢救？麻醉科护士实施紧急救治，护士就代替了医生的工作；麻醉科护士不救治，转而寻求麻醉医生的帮助，麻醉科护士的价值便无从体现。

其次，麻醉医生引以为傲的气管插管技术随着先进设备（如可视喉镜等）的普及，已经不再是麻醉医生的核心技术，急诊科医生、重症医学科医生甚至护士经过短期培训，便可初步掌握气管插管技术。手术患者的病情诊断和生命体征维护能力是麻醉医生另一项核心技术，一旦将这项技术赋予麻醉科护士，麻醉医生的价值和社会地位将进一步降低，所以麻醉

监测技术是麻醉医生不可丢失的核心技术,不应赋予麻醉科护士麻醉监测的职能。

6.2　麻醉科护士具备麻醉监测职能或许是缓解中国麻醉学科人员紧张的破局之路

刘进教授:

观点 1:麻醉监测护士不是一个全新的职业,而是麻醉科护士中执行麻醉监测职能的护士的总称

随着麻醉学科的发展,麻醉职能已经涉及临床麻醉、重症监测、复苏治疗、疼痛治疗各个领域。随着外科技术的发展,手术量与日俱增,麻醉医生的工作变得非常繁重,而且经常需要身兼"医、护、工"三职。麻醉学科作为重要的临床一级学科,配备麻醉科护士,改变麻醉医生"医、护、工"集一身的落后局面,就显得尤为重要。

在麻醉科工作的护士应当统一称之为麻醉科护士,其为一批具备同样素质、接受过同样训练、技术水平相似的护士。麻醉科护士的工作岗位并不是一成不变,根据麻醉科主任的排班,其需要在不同的岗位上轮换,从而负责协助麻醉医生完成管理麻醉后恢复室(PACU)、整理耗材物品、协助转运患者等工作。当麻醉科护士轮转到"麻醉监测"这一岗位时便将其称之为麻醉监测护士,所以刘进教授强调,麻醉监测护士不是一个全新的职业,而是麻醉科护士中执行麻醉监测职能的护士的总称。

观点 2:明确麻醉监测护士工作职能、划清医护工作界限是不可或缺的前提

麻醉监测护士的工作职责包括麻醉前准备和整理工作、辅助麻醉操作和执行医嘱、麻醉维持期间的监测和记录、麻醉后患者的首次随访。刘进教授指出,中国麻醉界参考了美国麻醉界的经验和教训,给麻醉监测护士的工作范围划出了 5 条不可逾越的医护工作界限。麻醉监护士:①不可进行任何侵入性麻醉操作;②不能进行医疗决策;③不具备处方权和签字权;④其工作必须在主治及以上级别麻醉医生带领和监管下进行;⑤绝不脱离护士队伍,其应当有编制。

观点 3:古往今来,医生与护士之间的工作界限并非一成不变

首先,临床麻醉工作需要麻醉科护士,这点毋庸置疑;其次,在麻醉科护士现有工作岗位中,除了麻醉监测这一工作职能,其他工作范畴并无争议。目前学科间争论的焦点在于是否允许麻醉科护士执行手术过程中的麻醉监测和生命体征记录工作,换而言之,即把这部分传统意义上麻醉医生的工作交由护士来执行。

医学存在一个不断发展的过程,古往今来,医生与护士之间的工作界限也并不是一成不变。以前中国由于技术设备落后,只有很少部分医院有心电图机器,所以心电图检查也都交由心内科医生完成。现在由于心电图设备和技术在各级医院的普及和推广,心电图检查已全部交由技师和护士来完成,心内科医生可以腾出时间完成其他更为重要的工作,这也正是医学发展和社会进步导致的必然结果。

以此推及麻醉学科,参考麻醉住院医生培养周期和中国手术量不断增长的情况,未来在一个麻醉科室中可能只有 1/6 的主治及以上级别医生有机会带领住院医生工作,其余 5/6 的主治及以上级别医生需要亲自完成麻醉监测工作,麻醉科护士具备麻醉监测职能可以将高年资麻醉医生从烦琐、低效的工作中解放出来,有助于减轻其工作负担,有助于提高医疗质量和麻醉学科地位,更有助于完善麻醉学科的人员结构。

6.3　一种麻醉监测职能是否可以满足不同层级医院的需求?

姚尚龙教授:

观点 1:单独提出麻醉监测护士这一称谓并不恰当

首先,麻醉学科需要麻醉科护士。既往麻醉医生承担着"医、护、工"三者的角色,随着麻醉学科专业化程度越来越高,麻醉医生需要得到护士的帮助,从烦琐、低效的工作中解放出来。

其次,麻醉科护士的工作涵盖许多方面,"麻醉监测"只是其中一项职能,所以单独提出麻醉监测护士这一称谓并不那么恰当。

观点 2:麻醉监测职能的设立必须满足不同层级医院的不同需求

基层医院麻醉科人员紧张是不争的事实,一旦赋予麻醉科护士麻醉监测的职能确实可以大大缓解基层医院麻醉科人员短缺的问题,但是随之而来的安全隐患也不容忽视,医护工作界限一旦模糊或者麻醉科护士没有在高年资医生的带领下工作,那么赋予麻醉科护士麻醉监测的职能给临床麻醉工作带来的冲击反而大于帮助。

对于大型教学医院而言,麻醉科人员相对充足,然而其教学、培训、科研的任务相对较重,所以赋予麻醉科护士麻醉监测职能,可以将高年资麻醉医生从繁重、低效的工作中解放出来,转而从事更多高质量的教学和科研工作,最终为提升麻醉学科地位而服务。

姚尚龙教授作为麻醉学科的顶层设计者,着重指出,我们决不能轻易撕开医护工作的界限,给临床麻醉工作造成混乱。未来我们可以争取护理专业人士对于麻醉学科的认同,为麻醉科护士设置更详细的规划道路。

6.4 《麻醉·眼界》杂志有话说

对于麻醉科护士是否需要具备麻醉监测职能,您有什么观点需要表达,《麻醉·眼界》杂志期待您的回答。

三位麻醉学科的顶尖专家基于"麻醉科护士是否需要具备麻醉监测职能"这一问题提出三种截然不同的观点。基于此话题仍有许多问题目前未达成统一意见,尚存在探讨的空间。

《麻醉·眼界》杂志将这些问题抛出,引发大家的思索,希望通过争鸣与解析,不断谋求解决方法。

(1)美国麻醉界将无痛消化内镜操作交由麻醉科护士或麻醉技师执行,在很大程度上降低了麻醉医生和麻醉科在医院中的地位。中国麻醉学科在赋予麻醉科护士麻醉监测职能时就明确划清医护工作界限,这样是否就可以完全不重蹈美国的覆辙?

(2)赋予麻醉科护士麻醉监测职能或许可以成为缓解中国麻醉学科人员紧张问题的破局之路,那么如何使这条道路走得更长远?

(3)麻醉监测这一种职能无法满足大型教学医院和基层医院截然不同的需求,未来如何通过一种举措完全解决大型教学医院和基层医院两者不同的需求?

(4)强生公司成功研发了麻醉机器人 Sedasys,其以静脉注射的方式将麻醉药物注入血液,通过检测与镇静相关的体征信号,可以自动调整或停止输液管理麻醉。一石激起千层浪,网络上围绕麻醉医生是否将被机器人取代的问题,众说纷纭。关于这个问题,《麻醉·眼界》杂志想到一个衍生问题,机器人、麻醉监测护士,谁才是发挥麻醉学科最大效能、节约人力成本的一种方法?

(本文原载于《麻醉·眼界》,2015.12)

7　已失去核心技术的麻醉科，如何走下去

《医学界》：您作为上海瑞金医院卢湾分院院长，也是瑞金医院麻醉科主任，怎样看待医改及麻醉科医师在其中所处的位置？

于布为教授：我们现在所谈的医改都是政府政策层面的东西，例如分级诊疗、支付方式、民营与公立医院比例等，并没有涉及医院内部的改革，因为到目前为止，这些改革的主导专家并不是临床医学专家，所以开的"处方"也不外乎照搬欧美国家一些做法。这样的改革，我是持怀疑态度的。如果真如专家们描绘的那么美好，奥巴马还搞什么医改？

我想谈的医改，主要是医院内部的改革，对医疗流程的革新。我所预见的医院今后 10 年或 20 年的发展方向，应当是由诊断与药物治疗为主组成"保守治疗群"，由手术与介入为主组成"确切治疗群"，由麻醉与 ICU 组成"围术期安全与舒适保障群"，来共同为患者提供最安全、有效、及时和舒适的治疗。而在治疗上应该模糊科与科的界限。总结起来是：按器官重组学科，内外科混合编组病区，以及将麻醉科作为医院医疗活动的中心学科来建设。

医学的发展是一个由简入繁的过程。若干年前为加快学科发展，医院内部内外科的分科越分越细，尽管这大大推动了学科研究的深入，但患者诊治也受到了一定限制。一些疾病若初诊在内科就用内科方法治疗，初诊在外科则用外科手段，虽是同一疾病，但治疗的随机性很大。目前这种分科体系，矛盾暴露已越来越凸显，但很少有人认识到问题所在，大家觉得这是理所当然。

事实上，对同一疾病，内、外科只有治疗手段和思路及用药的不同，疾病不会因患者收治在内科或外科而改变。我认为患者就诊的理想状态是由内科与外科医师共同参与，选择最佳的治疗方式，而不是现有体系的内、外科互不往来或仅用会诊这种简单的方式。例如经初步判断为胃癌，在达成诊断共识后，内外科医师应共同确定最有效的治疗是手术还是化疗或两者结合，以及如何结合等，这样才能保证结合各学科最新药物研究成果或最新的术式，为治疗提供多样化选择。

早在 2000 年，世界麻醉学科权威、美国的米勒教授就预见到：2020 年的医院，将只有手术科室和麻醉科；内科将不再拥有住院病房。这并非危言耸听，在日本岛根医科大学附属医院已经是现实了。回到中国，国家发布的医改政策如取消药品加成、限制内科床位、提倡开展日间手术等，都是在朝这个方向引导。

谈到麻醉科医师在医院改革中的位置。老实讲，麻醉科以往是被当作"小丫鬟"来驱使的。要想在院内有话语权，关键看我们有无能力成为围术期医学的主导学科，主导患者的术前准备和术后康复以及门诊、ICU、手术中心的日常业务工作。

大家知道，ICU 是从麻醉科分离出去的，之所以又提出两者组成"围术期安全与舒适保障群"，是要确保双方治疗理念的连贯，现在经常是矛盾的。简单举例：麻醉科医师在麻醉过程中，因为麻醉药物的扩张血管作用，要多补一些液体；但 ICU 医师可能因担心术后发生肺部并发症（肺水肿），往往拼命用脱水治疗，结果导致患者发生低血容量性低血压和心动过速。很多 ICU 医师将此表现认为是心力衰竭，并用升压药、强心药治疗，岂不知此时只需补液即可扭转。可见麻醉科医师与 ICU 医师在治疗观点上的统一和连贯性对保证医疗安全是非常重要的事。

此外，麻醉与 ICU 的专长实际是互补的，例如麻醉科医师的应急抢救能力一定娴熟过 ICU 医师，因为他们天天在操练；而 ICU 在后期治疗方面则更有经验。这些都是不争的事

实。两科室联合起来，行政架构依然独立，但治疗观点保持连贯，这样能更有效地保障患者安全，同时也使以麻醉科、ICU为主构成的"围术期医疗安全与舒适保障群"在院内拥有一定的影响力和不可替代性。作为一名麻醉科医师，我们应该对此改变有所准备，才能在今后的医改大潮中生存下去，并发展壮大。

《医学界》：大家都说麻醉的核心技术在受到科技发展的挑战，您如何看待这个问题？

于布为教授：坦白讲，我觉得目前的麻醉科已没有核心技术了。过去很多麻醉科医师讲困难气道插管、生命体征维护、围术期的器官保护等是我们核心技术。但护师培训3个月也可以做气管插管，可视喉镜出现后困难气道插管也不再是麻醉科强项；生命体征维护不过是通过监护仪观察患者的反应来给药；围术期器官保护我们也没有全国统一、世界公认的有效手段。这样来看，麻醉科还算有核心技术吗？经得起质疑吗？

我之所以讲已没有核心技术，是因为随着技术发展，过去所谓的核心技术已经简单化了，例如困难气管插管。而且我们对如何在麻醉过程中确保组织灌注的认识不够，不足以形成技术优势。

正常人体对各部位的灌注有一套非常精巧的调控系统，能根据代谢自动分配血液到相应组织中。比方跑步时腿部肌肉会得到更多血液，进餐后肠系膜血流会明显增加以保证消化器官的氧气和能量供应。但在麻醉状态下，人体的这一功能，是仍然保留？还是部分抑制？还是完全抑制？如果是完全抑制，麻醉科医师又该怎样做血流调控？使某个器官的血流多一些，或某器官的血流少一些？这些问题我们并不清楚。

此外，整体血流动力学和微循环之间的衔接关系，例如体外循环后为何外周测不出血压，为什么总体血流动力学指标正常，而微循环却处于衰竭状态？这些都是麻醉科尚未解决的重要临床问题。

《医学界》：既然您认为目前的麻醉科没有核心技术，那么麻醉学今后的发展方向在哪里？

于布为教授：这个问题很好。走到今天，急诊、ICU、疼痛科都独立了，麻醉科又回到临床麻醉的原点，今后如何发展也很微妙，需要我们考虑麻醉本身是怎么回事。

我在想能否发展出一门麻醉治疗学，用麻醉科独有的技术、药物、手段来有效解决一些疾病，而其他科医师又无法染指。其实早在1989年我就提出过这个理念，当时有专家持反对意见，因当时已经有重症监测治疗学（即现在ICU学科的内容），认为我这是标新立异。其实这是两回事，重症监测治疗学讲不好听可以称为"高级护理"。

其实一些学科在不知不觉中已开始用起麻醉科的药物和技术，例如瑞金医院卢湾分院皮肤科的医师用星状神经节阻滞治疗痤疮，还有全国各地骨科医师对外周肢体的疼痛部位所做的局部封闭（局封）。这些难道不都是麻醉科的工作范畴吗？但人家认为这属于皮肤科或骨科治疗范围，他们学习后也会操作。

可以想象，如果麻醉科不走出以往的框架，就永远不会有出路。学科发展其实是很残酷的。

再举一例，现有发热疗法在墨西哥用于治疗肺癌，是将人体体温用药物升到42～43℃并维持若干小时来杀灭癌细胞，这其实正是麻醉的功劳。正常情况高温若干小时患者早死亡了，只有通过麻醉才能在高体温状态下用药物控制生命体征，维持心率、血压、内稳态等正常，确保患者生命安全。这给我们一个启示，麻醉学是有可能用于治疗的，特别是使用对患者有一定伤害作用的药物或疗法时。

《医学界》：麻醉学科在未来发展中面临的最大冲击会是什么？

于布为教授：我认为今后面临的重大冲击和挑战是麻醉机器人。

　　美国强生公司研发了一种麻醉机器人(Sadasys,意为镇静系统)能自动调控患者麻醉剂量,结果遭到美国麻醉科医师坚决抵制,因为这威胁到他们的"饭碗"了。由于销售不好,所以美国强生公司近日宣布停止销售这款麻醉机器人系统,并解雇该部门员工。其实抵制也无用,迟早会在临床普及。因为即使在美国,其他科医师也试图用护师甚至卫生员替代麻醉科医师以节省成本开支。

　　麻醉机器人是挑战也可能是机遇,国外研发遭到抵制,国内企业不妨乘机试试,若产品能占领市场也未尝不可。麻醉科医师可管理机器人保证其正常运作,减少自身工作负荷,利于将重心转向麻醉的其他方面。

[本文原载于"医学界",2016.10.18)

8　麻醉哲思者,让痛苦消失于患者醒来前

"以往的麻醉只能缓解短暂的疼痛,我所做的这些努力,就是希望能运用现代技术战胜手术后的疼痛。"

谈及"麻醉",不少人的脑海中便浮现出牙医诊所、手术台等冰凉的场合;谈及"麻醉医师",更有不少人疑惑:手术前的一个步骤,为何还需要专门的医师? 而这样一群无影灯下的无名英雄,却是患者们真正的"生命守护神",为每一场手术的成功进行而保驾护航。

上海交通大学医学院附属瑞金医院卢湾分院院长、麻醉科主任于布为教授就是这样一位"舵手",麻醉一做就是 40 余年。"其实,麻醉医师是一份温暖的职业。"他做出这样的评价,并身体力行地在工作中实现"理想麻醉状态",让万千患者在舒适与平静中醒来,迎接健康。今日,他更以在麻醉专科领域的杰出贡献荣获"仁心医者·上海市杰出专科医师奖"。

8.1　"陪跑选手"一个月拿下状元

1969 年,14 岁的于布为一家在"文革"中从北京下放至甘肃。中学毕业时,这名来自城市的"公子哥"也追随时代潮流选择了参军。"当时我们中学里 6 个班,有 5 个班的学生都当兵了。"于布为教授笑道,"但我不会做农活,就被分配在了总后卫生团做卫生员。"由于见多识广、头脑灵活,于布为很快被推荐至卫生员培训班学习。培训临近结束,成绩优异的他便成了各科室主任眼里的"香饽饽"。作为一名服从安排的军人,1974 年,于布为最终留在麻醉科,并由此踏上了从医之路。

"从小我接受的教育就是,要么不做,要么就要做到最好。"1981 年,国家开放招收攻读硕士、博士学位的研究生,原本抱着"陪太子读书"态度与战友一同复习迎考的他渐渐在复习中下了狠劲儿。"高中、大学都没上过,就说要考硕士研究生,不少同事其实都等着看笑话呢。"于是,"做到最好"的信念又冒了出来,从向政治部干事报名之日算起,仅有的一个月复习时间被于布为"无限延长":第一套医学院校统编教材足足有 28 本,他便每日只睡 2 小时,一天啃完一本,剩下的 3 天时间分配给英语与政治,写满了 7 本笔记。于布为如今回忆起来,仿佛仍是那个积极应考的青年人。"书肯定看得比较囫囵,主要就是抄题目、名词解释和定义,比如诊断和治疗的原则。英语参考了托福的真题,政治就靠猜重点了。"

上天总是眷顾聪明而勤奋的人,最终,于布为以麻醉专业总分第一的成绩考入第二军医大学,从此深入扎根于麻醉领域。

8.2　日本留学改变人生努力方向

度过初入大学校园的适应期后,于布为再次拿出了考研时的劲头。从 20 世纪 30 年代起的所有麻醉学领域期刊,几乎都被他借来阅读摘抄,其余有关文史哲、动植物、天文地理的书也都是他的涉猎对象,一年阅读量不下 300 本。"虽然当时也能算是个中级知识分子了,但肚里空空,总觉得没底气。到了暑假天热的时候,我就早上带两个馒头和一个泡脚降温的水桶去图书馆,一坐就是一整天。"

1987 年,于布为又在母亲的建议下考了博士,师从"中国肝胆外科之父"吴孟超院士。"行政职务早晚都可以做,但年纪大了,读书就难了。"为了在有限的时间里汲取更多知识,于布为申请出国研修,获得了前往日本埼玉医科大学学习的机会。

"其实我感觉自己好像不是去学麻醉的。"于布为笑道,"因为去了才发现被骗了,当年它

在可选的 82 所交流院校中排名倒数第一。"话虽如此,一年的时间里,他参加了 8 次麻醉学术会议,结识了日本国内几乎所有该领域的教授,并广泛涉足心脏、新生儿、肾移植与老龄化等领域;余下的时间,他便把精力用于观察日本社会,并产生了诸多思考。"有一段时间经常会坐车去神户,参观了神户人工岛、神户医院,还有许多诸如单轨列车等的新鲜事物都令人叹为观止,一个疑惑就盘旋在我心头:这些原理我们中国人都懂,为什么就造不出呢?"为此,于布为特意买了录像机,每日录下新闻与科技节目,希望回国后能对各行业的人产生帮助。"可以说,在日本的一年是改变我人生努力方向的一年。"于布为说,"从井底跳出去看到现代化的世界之后,我了解到科学技术、组织制度等能彻底改变国家。后来我在科室的管理上,也借鉴了许多他们的经验。"婉拒了日本导师的挽留,于布为成为唯一一个明确表示要回国的留学生。

8.3　有关麻醉的哲思

回国后,于布为在长海医院麻醉科历练十载。1993 年,他在领导支持下从国外进口了15 台麻醉机,建立了国内首个现代化麻醉科,包括数字医疗、电子病例、标准处方、ICU 等现代化医疗设备。然而于布为仍不满足,"相对于其他学科,麻醉技术虽然运用了近两个世纪,但它的原理其实并不清楚。一种认为麻醉是暂时、可逆的意识消失,另一种认为是保持意识清醒,暂时阻断神经传导,它们有什么区别? 麻醉的本质究竟是意识消失还是镇痛?"

这位麻醉领域的思想家为此又翻阅了大量文献,他发现,麻醉其实是一个哲学问题。"之前有英国的麻醉学专家将麻醉比喻为电灯开关,但我不赞同,它并非是两极化的清醒和无意识。"为此,1999 年,于布为在全国麻醉年会上首次提出了"麻醉的哲学意义与临床意义"。他解释,麻醉与人的中枢联系很紧密,麻醉如果仅仅使患者意识消失,就是一个哲学概念上的麻醉,并不足以完成手术。真正临床意义上的麻醉,还必须抑制伤害性刺激所造成的交感-内分泌反应。这个当时听来颇有些离经叛道的理念,如今已为改变麻醉用药方式、创建新麻醉方法及改善临床麻醉效果提供了理论基础,并深化了大众对于麻醉本质的认识。

8.4　麻醉禁忌? 不是挡箭牌

作为术前最关键的步骤,如何提升麻醉体验也成为他对麻醉品质的追求。在瑞金医院担任麻醉科主任后,有一天,助手看似不经意的问题又一次引发了他的思考,"助手当时问我,为什么有些患者术后随访感觉舒服,有些仿佛跑了一场马拉松般劳累?"看着并无太大差异的麻醉记录单,于布为脑中灵光一现:既然区别不在于客观外在的药品与剂量,那么主要就是因为患者处于麻醉时状态不同而导致。

在担任中华医学会麻醉学分会第十届全国委员会主任委员期间,于布为根据临床经验创新性提出了"理想麻醉状态",即借助脑电麻醉镇静深度监测指数、心率变异性指数、血压等八大指标对患者的状况进行量化,从而选择药品与剂量,保证对患者的生理功能干扰减少至最低。"第一,保证患者不会死亡;第二,保证麻醉的有效性;第三,患者在术后会更舒适。"于布为说,"以往的麻醉只能缓解短暂的疼痛,我所做的这些努力,就是希望能运用现代技术战胜手术后的疼痛。"在此基础上,他又提出了"麻醉无禁忌""舒适化医疗"等理念,打破了长期以来老年人或有各种内科疾患患者不可进行手术的说法。"大家主要有两个顾虑,一是麻醉和手术是否会加重病情,二是手术切除部分脏器后剩余功能能否维持生命,但其实这都是大家的过度担心。"于布为介绍,在临床上不难发现,急诊抢救时很少考虑所谓的"麻醉禁忌","当你有能力控制并保持患者所有可监测到的指标都在正常范围内时,你就有胆量说麻醉无禁忌,麻醉禁忌不该是麻醉医师的挡箭牌。"

(本文原载于搜狐网,2016.6.22)

9 麻醉医师 or 麻醉护师

《门诊》：您对于美国麻醉学现状有什么看法，导致这种情况的原因有哪些，从长期来看对于美国麻醉学和医疗安全有哪些影响？

于布为教授：美国是一个实用主义国家，麻醉学虽然起源于美国，但是起源之初就存在大量麻醉科医师和麻醉护师共同开展麻醉工作的现象。

在美国，麻醉医师必须经过 4 年本科、4 年医学院专科、1 年专科住院医师、3～4 年麻醉科医师培训才能成为一名可以独立工作的麻醉医师；并且每 10 年需要重新通过 CME、认知能力测试及实践技能考核，完成终身学习。而注册麻醉护师（Certified Registered Nurse Anesthetists，CRNAs）仅需完成护理学学士、通过麻醉护理协会认可的研究生院毕业考核、获得硕士学位和注册护士执照、在急诊从事护理工作 1 年、达到实践技能要求和 CME 要求，即可成为 CRNA。也就是说，培养一个麻醉科医师需要大约 13 年的时间，而培养一个CRNA 仅需要大约 7 年的时间。

过去美国法律规定麻醉护师需要在麻醉医师的指导下工作，长时间以后，麻醉护师成立了美国麻醉护师学会，并且开展一系列麻醉课程教学、培训等。现在临床上麻醉更多地依靠监护、数据、反馈等进行精确控制，麻醉的安全性越来越高。相对于外科手术千分之一的死亡率，麻醉科的死亡率仅为十万分之一。在国外，麻醉科医师和麻醉护师的薪资差别很大，尤其高年资麻醉医师的薪资是麻醉护师薪资的 3～10 倍。在麻醉安全性日趋提高的前提下，美国很多州政府从人力资源成本、医疗成本方面考虑更愿意聘用麻醉护师。

从长远发展的角度来看，其后果无非是麻醉科的人力资源被极度压榨，麻醉医师的生存环境变得非常恶劣，最终将阻碍麻醉学的发展。

《门诊》：您能否大致分析一下，其他例如欧洲国家，亚洲的新加坡、日本等各国麻醉学科人才定位的现状是怎样的？请问这些现状的不同是否与各国经济条件、文化背景也有相关的联系？

于布为教授：关于麻醉学科的理念，欧洲国家认为，对患者治疗的整体推进应遵循患者围术期整体医疗的内在规律进行，所以麻醉科的工作范畴覆盖范围很大。即便成立了疼痛学会和 ICU 学会，在行政体系上还是隶属于麻醉学会。而且对于医学生能否成为麻醉医师有严格的评估标准，已建立了一套完整的心理评估体系、抽查体系、评价体系等。他们经常自豪地表示，他们选拔麻醉科医师，就像选拔飞行员一样。所以在欧洲，麻醉科医师是高门槛、高收入。

新加坡麻醉科的工作主要在五大领域——术前麻醉评估门诊、手术室、疼痛诊疗中心、术后恢复室和 ICU。麻醉的各种操作和管理都严格按照指南执行，基本不存在任意而为或滥用药物的现象，大大规避了麻醉风险。麻醉质量控制水平非常高，既能保证患者的安全，避免术中知晓等并发症的发生，又能在手术结束时迅速唤醒患者，拔掉气管导管送到术后恢复室。

日本的麻醉学科发展已经比较完善和成熟，科室人员结构比较固定，通常是 1 名教授、2名副教授和 4～5 名讲师（相当于中国的主治医师）。在日本，从 20 世纪 60 年代起，厚生劳动省就引入了麻醉科标榜医师资格审查制度。要求在专门的麻醉医师指导下，经过两年的临床麻醉经验或是做过 300 例以上的全身麻醉经验者，再经考试合格，由厚生省麻醉科标榜资格审查委员审批后给予标榜医（即麻醉专科医师）资格。近年来，随着全身麻醉手术在日本的不断增加，麻醉医师的不足也日益凸显。目前，麻醉医师、产科和儿科医师并列为日本医疗界的三大紧俏医学人力资源；并且几个新建或改建的医院已没有内科病房，出现极度的人力压榨现象。

欧洲国家经济曾经比较景气，所以有很多国家实施高税收、高福利政策，因此医疗文化理念与发展中国家不可同日而语。但随着近期经济不断衰退，这样的情况还能维持多久，是要打个问号的。新加坡是一个城市国家，管理有效，是国际货运中心、金融中心、加工代工服务中心、旅游中心，目前还不存在经济方面的限制。而日本社会人口老龄化日趋严重，出生率逐年下降，总人口不断减少，社会增长率停滞，加之日元升值，房地产经济泡沫等因素，导致日本经济停滞不前。因此，日本出现麻醉学科发展的减速和对麻醉科人力资源的极度压榨现象也就不足为奇了。要知道，经济发展达到一定的极限后，很难保持可持续发展，会产生人为的混乱。而经济条件是社会各行业发展的主导因素，经济因素必然会影响到医院的运营机制。此外，现在高科技发展非常迅速，特别是 IT 技术的进步很可能会给医疗产业带来新的革命，包括大量医师的工作被电脑和网络所取代，从而在医疗行业引发如其他行业一样的大量裁员现象。这是我们现在就应加以警惕和要预先研判其社会影响的重大问题。

《门诊》：中国麻醉学科关于麻醉人才定位的现状是怎样的？您认为国内是否也会面临与国外类似的困难和挑战？

于布为教授：中国麻醉学科在人员结构、人才培养体系等方面比较混乱，20 世纪 80 年代前很多地区的麻醉人员以护师、中专生和大专生为主，本科生仅占 20% 左右。虽然近年来已建立了相对统一的资格认证体系，但仍因各种历史原因，遗留了大量问题有待解决。

卫生部发布的 1989 年（12 号）文件，为麻醉学科的快速发展提供了组织保证。大量本科生、研究生进入学科梯队，使麻醉学科的人才结构逐步趋于合理，梯队层次逐年提高。与此同时，原本在麻醉队伍中的大量护师，逐步过渡到麻醉科的各种辅助工作岗位。伴随着《中华人民共和国执业医师法》的颁布和执业医师制度的执行，麻醉学科已名正言顺地进入由医师执业的临床学科行列，明显区别于医院其他医技科室。

未来，随着麻醉学的不断向前发展、数码科技的迅速发展等，麻醉学达到一定水平后，我国同样会面临和今天美国麻醉学科类似的困难和挑战。

《门诊》：在国内有没有这样一种思潮，考虑在中国发展注册麻醉护师会给麻醉学发展带来哪些影响？美国麻醉学现状对中国麻醉学发展有哪些影响和启示？

于布为教授：在中国继续发展注册麻醉护师的这一问题，变成了中国麻醉学科今后要走什么路的问题了。美国今天的现状，很难说会不会就成为中国的明天。美国作为一个超级大国，其对世界各方面的影响，尤其对于中国年轻麻醉医师的影响力非常大。这对中国麻醉学会以及广大麻醉专科医师来说，非常不利。中国人口众多，麻醉专科医师缺乏，社会经济发展不平衡，偏远地区医疗资源匮乏，医患关系复杂、医疗纠纷频繁。但不同的是，中国的麻醉学科还处于发展中阶段，需求摆在那里，条件改善以后，舒适化医疗必将是未来趋势，麻醉可以提供很多介入操作的舒适化服务。

我国要防患于未然，看到美国这一政策及其潜在的破坏作用。中国麻醉学科的发展需要着眼于现状，切实提升麻醉科管理者的学科建设能力，认真建设专科化的麻醉专科医师队伍，规范化培养训练有素的麻醉科住院医师，加之科学的管理和规范化的技术操作，麻醉学科才能切实有效地做到保障医疗安全，满足临床医学快速发展的需求。

《门诊》：不同人群对我的医药卫生体制改革有着截然不同的观点。有认为是失败的，也有认为是不断进步的。具体到麻醉学领域，您认为医药卫生体制改革对于麻醉学科人才的发展和定位起到哪些作用？未来可以考虑在哪个环节进一步深化？

于布为教授：我国的医药卫生体制改革，总体来说是比较成功的。有利方面是保证了中国医学各个学科的迅速发展，医疗水平大大提高，广大人民群众看病机会增加。当然也有加重患者负担的问题。医患关系紧张、医疗纠纷频繁等都是改革开放带来的不可避免的副作用。

未来可以考虑由医院内部人员提出改革方案实施，按照医疗内部规律办事，并且把医院内部医护人员的积极性充分调动起来。现在的医改还是存在某些缺陷的，例如单病种收费、医保限额等方面，都是照搬国外的一些做法，总的讲还是管理者的一种简单化的管理思路，还需要进一步进行完善。

《门诊》：最后，作为一名麻醉科权威专家，您如何看待麻醉护师这个角色？您提出的理想化麻醉状态现已成为麻醉科医师临床上追求的目标，那么您是否也可以提出理想化的麻醉科建设状态呢？对此您有何愿景？

于布为教授：一个完整的麻醉科，它的护理单位应该包含麻醉前门诊的护师、麻醉科的麻醉护师（专职为麻醉科医师服务的护师）、手术护师（主要为手术科室医师服务的护师）、苏醒室护师和ICU护师，统称为麻醉科护师，来辅助麻醉科和手术科室医师们的工作。以往归属外科或护理部管理的手术室，应该是麻醉科的下属单位；手术室护师应该是麻醉科护理单元中的一个组成部分。即，麻醉前门诊护师协助医师进行诊疗、术前评估、术前谈话、告知、签字等一系列工作；麻醉科的麻醉护师从事麻醉科医师助手的工作；手术室护师协助手术科室医师的工作；苏醒室护师在麻醉科医师指导下负责患者苏醒期的管理和照料；麻醉科ICU护师负责麻醉科管理的重症监护患者的护理工作。解放军的医疗体系中就一直是这样做的，这一点应该向他们学习。

我对麻醉科建设的愿景是，麻醉学科应该成为推动舒适化医疗的主导学科、保障医疗安全的关键学科、提高医院工作效率的枢纽学科、协调各科关系的中心学科、为社会所熟知和认可的重点学科。麻醉科必须走出为其他科室服务的局限，建立自身由麻醉技术主导的，由麻醉科医师组成的一个医疗技术体系。创立一个新的亚专科——麻醉治疗学，即麻醉科医师依靠麻醉技术和麻醉药物来治疗疾病。例如利用体外循环技术抢救蛇毒中毒，利用高位硬膜外神经阻滞技术治疗延髓麻痹（格林—巴利综合征）等。这些技术发展起来，同时保证医疗麻醉安全、ICU重症患者抢救，麻醉科才会形成具有自己明显的优势和特色、其他学科又很难替代的核心技术，才能真正站立起来，成为一个成熟的学科。这样中国的麻醉学才有无限美好的前景。

（本文原载于《门诊》，2013.2）

第十二章 麻醉相关的条例与制度

1 手术室环境保护条例(草案)

1.1 总则

(1)为使医院手术室内环境符合国家规范标准要求,并在对患者进行有效治疗的同时能保护好在手术室内长期工作的医务人员健康而制定本条例(草案)。

(2)本条例(草案)依据《室内空气质量标准》(GB/T18883—2002)、《医院洁净手术部建设标准》、《放射性同位素与射线装置安全和防护条例》和《放射诊疗管理规定》等相关国家级标准规范或相关部委颁布实施的管理条例进行制定。

(3)本条例(草案)适用于各级医院新建、改建、扩建的手术室工程。

(4)手术室的建设必须遵守国家有关经济建设和卫生事业的法律、法规。

(5)手术室的建设应同时注重空气净化和辐射防护等问题,加强对长期在其中工作的医务人员的职业保护。

(6)医院手术室的建设除应执行本条例(草案)外,尚应符合国家相关强制标准、规范的规定以及其他有关标准、规范的要求。

1.2 手术室内空气质量标准

1)手术室内的空气

应无毒、无害、无异常臭味。

2)手术室内空气质量的污染

主要来自以下几个方面:

(1)手术室内装潢材料与安装的橱柜散发的有机污染物:对此,应强制使用环保装饰装修材料,并应加强前期通风。

(2)麻醉废气污染:是指在全身麻醉过程中,因使用吸入麻醉药而泄露的麻醉废气所造成的室内空气污染。对此,应强制在手术室内使用麻醉废气收集系统,并集中管路进行处理和排放。

(3)手术用的高频电刀等对人体组织烧灼后产生的烟气与微粒:对此,应在手术室内安装专用的抽吸装置,以便使用高频电刀烧灼组织时,能使烟雾有效排出,避免有害气体吸入人体。

(4)手术室内气体管道或钢瓶等泄漏出的二氧化碳气体:对此,应定期做好气体管道和钢瓶的维护保养,并应在使用二氧化碳进行手术时增加手术室的新风量,及时排除逸出的二氧化碳。

(5)消毒或固定标本用的甲醛:应废弃使用甲醛熏蒸法对手术室内的空气和物品进行消

毒,人体标本固定操作时应注意避免近距离长时间吸入。

（6）骨科手术中所使用的人工合成材料聚甲基丙烯酸酯(俗称骨水泥),在其配制过程中所使用的无色液体组分可散发出强烈的刺激性气味;对此,在其配制时,应加强通风,并建议随着手术技术的更新,逐渐减少使用此类材料物质。

（7）紫外线灯消毒或使用 C 臂机后产生的臭氧气体;对此应废弃在手术室内使用紫外线灯照射法对手术室环境物品进行消毒。确需使用 C 臂机的手术室应加强通风,及时排出形成的臭氧。

（8）患者病理状况下其身体或分泌物所散发的气体;对此应加强通风,可能的情况下做好遮盖和隔离。

手术室内空气质量标准如表 1 所示。

表 1 手术室室内空气质量标准（草案）

序号	参数类别	参数	单位	标准值	备注	出处
1	物理性	温度	℃	22～25	注	1
2	相对	湿度	%	40～60	注	1
3	最小	新风换气次数	次/小时	4	注	1
4	最小	回风换气次数	次/小时	20	注	1
5		二氧化硫	mg/m³	0.50(1 小时均值)	注	2
6		二氧化氮	mg/m³	0.24(1 小时均值)	注	2
7		一氧化碳	mg/m³	10(1 小时均值)	注	2
8		二氧化碳	%	0.10(日平均值)	注	2
9		氨	mg/m³	0.20(1 小时均值)	注	2
10		臭氧	mg/m³	0.16(1 小时均值)	注	2
11		甲醛	mg/m³	0.10(1 小时均值)	注	2
12	化学性	苯	mg/m³	0.11(1 小时均值)	注	2
13		甲苯	mg/m³	0.20(1 小时均值)	注	2
14		二甲苯	mg/m³	0.20(1 小时均值)	注	2
15		苯并芘	mg/m³	1.0(日平均值)	注	2
16		可吸入颗粒物	mg/m³	0.15日平均值	注	2
17		总挥发有机物	mg/m³	0.60(8 小时均值)	注	2
18		卤化物麻醉药物	ppm	2(单独使用)	注	3
19		卤化物麻醉药物	ppm	0.5(合用氧化亚氮)	注	3
20		氧化亚氮	ppm	25	注	3
21	生物性	菌落总数	cfu/m³	200	注	1
22	放射性	氡 222	Bq/m³	400(年平均值)	注	2

换气次数要求≥标准值;除温度和湿度外,其余测值应≤标准值。

参照注释:

注 1:此条目参照 2000 年中华人民共和国卫生部制定的《医院洁净手术部建设标准》制定。

注 2:此条目参照 2002 年中华人民共和国国家标准《室内空气质量》(GB/T18883 - 2002)制定。

注3:此条目参照1999年美国职业与安全管理局制定的《手术室内吸入麻醉药废气排放标准》制定。

1.3　手术室内辐射防护规范

1.3.1　电磁辐射

(1)电磁辐射是指以电磁波形式发射到空间的能量的物理现象。手术室内常见的电磁辐射污染源包括手机、电脑主机、显示屏和各类医疗仪器等。此类辐射在产品出厂时均应经过安全检测,其电磁辐射值应在安全范围内,并应有检测合格标识。

(2)电磁辐射检测标准如下:每天8小时工作期间内,任意连续6分钟按全身平均的比吸收率(SAR)应小于0.1W/kg。

1.3.2　电离辐射

电离辐射是指由直接或间接电离粒子二者混合组成的辐射。手术室内的C臂机、移动式X机、移动式X线摄片仪、术中放疗设备等仪器均可以产生大量X线,并形成电离辐射。此种电离辐射是被现有证据确信可以对人体健康造成不利影响的因素,除应当按照相关国家规定加强防护外,还应按放射科工作人员劳动保护标准,对长期在需要使用此类设备的手术室内工作的医务人员发放放射补贴,并安排带薪休假。

在手术或术中放射治疗过程中,应按照X射线辐射实践的正当性、剂量限制和潜在照射危险、防护与安全最优化的放射防护三原则进行操作。

(1)做好手术室辐射防护知识培训:放射专业技术人员因受过专门的辐射防护培训,所以格外注重工作中的个人防护。而手术室中的外科医师、麻醉科医师、手术室护理人员和其他工作人员,对辐射防护常识的了解则相对缺乏,故应定期开展辐射知识培训,以提高医务人员的自身防护意识。

(2)对需要使用C臂机等放射发射装置的手术室,最好能安排在手术室走廊终端少有人进出或经过的房间,且房间的面积应足够大。如果直接将手术室作为机房,其面积应大于$32m_2$,通风或层流设施应良好,以免造成不必要的辐射及空气电离产生臭氧对人体造成的危害。墙壁、门窗以及天花板和地板均应按放射线防护标准加厚或附以防护材料,以减少对三维空间各个方向内的相邻房间中的人员造成伤害。

(3)个人防护设施的应用:使用电离辐射设备时,凡必须在辐照期间手术室内工作的医护人员,均应配置铅防护服、围脖以及眼镜帽,通过床边铅防护屏和个人设备双重防护来有效避免不必要的辐射。对于晶状体、甲状腺等射线敏感器官更应该加强防护,以减少各种并发症的发生。此外,上述工作人员工作时一定要注意佩戴个人剂量仪,并定期送检,以确定所受到的累积辐照剂量,并据此对其是否需要按规定进行强制性带薪休假做出安排。

(4)有关设备的操作:最好请放射科技术人员协助进行,若是由手术人员自行操作,应持有相关设备的培训合格证、上岗证,并应注意尽量使用高电压(kV)、低电流(mA)、短时间、间断曝光,同时尽量缩小光圈。

(5)距离防护的应用:因X射线量会随着距离的增加而迅速衰减,在距离球管3m处其衰减量可达到81%,因此手术室医护人员应学会使用距离防护原则来保护自己。在使用电离辐射设备时,室内医护人员应尽可能地远离机器球管,非必需工作人员应暂时离开房间。同时应注重对患者非照射部位的防护。

剂量限值要考虑随机性效应和确定性效应,所以手术室内工作人员的照射限值应同时满足以下两条:

(1)为了防止有害的确定性效应,任一器官或组织所受年当量剂量不得超过500mSv,眼晶状体不得超过 150mSv。

（2）为了限制随机性效应，全身均匀照射时的年当量剂不应超过 50mSv。不均匀照射时，有效剂量在限定的 5 年期间内不应超过平均每年 20mSv，任何单独 1 年不得超过 50mSv。

2　上海市麻醉科医师劳动保护条例（草案）

第一部分　总　则

第一条为了加强麻醉科医师队伍的建设，提高其职业道德和业务素质，并加强对其的劳动保护，改善其劳动条件，保障其在工作过程中的安全与健康，依据《中华人民共和国劳动法》《国务院关于职工工作时间的规定》《中华人民共和国执业医师法》、《职工带薪年休假条例》及其他有关法律法规的规定，结合本市麻醉科医师的工作实际，制定本条例（草案）。

第二条本条例（草案）适用于本市行政区域内的各级各类医院（以下统称医院）和与之形成劳动关系的麻醉科医师。

本条例（草案）所指的麻醉科医师包括依法取得执业医师资格或者助理医师资格，经注册在上海市各级各类医疗机构中执业的麻醉学专业医务人员。

第三条本条例所称劳动保护，是指为保障麻醉科医师在诊疗过程中的安全与健康所采取的各种措施，包括劳动安全、劳动卫生、安全生产、劳动环境、女职工的保护、工作时间和休假制度等。

第四条麻醉科医师在诊疗过程中必须遵守有关法律法规和劳动纪律，正确使用卫生隔离设备设施或防护用品。在确保患者生命安全和健康不受损害的前提下，麻醉科医师有权根据本条例及其所依据的《中华人民共和国劳动法》等法律，拒绝按照违规指挥或强令进行工作，以防止工作对麻醉科医师自身的身心健康造成伤害，并有权向单位和有关部门提起仲裁、诉讼等申请。

第二部分　工作时间和休息休假

第五条国家实行劳动者每日工作时间不超过8小时、平均每周工作时间不超过40小时的工时制度。

第六条医院由于临床工作需要，在经与工会和劳动者协商后可适当延长工作时间，一般每日不得超过一小时；因特殊原因需要延长工作时间的，在保障医师身心健康的条件下，每日延长工作时间不得超过3小时，且不得连续两日安排同一医师延长工作时间，且每人每月合计延长工作时间不得超过36小时。医师每周工作时间不得超过60小时。无论是否有接诊工作，医师每次连续待命或工作的时间不得超过12小时，每两个班之间至少间隔8小时，每周至少有一次24小时连续休息的时间。

第七条由于临床麻醉工作的特殊性，需要麻醉科医师在工作时连续高强度集中注意力。故其日间单次高强度工作时间不得超过4小时，超时应强制替换休息20分钟。夜间工作期间连续高强度工作时间不得超过3小时，超时需要强制替换休息20分钟。

第八条用人单位在下列节日期间应当依法安排劳动者休假：①元旦；②春节；③清明节；④端午节；⑤国际劳动节；⑥中秋节；⑦国庆节；⑧法律规定的其他休假节日；⑨女职工在"三八"国际劳动妇女节应享受半天休假。

第九条有下列情形之一的，医院应当按照下列标准支付高于劳动者正常工作时间工资的工资报酬：①安排劳动者延长工作时间的，支付不低于工资的150%的工资报酬；②休息日安排劳动者工作又不能安排补休的，支付不低于工资的200%的工资报酬；③法定休假日安排劳动者工作的，支付不低于工资的300%的工资报酬；④奖金、津贴等均应计入劳动者的工资报酬内,加班时也应依据上述标准进行计算后足额发放到位。

第十条国家实行带薪年休假制度。劳动者连续工作 1 年以上的,享受带薪年休假。职工累计工作已满 1 年不满 10 年的,年休假 5 天;已满 10 年不满 20 年的,年休假 10 天;已满 20 年的,年休假 15 天。国家法定休假日、休息日不计入年休假的假期。

第十一条对长期从事骨科手术麻醉、介入手术麻醉等接触电离辐射的麻醉科医师应参照放射科从业人员享受带薪保健休假,从事放射相关麻醉工作满 20 年的麻醉科医师,应由所在单位利用休假时间安排健康疗养。

第三部分　临床麻醉工作环境保护

第十二条手术室内空气质量应符合国家相关室内空气质量标准,特别是需要按规定设置并使用麻醉废气收集系统,确保手术室内空气质量,防止对长期在其中工作的麻醉科医师造成健康危害。相关标准可参考上海市《手术室环境保护条例(草案)》。

第十三条对于长期参与骨科手术或介入手术的麻醉科医师,应注重 X 射线等电离辐射的防护工作,做好辐射防护知识培训。在使用电离辐射设备时,手术室内的麻醉科医师应注意回避。若因患者安全需要,必须留在室内的,也应与放射源保持尽可能远的距离,并应配置铅防护服、防护围脖以及眼镜、防护帽,并尽可能通过床边铅防护屏和个人防护设备双重防护来有效避免不必要的辐射。对于晶状体、甲状腺等射线敏感器官更应该加强防护,以减少各种并发症的发生。同时一定要注意佩戴个人剂量仪,并定期送检以计算累积辐照剂量。

第十四条对于职业暴露损伤,医院应做好防范预案。对于麻醉科医师可能发生的割伤、针刺伤等职业暴露事件,应事先做好宣传教育工作,并在每个手术室配备锐器盒,同时推广使用安全型针头,以减少针刺伤发生。若不幸发生针刺伤,应及时启动相应预案,给予相应的免费预防性治疗措施,并对事件进行上报。

第四部分　女性麻醉科医师的相关劳动保护

第十五条医院不得安排孕期和哺乳期的女职工从事使用与麻醉气体或放射线有密切接触的工作。

第十六条女职工在孕期不能适应原劳动的,用人单位应当根据医疗机构的证明,予以适当减轻劳动量或者安排其他能够适应的劳动。对怀孕 7 个月以上的女职工,用人单位不得延长劳动时间或者安排夜班劳动,并应在劳动时间内安排一定的休息时间。怀孕女职工在劳动时间内进行产前检查所需的时间应计入劳动时间。

第十三章　于布为大事年表

于布为,男,祖籍山东省威海市荣成市

1955 年 5 月:出生于北京市

1962 年 9 月:入读北京市甘家口小学

1963 年 6 月:加入中国少年先锋队,任联合中队中队长

1966 年 7 月:因"文革"辍学

1967 年 1 月:与学校红小兵的头儿同行,俩人由北京徒步到天津串联

1968 年 9 月:入读北京市甘家口中学,任班长

1969 年 10 月:随父母下放到甘肃省临夏回族自治州临夏市甘肃光学仪器总厂,入读临夏
　　　　　　　一中

1970 年 11 月:返回北京市,入读北京市甘家口中学

1970 年 12 月:由北京市应征入伍,到山西省大同市解放军 322 医院服役

1971 年 3 月:结束新兵团训练,分入 322 医院内一科任卫生员

1971 年 4 月:被选入 322 医院宣传队,参加排演革命现代京剧《沙家浜》,饰演刁德一

1971 年 10 月:宣传队解散,回到 322 医院内一科,继续担任卫生员

1972 年 2 月:加入中国共产主义青年团

1973 年 3～10 月:被选调参加 322 医院卫生员训练队学习,结业后分入手术室工作

1974 年 4 月:开始学习麻醉,启蒙老师为麻醉科主任马庆江医生

1976 年 5 月:因工作原因,结识后来的两位研究生导师:上海第二军医大学附属长海医院麻
　　　　　　　醉科王景阳教授(后为于布为攻读麻醉学硕士研究生的导师)和外科吴孟超教
　　　　　　　授(后为于布为攻读外科学博士研究生的导师)

1976 年 6 月:得到提干机会,成为 322 医院手术室护士

1977 年 5 月至 1978 年 5 月:在上海第二军医大学附属长海医院麻醉科进修麻醉

1978 年 5 月:回到大同市 322 医院,被任命为麻醉科助理军医

1979 年 7 月:借助《新英汉词典》《汉英词典》及《英汉医学大词典》,第一次全文翻译了不列颠
　　　　　　　麻醉杂志《BJA》上刊登的《剖腹产的麻醉进展》一文,被选入 322 医院编撰的内
　　　　　　　部刊物《医学通讯》

1979 年 8 月:出席"全军麻醉与复苏专业组"在黑龙江省哈尔滨市召开的麻醉学术会议,并列
　　　　　　　席第一届全国麻醉学术会议暨中华医学会麻醉学分会成立大会

1979 年 9 月:加入中国共产党,并与同年入伍战友任健结为夫妻

1981 年 8 月:参加 1981 年攻读硕士学位研究生的统一考试,并以总分第一的成绩,考取第二
　　　　　　　军医大学麻醉学专业研究生

1982 年 2 月:进入第二军医大学,攻读麻醉专业的研究生,导师王景阳教授

1983 年 2 月:结束基础课学习,因学习成绩优异,获校嘉奖一次

1983 年 3 月至 1985 年 5 月：在第二军医大学附属长海医院完成研究生学习阶段的动物实验研究和临床研究，完成《高频喷射通气的实验研究》等三篇论文

1985 年 5 月：在长海医院完成研究生论文答辩，答辩委员会主席为上海中山医院吴珏教授。在论文撰写过程中，得到吴珏教授的多次指导和 4 次修改。由于导师王景阳教授是第一次带教研究生，尚不具备硕士学位授予权，所以又到中山医院进行了第二次答辩；两次答辩均顺利通过。毕业时，毕业证书由第二军医大学签发；而硕士研究生证书则由上海第一医学院签发。在上海第一医学院获得硕士学位

1985 年 5 月：分配入第二军医大学附属长海医院麻醉科任麻醉科军医、助教

1986 年 8 月：通过第二军医大学外科学博士研究生入学考试，攻读吴孟超教授的博士研究生

1987 年 2 月：进入博士研究生学习阶段，任 1986 级博士研究生班班长。由于学校进行外语教学改革，博士班集体到上海外国语学院出国培训部脱产学习英语 5 个月

1987 年 6 月：入选日本笹川医学奖学金研修员，以联合培养形式准备赴日学习

1987 年 7 月：晋升为长海医院麻醉科主治军医、讲师

1987 年 9 月：赴长春白求恩医科大学日语培训中心脱产学习日语 5 个月

1988 年 3 月：赴日本埼玉医科大学麻醉学教室研修麻醉，导师堀孝郎教授，二导师松本延幸教授，实验助理宫崎孝先生。前半年主要进行动物实验，后半年进入临床麻醉，主要学习心脏手术麻醉、新生儿麻醉和肾移植麻醉

1989 年 3 月：按时回国，准备博士论文答辩

1989 年 11 月：完成论文答辩获通过，答辩委员会主席仍为吴珏教授，获得第二军医大学授予的医学博士学位

1990 年 1 月：担任一年长海医院麻醉科住院总医师工作，期间在导师王景阳教授的支持下，建立了长海医院麻醉科两张病床的 ICU，收治的第一位患者为第二军医大学的老校长、老红军向进少将

1990 年 12 月：通过学校高级职称晋升答辩，破格晋升为副主任军医

1991 年 1 月：主要承担了一年的心脏麻醉工作，通过改进麻醉方法，提高了工作效率，使得长海医院心胸外科的心脏大血管手术的年手术例数由 100 余例/年提高至 400 余例/年

1992 年 3 月：被任命为第二军医大学长海医院麻醉科副主任，主持工作

1992 年 12 月：再次破格晋升为麻醉科主任军医、教授

1993 年 2 月：总后下发 1500 万元设备款给长海医院，指名由于布为负责建设全国、全军第一个现代化的麻醉手术中心

1993 年 2 月：经多轮论证，长海医院为医院主楼采购了美国的德尔格和欧美达麻醉机，惠普的监护仪，德尔格呼吸机；为东方肝胆外科医院采购了德国西门子的麻醉机、呼吸机和监护仪；为烧伤科手术室采购了美国太空实验室的监护仪和麻醉机。在全国率先建成了中国第一个现代化的麻醉手术中心，第一个现代化的 12 张床的 ICU，第一个局域互联网，第一个患者进出 ICU 的标准，第一份 ICU 的电子病历，第一张电子处方。总后勤部卫生部两次组织全军的卫生部长和各医院院长到长海医院参观学习，要求全军各医院参照长海医院的标准建设各自的麻醉手术中心

1993 年 4 月：中国台湾地区长庚医院麻醉科主任谭培炯教授来院参观访问（第二军医大学和长海医院为原国民政府国防医学院所在地），王景阳教授、刘树孝教授、于布为

教授陪同参观。谭培炯教授向于布为教授发出访问台湾的口头邀请

1993 年 9 月：出席在中国台湾地区举行的《海峡两岸麻醉学术交流会议》并做大会报告，期间先后参观了台北荣民总医院、台北台大医院、台南成功大学医院。成为中国人民解放军现役军人赴台访问的第一人

1994 年 1 月：主要负责 ICU 的日常管理，全年收治了术后危重症患者 400 余例，使用呼吸机支持呼吸的 ARDS 患者 40 余例，取得了仅死亡 4 例的良好成绩

1994 年 8 月：当选中华医学会麻醉学分会首届中青年委员

1995 年 1 月：因工作中的问题，被免去长海医院麻醉科副主任的职务

1996 年 11 月：到上海第二医科大学附属瑞金医院麻醉科工作

1997 年 3 月：被正式任命为瑞金医院麻醉科主任

1997 年 7 月：正式办理转业手续，退出中国人民解放军现役

1999 年 2 月：完成《全麻本质的探讨》一文，第一次提出了"全身麻醉的本质是意识丧失"的观点，第一次提出了指导临床麻醉的"理想麻醉状态"的概念，第一次强调了"麻醉中最重要的循环指标是组织微循环的灌注，而不是单纯的血压"的观点，第一次提出了麻醉的"哲学概念"和麻醉的"临床概念"的观点。由于观念超前，未能通过专家委员会的审查而未能获得在 1999 年于杭州召开的全国麻醉学术年会上发言的机会

2000 年 1 月：开始在全国巡回演讲，宣传"理想麻醉状态"的观点，获得全国各地众多麻醉科主任的追捧，普遍反映通过采用这一套理论指导下的麻醉管理，安全性大为提高

2002 年 1 月：提出"麻醉无禁忌"的观点，成为推动麻醉界思想解放的标志性观点，使得各类手术和各个年龄的患者都可以在良好的麻醉管理下接受手术

2003 年 9 月：当选中华医学会麻醉学分会常务委员、上海市医学会麻醉学分会副主任委员

2004 年 4 月：与日本临床麻醉学会事务局长新井先生商谈恢复因非典而中断的中日麻醉交流

2004 年 5 月：提出"精确麻醉"作为临床麻醉目标的观点

2006 年 6 月：提出"麻醉应同时是一个治疗过程"的观点

2006 年 9 月：当选上海市医学会麻醉学分会主任委员，当选中华医学会麻醉学分会副主任委员，负责对外交流，提出了"双边、对等"的交流原则；与日本、韩国等国家和中国台湾、中国香港、中国澳门等地区的麻醉学会签订了双边、对等的麻醉交流协议

2007 年 11 月：带领中国麻醉代表团出席日本临床麻醉学会年会，开启了中日麻醉交流的新的十年历程

2008 年 9 月：在年会前，赴延安参观学习

2009 年 9 月：在上海以绝对高票当选中华医学会麻醉学分会第十届主任委员，提出了麻醉学分会的 14 项任务

2009 年 11 月：在徐州召开麻醉、疼痛、ICU 学科发展座谈会，试图建立更加紧密的学科间合作关系，得到疼痛学会同仁的积极响应

2009 年 12 月：提出中国麻醉学科发展的"五大愿景"，即要让麻醉学科成为：①推动"舒适化医疗"发展的主导学科；②保障患者生命安全的关键学科；③加快医院床位周转的枢纽学科；④协调各科关系的中心学科；⑤为社会和同道熟知和认可的重点学科

2010 年 9 月：聘请马大青、谢仲淙、刘仁玉为中华医学会麻醉学分会海外顾问

2010 年 10 月：与美国麻醉医师协会主席以及麻省总医院麻醉科主任克罗尼什就发展中美麻醉交流举行会谈

2011 年 3 月：出任上海交通大学医学院附属瑞金医院嘉定北院副院长,分管医疗

2011 年 4 月：访问德国,就中德麻醉交流举行会谈。当选中国医师协会麻醉学医师分会常务委员

2012 年 5 月：再次访问德国,接受德国麻醉与 ICU 学会授予的德国麻醉学会名誉会员荣誉称号

2012 年 11 月：出席在阿根廷首都布宜诺斯艾利斯举办的世界麻醉医师协会联盟 2012 年会,当选世界麻醉医师联盟科学委员会委员

2013 年 5 月：访问日本,出席日本麻醉学会年会,并与美国著名麻醉学家米勒教授共同接受日本麻醉学会授予的"海外杰出贡献奖"。出任上海交通大学医学院附属瑞金医院卢湾分院院长

2013 年 6 月：访问美国,在哈佛大学麻省总医院和匹兹堡大学附属医院做关于"全麻本质的探讨和理想麻醉状态"的巡回演讲

2014 年 4 月：与孙大金教授、导师王景阳教授共同倡议成立上海市医师协会麻醉科分会,并当选首任会长,在首次年会上,发布了《麻醉科医师劳动保护条例》草案和《手术室环境保护条例》草案。在中国医师协会麻醉学医师年会上,当选中国医师协会麻醉学医师分会副会长

2014 年 11 月：访问日本,在日本冈山大学附属医院、岛根医科大学附属医院、广岛市民医院和埼玉医科大学国际医疗中心做关于"全麻本质的探讨和理想麻醉状态"的巡回演讲

2015 年 4 月：在上海市医师协会麻醉科分会第二届年会上,以"百年树人,教育先行"为主题,悼念已过世的中华医学会麻醉学分会第八届主任委员李树人教授

2017 年 5 月：当选中国医师协会麻醉学医师分会副会长、候任会长